Eco-Anxiety in der
Psychotherapiewissenschaft und -Praxis

Psychotherapiewissenschaft in Forschung, Profession und Kultur

Schriftenreihe der Sigmund-Freud-Privatuniversität Wien

Herausgegeben von Bernd Rieken
Band 44

Die Sigmund-Freud-Privatuniversität in Wien ist die erste akademische Lehrstätte, an der die Ausbildung zum Psychotherapeuten integraler Bestandteil eines eigenen wissenschaftlichen Studiums ist. Durch das Studium der Psychotherapiewissenschaft (PTW) wird dem Umstand Rechnung getragen, dass Psychotherapie eine hoch professionelle Tätigkeit ist, die – wie andere hoch professionelle Tätigkeiten auch – neben einer praktischen Ausbildung eines eigenen akademischen Studiums bedarf. Das hat zur Konsequenz, dass die wissenschaftliche Beschäftigung mit ihr nicht mehr ausschließlich den Nachbardisziplinen Psychiatrie und Klinische Psychologie mit ihrer nomologischen Orientierung obliegt, sodass die PTW als eigene Disziplin an Konturen gewinnen kann.

Vor diesem Hintergrund wird die Titelwahl der wissenschaftlichen Reihe transparent: Es soll nicht nur die Kluft, welche zwischen Psychotherapieforschung und Profession besteht, verringert, sondern auch berücksichtigt werden, dass man der Komplexität des Gegenstands am ehesten dann gerecht wird, wenn neben den üblichen Zugängen der Human- und Naturwissenschaften auch Methoden und/oder Fragestellungen aus dem Bereich der Kultur-, Sozial- und Geisteswissenschaften Berücksichtigung finden.

Paolo Raile

Eco-Anxiety in der Psychotherapiewissenschaft und -Praxis

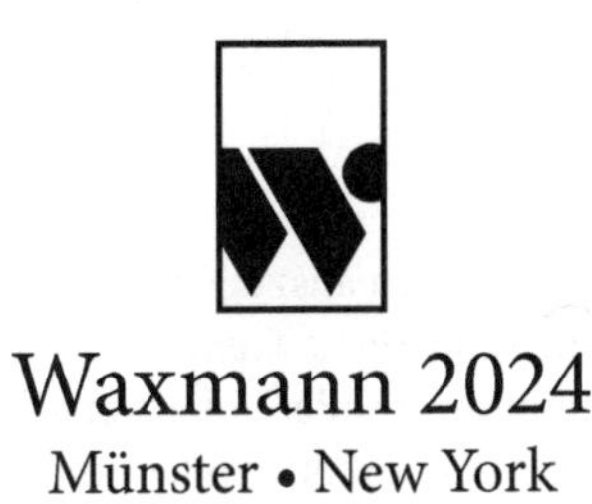

Waxmann 2024
Münster • New York

Der vorliegende Band wurde 2023 als Habilitationsschrift
von der Sigmund Freud PrivatUniversität Wien angenommen.

Bibliografische Informationen der Deutschen Nationalbibliothek
Die Deutsche Nationalbibliothek verzeichnet diese Publikation in der Deutschen Nationalbibliografie; detaillierte bibliografische Daten sind im Internet über http://dnb.dnb.de abrufbar.

Psychotherapiewissenschaft in Forschung, Profession und Kultur, Band 44

ISSN 2192-2233
Print-ISBN 978-3-8309-4824-7
E-Book-ISBN 978-3-8309-9824-2

Steinfurter Straße 555, 48159 Münster

www.waxmann.com
info@waxmann.com

Umschlaggestaltung: Anne Breitenbach, Münster
Umschlagabbildung: OneSideProFoto – Shutterstock.com
Lektorat: Dr. Gerhard Katschnig
Druck: CPI Books GmbH, Leck

Gedruckt auf alterungsbeständigem Papier, säurefrei gemäß ISO 9706

Dieses Buch wurde klimaneutral produziert

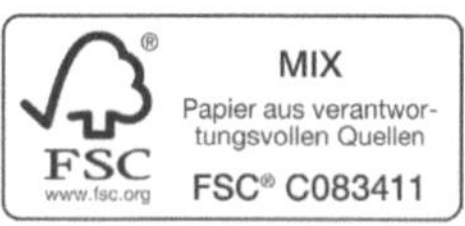

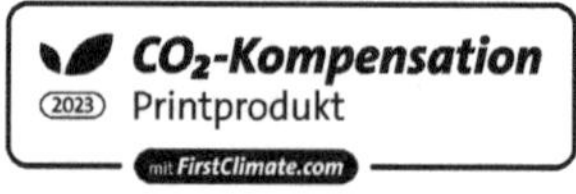

Printed in Germany

„Empty your mind, be formless, shapeless – like water."

(Bruce Lee)

Inhalt

1 Einleitung

Im Frühjahr 2021 erschien die erste deutschsprachige Monografie zum Thema *Eco-Anxiety – die Angst vor dem Klimawandel*, in der das Phänomen aus mehreren Blickwinkeln erforscht wurde. Neben einer kulturhistorischen Einführung in die Thematik brilliert das Werk durch drei empirische Kapitel: die Auswertung eines eigens für diesen Zweck entwickelten Fragebogens, die tiefgehende Analyse mehrerer Interviews sowie die umfassende Betrachtung des alltäglichen Umgangs mit der Klimaangst in verschiedenen Facebook-Gruppen (Raile & Rieken, 2021). Wenige Monate nach der Veröffentlichung dieses Buchs folgte ein Sammelband zu diesem Thema, in dem Forscher*innen verschiedener Disziplinen – wie Kulturanthropologie, Psychologie, Psychotherapiewissenschaft oder Religionswissenschaft – die Angst vor dem anthropogenen Klimawandel aus ihrer jeweiligen Sicht behandelten und so maßgeblich zu einer umfassenderen Aufarbeitung der bis dahin stiefmütterlich behandelten Emotion beitrugen (Rieken, Popp & Raile, 2021). Auch abseits der beiden Publikationen, die an der Sigmund-Freud-PrivatUniversität entstanden, gerieten die psychischen Folgen der andauernden Klimakrise in den letzten Jahren verstärkt in den Fokus wissenschaftlicher Arbeiten, wovon zahlreiche neu erschienene Fachartikel und Bücher zeugen. Hervorzuheben sind hier beispielsweise die zahlreichen Arbeiten von Panu Pihkala, der seit Jahren an der Universität Helsinki zur Klimaangst sowie zu anderen *Eco-Emotions* forscht und publiziert. Ferner sind die Wissenschaftsautorin Britt Wray, Emma Lawrance, Mitarbeiterin an der Fakultät für Medizin des Imperial College in London, oder die Umweltwissenschafterin Sarah Ray, die an der kalifornischen Humboldt State University tätig ist, anzuführen. Im deutschen Sprachraum sind in diesem Feld neben den Psychotherapiewissenschaftern Bernd Rieken und Paolo Raile vor allem der Psychologe Felix Peter, die Gesundheitswissenschafterin Katharina Simons und andere vertreten, die unter anderem an der Bewegung *Psychologists/Psychotherapists for Future* mitwirken. Die explosionsartige Zunahme der klimaangstspezifischen Publikationen in den letzten Jahren sowie der Zeitpunkt des Erscheinens der beiden oben genannten Bücher sind dabei kaum zufällig, sondern vielmehr eine Konsequenz aus mehreren Faktoren:

a) Der Klimawandel, die Klimakrise, die anthropogene Erwärmung und ihre fatalen Folgen für unseren Planeten sind seit einigen Jahren nicht nur medial präsent, denn das war bereits in den 1990er-Jahren der Fall, sondern vor allem für die Menschen weltweit in Form von Hitzewellen, massiven Extremwetterereignissen und anderen klar erkennbaren Folgen deutlich wahrnehmbar, was beängstigend sein kann – das ist die sensorische Ebene.
b) Diese Ereignisse – beziehungsweise die Berichterstattung darüber – sowie einschlägige Kommunikationsinhalte von Klimaschützer*innen enthalten emotio-

nal aufgeladene Wörter, die ebenfalls Ängste auslösen und verstärken können – das ist die Informationsebene.

c) Die zunehmende Polarisierung der Gesellschaft in der Klimadebatte kann einen verstärkenden Effekt auf die Angst vor der Klimakrise haben – das ist die politische Ebene.
    1) Die Polarisierung entsteht auf der einen Seite durch Klimawandelleugner*innen und Politiker*innen, welche klimatische Veränderungen als Unsinn oder Verschwörung von Eliten nivellieren. Die Tatsache, dass der bekennende Leugner des anthropogenen Klimawandels, Donald Trump, eine Wirtschaftsmacht regierte, dürfte dabei ebenso zum Unwohlsein beigetragen haben wie das Nichtstun vieler Regierungen großer Staaten der Erde oder die Lobbyarbeit großer Konzerne, deren Produkte maßgeblich auf fossilen Rohstoffen aufbauen.
    2) Auf der anderen Seite tragen große Klimaschutzbewegungen wie *Fridays For Future (FFF)* und *Extinction Rebellion (XR)* inklusive medienwirksamer Massendemonstrationen zur Polarisierung bei, die vor allem seit 2018 mit deutlichen warnenden Botschaften aufhorchen lassen und Ängste verstärken.[1]

d) Auch jene Personen, die das Thema aus wissenschaftlicher Sicht behandeln, werden verstärkt politisch aktiv, versuchen aufzuklären, veranstalten Schulungen oder organisieren sich in Bewegungen wie *Psychologists For Future*. In diesem Rahmen veröffentlichen sie nicht nur eine rapide wachsende Zahl an wissenschaftlichen Publikationen, sondern versorgen auch andere Kommunikationskanäle wie Social Media, Fernseh- und Radiosender sowie Zeitungen und Magazine mit Inhalten, was wieder zu Punkt 2 führt – das ist die Ebene der Wissenschaftskommunikation.

e) Und nicht zuletzt erleben Angehörige der sogenannten helfenden Professionen eine Zunahme der Ängste und Sorgen allgemein, wozu auch die Covid-19-Pandemie maßgeblich beigetragen hat, insbesondere bezüglich der aktuellen Klimakrise, die häufiger als noch vor einigen Jahren in den Gesprächen thematisiert wird – das ist die Praxisebene.

Der letzte Punkt der Aufzählung basiert auf der subjektiven Beobachtung aus der psychotherapeutischen Praxis des Autors und wird von einigen Professionist*innen geteilt, ist allerdings nicht unumstritten. Mehrere Publikationen wie Max Dehnes Werk zur *Soziologie der Angst* (Dehne, 2017) oder Christian Lübkes und Jan Delheys populärwissenschaftliches Werk *Diagnose Angstgesellschaft* (Lübke & Delhey, 2019) verneinen die Existenz einer sogenannten Angstgesellschaft beziehungsweise die übermäßige oder zumindest zunehmende Präsenz von Angst in der modernen (deutschen/westlichen)

1 Polarisierung bezeichnet hier wertneutral die Spaltung der Gesellschaft. Auf der einen Seite stehen jene Personen, die den Klimawandel leugnen, bezweifeln oder als ungefährlich erachten – auf der anderen Seite jene, die den wissenschaftlich gesicherten Fakten folgen und große Sorgen mit der Zukunft, also mit den direkten und indirekten Auswirkungen der Klimakrise, verbinden.

Gesellschaft. Zugleich stieg die Zahl der Angsterkrankungen zumindest seit der Covid-Pandemie, also seit März 2020, um über 25 % an (Taquet, Holmes & Harrison, 2021), nunmehr tragen auch der Krieg in der Ukraine und die stark gestiegene Inflation dazu bei. Die klimawandelbezogenen Ängste, die nicht zu Angsterkrankungen gezählt werden, sind bei jüngeren Menschen ebenfalls weitverbreitet – immerhin mehr als die Hälfte der jungen Erwachsenen zwischen 16 und 25 fühlt sie (Hickman et al., 2021). Schlussendlich ist es allerdings unerheblich, ob wir eine Angstgesellschaft diagnostizieren oder die gesamtgesellschaftliche Zunahme von Ängsten verneinen würden. Die Klimaangst und weitere Eco-Emotionen, wovon unzählige Menschen auf der ganzen Welt unabhängig von kulturellen oder geografischen Grenzen betroffen sind, stehen im Zentrum des forschenden Blicks.

Das vorliegende Buch ist ebendiesem Thema gewidmet – konkret der professionellen Unterstützung von Menschen, die starke Ängste, Trauer, Verlustgefühle, Wut, Verzweiflung, Ohnmacht oder auch Depressionen im Zusammenhang mit der Klimakrise erleben, welche nicht selten auch die Lebensqualität spürbar beeinträchtigen. Der nachfolgende Text richtet sich dabei primär an helfende Professionen (z. B. Seelsorger*innen, Heilpraktiker*innen, Berater*innen, Sozialarbeiter*innen, Psycholog*innen, Ärzt*innen und nicht zuletzt Psychotherapeut*innen), sekundär an alle Betroffenen und Interessierten, die verschiedene psychotherapeutische Perspektiven auf die Entstehung und Behandlung der psychischen Auswirkungen der Klimakrise kennenlernen wollen.

Zum Aufbau des Buchs: In Kapitel 2 wird das Phänomen Eco-Anxiety gründlich aufgearbeitet – vor allem die Fachliteratur der letzten beiden Jahre, die Darstellung der Klimaangst in den Massenmedien sowie das Reden und Präsentieren derselben in sozialen Netzwerken (Twitter und TikTok). Im darauffolgenden Kapitel 3 wird zunächst ein neuer psychotherapiewissenschaftlicher Ansatz vorgestellt, dessen Schwerpunkt das Einbringen einer Praxeologie ist, sowie anschließend im Kapitel 4 insgesamt 13 verschiedene psychotherapeutische Schulen mit deren jeweiliger Herangehensweise. Am Ende des Buchs werden in Kapitel 5 die einzelnen Ergebnisse zusammengefasst und ein Fazit zur psychotherapeutischen Behandlung von Eco-Anxiety gezogen.

2 Eco-Anxiety – Vom Fachbuch bis zum Social-Media-Post

2.1 The Origins of „Eco-Anxiety"

Seit über drei Jahrzehnten ist der Klimawandel bereits in den Medien vertreten. Im deutschsprachigen Raum lässt sich der Beginn der öffentlichkeitswirksamen Berichterstattung auf das Jahr 1986 zurückdatieren. In jenem Jahr sprachen Wissenschafter*innen vor dem US-amerikanischen Kongress über den Klimawandel und berichteten von einer ernsten Bedrohung in naher Zukunft infolge der Erderwärmung, die durch die Verbrennungsemissionen fossiler Rohstoffe verstärkt werde (Mooney, 2016). Kurz darauf veröffentlichte das *Worldwatch Institute* in Washington einen Bericht, in dem die Folgen der Erderwärmung in drastischen Worten wiedergegeben werden. Die Nahrungsmittelproduktion, die Sicherheit, die Wälder und die Gesundheit der menschlichen Bevölkerung stehen auf dem Spiel, wenn die Menschheit den Kurs fortsetze und keine Gegenmaßnahmen treffe. Unterhalb der Warnung werden einige Vorschläge genannt wie die Reduktion fossiler Brennstoffe, das Entwickeln neuer Energietechnologien, die Zunahme des Recyclings, Natur- und Artenschutz und andere Mittel zur Minimierung des ökologischen Fußabdrucks (Postel, 1986). Im deutschsprachigen Raum brachte der Spiegel einen Monat darauf ein großes Heft heraus, auf dessen Front in großen Lettern *Die Klima-Katastrophe* stand (Der Spiegel, 1986). Das Thema zog eine gewisse Aufmerksamkeit auf sich, jedenfalls ausreichend, um die Grünen zu veranlassen, den Klimaschutz an prominenter Stelle ihres Wahlprogramms von 1990 einzubauen (Die Grünen, 1990). Im Originalwortlaut:

> „Erhebliche Klimaveränderungen und ein weiterer Ozonabbau sind unvermeidlich. Es kann nur noch darum gehen, den Schaden zu begrenzen, um dann langfristig vielleicht zu einer Sanierung zu kommen. Werden nicht sofort weltweite Gegenmaßnahmen ergriffen, wird nach Schätzungen der Internationalen Energie-Agentur (IEA) der CO_2-Gehalt der Luft in den nächsten Jahren um die Hälfte ansteigen. Dann ist ein Temperaturanstieg durch CO_2 und andere Spurengase von 3 – 9 Grad C zu erwarten. Die Folgen wären verheerend: Klimazonen werden sich verschieben, Dürre, Tornados, Orkane, Hurrikane und Überschwemmungen zunehmen. Durch die Erwärmung der Ozeane wird der Meeresspiegel weiter ansteigen. Der Lebensraum von vielen hundert Millionen Menschen ist bedroht. […] Die Dürre gefährdet die großen Weizengürtel der Erde. Das Ozonloch, die ersten Anzeichen der Klimakatastrophe, die Vergiftung der Böden und des Grundwassers, der biologische Tod von Nord- und Ostsee, das Absterben der Wälder und atomare Katastrophen wie Tschernobyl sind eindringliche Warnungen an die gesamte Menschheit – die Grenzen der Belastbarkeit des Planeten sind endgültig erreicht" (Die Grünen, 1990, S. 8–9).

Zur Aufnahme des Klimaschutzes in das grüne Wahlprogramm könnte der erste Bericht des IPCC (Intergouvernemental Panel for Climate Change), der im selben Jahr veröffentlicht wurde, beigetragen haben (IPCC, 1990). In den darauffolgenden Jahren erhielt der

Klimawandel regelmäßig mediale Aufmerksamkeit – spätestens mit den nächsten Berichten des IPCC Ende 1995 und 2001 (IPCC, 1995, 2001) sowie mit den großen Konferenzen 1992 in Rio und 1997 in Kyoto. Während Erstere noch allgemein als Konferenz für Umwelt und Entwicklung tituliert wurde, stand Letztere im Zeichen des Klimaschutzes. Das abschließende Übereinkommen, das in der Bevölkerung als Kyoto-Protokoll bekannt wurde (United Nations, 1998), erfuhr weltweit Beachtung.

In der Bevölkerung reifte langsam das Bewusstsein, dass sie sich mitten in einer ausgewachsenen Klimakrise befindet. Dazu beigetragen haben regelmäßige Medienberichte. Als Beispiel sei hier die österreichische Tageszeitung *Der Standard* genannt, die allein im vierten Quartal des Jahres 2000 folgende Berichte zum Klimawandel verbreitete: Am 19. Oktober 2000 erschienen zwei Artikel in der Zeitung – einmal unter dem Titel „Die Menschen werden der Erde zu schwer“ und einmal tituliert als „Klimawandel mögliche Ursache der Katastrophen in Italien und der Schweiz“. Im ersten Fall suggeriert der Titel bereits eine nahende menschheitsbedrohende Katastrophe, was durch den letzten Satz im Text auch das Klima einschließt (Der Standard-Redaktion, 2000a), im zweiten wird der Klimawandel mit bereits stattgefundenen Naturkatastrophen in der Schweiz und in Italien, bei denen 34 Menschen starben, in ursächliche Verbindung gebracht (APA, 2000a). Eindrücklich werden die Auswirkungen der anthropogenen globalen Erwärmung auf das Wetter und vor allem Extremwetterereignisse geschildert. Bereits am darauffolgenden Tag, am 20. Oktober 2000, vertiefte ein Artikel mit dem Titel „Mehr Regen, mehr Schlamm“ das Wissen über die verheerenden Auswirkungen des Klimawandels im Alpenraum (Der Standard-Redaktion, 2000b). Drei Tage darauf wurden die sterbenden Korallen thematisiert: „Ein Viertel der Korallenriffe weltweit ist bereits tot“ und „Die ernsthafteste Bedrohung stellt nach Ansicht der Wissenschaftler die Klimaerwärmung dar, die auch einen Anstieg der Wassertemperaturen mit sich bringt“ (APA, 2000b). Vier Tage später ein weiteres journalistisches Werk: „Was ist dran am Klimawandel?“ Darin wird bestätigt, dass die derzeitige Erwärmung der Erdatmosphäre eine globale Bedrohung darstellt (Der Standard-Redaktion, 2000c). Am 16. November 2000 wird die Gefahr von häufigeren Sturmfluten thematisiert – der Titel suggeriert allerdings, dass dies keine Gefahr sei: „Die Nordsee – Surfparadies der Zukunft?“ (APA, 2000c). Und am 18. Dezember berichtet *Der Standard* über die Aussagen namhafter Klimaforscher*innen, die den US-amerikanischen Politiker*innen das Nichtstun beim Klimaschutz vorwerfen, was fatale Folgen haben werde (APA, 2000d).

Wenn man sich die Meldungen des letzten Quartals 2000 in einer einzelnen Tageszeitung ansieht, verwundert es nicht, wenn manche Rezipient*innen Gefühle wie Angst oder Ohnmacht erlebten. Wenige Jahre später fasste Aaron McCright die Beobachtung im Sammelband *Creating a Climate for Change* in einfachen Worten zusammen: „Climate change knowledge easily can provoke pessimism and anxiety“ (McCright, 2007, S. 209). Eine neuere Studie bestätigt den Zusammenhang zwischen dem Wahrnehmen von Berichten über den Klimawandel, dessen anthropogenen Anteil oder der negativen Konsequenzen, und den negativen Affekten wie Sorgen und Ängste (van Valkengoed, Steg & Perlaviciute, 2021).

In den 2000er-Jahren entstand darüber hinaus eine ungünstige Dynamik hinsichtlich der Medienberichte und deren Reaktionen darauf. Viele Wissenschafter*innen sowie Umwelt- bzw. Klimaaktivist*innen waren frustriert, dass die meisten Politiker*innen sowie große Teile der Bevölkerung der Klimakrise keine Aufmerksamkeit schenkten. Sie versuchten, die Menschen mit verstärkt angstauslösenden Botschaften aufzurütteln, damit diese im Sinne des Umweltschutzes aktiv werden. Das Problem daran schildert Susanne Moser in einem anderen Beitrag dieses Sammelbands: Die Nachrichten zur Klimakrise werden zunehmend negativer, beängstigender, dringender. Personen, die sie regelmäßig wahrnehmen, erleben dabei möglicherweise Gefühle wie Angst, Schuld, Ärger, Trotz, den Wunsch, jemandem die Schuld zu geben, Ohnmacht, Verzweiflung, Erschöpfung oder Groll, alles noch einmal hören zu müssen. Nach einiger Zeit setzt schließlich eine Taubheit, eine Art Gleichgültigkeit ein. Werden dann weitere stark emotionalisierende Botschaften übermittelt, die Ängste schüren, ohne die gefühlte Bedrohung zu reduzieren, können maladaptive bzw. vermeidende Reaktionen entstehen, die entgegen den Interessen der Klimaschützenden stehen.[2] Dazu gehören zum Beispiel: die Verleugnung der Existenz der Bedrohung; der Glaube, dass diese andere, aber nicht einen selbst betrifft; die Projektion auf andere, etwa das Verlagern des Problems auf Expert*innen, die es lösen müssen; das Wunschdenken oder der Glaube an ein Wunder, demzufolge sich das Problem von allein lösen wird; das Verharren in einer konservativen Haltung, damit das Bleiben bei bewährten Verhaltensmustern, da es dabei noch keine unmittelbaren Probleme gab; der Rückzug auf die Ausrede, noch zu wenig über den Klimawandel zu wissen; das Verlagern der Aufmerksamkeit auf andere akute Probleme oder das Gefühl, gefangen zu sein und aufgeben zu müssen (Moser, 2007, S. 67–68). Schon damals, zu einer Zeit, als die Klimaangst wenig verbreitet und kaum bekannt war, formulierte Moser Worte, die neuere Arbeiten empirisch bestätigen:

> „Various aspects of climate change, its impacts and even what society may choose to do about it can evoke fear. Many people don't even realize these potentially scary aspects yet, thus lack the emotional motivation to act on climate change. […] As people move toward contemplating taking action, stronger fear appeals can help form a behavioral intent. However, such fear appeals must be coupled with, constructive information and support to reduce the danger“ (Moser, 2007, S. 73).

Ebenfalls 2007 veröffentlichte Glenn Albrecht mit einigen weiteren Forscher*innen ein Paper über den Stress, der durch Umweltveränderungen hervorgerufen wird. Der abschließende Satz zeigt die Rolle der klimatischen Veränderungen für die menschliche

2 2021 veröffentlichten vier Wissenschafter*innen aus der Schweiz einen Artikel, in dem sie die Reaktionen – Gefühle und Verhaltensweisen – auf warnende Botschaften hinsichtlich des Klimawandels in zwei Studiendurchgängen eruierten. Dabei stellen sie fest, dass nur eine Emotion mit einem erhöhten klimaschützenden Verhalten als Reaktion auf Warnungen in beiden Durchgängen nachweisbar war: Schuld. Angst, Wut und Hoffnung können dagegen nur teilweise mit Verhaltensänderungen pro Klimaschutz verbunden werden – siehe Wyss, Berger, Baumgartner und Knoch (2021). Die Ergebnisse verwundern nicht, wenn man berücksichtigt, dass zu starke Gefühle wie Angst auch lähmen können und deshalb nicht ausschließlich mit erhöhten Aktivitäten bzw. vermehrtem klimaschützenden Verhalten einhergehen.

Psyche: „Climate change for one, might, unfortunately, be a globally significant source of psychoterratic distress expressed as nostalgia and solastalgia“ (Albrecht et al., 2007). Neben dem bekannten Begriff *Nostalgie* wird ein Neologismus erwähnt, den Albrecht zwei Jahre zuvor prägte: *Solastalgie*. Damit bezeichnet er psychischen Stress bzw. ein Gefühl des Verlustes, das durch Umweltveränderungen ausgelöst wird, die sich unmittelbar auf die eigene Heimat, die Umwelt, mit der man sich verbunden fühlt, auswirkt (Albrecht, 2005, S. 48). Die 2000er-Jahre können in dieser Hinsicht als Zeit der Wortneuschöpfungen im Öko-Bereich bezeichnet werden. Elizabeth Dickinson veröffentlichte 2008 einen Artikel in der New York Times, in dem sie den Neologismen einen eigenen Abschnitt widmet. Am Beginn betont sie, dass ökologische Schäden nicht nur die Umwelt beeinflussen, sondern auch unsere Psyche. In den vergangenen Jahren seien diesbezüglich bereits einige Neologismen geprägt worden – etwa Albrechts *Solastalgie* oder das *Waking-Up-Syndrom* von Linda Buzzell und Sarah Anne Edwards (Dickinson, 2008). Die beiden Autorinnen bezeichnen damit die Folgen der überbordenden Informationsflut, bestehend aus beängstigenden Nachrichten über die globale Erwärmung und weitere desaströse Umweltereignisse.

> „While the sky may not be falling, this day-after-day onslaught of alarming news is making it more difficult simply to overlook the triple threat of environmental, climatic and economic concerns. [...] Few of us are eager to contemplate, let alone truly face, these looming changes. Just the threat of losing chunks of the comfortable way of life we're accustomed to (or aspiring to) is a frightening-enough prospect. But there's no avoiding the current facts and trends of the human and planetary situation. And as the edges of our familiar reality begin to ravel, more and more people are reacting psychologically. A noticeable pattern of behavior is emerging. We call this pattern the Waking Up Syndrome, and it unfolds in six stages, though not necessarily in any particular order (Edwards & Buzzell, 2008).

Die angesprochenen sechs Phasen, in die sie das Waking-Up-Syndrom einteilen, lauten: 1. Verleugnung, 2. Halbbewusstsein, 3. Der Moment der Realisierung, 4. Der „Point of no Return“, 5. Verzweiflung, Schuld, Hoffnungslosigkeit, Ohnmachtsgefühl, 6. Akzeptanz, Ermutigung, Handlung (Edwards & Buzzell, 2008). Dickinson erwähnt in ihrem Beitrag in der New York Times aber auch einen weiteren Neologismus, der sich gerade erst in der modernen Bedeutung gebildet hat: *Eco Anxiety*.[3] Der Terminus hat sich 2007 etabliert und wurde in den darauffolgenden vier Jahren in mehreren Zeitungen sowie Zeitschriften als Modewort im Kontext der Angst vor dem Klimawandel und vor anderen negativen Umweltveränderungen verwendet. Wörterbücher definieren sie als Sorge oder Angst hinsichtlich der gegenwärtigen oder zukünftigen Verfassung der Umwelt (Cossman, 2013, S. 900).

In einem Beitrag für den 2011 publizierten Sammelband *Climate Change and Human Well-Being* stellt Albrecht bereits am Beginn fest, dass sich, wenn die Umwelt und das

3 Die Betonung liegt dabei auf der modernen Bedeutung. Der Terminus selbst wurde schon lange davor verwendet – so zum Beispiel in einem Zeitungsartikel der Washington Post vom 05. August 1990. Siehe auch Leff (1990).

Erdklima „gestresst“[4] sind, der Stress unmittelbar auf die darin vorkommenden Lebewesen auswirkt. Er führt neben somatischen Krankheiten wie vermehrten Hitzebelastungen oder der Zunahme von umweltbedingten Krebserkrankungen vier Arten des psychischen Stresses an: *Nostalgie/Ökonostalgie (econostalgia), Solastalgie (solastalgia), Ökoangst (ecoanxiety)* und *Ökoparalyse (ecoparalysis)*. Nostalgie und Solastalgie wurden bereits behandelt. *Ecoparalysis* bezeichnet er als Unfähigkeit, auf die Herausforderungen des Klimawandels angemessen reagieren zu können und stattdessen in einer Apathie und Inaktivität zu verharren. Mit *Ecoanxiety* meint er dagegen jene Angst, die sich auf die verändernde und ungewisse Umwelt bezieht – hier vor allem auf den Klimawandel bezogen. Den Anstieg von Eco-Anxiety verbindet er ebenfalls mit dem Informationsfluss:

> „The amount of information (and misinformation) available about dangerous climate change and distressed ecosystems has increased exponentially over recent decades. The Internet in particular has seen an explosion of eco-information available to billions worldwide. The bad news often associated with eco-information is itself a source of anxiety. People become overwhelmed by the sheer scale, complexity and ‘wickedness’ of the problems we are facing“ (Albrecht, 2011, S. 49).

Im selben Beitrag führt Albrecht übrigens eine weitere Wortneuschöpfung an, *uggianaqtuq*, was ein Wort der Inuit für einen Freund ist, der sich hinsichtlich des Klimawandels bzw. dessen Auswirkungen auf Umwelt und Kultur seltsam verhält. Die Inuit, die in enger Verbundenheit mit ihrer Umwelt leben, sind aufgrund der deutlich mächtigeren Erwärmung in den nördlichen Polarregionen stärker betroffen (Albrecht, 2011, S. 47). Einen anderen Neologismus prägte Daniel Goleman, der ihn in einem Artikel der New York Times wie folgt umschrieb:

> „Call it eco-angst, the moment a new bit of unpleasant ecological information about some product or other plunges us into a moment (or more) of despair at the planet’s condition and the fragility of our place on it“ (Goleman, 2009).

Weitere Begriffe, die damit mehr oder weniger synonym verwendet werden, sind *Environmental Anxiety* (Pihkala, 2016), *Ecological Grief* (Pihkala, 2020a, S. 2) oder *Climate Anxiety* (Hickman et al., 2021, S. 3). Die Variationen reichen jedoch vom tatsächlich synonymen Gebrauch der oben angeführten Termini bis zur Unterteilung in verschiedene Teilaspekte. Ein Beispiel liefert Panu Pihkala, der Climate Anxiety als „the most discussed form of eco-anxiety“ (Pihkala, 2020a, S. 2) bezeichnet, Climate Anxiety also als Teil von Eco-Anxiety betrachtet, jedoch im nächsten Halbsatz bereits klarstellt, dass „some people actually equate climate anxiety and eco-anxiety“ (ebd.). Er argumentiert, dass der Terminus *Eco-Anxiety* auf eine breite Palette von ökologischen Krisen angewandt werden könne, während sich *Climate-Anxiety* explizit auf den anthropogenen Klimawandel beziehe. Auf der anderen Seite wirken sich die klimatischen Veränderungen auf der Erde auf zahlreiche andere ökologische Bereiche und Probleme aus. Neben der verwirrenden Vielfalt von Begriffen im englischen Sprachraum gesellten sich in den letzten Jahren einige deutschsprachige Neologismen dazu, die, wie in den USA zehn Jahre

---

4 Er verwendet den englischen Begriff *stressed*, der in dem Kontext durchaus angewandt werden kann, während das deutschsprachige Vokabel *gestresst* mehr den psychischen Stress meint.

zuvor, zunächst in Artikeln von Tageszeitungen verwendet wurden. Die Bandbreite möglicher Begrifflichkeiten zur Bezeichnung des Phänomens umfasst dabei: *Öko-Angst*, *Klimaangst*, *Umweltangst* sowie das gesamte Inventar englischsprachiger Begriffe (Raile & Rieken, 2021; Raile, 2021b).

Aber zurück zur *Eco-Anxiety*: Die Angst vor katastrophalen Umweltveränderungen und insbesondere vor dem Klimawandel wurde in der ersten Welle vor allem von 2007 bis 2011 regelmäßig thematisiert. Davon zeugt ein Blog der Autorin Sarah Edwards, die nicht nur das Waking-Up-Syndrom formulierte, sondern auch eine eigene Webseite zum Thema Eco-Anxiety einrichtete. Den ersten Beitrag veröffentlichte sie am 20. März 2008. Dort wehrt sie sich gleich am Beginn dagegen, die Angst als psychische Erkrankung zu bezeichnen. Der Terminus werde verwendet, so Edwards, um die psychische(n) Reaktion(en) auf eine Konstellation von Umweltereignissen wie globale Erwärmung, Klimawandel, Ressourcenverknappung, Artensterben und ökologische Degradation zu bezeichnen. Er sei aber irreführend und würde das Gefühl in den Nahbereich von psychischen Störungen stellen. Die Psycho-Professionen befassen sich in der Regel mit irrationalen Ängsten gegenüber Objekten oder Szenarien, die in keinem Verhältnis zur tatsächlichen Wahrscheinlichkeit oder zu den Auswirkungen der befürchteten Ereignisse stehen (Edwards, 2008). Im letzten Beitrag des Blogs, der am 21. Februar 2010 online ging, zieht sie ein Resümee über das Waking-Up-Syndrom – zwei Jahre nach dessen Einführung in die Fachwelt (Edwards, 2010).

Ab 2017 tauchte der Terminus wieder häufiger auf. Als die beiden gewichtigsten Faktoren für das Entstehen der zweiten Welle nennt Pihkala (Pihkala, 2020a, S. 2) den Bericht der *American Psychological Association* (Clayton, Manning, Krygsman & Speiser, 2017) und das Reden Greta Thunbergs über ihre eigene Angst vor den Klimaveränderungen, welche rasch zur populärsten Klimaaktivistin der Gegenwart wurde (Fawbert, 2019). 2019 initiierten Bernd Rieken und der Autor dieser Zeilen das Projekt *Eco-Anxiety* an der Sigmund-Freud-PrivatUniversität in Wien, in dessen (in-)direkter Folge das vorliegende Buch, mehrere Fachartikel, eine Monografie sowie ein Sammelband hervorgingen. In diesen Arbeiten wurden viele Aspekte von Eco-Anxiety aufgearbeitet, doch repräsentieren sie im Wesentlichen den Wissensstand des Jahres 2020. Seither, also von Anfang 2020 bis Anfang 2022, entstanden unzählige Texte zu dieser Emotion, die in den folgenden drei Kapiteln aufgearbeitet werden: Zunächst Fachartikel, Bücher sowie einige wenige ausgewählte Hochschularbeiten, die sich des Themas annahmen, um den aktuellen Wissensstand und die unterschiedlichen Aspekte der Eco-Anxiety-Forschung darstellen zu können. Im Anschluss daran folgt ein Abschnitt über populärere Texte zur Klimaangst – konkret: wie und worüber Medien, z. B. Tageszeitungen, oder Organisationen wie Psychologists for Future berichten, die sich mit der Thematik befassen. Im letzten Abschnitt wird aufgearbeitet, wie jenes Gefühl zwischen den Menschen kommuniziert wird, wie also Menschen in sozialen Netzwerken wie Facebook, Twitter oder Instagram darüber reden. Der letzte Punkt schließt ein wenig an die Forschungsergebnisse von Raile und Rieken (Raile & Rieken, 2021, S. 132–185) bzw. Raile (Raile, 2021a) an.

2.2 Eco-Anxiety in der Fachliteratur (Artikel, Bücher, Fachtexte)

In den Jahren 2020 und 2021 entstand eine Reihe umfangreicher und umfassender Texte, die sich mit den im vorherigen Kapitel erwähnten Gefühlen beschäftigt. Im folgenden Abschnitt werden einige der Artikel und Bücher etwas ausführlicher behandelt, um den aktuellen Forschungsstand in der notwendigen Ausführlichkeit wiedergeben zu können. Das Ziel dieses Bereichs ist es, die Breite des Diskurses Eco-Anxiety darzustellen, die Vielfalt an Vokabeln und Konzepten, die damit verbunden sind, und die unterschiedlichen Positionen im breiten Feld der „Klimaemotionen". Dass eine solche Übersicht nicht vollständig sein kann, bedarf keiner weiteren Erwähnung, zumal beispielsweise Google Scholar allein für das Schlagwort „Eco-Anxiety" in Verbindung mit den Jahreszahlen 2020 und 2021 bereits 867 Ergebnisse liefert (Stand 06.11.2021). Auf den folgenden Seiten werden die wichtigsten Texte angeführt, wobei nicht auszuschließen ist, dass die eine oder andere bedeutende Publikation unerwähnt bleibt, weil sie entweder im Zuge der Recherche unter dem Radar blieb oder keine Erkenntnisse liefert, die nicht bereits durch die Abhandlung anderer Texte abgedeckt sind.

Einen übersichtlichen Einstieg in die Thematik sowie eine Zusammenfassung der Eco-Anxiety-Literatur von 1990 bis 2020 bietet der am 23. September 2020 in der Zeitschrift *Sustainability* veröffentlichte Artikel *Anxiety and the Ecological Crisis: An Analysis of Eco-Anxiety and Climate Anxiety* von Panu Pihkala. Der Autor nimmt sich vor, die aktuelle Vielfalt an Studien zu Eco-Anxiety samt den unterschiedlichen Begrifflichkeiten und Angstkonzepten, die darin vorkommen, systematisch aufzuarbeiten.[5] Im ersten Schritt analysiert er die Definitionen und unterscheidet *Fear (Furcht)*, ein Angstgefühl gegenüber einer konkreten Bedrohung, von *Anxiety (Angst)*, ein Gefühl gegenüber einer Problemsituation, die mit stärkerer Unsicherheit einhergeht, und diese wiederum von *Worry (Sorge)*, was üblicherweise ein weniger intensives Gefühl bezeichnet. In dem Zusammenhang werden weitere Neologismen erwähnt – beispielsweise *Eco-Fear*[6] (Buzzell & Chalquist, 2019) oder *Ecophobia*[7] (Estok, 2019). Pihkala betont, dass die Angst vor dem Klimawandel dabei nicht eindeutig einem der drei Begriffe zugeordnet werden kann. Die verschiedenen Autor*innen der Fachartikel würden Eco-Anxiety dabei entweder mehr als konstante und starke Furcht vor konkreten Szenarios, als allgemeine Sorge um die Umwelt und ihre Veränderungen, als unspezifisches Angstgefühl vor der

5 In dem Kontext ist der knappe Artikel von fünf australischen Forscher*innen zu erwähnen, der als Metastudie zahlreiche Publikationen zum Thema Eco-Anxiety analysiert und dabei lediglich feststellt, dass weitere Forschungen und mehr Klarheit notwendig sind, da in den Studien unzählige Begrifflichkeiten, Definitionen und Konzepte bestehen, die einen Vergleich bzw. eine Metaanalyse verunmöglichen. Siehe Coffey, Bhullar, Durkin, Islam und Usher (2021).

6 Buzzell und Chalquist verwenden den Terminus Eco-Fear, um zu betonen, dass die bezeichnete Emotion eine Reaktion auf eine reale Bedrohung ist, die durchaus nützlich ist. Ihrer Meinung nach suggeriert das Wort *Anxiety*, dass die Ursache eher psychischer Natur ist, die Angst also mehr eine Störung denn eine natürliche Reaktion darstellt.

7 *Ecophobia* ist einer der ältesten Neologismen in dem Kontext und wurde bereits 1996 von David Sobel (1996) geprägt.

ungewissen Zukunft, oder als (nicht immer klar definierte) Mischform der drei Bereiche betrachten (Pihkala, 2020a, S. 4). Im ersten Buch zum Thema Eco-Anxiety wurde diese Unterscheidung ebenfalls erörtert – im Fragebogen wurde explizit die Sorge von der Angst getrennt erfragt und es wurden ebenfalls konkrete Situationen von der unspezifischen Klimaangst als Zukunftsangst unterschieden (Raile & Rieken, 2021, S. 74f; 91ff.) Reinhold Popp geht zudem auf die Zukunftsangst in einem im Kontext der Klimakrise im Herbst 2021 veröffentlichten Sammelband näher ein (Popp, 2021, S. 325–330). Die Autor*innen der erforschten Texte stellen aber nicht immer Angst, Furcht oder Sorge ins Zentrum ihrer Arbeiten, sondern fokussieren manchmal auf den Stress, der in der Regel eng mit diesen Gefühlen einhergeht. Sie schreiben deshalb verstärkt über *Climate Change Distress* (Searle & Gow, 2010), *Environmental Stress* (Bilotta, Vaid & Evans, 2018) oder *Ecological Stress* (Helm, Pollitt, Barnett, Curran & Craig, 2018) statt *Eco-* oder *Climate Anxiety*. Mit diesen Termini verweisen die Autor*innen der verschiedenen Fachtexte auf unterschiedliche Aspekte des Phänomens – nicht nur steht der Stress im Kontrast zur Angst vermehrt im Vordergrund, sondern im Fall des *Environmental Stress* die unterschiedlichen Umweltbelastungen wie Verkehrslärm oder Luftverschmutzung oder eben Klimawandel (Bilotta et al., 2018).

Im zweiten Abschnitt seiner Arbeit behandelt Pihkala Texte über Eco-Anxiety, die von Sozialwissenschafter*innen verfasst wurden (Pihkala, 2020a, S. 5). Wie bereits in der Einleitung erwähnt, postulieren manche Autor*innen ein *Zeitalter der Angst* bzw. eine *Angstgesellschaft*, was mit der Zunahme an Freiheit und Möglichkeiten der Individuen bei gleichzeitig beschleunigtem technologischen und gesellschaftlichen Wandel zu einer größeren Unsicherheit und zu Angstgefühlen führt. Ein Beispiel liefert Ulrich Becks Text zur Risikogesellschaft[8], in dem er explizit die ökologische Krise behandelt (Beck, 1999). Beck greift darin auf die soziologische Theorie nach Bruno Latour zurück. Auf Pierre Bourdieus Theorie beziehen sich dagegen Robert Brulle und Kari Marie Norgaard, die kulturelle Traumata im Kontext des Klimawandels behandeln. Sie beschreiben in ihrem Text in Anlehnung an Bourdieus Habitus-Konzept einen ökologischen Habitus, der aus sämtlichen individuellen Praktiken besteht, die ökologisch relevant sind. Angst entsteht dabei durch eine Störung dieses Habitus – konkret durch die Kollision unseres ökologischen Alltagshabitus, der viele CO_2 produzierende Aktivitäten enthält, mit den neuen Erwartungen an einen emissionsarmen Lebensstil, die in der Gesellschaft mit der Zunahme des Wissens um den Klimawandel und dessen Ursachen sowie Folgen verstärkt aufkommen (Brulle & Norgaard, 2019, S. 15–16). Angst entsteht also nicht nur durch die Bedrohung infolge der Klimakrise, sondern auch als Konsequenz des gesellschaftlichen Drucks, wobei diese Faktoren miteinander eng verbunden sind. Mehrere Studien, das zeigt Pihkala in seinem Aufsatz, behandeln die Verbindung von ökologischen und sozialen Faktoren von Eco-Anxiety: sozial-konstruiertes Schweigen, Massenverleugnung und soziale Konflikte können beispielsweise solche Ängste verstärken (Pihkala, 2020a, S. 5–6).

8 Risikogesellschaft bezeichnet nach Beck einen System- und Epochenwandel in drei Bereichen: erstens das Verhältnis der Gesellschaft zu ihren Ressourcen, die sie verbraucht; zweitens jenes zu den von ihr erzeugten Gefahren und drittens die fortschreitende Individualisierung.

Den dritten Abschnitt widmet Pihkala den existenziellen Ängsten[9], die infolge der Klimakrise auftreten können. Existenziell kann dabei *die (menschliche) Existenz betreffend* bedeuten oder mehr im Sinne der Existenzphilosophie *das menschliche Sein und dessen existenzielle Möglichkeiten* ansprechen. Existenzielle Themen im zweiten Wortsinn umkreisen häufig die Sterblichkeit, den Sinn des Lebens, das Gefühl existenzieller Sicherheit oder Emotionen wie Schuld und Trauer. Der anthropogene Klimawandel betrifft alle Bereiche, kann zu einem Gefühl der existenziellen Unsicherheit führen, das Leben bedrohen, die Frage des Sinns aufwerfen und Schuld sowie Trauer hervorrufen. Pihkala verweist zwar auf einige Arbeiten von Anthony Giddens, Sarah Ray oder Tim Myers, resümiert jedoch, dass profunde Arbeiten fehlen, die Eco-Anxiety mit der Existenzphilosophie schlüssig und ausführlich verbinden (Pihkala, 2020a, S. 6–7). Auf diesen Punkt werden wir im weiteren Verlauf des Buchs zurückkommen und im Abschnitt *Eco-Anxiety in der Logotherapie und Existenzanalyse* ausführlicher behandeln.

Der nächste Abschnitt in Pihkalas Artikel lautet *Psychodynamic and Psychosocial Perspectives on Eco-Anxiety*. Da psychodynamische Theorien auf den folgenden Seiten und weiteren Kapiteln mehrfach sehr ausführlich thematisiert werden, wird an dieser Stelle lediglich darauf verwiesen, dass Pihkalas Zusammenfassung aus einigen sehr lesenswerten Werken zu Eco-Anxiety entstand, die den unbewussten Aspekt der Angst aufgreifen. Der Autor schließt unmittelbar daran ein Kapitel zum psychopathologischen Status von Eco-Anxiety an, das er in die Bereiche *Angststörungen* und *Ängstlichkeit* unterteilt. Im ersten Teil nennt er wenige Forschungsergebnisse zu starken Formen von Eco-Anxiety bzw. zu deren Verbindungen zu anderen psychopathologischen Störungen. Genannt werden hier etwa Depressionen (Wolf & Salo, 2008) und Zwangsstörungen (M. K. Jones, Wootton, Vaccaro & Menzies, 2012). Erstere sind seit 2020 verstärkt Thema in Fachzeitschriften und werden unter dem Begriff *Climate Depression* bzw. *Climate-related Despair* diskutiert. Pihkala zitiert einen Artikel, in dem die Verbindung zwischen Angst, Hoffnungslosigkeit und Depressionen im Kontext der Klimakrise hergestellt wird (Pihkala, 2020a, S. 8), was der Autor dieser Zeilen ebenfalls bereits in mehreren Publikationen feststellte (Raile & Rieken, 2021, S. 181 & 188). In den letzten Jahren entstanden zudem einige Initiativen wie die *Climate Psychiatry Alliance*, die versucht, die wissenschaftliche und allgemeine Aufmerksamkeit auf die psychischen Auswirkungen des Klimawandels zu lenken. Dennoch fasst Pihkala zusammen, dass in dem Bereich noch mehr Forschung notwendig ist (Pihkala, 2020a, S. 8). Im zweiten Teil (Ängstlichkeit) schreibt er, dass viele Menschen Eco-Anxiety fühlen, wenn sie Wissen über die aktuelle Klimakrise haben und sich emotional mit der (bedrohten) Umwelt verbunden fühlen. Ängstlichkeit – also die erhöhte „Anfälligkeit“, stärker an Ängsten zu leiden, auch in Verbindung mit präexistenten psychischen Erkrankungen – kann Eco-Anxiety deutlich verstärken. Hierzu existieren bereits einige wenige Forschungsergebnisse (Clayton & Karazsia, 2020; Materia, 2016; Searle & Gow, 2010), jedoch plädiert er für weitere Forschung zu diesen Zusammenhängen.

---

9 Im englischen Sprachraum wird die existenzielle Angst in der Regel nicht als *Existencial Anxiety* bezeichnet, sondern als *Existencial Angst* oder gelegentlich als *Existencial Dread.*

Der fünfte und vorletzte Abschnitt in Pihkalas Text behandelt Eco-Anxiety im größeren Kontext der *Eco-Emotions* bzw. *Eco-Affects*. Der Unterschied zwischen Emotionen und Affekten variiert zwischen den Autor*innen der unterschiedlichen Artikel. Affekte gelten aber in der Regel als kurze intensive Gefühlsregung, während Emotionen komplexe psychische Abläufe sind, die vom Individuum als Gefühl wahrgenommen werden. Angst ist eine davon, die mit dem anthropogenen Klimawandel in Verbindung steht. Weitere Emotionen, die ebenfalls auftreten und mit der Angst verbunden sein können, sind Schuld (*Eco-Guilt* oder *Eco-Shame*), Trauer (*Climate Grief*), Trauma (*Eco-Trauma* und *Climate-Trauma*), Verzweiflung (*Eco-Despair* oder *Environmental Despair*) und Wut (*Eco-Anger*). Die durchaus zahlreichen Eco-Emotions-Studien behandeln in der Regel auch die Angst, jedoch erschweren es die unterschiedlichen Ansätze und Definitionen, eine Beziehung zwischen den Ergebnissen herzustellen. Unstrittig ist jedoch, dass auch andere Emotionen wie Trauer, Schuld, Solastalgie, Scham, Wut und Verzweiflung[10] mit der Angst verbunden sind (Pihkala, 2020a, S. 9–10).

Im letzten Teil geht Pihkala auf die Angsttheorien in Verbindung mit Eco-Anxiety ein und fasst diese wie folgt zusammen:

> „To summarize: various integrative anxiety theories help to understand many aspects of the varieties of eco-anxiety. The basic elements of anxiety—uncertainty, unpredictability, uncontrollability—are strongly present in the empirical accounts about eco-anxiety. Some formulations in anxiety theories help to further understand the links between eco-anxiety and people's experiences of overwhelm, frustration, and dissonance. The adaptive, 'practical' forms of eco-anxiety seem to merit more attention. A key question seems to be: how to increase the adaptive potential in people's experiences of eco-anxiety and to alleviate the paralyzing forms of eco-anxiety?" (Pihkala, 2020a, S. 12)

Schlüsselwörter sind also Ungewissheit, Unvorhersehbarkeit, Unkontrollierbarkeit sowie Gefühle der Überwältigung, Frustration und Entfremdung. Außerdem wird der praktische Nutzen von Eco-Anxiety als Motivator für Änderungen des Lebensstils oder zur Aktivierung von Personen für den Klimaschutz angesprochen. Im Fazit des Artikels betont er jedenfalls, dass Eco-Anxiety in vielen Formen auftritt und dass deren Erforschung zahlreiche Dimensionen berücksichtigen muss. Wichtig ist es jedoch, die bereits vorhandenen Erkenntnisse zu verbinden sowie die Differenzen hervorzuheben, diese zu diskutieren und dabei Definitionsunterschiede zu berücksichtigen. Interessant ist ein Zusatz am Ende des Artikels, den er im Frühjahr/Sommer 2020 geschrieben haben dürfte: Neben den zahlreichen Arbeiten zum Thema Eco-Anxiety entsteht derzeit eine Reihe von Texten zu Covid-19 und zu den Ängsten, die mit der Pandemie einhergehen. Die Ergebnisse werden zumindest partiell auf Eco-Anxiety übertragbar sein, wenngleich die Pandemie vorübergehen, die Klimakrise jedoch für Generationen bestehen wird (Pihkala, 2020a, S. 13–14).

Der Autor war übrigens Teil eines Teams, das ein Jahr später, 2021, einen Artikel zu der bisher größten empirischen Studie zu Eco-Anxiety veröffentlichte. Mit dabei waren Autor*innen, die hier bereits erwähnt wurden – wie Susan Clayton oder Britt Wray. Sie werteten die Antworten auf einem eigens entwickelten Fragebogen von insgesamt 10.000

10 Eine bedeutende Emotion, die Pihkala nicht nennt, ist die Hoffnung, auf die später noch weiter eingegangen wird.

Personen im Alter von 16 bis 25 Jahren aus. Diese stammten aus zehn Ländern[11] und repräsentierten eine große Bandbreite von Kulturen, sozialen Schichten und Klimawandelbetroffenheit, also die Vulnerabilität und Wahrscheinlichkeit, Extremwetterereignisse sowie andere Folgen der Klimakrise zu erleben oder bereits erlebt zu haben. Sie erhoben damit die Intensität der klimawandelbezogenen Sorgen, die durch den Klimawandel ausgelöste funktionelle Einschränkung, das Vorhandensein klimabezogener Emotionen, das Vorhandensein klimabezogener negativer Gedanken, Erfahrungen der Ignoranz beim Reden über die Klimakrise, Überzeugungen hinsichtlich der Handlungen der jeweiligen Regierungen und Gefühle zu den Reaktionen auf die Klimakrise seitens der Regierungen.

Die Ergebnisse zeigen, dass 27 % extrem besorgt, weitere 32 % sehr besorgt und 25 % moderat besorgt sind. Nur 16 % sind es wenig oder nicht. Am wenigsten besorgt sind die Menschen in Finnland, den USA und Nigeria, am meisten besorgt dagegen auf den Philippinen und in Brasilien. Den größten Einfluss auf das Funktionieren im Alltag der Proband*innen hat der Klimawandel in Indien, Nigeria und den Philippinen. Im Fragebogen gaben außerdem 68 % der Befragten an, Gefühle der Trauer („sad") zu erleben. Ebenfalls 68 % antworteten, dass sie sich fürchten („afraid"), während 63 % anführten, dass sie sich ängstigen („anxious"). 58 % fühlen sich machtlos, 52 % hilflos, 51 % schuldig, 46 % beschämt, 45 % verzweifelt, 43 % verletzt, 42 % traurig („grief"), 39 % depressiv und lediglich 32 % optimistisch. Von den Jugendlichen und jungen Erwachsenen meinen außerdem 83 %, dass die Menschen versagt haben, sich um den Planeten Erde zu kümmern, 75 %, dass die Zukunft beängstigend ist, 56 %, dass die Menschheit dem Untergang geweiht ist, 55 %, dass sie weniger Möglichkeiten als ihre Eltern haben, ebenfalls 55 %, dass die meisten Werte vernichtet werden, und 52 %, dass die Sicherheit der Familie bedroht ist. Auch hier antworteten Personen aus den Philippinen und Indien deutlich negativer als jene aus den USA oder Finnland. Interessanterweise sind es jene Länder, in denen die Befragten vermehrt antworteten, dass sie den Regierungen tendenziell mehr vertrauen können, dass diese nach den Erkenntnissen der Klimawissenschafter*innen arbeiten, aber auch, dass die Regierungen nicht genug unternehmen und es nicht schaffen, die Menschen vor den Folgen der Klimakrise zu schützen. Weniger überraschend ist dagegen, dass negative Gedanken und Gefühle hinsichtlich der Klimakrise sowie der Regierungsreaktionen darauf mit einer höheren Einschränkung in der Funktionalität einhergehen. Der Gesamteindruck ist allerdings verheerend: ein Großteil der Jugend auf diesem Planeten erlebt deutlichen emotionalen Stress im Zusammenhang mit der Klimakrise – Angst, Ärger, Hilflosigkeit, Ohnmacht, Verzweiflung und weitere mit einem pessimistischen Blick auf die Zukunft – sowie die alarmierenden Reaktionen der Regierungen auf die Herausforderungen der Klimakrise. Die Autor*innen empfehlen den Regierungen und Gesellschaften als Gegenmaßnahmen auf die zunehmende Belastung der jungen Generation, die Gefühle und Gedanken der Menschen anzuhören, zu beachten, zu respektieren und auch dementsprechend zu handeln. Um einzelnen Menschen helfen zu können, müssen zudem psychosoziale, kulturelle, ethische, legale und politische Faktoren als Kontext berücksichtigt

11 England, Finnland, Frankreich, USA, Australien, Portugal, Brasilien, Indien, Philippinen und Nigeria.

werden. Die beste Antwort auf Klimaangst lautet jedoch, aktiv zu werden, was sich nicht nur an die Individuen, sondern insbesondere an jene in Machtpositionen richtet (Hickman et al., 2021).

Die Größe der Umfrage ist bis dato im Bereich Eco-Anxiety nahezu einzigartig.[12] Sie wird jedoch von einer anderen Studie um ein Vielfaches übertroffen, die 2021 vom Entwicklungsprogramm der Vereinten Nationen (UNDP) unter dem Namen *Peoples' Climate Votes* publiziert wurde. Sie handelt nicht explizit von der Angst, jedoch kann man anhand der Antworten in Verbindung mit dem oben zitierten Text Rückschlüsse auf die Psyche hinter den Angaben ziehen. Die Studienleiter sandten ebenfalls einen Fragebogen an die Menschen auf der gesamten Welt aus, beschränkten sich dabei jedoch nicht auf eine bestimmte Altersklasse oder Länder, sondern werteten über 1,2 Millionen Fragebögen von Menschen aller Altersstufen und aus 50 Ländern weltweit aus. Ähnlich wie beim Fragebogen zum Thema Eco-Anxiety an der Sigmund-Freud-PrivatUniversität (Raile & Rieken, 2021, S. 77–78) wurde hier erhoben, ob die Menschen grundsätzlich glauben, dass die Klimakrise existiert. Auch diese Antworten zeigen einen klaren Unterschied der Einschätzung je Altersgruppe. Während die unter 18-Jährigen generell zu 69 % davon überzeugt sind, dass wir uns mitten in einer Klimakrise befinden, und die unter 18-Jährigen in Europa gar zu 75-86 % davon überzeugt sind, stimmen lediglich 58 % der über 60-Jährigen dieser Aussage zu. Einen weiteren Einfluss hat die Bildung: je höher der Bildungsgrad einer Person ist, desto größer liegt die Wahrscheinlichkeit, die Klimakrise als reale Bedrohung einzuschätzen. Außerdem sind 59 % der Befragten, die die Bedrohung durch die Klimakrise realistisch einschätzen, der Meinung, man müsse alles Notwendige tun, um sie zu stoppen – und das so rasch wie möglich. Das ergibt 38 % der gesamten Stichprobe von 1,2 Millionen, die akute Interventionen hinsichtlich der Klimakrise als unbedingt notwendig erachten – in Zahlen sind das 456.000 Personen, die höchstwahrscheinlich einige *Climate-Emotions* wie Trauer, Angst, Verzweiflung, Ohnmacht oder Wut empfinden. Im Durchschnitt kreuzte jede Person zudem acht von 18 möglichen Klimaschutzmaßnahmen an, die sie als besonders wichtig erachtet – beispielsweise verstärkt erneuerbare Energien zu verwenden, Wälder zu schützen, klimafreundliche Agrartechniken zu verwenden, die Ozeane sauber und gesund zu halten, Lebensmittelabfälle zu reduzieren oder den Verkehr auf saubere und emissionsarme Technologie umzurüsten. Insgesamt verdeutlichen die Ergebnisse, dass die Klimakrise im Bewusstsein der meisten Menschen auf dieser Welt angekommen ist und dass viele die Dringlichkeit von Klimaschutzmaßnahmen erkennen und solche unterstützen (Flynn et al., 2021). Die Ergebnisse decken sich zudem tendenziell mit den Antworten des Fragebogens, der für den Band Eco-Anxiety erstellt und verteilt wurde (Raile & Rieken, 2021, S. 76–110).

---

12 2020 und 2021 wurde der Zusammenhang zwischen psychischem Stress, Lebenszufriedenheit und Sorgen hinsichtlich der aktuellen Klimakrise in zwei Befragungen im Rahmen der jährlichen nationalen Umfrage über Einstellungen und Werte erhoben. Daran beteiligten sich über 13.000 Proband*innen. Das Resultat weist darauf hin, dass zwar eine Korrelation zwischen zunehmendem psychischen Stress und den Sorgen ob der klimatischen Veränderungen besteht, jedoch nicht zwischen den zunehmenden Sorgen und der allgemeinen Lebenszufriedenheit (McBride, Hammond, Sibley und Milfont (2021).

Neben den bisher angeführten großen Studien erschien eine Reihe von Fachartikeln in den Jahren 2020 und 2021 zu Eco-Anxiety und anderen Eco-Emotionen. Pihkala beteiligte sich an der breiten Debatte zum Thema neben den bisher zitierten beiden Texten mit einem Aufsatz zur Umweltbildung an Schulen. Darin plädiert er dafür, dass Lehrer*innen dem Phänomen Eco-Anxiety in allen Facetten sowie anderen damit verbundenen Emotionen wie Schuld, Trauer oder Ärger im Kontext der Klimakrise mehr Beachtung schenken sollten. Außerdem benötigen sie mehr Unterstützung hinsichtlich ihrer eigenen Gefühle, derer sie via Selbstreflexion gewahr werden müssen. Außerdem sollen sie Resilienz bzw. die Entwicklung von Skills im Umgang mit den Gefühlen ihrer Schüler*innen bestmöglich fördern. Bedeutend in dem Kontext ist, dass alle Menschen gleichermaßen betroffen sein können und dass es sich um schwierige Gefühle handelt, deren Existenz manche sich zuvor eingestehen müssen. Die Pädagog*innen sollten zudem Eco-Anxiety und andere Eco-Emotions validieren bzw. zumindest deren Existenz anerkennen, sichere Räume zur Besprechung zur Verfügung stellen sowie kreative Methoden (u. a. Körpermethoden) einsetzen, um sich intensiver mit diesen Gefühlen auseinandersetzen zu können. Dazu gehört es, Informationen zum Coping von Eco-Anxiety zur Verfügung zu stellen – z. B. jene der Australian Psychological Society, die wertvolle Unterlagen zu dem Thema zusammengestellt hat (Pihkala, 2020b).

Eco-Emotionen sind allerdings nicht nur die bisher genannten, sondern auch Hoffnung, Bestärkung oder die Überzeugung von der Idee, in und mit der Gruppe etwas zu bewirken. Letztere bezieht sich beispielsweise auf Klimaaktivist*innen, die gemeinsam etwas erreichen wollen. Solche Emotionen wirken sich vor allem sehr stark auf gemeinsames klimaschützendes Verhalten aus und stärken das kollektive Selbstvertrauen (Barth, Masson, Fritsche, Fielding & Smith, 2021).

Ebenfalls die Eco-Emotionen thematisiert eine quantitative Studie australischer Psycholog*innen, die den Zusammenhang zwischen Eco-Anger, Eco-Anxiety, Eco-Depression, (psychisches) Wohlbefinden und klimaschützendem Verhalten analysieren. Jede der drei untersuchten Eco-Emotionen ist mit einem geringeren Wohlbefinden sowie höherem umweltfreundlichen Verhalten verbunden, jedoch korreliert Eco-Anger deutlich stärker mit dem aktiven Klimaschutz und schwächer mit Einbußen des Wohlbefindens, während Eco-Anxiety und Eco-Depression einen größeren negativen Einfluss darauf haben und Eco-Anxiety zudem mit weniger Engagement in kollektiven Aktionen verbunden ist. Eco-Depression korreliert dagegen sogar stärker mit Gruppenhandlungen pro Klimaschutz, jedoch nicht so stark wie Eco-Anger. Die Autor*innen plädieren deshalb für eine verstärkte ärgerauslösende Kommunikationsstrategie hinsichtlich der Klimakrise sowie für die stärkere Berücksichtigung aller Eco-Emotionen in der Forschung. Hierfür stellen sie drei Erhebungsinstrumente zur Verfügung, die in insgesamt 43 Items die Eco-Emotionen, das umweltschützende Verhalten und das Wohlbefinden erheben (Stanley, Hogg, Leviston & Walker, 2021).

Die US-amerikanischen Psycholog*innen Susan Clayton und Bryan Karazsia publizierten 2020 einen Text, in dem sie ein Inventar entwickelten, um *Climate Change*

Anxiety messen zu können.[13] In der Einleitung führen die beiden Autor*innen eine Reihe von Umfrageergebnissen an, nach denen Sorgen und Ängste hinsichtlich der gegenwärtigen klimatischen Veränderungen in der Bevölkerung verschiedener Länder durchaus verbreitet sind. Auch führen sie bisherige Versuche, Climate-Emotions zu messen, an – darunter einen Fragebogen zum *Climate-Change-Distress* oder zur *Solastalgie*. In weiterer Folge beschreiben sie den Aufbau ihres eigenen Inventars, das aus 22 Items besteht, die jeweils mit den Werten *niemals, selten, manchmal, oft* und *meistens* beantwortet werden können. Gefragt wurde unter anderem danach, ob die Gedanken an den Klimawandel dazu führen, nicht mehr gut schlafen oder sich konzentrieren zu können, ob die Befragten deshalb weinen, ob man die Gedanken an die Klimakrise niederschreibt und analysiert, ob Freunde sagen, dass man zu oft daran denkt, oder ob man beispielsweise recycelt, stets das Licht abdreht oder sich schuldig fühlt, wenn man Energie verschwendet. Die Autor*innen haben die Fragen in vier Gruppen eingeteilt: kognitive und emotionale Beeinträchtigungen, Verhaltensänderungen, persönliche Erfahrungen mit der Klimakrise und funktionelle Beeinträchtigungen. Der Fragebogen wurde in drei Studien von insgesamt 613 Personen ausgefüllt. Die Conclusio der Autor*innen lautet, dass die psychische Reaktion auf den Klimawandel messbar ist und darüber hinaus in zwei Subskalen eingeteilt werden kann: in eine kognitive und in eine funktionelle, die kombiniert einen *Climate Anxiety Score* ergeben. Sie verweisen auf unterschiedliche Korrelationsmuster, die helfen, um negative Gefühle dem Klimawandel gegenüber von klinisch relevanter Angst unterscheiden zu können, und auf notwendige weitere Forschung zu dem Thema:

> „A negative emotional response, such as feeling sad, scared, angry, etc., can be distinguished from what we have defined here as a more clinically significant 'anxious' response. Negative emotions in response to climate change were more common and were associated with behavioral engagement, as well as with a general connection to nature as assessed by environmental identity; whereas climate change anxiety was uncorrelated with behavior and less strongly correlated with EID. Further research in this area should examine the predictors that lead to a more or less adaptive emotional response among those who are

13 2021 veröffentlichten einige deutsche Umweltpsycholog*innen einen Artikel über eine Replikationsstudie, in dem sie zusammenfassen, dass sie die Ergebnisse der originalen Studie von Clayton und Karazsia nicht replizieren konnten. Sie empfahlen den Forscher*innen, die Skala zu überarbeiten und einen „Emotionalen Faktor" einzubauen (Wullenkord, Tröger, Hamann, Loy und Reese (2021). Im selben Jahr schrieb ein Autor*innen-Team um Teaghan Hogg einen Text mit dem Titel *The Hogg Eco-Anxiety Scale (HEAS-13)*, in dem sie direkt auf Clayton/Karazsia Bezug nehmen und einen eigenen Fragebogen entwickeln sowie validieren. Dieser besteht aus 13 Items und ist, den Angaben der Autor*innen nach, „a unique four-dimensional structure and a high degree of reliability and validity". Siehe Hogg, Stanley, O'Brien, Wilson und Watsford (2021). Dennoch existieren Fachtexte über Studienergebnisse, die Claytons und Karazsias *Climate Change Anxiety Scale* angewendet haben – beispielsweise der Artikel von Reyes, Carmen, Luminarias, Mangulabnan und Ogunbode (2021), der eine signifikante Beziehung zwischen Climate Anxiety und der psychischen Gesundheit beschreibt, jedoch nicht zwischen jener Angst und dem psychischen Wohlbefinden, oder jener von Heeren, Mouguiama-Daouda und Contreras (2021), in dem das Inventar zur Erhebung der Klimaangst in mehreren Ländern verwendet wurde, oder jener von Innocenti et al. (2021), für den die Autor*innen die Skala erweiterten und damit 150 Italiener*innen testeten. Mouguiama-Daouda, Blanchard, Coussement und Heeren (2021) validierten die Skala dagegen bei Französ*innen.

> thinking about climate change, as well as to positive behavioral responses“ (Clayton & Karazsia, 2020, S. 9).

Clayton publizierte im selben Jahr einen weiteren Text zur Climate Anxiety, in dem sie die Natur der Angstgefühle gegenüber den aktuellen anthropogenen klimatischen Veränderungen sowie die Evidenz für deren Existenz diskutiert. Wichtig ist es dabei, zwischen adaptiven und maladaptiven[14] Graden der Angst zu unterscheiden. Auf den folgenden Seiten führt die Autorin einige Studien an, die Sorgen und Ängste vor dem Klimawandel erhoben und deren Existenz bestätigen. Auch geht sie, wie einige andere Autor*innen, auf die Pathologisierung der Climate Anxiety ein, vor der sie warnt, da die Angst auf eine reale Bedrohung eine adäquate emotionale Reaktion darstellt. Zur Klimaangst als Krankheit meint sie: „Anxiety can become clinically significant, however, when it is difficult to control and begins to interfere with a person's ability to sleep, work, or socialize“ (Clayton, 2020, S. 9). Weiters adressiert sie die Verbindung zwischen der Angst und dem Verhalten und stellt fest, dass sie keine Korrelation zwischen dem Vorhandensein des Gefühls und Handlungen im Zusammenhang mit der Klimakrise finden konnte. Sie vermutet diesbezüglich, dass Angst mobilisieren, aber auf der anderen Seite auch zur *Eco-Paralysis* führen kann.[15] Den letzten Abschnitt ihres Papers widmet sie der Frage, wie man nun auf Climate Anxiety reagieren kann. Sie verortet zwei potenzielle Ziele in diesem Zusammenhang: 1.) Engagement, um die Klimakrise zu entschärfen und so das gesamtgesellschaftliche Wohlergehen zu stärken. 2.) Förderung des individuellen Wohlergehens.

In dem Kontext werden drei Coping-Mechanismen angeführt, mit denen Betroffene ihre Ängste bewältigen. Erstens das problemfokussierte Coping, dessen Ziel die Elimination des Angstauslösers ist, was im Fall der Klimakrise allerdings ein unerreichbares Ziel darstellt. Betroffene, die aktiv an das Problem herantreten, zeigen ein höheres Engagement und mehr klimaschützende Verhaltensweisen, leiden jedoch verstärkt unter negativen Affekten. Zweitens das emotionsfokussierte Coping, bei dem die Betroffenen versuchen, ihre negativen Emotionen durch Tools wie Meditation, Reframing, Beten etc. zu regulieren/kontrollieren. Menschen, die diese Copingstrategie anwenden, zeigen in der Regel ein geringeres Engagement und geringere Verhaltensänderungen, leiden aber unter den negativen Affekten. Drittens das sinnfokussierte Coping, bei dem Betroffene versuchen, Hoffnung zu finden, dass die Klimakrise durch Aktionen bedeutender Akteur*innen wie Politiker*innen oder Wissenschafter*innen gelöst werden kann. Diese Coping-

14 Unter adaptiven Bewältigungsstrategien werden solche verstanden, die zu einer langfristigen und nachhaltigen Lösung auslösender Probleme beitragen, während maladaptive eher der Ablenkung dienen und einer etwaigen Lösung zuwiderlaufen. Angst kann beispielsweise maladaptiv werden, wenn die Sensitivität für ein Problem zu groß ist und emotionale Reaktionen getriggert werden, die einer möglichen Angstlösung entgegenstehen.

15 Eine aktuelle Studie zeigt, dass die Wahrnehmung der Klimakrise als Bedrohung der Umwelt mit umweltschützendem Verhalten korreliert, wohingegen das Erleben derselben als existenzielle Bedrohung (Bedrohung der eigenen Existenz) nicht mit solchem Verhalten zusammenhängt. Die Studienautor*innen erklären das damit, dass letztere Angst zur Apathie führen kann. Siehe Haugestad, Skauge, Kunst und Power (2021). Siehe in Verbindung dazu auch Fußnote 2.

strategie zielt auf die Glaubensvorstellungen, Werte und Ziele der Personen, um positive Gefühle gegenüber dem Stressor hervorzurufen, die die negativen zwar nicht eliminieren, aber deren Auswirkungen auf das Wohlergehen vermindern. Betroffene mit jener Strategie zeigen ein höheres Engagement für klimaschützende Aktivitäten sowie positivere Affekte und eine höhere Lebenszufriedenheit. Clayton relativiert dann jedoch, dass die Forschung hinsichtlich psychotherapeutischer Interventionen bei Climate Anxiety noch in einem sehr frühen Stadium steckt, weswegen noch viel Forschung notwendig ist.

Wichtig ist aktuell jedenfalls die Validation der Gefühle und das Verhindern des Schweigens Betroffener aufgrund der sozialen Spaltung bzw. der gesellschaftlichen Tabus. Sozialer Rückhalt ist, im Gegenteil, sogar sehr wichtig und kann die Resilienz stärken. In den vergangenen Jahren entstand zudem ein eigener Eco-therapeutischer Ansatz, dessen Wirkmechanismus auf der Verbindung zur Natur basiert und mit Interventionen arbeitet, die Naturerfahrungen und Naturwahrnehmungen fördern. Solche tragen nachweislich zu einem höheren Wohlergehen bei. Im letzten Abschnitt thematisiert Clayton noch Verhaltensänderungen wie klimaschützende Maßnahmen. Sie unterstreicht, dass eine solche Änderung gleich mehrere Effekte hat: Einerseits hebt sie das individuelle Selbstwertgefühl und das Gefühl, etwas für die Lösung des Problems beizutragen, andererseits hilft sie der Gemeinschaft – insbesondere, wenn viele Menschen so agieren. Sehen die Menschen, dass sie Teil einer größeren Gemeinschaft sind, die im Sinne der Umwelt agiert, kann das durch ein entstehendes Gemeinschaftsgefühl zur Resilienz beitragen. Sie betont aber auch, dass manche Personen mit starker Climate Anxiety möglicherweise nicht von solchen Verhaltensänderungen profitieren. Diesen würde mehr Abstand zur Thematik guttun (Clayton, 2020).

Ältere Texte von Clayton zitieren sechs Autor*innen in ihrem zweiseitigen Aufsatz zum Thema *Ecological Grief and Anxiety*. Darin führen sie, wie Clayton oder Pihkala, einige Studien aus dem Bereich an und benennen sechs Punkte, die für das Erhalten und Wiederherstellen des psychischen Wohlbefindens unerlässlich sind: 1.) Das Schaffen von Weiterbildungsmöglichkeiten für helfende Professionen inklusive Workshops, Train-the-Trainer-Ansätzen und weiterer Tools. 2.) Verbesserung der Unterstützung von Betroffenen seitens der Professionist*innen. Bei entsprechender Unterstützung können die oben genannten Emotionen ein starker Motivator für Änderungen des Verhaltens und Lebensstils im Sinne des Kilmaschutzes sein. 3.) Das Schaffen von Gruppentherapieangeboten, die negativen Gefühlen wie Trauer, Angst, Einsamkeit oder dem Gefühl, nicht verstanden zu werden, effektiv durch die Gemeinschaft entgegenwirken. 4.) Den Punkt nennen sie Soziale Verordnungen und beziehen sich auf den positiven Effekt von Arbeit im Sinne der Umwelt und der Gesellschaft, die sich positiv auf das psychische Wohlbefinden auswirken. Beispiele sind Initiativen, die mehr Bäume in der Stadt anpflanzen oder die die Umstellung auf emissionsarme Energieträger unterstützen. Auch Aktivitäten in der Natur können helfen – beispielsweise das Waldbaden. 5.) Den Fokus auf Familien richten, denn gerade Kinder und Jugendliche sind oft stärker betroffen. Genannt werden in dem Kontext abermals die Validation der Gefühle und das Stärken von Hoffnung durch das Setzen von zielgerichteten Aktivitäten. 6.) Besonders wichtig ist ein gleichberechtigter Zugang zu gesundheitlicher sowie psychosozialer Unterstützung, denn gerade jene Menschen, die am stärksten von den Folgen der Klimakrisen betroffen sind, gehören häufig der ökonomisch schwächeren Schicht an (Cunsolo et al., 2020).

Einen direkten Bezug auf Claytons Text aus dem Jahr 2020 nimmt der kanadische Psychiater Steven Taylor, der seinen Artikel *Anxiety disorders, climate change, and the challenges ahead* noch im selben Jahr publizierte. Darin listet er zunächst einige Stressoren auf, die eine Folge der Klimakrise sind. Auf der einen Seite benennt er Extremwetterereignisse wie Fluten, Erdrutsche, Waldbrände sowie Luftverschmutzung, Hitzewellen und Hurricanes. Auf der anderen Seite führt er langfristige Folgen an wie den steigenden Meeresspiegel, Dürren und Wüstenbildungen, die wiederum zu Nahrungsmittel- und Wasserknappheit, Heim- und Jobverlust sowie Migration führen können. Diese Stressoren werden zudem stets hautnah über Medienberichte oder soziale Netzwerke transportiert. In den weiteren Abschnitten thematisiert Taylor die psychologischen Auswirkungen des Klimawandels und führt besonders vulnerable Gruppen an – etwa junge Menschen oder Menschen mit bestehenden psychischen Störungen. Im Zusammenhang mit Covid-19 erwähnt er die zusätzlichen Herausforderungen der Pandemiebekämpfung bei zunehmenden Extremwetterereignissen. Der Hauptteil des Textes fokussiert auf die Bewältigung der vor uns liegenden Herausforderungen, die er in fünf Unterpunkte teilt: 1.) Ängstlicher Passivität begegnen – damit meint er das bereits erwähnte Phänomen der Überwältigung und Passivität bei starker Angst gepaart mit Hilflosigkeit. Es braucht dagegen zeitnahe Aktionen, Voraussicht und Vertrauen in die Wissenschaft, also wissenschaftsbasierten Klimaaktivismus statt Verleugnung oder Abwarten. Hierzu gehört aber auch eine angemessene Kommunikationsstruktur seitens der Politik. 2.) Resilienz fördern – hier verweist er auf einen Artikel in derselben Zeitschrift, in dem zahlreiche Studien, welche die Auswirkungen von Katastrophen (PTBS, Depressionen, Angststörungen, Stress) erforscht haben, hinsichtlich bestimmter Resilienzfaktoren analysiert werden.[16] 3.) Therapieprogramme etablieren – Stressmanagement- oder etwa Angstpräventionsprogramme. Taylor erwähnt hier explizit die kognitive Verhaltenstherapie. 4.) Resilienz der Community stärken – hierfür sind starke Partnerschaften zwischen dem Gesundheitssektor und Gemeinschaftsorganisationen ebenso wichtig wie Kooperation, Altruismus, solide soziale Netzwerke und die Verfügbarkeit notwendiger Ressourcen. 5.) Die psychotherapeutische Versorgung verbessern – Taylor meint, dass 1:1-Setting könnte bald zu wenig werden. Skalierbare Therapien, auch online, werden sinnvoll sein (S. Taylor, 2020).

Neben den Artikeln von Taylor und Chen et al. befindet sich ein dritter Text in der Spezialausgabe des *Journal of Anxiety Disorders:* ein Aufsatz von drei kanadischen Psychiater*innen mit dem Titel *Threats to Mental Health and Well-Being Associated with Climate Change*. Die Autor*innen gehen detaillierter auf psychische Störungen ein, die im Zusammenhang mit der Klimakrise stehen. Dazu zählen PTBS infolge von klima-

16 Die Autor*innen fanden heraus, dass beispielsweise der Zugang zu ökonomischen Ressourcen sowie zu höherer Bildung eine wichtige Ressource für Resilienz nach dem Erleben von klimawandelinduzierten Katastrophen ist. Alter und Geschlecht spielen ebenfalls eine Rolle. Gewichtige Faktoren sind zudem Persönlichkeitsmerkmale, Copingstrategien, Emotionsregulation, familiärer Rückhalt, soziale Beziehungen, gesellschaftlicher Zusammenhalt und Unterstützungsangebote. Siehe Chen, Bagrodia, Pfeffer, Meli und Bonanno (2020).

wandelinduzierten Naturkatastrophen, Depressionen inkl. Suizidalität z. B. infolge des Verlustes des eigenen Heims oder des sozialen Netzwerks, Angststörungen inkl. einer starken Form von Eco-Anxiety sowie Suchterkrankungen. Eine Reihe von Studien belegt die Zusammenhänge der jeweiligen Störungen mit den Folgen der Klimakrise – häufig als Folge des Erlebens von Naturkatastrophen und Extremwetterereignissen, wobei die Ergebnisse hinsichtlich der Suchterkrankungen nicht eindeutig sind und eher keinen signifikanten Zusammenhang zeigen. Anschließend besprechen die Autor*innen mögliche Gegenmaßnahmen und fassen zusammen:

> „The pathways through which extreme climate events affect mental health are numerous, and include direct (e.g., exposure to trauma) and indirect (social, economic disruptions) routes. Thus, successful adaptation to these events requires a multifaceted approach, involving coordination between governments, communities, and individuals, as well as enhanced preparedness, access, and outreach. [...] There are multiple strategies that must be undertaken by communities to enhance adjustment and coping post-disaster, including enhancing access to care, inter-agency cooperation, enhancing resiliency, and adequate preparation" (Hrabok, Delorme & Agyapong, 2020, S. 4–5).

Neben dem *Kommunalen Coping* – der Gruppenzusammenhalt innerhalb einer betroffenen Gemeinschaft inklusive der gegenseitigen Unterstützung – ist die Staatsverwaltung gefragt, die im Katastrophenfall für eine ausreichende psychologische/psychotherapeutische Unterstützung in der jeweiligen Region sorgen muss. Wie nahezu alle anderen Autor*innen erwähnen auch sie am Ende des Beitrags, dass weitere Forschung dringend notwendig ist (Hrabok et al., 2020).

Der Sozialpsychologe Bas Verplanken sowie zwei weitere Forscher*innen derselben britischen Universität gehen dagegen explizit der Frage nach, wie konstruktiv oder destruktiv Eco-Anxiety tatsächlich ist, wobei unter konstruktiv explizit eine Reaktion im Sinne des aktiven Klimaschutzes, unter destruktiv die Angst als Symptom einer psychopathologischen Störung gemeint ist. In drei Studienreihen erhoben sie die Sorge (*worry*) hinsichtlich der Klimakrise in Verbindung mit anderen Ängsten (bezüglich der Weltwirtschaft sowie der Covid-19-Pandemie) und weiteren Daten wie klimafreundliche Einstellungen und Werte, klimaschützendes Verhalten oder eine „grüne Identität". Die Daten ergeben, dass die Sorge vor der Bedrohung durch den Klimawandel nicht mit anderen Ängsten in Verbindung steht und auch nicht von diesen beeinflusst wird. Dagegen korreliert sie mit klimafreundlichen Einstellungen, Werten, Verhalten sowie einer entsprechenden Identität. Außerdem besteht eine klare Verbindung zu den Emotionskomplexen Angst und Wut. Das Fazit lautet, ähnlich wie bei anderen Autor*innen:

> „Climate change may involve threat and loss, thus potentially generating anxiety and grief. However, it also triggers positive emotions and adaptive responses, suggesting it is a complex construct. While for some individuals global warming worry is unconstructive and associated with intrapersonal dysfunction, for others it is a constructive response embedded in a 'green' self-identity. For the latter individuals, global warming worries can be characterised as 'macro worries', that is, worries that are focused on large entities such as society or the wider world and correlate with self-transcendence values such as universalism and benevolence" (Verplanken, Marks & Dobromir, 2020, S. 9).

Eine politischere Analyse der Faktoren, die Eco-Anxiety begünstigen, liefert ein Team aus Norwegen und England im Jahr 2020 in dem in der Zeitschrift *Frontiers in Psychology* veröffentlichten Artikel *Political Orientation Moderates the Relationship Between Climate Change Beliefs and Worry About Climate Change*. Sein konkretes Ziel ist es, anhand der Daten von knapp 45.000 Personen, die im Rahmen der *European Social Survey* Fragebögen ausfüllten, die Verbindungen zwischen dem Glauben an den Klimawandel sowie der politischen Orientierung und der Angst vor den Auswirkungen von klimatischen Veränderungen zu analysieren. Die Forscher*innen führen dabei ältere Studien aus den Jahren 2016 bis 2019 an, nach denen die Menschen eher klimaschützend aktiv sein sowie mehr Geld für den staatlichen Klimaschutz zahlen würden, wenn sie überzeugt wären, dass der Klimawandel anthropogen ist, also menschengemacht, und die Konsequenzen ernst bis katastrophal sein werden. Andere Studien legen nahe, dass auch die politische Einstellung maßgeblich dazu beiträgt. Konkret bedeutet dies, dass liberal- bzw. links-eingestellte Amerikaner*innen bzw. Europäer*innen eher an den Klimawandel glauben und Angst vor dessen Folgen haben als konservative bzw. rechts-gerichtete. Ihre eigenen Ergebnisse weisen dagegen darauf hin, dass die politische Einstellung weniger relevant ist, sondern dass der Glaube an den Klimawandel und dessen drastische Folgen als Faktor, der das Entstehen von Sorgen und Ängsten begünstigt, deutlich überwiegt. Allerdings wirkt er sich mittelbar aus, denn die Ergebnisse zeigen, dass der Glaube an den anthropogenen Klimawandel und seine negativen Auswirkungen auf die Menschen weltweit bei Personen mit linker Orientierung stärker mit Sorgen verbunden ist als bei Personen mit rechter Orientierung. Die Unterschiede stehen im Einklang mit der motivierten Argumentation und sind plausibel, wenn man die typischen Interessen, Werte und Weltanschauungen innerhalb der linken und rechten politischen Orientierung berücksichtigt (Gregersen, Doran, Böhm, Tvinnereim & Poortinga, 2020).

Auf den gleichen Daten des *European Social Survey* basiert ein weiterer Artikel, der von mehreren Psycholog*innen und Soziolog*innen im Jahr 2020 in der Zeitschrift *Global Environmental Change* unter dem Titel *When worry about climate change leads to climate action: How values, worry and personal responsibility relate to various climate actions* veröffentlichten. Darin behandeln sie explizit die Sorge (*worry*) hinsichtlich des Klimawandels, die sie als persönlichen, aktiven und motivationalen emotionalen Status charakterisieren, der wiederholte Erfahrungen von beängstigenden Gedanken über ein potenziell negatives Event enthält, das wiederum eng mit den individuellen Zielen, Vorlieben und Verhaltensweisen in Verbindung steht. Sie grenzen die Sorge (*worry*) von der weniger auf Erfahrung basierenden Besorgnis (*concern*), von dem mehr einer kognitiven Bewertung entsprechenden wahrgenommenen Risiko sowie von der emotional deutlich stärkeren Furcht ab. Die Sorge vor der Klimakrise impliziert demnach, dass die sich sorgende Person aktiv und emotional mit dem Thema auseinandersetzt und sich persönlich von dessen Folgen betroffen fühlt, wodurch Änderungsmotivation entstehen kann. Die Ergebnisse ihrer Studienauswertungen weisen zudem darauf hin, dass eine klare Verbindung zwischen dem Vorhandensein der genannten Sorgen und der Unterstützung von klimafreundlicher Politik sowie zwischen der Sorge und dem Gefühl der persönlichen Verantwortung, den Klimawandel zu reduzieren, besteht, was wiederum mit klimaschützenden Verhaltensweisen korreliert. Auf indirektem Weg ist die Sorge so klar mit klimafreundlichem Verhalten verbunden, wohingegen die direkte Korrelation zwischen Sorge und Klimaschutz eher schwach ausgeprägt ist. Die Daten zeigen außerdem, dass die Sorge vor der Klimakrise deutlich mit den persönlichen Zielen und Einstellungen, konkret mit den „biosphärischen Werten" einhergeht. Damit ist gemeint, dass jene Menschen, die sich um die Natur und ihre Umwelt kümmern, tendenziell mehr wegen der Folgen der klimatischen Veränderungen besorgt sind. Außerdem sind diese Werte wenig überraschend stark und direkt mit klima- und umweltfreundlichen Verhaltensweisen verbunden (Bouman et al., 2020).

Den Zusammenhang zwischen der Identität und der Besorgnis (*concern*) untersuchten dagegen zwei Psycholog*innen aus Hongkong. Identität definieren sie als jenes Konstrukt, wie sich jemand selbst definiert und wo er*sie sich in der Gesellschaft verortet. Sie beeinflusst maßgeblich Motivationen, Kognitionen, Emotionen und Verhaltensweisen. Außerdem können mehrere Identitäten in einem Individuum koexistieren – beispielsweise kann sich jemand als Vater, Forscher, Autor und Umweltschützer zugleich sehen. In ihrer Metastudie greifen die beiden Autor*innen auf bestehende Daten und Identitätskonzepte zurück, von denen sie vier definieren: die Umweltidentität, verstanden als multidimensionales Konstrukt, das eine Verbindung zur natürlichen Umwelt beinhaltet sowie den Glauben, dass man Teil der Natur ist und umgekehrt; die umweltschützende Identität, bei der sich die Menschen als besonders umweltfreundlich betrachtet respektive sich aktiv umweltschützend verhalten; die Beziehungsidentität, bei der sich Individuen als Teil einer größeren Gruppe, einer Nation oder eines anderen sozialen Konstrukts betrachten; schließlich die egoistische Identität, bei der man sich an den eigenen Fähigkeiten, Erfolgen und der eigenen Macht orientiert. Die Auswertungen ergaben, dass die ersten drei Identitätskonzepte signifikant und stark mit klimabezogener Besorgnis einhergehen, während die egoistische Identität schwach negativ korreliert, Menschen mit jener Identität sich also tendenziell weniger Sorgen wegen der Klimakrise machen (Lou & Li, 2021).

Zwei Wissenschafter*innen der Universität Graz resümieren in ihrem sehr ausführlichen Paper zu den Zusammenhängen zwischen angstauslösenden Botschaften, Eco-Anxiety und klimaschützendem Verhalten ähnlich. Individuen, die mit bedrohlichen Nachrichten über die Klimakrise konfrontiert werden, können durchaus vermehrt klimaschützendes Verhalten zeigen, jedoch hängt dies maßgeblich von ihrer Identität als umweltfreundliche Person zusammen. Die Autor*innen stellen jedoch auch fest, dass die Zunahme solcher Botschaften mit dem Anstieg an Klimaskeptizismus einhergeht. Die größte Wahrscheinlichkeit, im Sinne des Umweltschutzes aktiv zu werden, haben jene Personen, die eine umweltfreundliche Identität haben und kaum bis nicht skeptisch sind, ob die Informationen über den Klimawandel und dessen Folgen zutreffen. Hinsichtlich der Angst meinen sie, wie viele andere, dass die ständige Konfrontation mit angstauslösenden Botschaften nicht zu klimafreundlicheren Verhaltensweisen führt, wenn die Menschen nicht glauben, etwas ändern zu können bzw. nicht couragiert genug sind. Auf der anderen Seite zeigen die Menschen nur wenig Motivation, ihre Verhaltensweisen nachhaltig zu ändern, wenn die Botschaften nicht regelmäßig und ernst sind. Das führt ebenfalls zu einem Problem, denn bei regelmäßigen Botschaften steigt die Zahl der

Klimaskeptiker*innen. Aber selbst dann, wenn die große Mehrheit Maßnahmen gegen den Klimawandel unterstützt, wird eine kleine Gruppe von Leugner*innen bestehen – umgekehrt eine kleine Gruppe von Menschen mit Ängsten vor der Klimakrise, wenn die Mehrheit nicht daran glaubt (Kapeller & Jäger, 2020).

Ein anderer Text von drei Forschern aus der Schweiz und den USA stellt die Verbindung der Besorgnis (*concern*) wegen des Klimawandels mit Persönlichkeitsmerkmalen her. Mittels einer mehrjährigen Studienreihe zeigen sie, dass die Besorgnis allgemein zunimmt und zudem mit zwei der *Big Five Personality Traits* korreliert: mit der Offenheit und dem Neurotizismus. Sie begründen das wie folgt:

> „Je offener die Menschen im Laufe der Zeit werden, desto eher werden sie sich der Auswirkungen des Klimawandels bewusst, desto wahrscheinlicher ist es, dass sie sich Gedanken über eine zukünftige Welt machen, die vom Klimawandel betroffen ist, und desto besorgter sind sie. Daher kann die Förderung von Offenheit ein wirksamer Weg sein, um nachhaltiges Verhalten zu fördern. Umgekehrt kann ein höheres Maß an Besorgnis dazu führen, dass man neue Möglichkeiten in Betracht zieht, wo man leben oder wie man sein Verhalten ändern kann, um nachhaltiger zu werden. So könnte eine zunehmende Besorgnis über den Klimawandel ein ernsthafteres Nachdenken darüber auslösen, wie man effektiv darauf reagieren kann, was durch eine größere Offenheit angezeigt wird. Wir fanden auch heraus, dass Menschen, die im Laufe der Zeit neurotischer wurden, eine entsprechende Zunahme der Umweltbedenken zeigten. Neurotizismus beinhaltet eine Tendenz zu negativen Emotionen wie Angst, Depression und Wut, die allesamt verständliche Folgen des Bewusstseins der Klimakrise sind. Diese Ergebnisse deuten darauf hin, dass die zunehmende Sorge um die Umwelt mit zunehmend unangenehmen Emotionen verbunden ist. Da Neurotizismus ein starker Prädiktor für Psychopathologie ist, deuten unsere Ergebnisse außerdem auf einen möglichen Zusammenhang zwischen Umweltfragen und psychischer Gesundheit hin. Auf einer eher normativen Ebene kann subklinische Angst eine Verhaltensänderung begünstigen, so dass eine individuelle Steigerung des Neurotizismus, zum Beispiel durch Informationen über die Bedrohung durch den Klimawandel, ein Weg zu nachhaltigerem Verhalten sein kann [Übers. d. Autors]“ (Hopwood, Schwaba & Bleidorn, 2021).

Nur indirekt mit Eco-Anxiety verbunden ist eine Metastudie der beiden Schweizer Viktoria Cologna und Michael Siegrist, in der sie individuelles und kollektives klimaschützendes Verhalten mit dem Vertrauen in verschiedene Akteur*innen in Verbindung setzen. Dabei stellen sie fest, dass individuelle Verhaltensänderungen pro Klimaschutz stark mit dem Vertrauen in Wissenschafter*innen und Umweltaktivist*innen korrelieren, während das Vertrauen in die Industrie, in Institutionen und in die Allgemeinheit nur schwach mit jenen Verhaltensweisen zusammenhängt (Cologna & Siegrist, 2020). Dies macht insofern Sinn, als Vertrauen Hoffnung wecken und Angst in Verbindung mit Hoffnung ebenfalls zu mehr Aktivitäten in Richtung Klimaschutz führen kann.

Eine vergleichbare Argumentation verfolgen fünf Wissenschafter*innen aus den USA, die in ihrem Paper anhand einer Studie mit knapp 5000 Proband*innen feststellen, dass die Emotion Hoffnung deutlich mit verstärkten klimaschützenden Aktivitäten korreliert, während Langeweile ebenfalls stark negativ damit gekoppelt ist. Die politische Orientierung sowie die Emotionen Angst und Hoffnungslosigkeit sind dagegen nur schwach mit jenen Handlungen verbunden (Geiger, Swim, Gasper, Fraser & Flinner, 2021).

Einen qualitativen Weg verfolgen Maria Bright und Chris Eames, die den emotionalen Pfad von der Apathie bis zum Klimaschutz nachzeichnen. Anhand von 15 Interviews mit Klimaaktivist*innen beschreiben sie den Beginn als Apathie oder Ignoranz. Damit meinen sie einerseits das Phänomen, das Klimaaktivist*innen oft am Beginn beschreiben: eine Phase, in der sie mit der Klimakrise noch keine Erfahrungen gemacht haben und kein Wissen über die verheerenden Auswirkungen besitzen. Andererseits entsteht Apathie durch das Gefühl, dass nichts, was sie tun können, etwas bewirken würde, um die Bedrohung zu reduzieren. Sie haben das Gefühl, dass es ein hoffnungsloser Kampf ist. Im Zusammenhang mit der Apathie wird das Leugnen des Klimawandels genannt, weil beides Formen von Abwehr der überwältigenden Gefühle darstellen. Als weiteres Stadium wird das Gewahren genannt, das dadurch gekennzeichnet ist, dass die Personen viel über die Klimakrise und deren Auswirkungen erfahren, sich schließlich aktiv informieren und dabei eine „Achterbahn der Gefühle“ erleben. Das führt häufig zur Angst, die unweigerlich entsteht, wenn man das Ausmaß der Klimakrise und seine Folgen besser kennenlernt und ständig mit angstauslösenden Katastrophenmeldungen konfrontiert ist. Viele Organisator*innen von Bewegungen wie Fridays For Future sind davon überzeugt, dass Angst die motivationale Grundlage für Aktivismus ist – vor allem, wenn sie katalysiert wird. Das führt häufig zum Ärger, den spätere Aktivist*innen oftmals fühlen, über die Ungerechtigkeit und darüber, dass die Menschen nicht sehen, erkennen und das tun, was notwendig ist, um die Katastrophe zu vermeiden. Ärger – meistens in Kombination mit Angst, Hoffnung und Schuld – wird als Grundpfeiler des Aktivwerdens und des aktivistischen Klimaschutzes genannt. Dies leitet zur letzten Phase, die ihm Paper beschrieben wird: Aktivismus (Bright & Eames, 2021).

Von der anderen Seite aus betrachtet der Psychoanalytiker Joseph Dodds die Handlungen pro Klimaschutz und stellt in seinem Artikel *The psychology of climate anxiety* die Frage, warum viele Menschen in der meisten Zeit so handeln, als gäbe es die Bedrohung durch die Klimakrise nicht bzw. warum sie eben nicht im Sinne des Klimaschutzes handeln. Hierfür stellt er vier psychologische Theorien vor, mit denen er versucht, die Frage zu beantworten. Nach der Fehlalarm-Hypothese reagieren Menschen optimal auf Bedrohungen, die unmittelbar, sichtbar, schnell, kausal erklärbar und einfach sind bzw. bei denen ein klar erkennbarer Feind Personen direkt gefährdet. Der Klimawandel erfüllt keine der Charakteristiken, weshalb die Angst oft nicht unmittelbar fühlbar ist. Die Hypothese des sozialen Dilemmas bzw. der Zuschauereffekt besagt dagegen, dass oft eigene Interessen mit den Interessen des Kollektivs kollidieren. Beispielsweise liegt es im Interesse jedes Fischers, dass alle anderen Fischer nur ein bestimmtes Maß an Fischen fangen dürfen, während es in seinem eigenen Interesse liegt, so viel zu fangen, wie es ihm möglich ist. Die Klimakrise ist globalpolitisch gesehen das ultimative Dilemma. Die Angst bezieht sich in dieser Theorie nicht nur auf die Kosten, wenn es schlecht gelöst wird, sondern auch auf die Vorhersage des Verhaltens der anderen. Die Eco-Psychology-Hypothese legt dagegen nahe, dass die moderne Lebensweise dazu geführt hat, dass sich die Menschen von der Natur entfremdet haben und dass es sie nicht mehr ausreichend kümmert, was damit geschieht. Und die vierte Theorie basiert auf der Psychoanalyse, die Verleugnung und Apathie als Abwehrmechanismen der Klimaangst betrachtet. Aus dieser

Sicht muss die Behandlung von Eco-Anxiety auch die Gemeinschaft umfassen – vor allem das allgemeine Anerkennen des Verlusts, der Bedrohung und der Gefühle, die sie auslösen. Psychotherapeut*innen können dabei unterstützen, soziale Container zu entwickeln, die Klimaangst containen und in positive Veränderungskraft umwandeln können (Dodds, 2021).

Einen deutlich kürzeren, aber sehr klaren Text veröffentlichte die US-Kinderpsychiaterin Elizabeth Pinsky im Journal of the American Academy of Child & Adolescent Psychiatry. Darin resümiert sie, basierend auf medizinischen Daten, eigenen Erfahrungen sowie Berichten in der Presse, dass die Klimakrise ein fundamentaler gesundheitlicher Notfall für Kinder und Jugendliche sei, der alle Bereiche ihres Lebens berührt. Kinder- und Jugendpsychiater*innen sind weltweit mit den Auswirkungen konfrontiert, die in Form von Eco-Anxiety und Climate-Grief alle betreffen. Ähnlich wie Pihkala meint auch Pinsky, dass jene Personen in helfenden Berufen – sie bezieht sich vor allem auf Psychiater*innen – sich auch ihren eigenen Ängsten stellen müssen, um ihren Patient*innen bestmöglich dabei helfen zu können (Pinsky, 2020).

Auch die britische Forscherin Caroline Hickman widmet sich dem Thema Eco-Anxiety bei Kindern und Jugendlichen. Sie schildert in ihrem Artikel eindrücklich ihre Erfahrungen mit Kindern sowie deren Ängsten gegenüber einer existenzbedrohenden Klimakrise und einer Welt voller Menschen, die nichts dagegen unternehmen. Sie warnt davor, dass Kinder und Jugendliche nicht nur Angst vor den katastrophalen Folgen der Klimakrise haben, sondern dass sie auch zusätzlich zu hören bekommen, sich nicht zu fürchten, sondern lieber in die Schule zu gehen und damit aufzuhören, anderen Kindern Angst zu machen, weil sie darüber reden. In weiterer Folge teilt sie Eco-Anxiety in vier Grade ein: Mild, Medium, Signifikant und Schwer. Erstere enthalten gelegentliche, nicht dauerhafte Angstgefühle und häufig die Hoffnung, dass andere Menschen eine Antwort auf die Klimakrise haben. Medium bedeutet, dass die Betroffenen regelmäßig Angstgefühle erleben und zugleich Zweifel an den Lösungen oder der Lösungsfähigkeit anderer haben. Die Angst kann sich gelegentlich aufdrängen und Gedankengänge stören. Signifikant meint das tägliche Aufkommen von Angstgefühlen, das in Häufigkeit sowie Intensität zunimmt und sich in den Vordergrund schiebt. Hinzu kommen Ängste vor dem sozialen Kollaps und ein geringes Vertrauen in andere. Schwere Ängste beschreibt die Autorin als ernst zu nehmende intensive Gedanken und Gefühle hinsichtlich der Klimakrise, die zudem zu Schlafstörungen und empfindlichen Beeinträchtigungen des psychischen Wohlbefindens führen. Betroffene haben keine Hoffnung auf Besserung und sind davon überzeugt, dass die Klimakrise den Untergang der sozialen Strukturen als Folge hat. Als möglichen Weg zur Besserung schlägt sie eine intergenerationelle Heilung durch die Umwandlung von Eco-Anxiety in Eco-Achtsamkeit, Eco-Gemeinschaft, Eco-Lebenskraft, Eco-Empathie, Eco-Mitgefühl, Eco-Versorgung und Eco-Erwachen vor, während die Menschheit lernt, wie sie mit und auf einem leidenden Planeten leben kann (Hickman, 2020, S. 411–424).

Eine Studie bei jungen Finn*innen zwischen 14 und 30 Jahren führte Venni Metsäranta durch, der unter Eco-Anxiety ein emotionales Konstrukt versteht, das auf den Klimawandel bezogen ist und die Emotionen Ärger, Angst, Furcht, Schuld und

Depression enthält. Er stellt fest, dass die genannten Emotionen mit Veränderungen in den alltäglichen Lebensentscheidungen der jungen Proband*innen korrelieren. 21 % der jungen Finn*innen erleben zudem zumindest einmal wöchentlich klimawandelbezogene Eco-Anxiety, weitere 34 % wenigstens einmal im Monat (Metsäranta, 2021).

Junge Menschen sind auch Thema eines Buchs von Blanche Verlie über Climate Anxiety. Neben einer hohen Zahl von Fachartikeln kamen in den vergangenen Jahren einige Bücher zur Klimaangst heraus. Jenes von Verlie ist zwar auf das Jahr 2022 datiert, war jedoch bereits Anfang November 2021 online als Volltextausgabe verfügbar. Darin geht sie zunächst von der Grundthese aus, dass Klima kein objektiver und von den Menschen getrennter Zustand sei, den man beobachten könne, sondern etwas, mit dem alle in Beziehung stünden. Wörtlich schreibt sie „Climate is living-with" (Verlie, 2022, S. 1) und stellt vier Grundprinzipien der relationalen Existenz der Lebewesen mit ihrer Umwelt vor: 1.) Existenz bedeutet, Beziehungen zu anderen zu haben, wobei Klima nicht als Objekt, sondern als Muster von Beziehungen verstanden wird. 2.) Die Beziehungen sind nicht nur menschlich, sondern gehen darüber hinaus. Nicht nur Menschen verändern das Klima, auch andere Akteure sind am Verändern, Schaffen und Stabilisieren des Klimas beteiligt. 3.) Alle Lebewesen sind untrennbar mit dem Klima verbunden. Alles Sein entsteht mit dem Klima. 4.) Alle Klimaphänomene sind Energien, Kräfte, Intensitäten und (wahrgenommene) Gefühle. Zusammengenommen ergeben sie das Klima als lebendiges Phänomen, das von und mit allen Lebewesen und dem Unbelebten der Vergangenheit, Gegenwart und Zukunft existiert. In weiterer Folge führt er einige Zustände von Gefühlen auf, die unmittelbar mit dem Klima und dessen Veränderungen in Verbindung stehen (können): ängstlich, frustriert, verwirrt, unsicher, zynisch, beängstigt, überwältigt, verzweifelt, depressiv, fürchtend, wütend, herausgefordert, isoliert, am Boden zerstört, trübsinnig, verbittert, entmutigt, schockiert, konfrontiert, traurig, krank, verärgert, perplex, schuldig, gestresst, bewundernd, kraftlos, besiegt, pessimistisch, müde, entsetzt und erschrocken. Es ist nicht überraschend, so Verlie weiter, dass viele von den Gefühlen, die die Klimakrise auslösen, derart überwältigt sind, dass sie in Verleugnung und Apathie verfallen. Verlie meint, „we must cultivate an ethos of living-with – respecting, being part of, enduring and responding to – climate change." Im weiteren Verlauf des Buchs geht sie genauer auf den katastrophalen Sommer 2019/2020 in Australien ein, in dem riesige Buschbrände und ständige Luftverschmutzung durch den Rauch starke Gefühle wie Angst, Wut oder Trauer bei vielen Menschen ausgelöst haben.

Weiters geht sie auf mehrere Möglichkeiten detaillierter ein, wie man mit der Herausforderung umgehen kann, und nennt hier drei bedeutende Aspekte: die Begegnung mit dem Klimawandel, das Erleben desselben und das Erzählen von Geschichten. Alle drei Bereiche unterscheiden sich qualitativ vom Wissen über den Klimawandel, denn sie entsprechen verkörperten, affektiven und relationalen Praktiken mit und als Teil des Klimawandels. Die Begegnung mit dem Klimawandel kann Angst auslösen, die wiederum kulturelle Normen infrage stellen kann. Das Erleben verschiedener Klimarealitäten kann dagegen alternative Beziehungen zum Klimawandel etablieren. Und das Erzählen hilft bei der Verarbeitung und Festigung dieser Beziehungen. Gemeinsam können diese Praktiken einen affektiven und damit sozialen, wirtschaftlichen und ökologischen Wandel bewirken.

> „Increased awareness of when, where, how and with whom we can and do encounter, witness and story climate change can enable more attuned and responsive climate change engagement strategies“ (Verlie, 2022, S. 10).

Anstatt also im Individualismus zu verharren[17] und Business as usual zu betreiben, plädiert die Autorin für die Änderung dessen, wer und was die Menschen sind, und dafür, den Schmerz zu ertragen. Mit dem Klimawandel leben zu lernen, bedeutet daher nicht, zu resignieren oder aufzugeben. Vielmehr geht es darum, sich den Realitäten des Klimawandels zu stellen und sich zu bemühen, die Dinge anders zu gestalten, trotz des Wissens, dass die Menschen vielleicht nicht in der Lage sind, „die Welt zu retten“. Wenn die Menschen lernen, mit dem Klimawandel zu leben, erkennen sie an, dass nicht „die“ Welt untergeht, sondern „eine“ Welt, und dass einige Welten untergehen müssen, um anderen Raum zum Atmen zu geben. Doch zurück zum Kernthema des vorliegenden Buchs, dem sie ein ganzes Kapitel widmet: Klimaangst definiert die Autorin wie folgt:

> „Climate anxiety, as I refer to it, is more than the short-term concern or worry that can arise when people are confronted with information about climate change. Rather, it is a medium- to long-term sense that their world – their relationships, assumptions, dreams, security and identity – is in the process of ending. This might be a slow dread interspersed with periods of acute panic, but it can manifest in all kinds of ways“ (Verlie, 2022, S. 50).

Verlie hat in ihrem Buch eigene Erfahrungen mit Studierenden geschildert, die sie im Rahmen ihrer Klimawandel-Gruppe begleitete. Es erhält dadurch einen persönlichen Zugang, aus dem sie keinen Hehl macht. Ebenfalls sehr persönlich ist das Werk *Like There's No Tomorrow – Climate Crisis, Eco-Anxiety and God* von Frances Ward (2020), einer anglikanischen Priesterin, die ihre eigene Eco-Anxiety beschreibt:

> „It couldn't go on. I was restless and unfocused at work. It was hard to get to the bottom of the anxiety that was exhausting me. Now I look back, and the factors were many, but the underlying one (which has outlasted all else) was a deep foreboding about the future of the planet“ (Ward, 2020, S. 2).

Sie konnte ihre Arbeit nicht genießen und war am Rand eines Burn-outs. Sie verlor das Pflichtgefühl und ihre Freude, was die Grundlagen des Priestertums sind. Sie fragte sich, wo Gott ist, wenn die Erde unbewohnbar wird, wenn die Menschen infolge der Klimakrise aussterben. Sie begab sich 2018 auf eine sechswöchige physische und spirituelle Reise auf einem kleinen Boot und schildert, wie sie dort Gott wiederentdeckt hat. Sie stellt fest, dass es wichtig sei, klagen zu können und verzweifelt zu sein. Sie spricht ausführlich von der Schönheit der Natur, ihrer Reise zur Hoffnung und den Wünschen nach Veränderung. Am Ende teilt sie ihre Hoffnung, mit der sie ihre Klimaangst überwinden konnte und den Weg zum Klimaschutz fand – oder wie sie es ausdrückt: zum Schutz von Gottes Schöpfung –,mit folgenden Worten:

> „Christ's self-sacrifice lies at the heart of the love of God. This is a God in Christ who gives, and gives, and gives again in order that we and all creation might have life. Let us not take,

17 Verlie verweist in diesem Zusammenhang auf die postkolonialen, neoliberalen westlichen Gesellschaften, bei denen die individuelle Verantwortung im Vordergrund steht. Die Klimakrise kann jedoch nur im Kollektiv gelöst werden, dessen Teil jede Person ist.

and take, and take in return, but grow in self-sacrificial love ourselves, for the sake of God's creation" (Ward, 2020, S. 235).

Einen anderen Zugang zur Thematik wählt die britisch-australische Psychoanalytikerin Anouchka Grose in ihrem 2020 erschienenen *Guide to Eco-Anxiety – How to Protect the Planet and Your Mental Health.* In zehn Kapiteln behandelt sie Eco-Anxiety, Eco-Grieve, Pre-Traumatic Stress, Verleugnung, die inneren Ressourcen, das Reden mit den Kindern über ihre Ängste, sich selbst etwas Gutes tun, das Richtige tun (Klimaschutz), Hoffnung und Resilienz. In der Einleitung stellt sie bereits klar, dass ihr Anliegen es nicht ist, mit ihrem Buch jene Menschen zu behandeln oder zu heilen, die an Eco-Anxiety leiden, sondern vielmehr Wege aufzuzeigen, die Betroffenen helfen und ihnen das Gefühl geben können, dass sie mit ihrer Angst nicht allein sind. Im Kernkapitel zu Eco-Anxiety führt sie die psychologischen und neurologischen Grundlagen der Angst an, unterscheidet zwischen Angst als adäquate Reaktion auf Bedrohungen von der pathologischen Angst, geht auf Medikamente, körperliche Aktivitäten und Meditation als Behandlungsmaßnahmen ein. Sie erörtert dabei sehr knapp die psychotherapeutischen Möglichkeiten von Eco-Anxiety, wobei sie hauptsächlich die kognitive Verhaltenstherapie anführt. Am Ende ihres Werks fasst die Autorin die Kernaussagen ihres Buchs in unterstützenden Maximen zusammen:

„1. Understand that your anxiety is a brilliant adaptation. Your body is genius: it's telling you to try to save our excellent planet. Join up with other worried people and not only will you feel relieved, but you will be helping to create a super-power. We're winning! 2. Don't get lost in the future. Stay here, because here is where we can get stuff done. 3. Look after yourself, others and the planet. All three, equally. You won't be able to do the last two if you don't do the first one. It's not selfish, it's kind. 4. Become the best conversationalist you can. Talk to people. Listen to them. Be considerate and honest, not to mention subtly persuasive when necessary. Good communication isn't about showing off or impressing people; it's about being there with others in ways you can all enjoy and learn from. 5. Stay open to the world and all its possibilities. Know that you will do the right thing by other people in an emergency. 6. Let children say whatever they need to about the climate crisis. You can be reassuring without being dishonest. And have a baby if you want. Who knows what's going to happen? It would be so annoying to hit menopause and realize that it would actually have been OK. 7. Appreciate the amazing things this planet has to offer, and don't worry if some of these are ecologically suboptimal. It's not your fault if you've been brought up to like the odd polluting activity. It might take time to adjust to a different set of ideals. 8. Combine environmentally responsible personal choices with activism and social engagement. It's not one or the other; it's both. 9. Proceed as though it's possible to make a difference. Celebrate and share your eco-wins, however small. 10. When terrestrial life gets too much for you, let your mind drift up to the stars. It's so easy to forget they're there" (Grose, 2020, Kap. 10).

Ebenfalls 2020 kam das Buch *A Field Guide to Climate Anxiety* der Umweltwissenschafterin Sarah Jaquette Ray heraus. Der Hauptfokus des Werks liegt auf der Bildung von Resilienz gegenüber der Klimakrise, wofür sie verschiedene Strategien aus der Emotionsforschung, der Geschichte der sozialen Bewegungen und der Umweltphilosophie anführt. Sie schreibt bereits in der Einleitung, dass ihr Buch nicht vollständig gelesen werden brauche, sondern man solle zunächst die Zusammenfassungen der Kapitel lesen und dann jene detaillierter ansehen, die man als ansprechend erlebe. Diese seien dann jene, die einem am meisten beim Umgang mit den eigenen Gefühlen helfen. Anschließend fasst sie die Kapitel einzeln zusammen. Der erste Abschnitt gibt einen Überblick über die Forschung zum Klimawandel und seine Auswirkungen auf die psychische Gesundheit. Sie untersucht die Gefühle, die mit dem Klimawandel verbunden sind, und wie sie – geprägt durch Klasse, Geschlecht, Sexualität, Macht und Identität – das Gefühlsleben beeinflussen. Das Wissen um diese Gefühle ist ein erster Schritt, um auf einem sich erwärmenden Planeten einen kühlen Kopf zu bewahren. Kapitel 2 greift auf wissenschaftliche Erkenntnisse über Achtsamkeit, Affekttheorie, Trauer und Trauma, Ökopsychologie und emotionale Intelligenz zurück, um dabei zu helfen, jene Rollen zu verstehen, die Emotionen dabei spielen, wie die Menschen über den Klimawandel denken. Kapitel 3 räumt mit zwei Mythen auf, die als Hindernisse für das Handeln wirken: (1) die Vorstellung, dass die Ergebnisse des Handelns spektakulär und messbar sein sollten; und (2) die Vorstellung, dass ein einzelner Mensch nicht viel bewirken kann. In Kapitel 4 wird untersucht, wie Personen ihre Vorstellungskraft nutzen können, um Geschichten von Dringlichkeit und Untergang durch Geschichten von kollektivem und gesellschaftlichem Wandel zu ersetzen. Diese neuen Geschichten können dabei helfen, langfristig Klimaschutz zu betreiben. Kapitel 5, *weniger Recht haben und mehr in Beziehung sein*, erklärt, wie die Möglichkeiten der Zusammenarbeit mit Menschen von rechts und links der politischen Mitte verbessert werden können – indem die Individuen Gesprächen und den Verbindungen Vorrang vor dem Recht und dem Gewinnen von Debatten geben. Indem Mitgefühl anstelle von Empathie eingesetzt wird, kann die soziale Gerechtigkeit und das materielle Leben der Menschen stärker in den Mittelpunkt der Bemühungen um Klimagerechtigkeit gestellt werden. Kapitel 6, betitelt als *Über die Hoffnung hinausgehen, Schuldgefühle ablegen und mehr lachen*, zeigt, dass Schuldgefühle, eine der vorherrschenden umweltpolitischen Emotionen, destruktiv und sinnlos sind. Wie die Traditionen des Elendswiderstands lehren, sind Vergnügen, Humor, Sehnsucht und eine kritische Sicht der Hoffnung bessere Motivatoren für langfristiges Engagement. Die Menschen können Freude daran finden, die Welt zu manifestieren, die sie sich wünschen, und nicht nur Empörung, wenn sie sich dem widersetzen, was sie fürchten. Kapitel 7 beschreibt, wie man die Hindernisse überwinden kann, die auf dem Weg liegen. Die Abwehr von Burn-out ist nicht einfach eine narzisstische Hinwendung zur Innerlichkeit auf Kosten der Sache der Klimagerechtigkeit. Sie ist in der Tat wesentlich für die Strategie des Abbaus bestehender Machtverhältnisse. Die Zusammenfassung im achten Kapitel, „Feed What You Want to Grow" (Füttere, was du wachsen lassen willst), zeigt, wie die Strategien des Buchs zu persönlicher und kollektiver Resilienz führen können (Ray, 2020).

Ein weiteres Buch kam 2021 auf den Markt, das einfache Lösungen verspricht, um Eco-Anxiety zu bearbeiten. In der kurzen Einleitung wird kaum auf Eco-Anxiety eingegangen bzw. es wird lediglich erwähnt, dass die Angst eine gesunde Reaktion auf die Klimakrise ist und dass wir damit umgehen müssen. Bewusste Handlungen zur Reduktion des eigenen ökologischen Fußabdrucks können dabei helfen, die Klimaangst zu reduzieren. Der Rest des Buchs besteht aus vielen Ratschlägen für Handlungen aller Art (gruppiert in den Abschnitten Drinnen, Draußen, Mobilität, Ferien, Arbeit, Essen und Shopping), wobei am Beginn stets ein Problem mit einer Frage geschildert wird – wie man beispielsweise bei zu hohem Energieverbrauch diesen reduzieren kann. Im Anschluss daran wird eine wissenschaftlich fundierte Antwort formuliert, wie das optimale Verhalten im Sinne des Umwelt- und Klimaschutzes aussieht – zum Beispiel LED-Lampen zu verwenden oder die Innenraumtemperatur zu senken. Am Ende handelt das knappe Werk hauptsächlich vom klimafreundlichem Lebensstil und weniger, wie der Untertitel suggeriert, von der Klimaangst (Wardley, 2021).

Im deutschen Sprachraum erschienen im hier angeführten Zeitraum die Monografie von Raile und Rieken sowie der Sammelband von Rieken, Popp und Raile zum Thema Eco-Anxiety. Da sich dieser Band als indirekte Fortsetzung der beiden Werke versteht, wird darauf verzichtet, die beiden vorhergehenden Bücher detaillierter anzuführen oder zusammenzufassen. Interessierten Leser*innen seien jedoch beide empfohlen, wenngleich die Zugänge kaum unterschiedlicher ausfallen könnten. In der Monografie befinden sich neben einem kulturhistorischen Abschnitt zur Klimaangst sowie einem Kapitel zur Gegenwart derselben ein empirischer Teil mit den Ergebnissen dreier Forschungsprojekte: ein quantitativ ausgewerteter Fragebogen, qualitativ interpretierte Interviews und diskursanalytisch betrachtete Facebook-Postings (Raile & Rieken, 2021). Der Sammelband enthält dagegen 17 einzelne Kapitel unterschiedlicher Autor*innen, die das Thema aus ihrer jeweiligen Fachdisziplin aufarbeiten. Vertreten sind darin kulturanthropologische und ethnologische Texte, historische Abhandlungen, psychologische sowie psychotherapeutische Betrachtungen, theologische Aufsätze sowie Kapitel, die der akademischen Zukunftsforschung zuzuordnen sind (Rieken et al., 2021).

Einer der Autoren, die sich an dem genannten Sammelband beteiligten, Felix Peter, brachte mit einigen anderen Autor*innen gemeinsam ebenfalls 2021 einen weiteren Sammelband zur *Psychologie der Klimakrise* heraus. Die Angst wird dort in verschiedenen Kontexten angeführt – beispielsweise in Delaram Habibi-Kohlens psychoanalytischem Beitrag zur Abwehr der Klimakrise, in dem sie das unbewusste Wirken der Angst in Form von Verleugnung oder Fundamentalismus beschreibt (Habibi-Kohlen, 2021). Ein anderes Beispiel ist der Zusammenhang von Angst und Aggression, wobei Letztere oft eine zutiefst menschliche Reaktion auf das Gefühl von Angst darstellt (Busch, 2021).

Aus Gründen der Darstellbarkeit können hier nicht alle Bücher der Jahre 2020 und 2021 behandelt werden[18] – so etwa *L'éco-anxiété: Vivre sereinement dans un monde abîmé* der Epidemiologin Alice Desbiolles. Sicherlich ein interessantes Werk, doch reichen meine Französischkenntnisse nicht aus, um es kompetent würdigen oder rezipieren zu können. Überhaupt existieren zweifellos zahlreiche weitere Fachartikel und Bücher zum Thema, die Eco-Anxiety mit verschiedenen Themen verbinden: beispielsweise mit dem Flight-Shaming-Movement (Mkono, 2020), dem Eco-Worrier- & Eco-Warrior-Projekt (Bradley et al., 2021) oder der Eco-Kommunikation (Corbett, 2021). Darüber hinaus entstanden in den letzten beiden Jahren weitere Texte zu Eco-Anxiety bzw. Eco-

18 Erwähnenswert, obgleich bereits 2019 erschienen, ist zudem das Buch *No One is Too Small to Make a Difference* von Greta Thunberg, das eine Zusammenstellung von elf ihrer in den Jahren 2018 und 2019 gehaltenen Reden ist. Siehe Thunberg (2019). Bedeutend ist auch das Werk *Climate Cure* von Jack Adam Weber (2020), das wegen der interessanten Behandlungsansätze im Abschnitt zur Psychotherapie bei Eco-Anxiety behandelt wird.

Emotionen allgemein, die das Thema grundlegend aufarbeiten und zusammenfassen, um bestimmte Zielgruppen mit Informationen über das Phänomen zu versorgen. Ein gutes Beispiel hierfür ist der Aufsatz *Anxiety, Worry, and Grief in a Time of Environmental and Climate Crisis: A Narrative Review*, in dem die Autor*innen zahlreiche bereits behandelte Aspekte aufgreifen und am Ende resümieren, dass Eco-Anxiety sowohl konstruktiv als auch destruktiv sein könne. Es komme vor allem darauf an, Individuen und Gruppen dabei zu unterstützen, konstruktives Coping anwenden zu können, also die Gefühle beispielsweise in klimaschützenden Maßnahmen zu kanalisieren. Am Ende folgt ein Satz, der in den meisten Eco-Anxiety-Fachartikeln vorkommt: dass deutlich mehr Forschung zu dem Thema notwendig sei (Ojala, Cunsolo, Ogunbode & Middleton, 2021). Davon abgesehen erfreut sich Eco-Anxiety in allen gängigen Definitionsvarianten und Fachtermini einer hohen Beliebtheit bei Studierenden auf der ganzen Welt, die ihre Bachelor-, Master- und Doktoratsthesen dem Themenkomplex widmen. Es ist jedoch weder möglich noch zielführend, alle Fachtexte der letzten beiden Jahre in der entsprechenden Ausführlichkeit zu behandeln. Außerdem konnten hier im Wesentlichen nur deutsch- und englischsprachige Ausgaben berücksichtigt werden. Die unzähligen Publikationen, die in anderen Sprachen verfasst und veröffentlicht wurden, fanden mangels entsprechender Fremdsprachenkenntnisse des Autors keinen Platz in diesem Kapitel. Studien, Hochschularbeiten und andere Texte, die hier nicht oder nur am Rand vorkommen, werden allerdings gegebenenfalls in den Kapiteln zu Eco-Anxiety aus Sicht der verschiedenen psychotherapeutischen Schulen behandelt, sofern sie für diese Themenblöcke relevant sind.

Das folgende Kapitel fokussiert dagegen auf Medienberichterstattungen über die Angst vor dem Klimawandel und deren narrativen sowie emotionalen Gehalt. Passend hierzu ist eine Studie von zwei französischen Autoren und einer US-amerikanischen Autorin, die ein Paper zu Eco-Anxiety bei Kindern/Jugendlichen und Eltern verfassten, in dem sie Medienberichte von 2018 bis 2021 analysieren und diskursanalytisch Narrative aufspüren. Sie stellen fest, dass Kinder und Jugendliche häufig entweder als mutige junge Aktivist*innen bezeichnet werden, als erwachsene Kinder, als unschuldige Opfer und/oder als ultimative Retter. Die Eltern werden dagegen im Kontext von vier verschiedenen Thematiken erwähnt: dass sie Eco-Anxiety durch ihre Elternschaft erleben, dass sie Eco-Anxiety der Kinder reduzieren, dass sie den jugendlichen Aktivismus kritisieren oder im Kontext des Klimaschutzes als neue Quelle von Sinn im Leben der Jugendlichen. In dem Zusammenhang bringen sie das Schlagwort *Childismus* auf, mit dem sie unreife Wege beschreiben, wie Erwachsene die Sorgen und Ängste der Jüngeren nivellieren. Die Lösung könnte die stärkere Berücksichtigung existenzieller Psychotherapie sein, wie sie in entsprechenden Kapiteln im dritten Hauptabschnitt des vorliegenden Buchs detaillierter behandelt wird (Benoit, Thomas & Martin, 2021).

2.3 Eco-Anxiety in den Medien (Zeitungen, Zeitschriften, Radio, TV)

Der Verein *Psychologists / Psychotherapists for Future* mit Sitz in Bingen (Rheinland-Pfalz) hat auf seiner Webseite im Bereich Presse einen Medienspiegel eingerichtet, in welchem überwiegend Medienberichte zur Psychologie der Klimakrise bzw. in den meisten Fällen explizit zur Klimaangst angeführt werden, an denen sie direkt oder indirekt beteiligt waren. Allein für die Jahre 2020 und 2021 befinden sich darin insgesamt über 100 Einträge, was bedeutet, dass durchschnittlich einmal pro Woche darüber berichtet wird (Stand: 14.11.2021). Berücksichtigt man zudem alle deutschsprachigen Medienberichte, die nicht mit dem Verein in Verbindung stehen, sowie darüber hinaus englischsprachige, oder überhaupt alle fremdsprachigen, dann lässt sich nur erahnen, welche Aufmerksamkeit Eco-Anxiety derzeit in den Medien erhält. Medien ist allerdings ein komplexer Begriff, der umgehend einer Einschränkung bedarf. Hier wird er insofern eingegrenzt, als es vorwiegend um Zeitungs- und Zeitschriftentexte sowie Radio-, Podcast- und Fernsehberichte geht. Werbungen, Flugblätter, Parteiprogramme, Fernsehserien, Kinofilme, Unterhaltungsliteratur und dergleichen, die ebenfalls als Massenmedien gelten, werden explizit ausgenommen. Medienberichte sind außerdem in der Regel, jedenfalls im Kontrast zu den im vorherigen Kapitel primär behandelten wissenschaftlichen Fachpublikationen, allgemeiner gehalten, in einfacherer Sprache formuliert und weniger in die Tiefe wissenschaftlicher Analysen gehend. Sie erreichen, je nach Medium, eine breite Bevölkerungsschicht und vor allem jene Mehrheit an Konsument*innen, die keine entsprechenden Fachjournale lesen. Sie sind oftmals die Vermittlungsstellen zwischen den Wissenschafter*innen und der Allgemeinheit und nehmen hier insofern eine wichtige Rolle ein, als sie nicht nur Forschungserkenntnisse an die Bevölkerung weiterreichen, sondern auch Phänomene aufgreifen und ansprechen, die in der Fachwelt bis zu dem Zeitpunkt noch keine nennenswerte Beachtung erfuhren. Wie in Kapitel 2.1 bereits erwähnt wurde, haben Massenmedien-Journalist*innen einige bedeutende Termini wie *Eco-Anxiety* geprägt.

Das folgende Kapitel ist jenen medialen Berichterstattungen gewidmet. Das Ziel dieses Abschnitts ist es jedoch nicht, neue Kenntnisse über das komplexe Thema der Eco-Emotionen mittels der Analyse von Medienberichten zu erlangen, sondern vielmehr die medial vermittelten Kernbotschaften an die Bevölkerung herauszukristallisieren. Diese Botschaften sind es, welche die meisten Menschen, die möglicherweise selbst Eco-Anxiety empfinden, aufnehmen und verarbeiten. Diese Narrative können das Selbstbild prägen, das Wissen über die Klimaangst, und/oder zur einen oder anderen Handlung im Sinne des Copings oder der Resilienzförderung motivieren. Die hohe Zahl an Medienberichten verunmöglicht allerdings das detaillierte Betrachten aller Beiträge, weshalb hier lediglich 80 solcher Berichte analysiert werden. Zur einfacheren Verarbeitung wurden dabei ausschließlich deutsch- und englischsprachige Artikel aus Zeitungen und Zeitschriften (online sowie Print) berücksichtigt. Die Auswahl aus mehreren 100 verfügbaren Texten wurde im Sinne der *minimalen* und der *maximalen Kontrastierung* der *Grounded Theory* getroffen. Damit sollen die einzelnen deutlich voneinander unterscheidbaren narrativen Strukturelemente, aber auch die Unterschiede der Beiträge innerhalb ähnlicher Erzählstränge strukturiert aufgearbeitet und dargestellt werden. Die ausgewählten Berichte erschienen in internationalen Zeitungen wie der *New York Times*, der *AllAfrica Global*, der *Huffington Post* oder der *Washington Post*, in Pressemeldungsstellen wie der *ENP Newswire* oder *CNN Wire*, in Tagesblättern wie dem *Standard* oder der *Frankfurter Allgemeinen Zeitung*, in Zeitschriften wie *Geo* oder *Global Warming Focus* sowie in anderen Nachrichtenformaten wie dem *Business Insider* oder *Vice*. Bevor die einzelnen Botschaften bzw. Erzählstränge im Detail erörtert werden, folgt die Frage, wer aus welchem Grund wem was in welcher Form geschrieben hat. Die Frage nach dem*der Urheber*in der Texte wurde bereits beantwortet: Journalist*innen der jeweiligen Medienformate haben viele der Texte für ihr jeweiliges Medium veröffentlicht. Manche stammen jedoch von Professionist*innen selbst, die Studienergebnisse oder andere Inhalte verfassten und über ein Medium publizieren ließen. Die Schreibanlässe variieren stark und reichen von aufklärenden Medienberichten über die Klimaangst bis zu Berichterstattungen von besonderen Ereignissen, bei denen das Gefühl eine Rolle spielt, und dem Verbreiten von Informationen über Hilfsangebote von Institutionen. Die Adressat*innen sind die Leser*innen der jeweiligen Medien, wobei der Business Insider wohl eine andere Zielgruppe anspricht als die Vice. Was und wie vermittelt wird, wird nachfolgend genauer betrachtet. Eine erste Wortzählung von 60 englischsprachigen Medienberichten über Eco-Anxiety und Climate Anxiety (Abbildung 1) ergibt folgende Resultate: Das Wort *Climate* kommt, wenig überraschend, mit Abstand am häufigsten in allen Beiträgen vor. In absteigender Reihenfolge folgen ihm die Begriffe *Change*, *Anxiety* und *People*. Bereits an fünfter Stelle, immerhin 394-mal verwendet, steht *Young*. Das ist bereits ein erstes Indiz dafür, dass viele der untersuchten Texte über Klimaangst junge Erwachsene, Jugendliche oder gar Kinder in den Mittelpunkt ihrer Erzählungen stellen. Darüber hinaus werden die Termini *Eco*, *Health* und *Future* häufig genannt, was darauf schließen lässt, dass es um die Zukunftsangst und die Gesundheit im Kontext der Umwelt-, genauer der Klimakrise, geht. Dass *Anxiety* häufiger als *Eco* vorkommt (674-mal vs. 346-mal), liegt einerseits daran, dass die Journalist*innen *Eco-Anxiety* und *Climate Anxiety* zumeist synonym verwenden, andererseits an der häufigeren allgemeinen Erwähnung der Angst. Weitere relevante häufig vorkommende Wörter sind *Learning*, *Mental*, *Action*, *Children*, *Feel*, *Crisis* und *Global*.

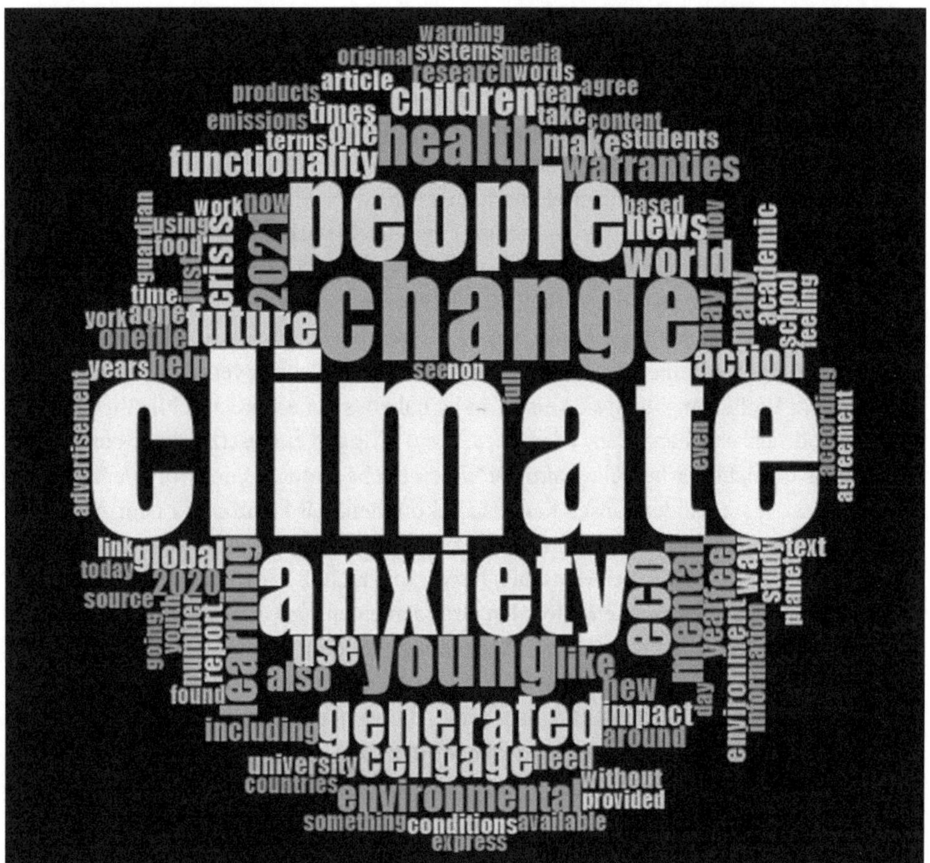

Abbildung 1: Wortwolke der untersuchten englischsprachigen Medienberichte.

Nicht nur erwähnt ein Drittel der Berichte Kinder und Jugendliche bzw. allgemein junge Menschen, ebenfalls ein Drittel beginnt mit einem persönlichen Einstieg, der emotional den*die Leser*in anspricht. Das kann nun entweder eine Fallgeschichte einer von Eco-Anxiety betroffenen Person sein, die Erzählung des*der Journalist*in, der*die selbst Klimaangst empfindet, ein emotional sehr ansprechender Einstieg wie die Schilderung klimabedingter Zukunftsängste von Kindern bzw. das Kinderbekommen selbst, oder das direkte Ansprechen der Leser*innen. Im Guardian erschien beispielsweise am 08. Oktober 2020 ein Artikel von Jillian Ambrose, in dem sie letzteren Weg wählt:

> „You're browsing in a supermarket and fretting mildly about the air miles of some green beans. Or you're daydreaming of that island holiday you deserve once the pandemic has died down but worrying about whether you should be flying. How about the amount of meat you eat and all that plastic it's wrapped in? Maybe you should be vegan. Maybe you shouldn't have children: they will only increase your carbon footprint. Maybe nothing you do will matter anyway. They call it climate anxiety -- a sense of dread, gloom and almost paralysing helplessness that is rising as we come to terms with the greatest existential challenge of our generation, or any generation“ (Ambrose, 2020).

Personen, die sich intensiver mit der Klimakrise und deren Auswirkungen befassen, kennen die geschilderten Gedankengänge. Viele überlegen sich, welchen Weg das Produkt im Supermarkt zurückgelegt hat, und greifen eher zum regionalen Sortiment. Auch der Satz über den Urlaub ist den Wenigsten fremd. Gerade im Sommer 2020, in dem die meisten Menschen nicht im Sommerurlaub in der Ferne verweilen konnten, träumten viele davon und waren zugleich erleichtert, dass sehr viele Flieger am Boden blieben und nicht wegen Urlauber*innen CO_2 ausstießen. Über den Fleischkonsum bzw. den Schwenk zum Vegetarismus oder gar Veganismus sowie über die Plastikverpackungen nachzudenken, gehört ebenfalls zum Alltag von vielen Klimaschützer*innen. Die bisherigen angeführten Gedanken kennen viele Menschen – sie lösen bei den meisten Leser*innen allenfalls Gefühle des Vertrauten aus. Deutlich emotionaler und kontroverser ist allerdings der nächste Satz: Vielleicht sollten sie keine Kinder haben, solche würden schließlich nur den CO_2-Fußabdruck erhöhen. Hier wird gezielt ein Trigger eingesetzt, denn das Thema Nachwuchs ist nicht nur bei Klimaaktivist*innen ein bedeutendes und vor allem emotionales Thema. Trotz Kinderwunsch keine zu bekommen, wird häufig mit dem Argument begründet, dass ein Kind sehr schädlich für das Erdklima wäre. Auf der anderen Seite ruft die Aussage starke Gefühle bei Menschen hervor, die nicht Eco-Anxiety empfinden, aber aus religiösen, ethischen oder emotionalen Gründen einen starken Kinderwunsch verspüren. Dies ruft nicht nur beim Thema Abtreibung, sondern auch im Kontext der Eco-Anxiety kontroversielle Ansichten hervor, die nicht minder emotional ausgetragen werden. Die Krux bei der Sache ist die, dass viele, die sich aus Klimaschutzgründen gegen Kinder entscheiden, durchaus welche haben wollten und oftmals mit ihrer Entscheidung hadern. In späteren Beispielen wird dies genauer beleuchtet.

Ambrose setzt ihren Text mit einem weiteren schwierigen Satz fort: Vielleicht bewirkt ohnehin nichts von dem, was sie tun, etwas. Die Aussage klingt resignierend, nach persönlicher Aufgabe und latent depressiv. Auch diesen Gedanken kennen viele und bekämpfen ihn tagtäglich. Die Autorin hat an diesem Punkt genügend Gefühle getriggert und fährt betont sachlich fort, wenngleich im distanzierteren Teil Abschnitte wie *die größte existenzielle Herausforderung unserer Generation* schwierig zu rezipieren sind. Der Artikel verfehlt hier kaum seine Wirkung. Jene, die Eco-Anxiety erleben, finden sich darin wieder, und alle anderen können sich lebhaft vorstellen, wie sich so jemand fühlen muss – der Beitrag zielt damit auf die Fähigkeit zur Empathie. Dadurch wird die nachfolgende sachliche Abhandlung zur Klimaangst plastischer und lebensechter. Der edukative Charakter des Beitrags kann sich dank dieses Einstiegs in weiterer Folge besser entfalten. Der dahinterliegende Mechanismus ist denkbar einfach: Wir lernen Inhalte leichter, wenn wir sie mit Gefühlen verbinden – je stärker und negativer, desto nachhaltiger der Lerneffekt (Ormrod, 2018, S. 207).

Ebenfalls persönlich und nicht unähnlich ist der folgende Einstieg eines Artikels von Katharina Schmidt in der Onlinezeitschrift Utopia, der am 22. September 2021 veröffentlicht wurde:

> „‚Manchmal gibt es Tage, an denen man einfach total verzweifelt', schreibt Joel, eine Utopia-Leserin. Der Grund für ihre Verzweiflung betrifft uns eigentlich alle – der Klimawandel. Auf unsere Anfrage erklärt Joel: ‚Wenn man ein emotionaler beziehungsweise empa-

> thischer Mensch ist und sich mit dem Thema stark befasst, dann belastet es einen sehr und man fragt sich, weshalb die Politik und Menschen das zulassen.‘ Wenn sie an die Folgen denkt, bekommt sie Angst. Wird die Welt es schaffen, die Auswirkungen des Klimawandels unter Kontrolle zu halten? Ähnliche Sorgen macht sich auch Utopia-Leserin Anne. Aber nicht um sich selbst, sondern vielmehr um ihren Sohn: ‚Hat er später genügend Wasser oder Essen?‘, fragt sie sich. ‚Muss er vielleicht sein Zuhause verlassen, weil seine Heimat wegen dem Klima bedroht ist?‘ Anne hätte gerne ein zweites Kind, hadert aber mit sich, weil sie nicht weiß, ob sie ihm diese Zukunft zumuten möchte. Wie Joel und Anne geht es vielen. Laut einer Umfrage des Meinungsforschungsinstituts Insa fürchten 42 Prozent der Deutschen, dass der Klimawandel die Stabilität und Sicherheit der Welt gefährden könnte. Unter den Jugendlichen sind es 65 Prozent – das ergab die aktuellste Shell-Studie aus dem Jahr 2019“ (K. Schmidt, 2021).

Im Gegensatz zum ersten Beispiel wird hier der*die Leser*in nicht direkt angesprochen. Dennoch basieren die Zeilen auf dem gleichen Prinzip: Empathie. Die Konsument*innen können mit zwei Betroffenen mitfühlen, die in der direkten Rede wiedergegeben werden, also quasi aus erster Hand. Beim Lesen dieser Zeilen fällt es den Rezipient*innen leichter, sich eine Person vorzustellen, die jene Zitate spricht, und können damit auch rascher emotional andocken. Die erste Botschaft lautet, dass Joel verzweifelt ist, belastet und von Ängsten erfüllt, ob die Menschheit es schaffen wird, die Folgen der Klimakrise im Zaum zu halten. Die Belastung ist spürbar, Mitgefühl und Verständnis kommen beim Lesen auf. Das zweite Fallbeispiel spricht dagegen vor allem Eltern und Großeltern an, denn Anne macht sich ebenfalls Sorgen, aber hauptsächlich wegen ihres Sohnes und dessen Zukunft. Ob er genügend Nahrungsmittel und Wasser haben werde, fragt sie. Das spricht nichts Geringeres als die Existenzgrundlage selbst an, also fragt sie, ob er denn überlebensfähig sein werde. Für eine Mutter oder einen Vater ist dies eine beängstigende Frage, die gefühlt eigentlich niemals gestellt werden dürfte. Und abermals kommt jene Frage auf, die bereits im vorhergehenden Beispiel diskutiert wurde: ob man ein (zweites) Kind bekommen sollte. Die Begründung ist jedoch eine andere, denn es geht nicht um den CO_2-Fußabdruck des Kindes, sondern vielmehr um dessen Zukunft und Lebensqualität. Direkt im Anschluss an diese aufwühlenden Sätze folgt ein erneuter Wink mit dem Zaunpfahl der Empathiefähigkeit, da es so wie Joel und Anne vielen Menschen geht. Und abermals folgt darauf ein nüchterner sachlicher Abschnitt, in dem Umfrageergebnisse angeführt werden, welche die vorhergehende Aussage empirisch belegen.

In der Washington Post erschien drei Monate zuvor, konkret am 15. Juli 2021, ein Bericht von Connie Chang, der ebenfalls Emotionen schürt. Im Gegensatz zu den anderen beiden Beispielen spricht sie jedoch niemanden direkt an und verwendet keine Zitate – sie offenbart sich selbst:

> „California was a refuge I always intended to return to. I grew up in the Bay Area in the 1980s and '90s, then decamped to the East Coast for decades. In the temperate California of my childhood, air conditioners were an oddity – their Arctic chill familiar in offices and museums but rare in single-family homes. Friends in Boston and New York – where I went to school and later worked – made fun of my bellyaching when temperatures fell outside of my 72-degree ideal. But when I moved back to the area with my family five years ago, I encountered a landscape transformed. That first year, more than 6,900 fires swept over an area of about 670,000 acres. The following year was worse – close to 9,000 fires ravaged

> the state, destroying 1.2 million acres. Smoke choked the air for weeks, and downtown San Francisco was a scene from a post-apocalyptic dream: Men and women in suits, faces half-obscured by masks, navigating the haze that had settled over the slopes and canyons of the city. When I visited my parents, I noticed with dismay how heat and smoke crept into the corners and crevices of my childhood home. N95, HEPA filters, AQI alerts – once foreign terms – now infiltrated my everyday vocabulary. There are troubling signs that this year's wildfires and heat may be the worst yet. High-temperature records continue to topple as the drought widens its reach, and last month's heat wave killed countless marine animals, including the tide-pool creatures that were a fixture of my childhood visits to the coast. With much of the world still reeling from pandemic-related stress, the resulting anxiety stew is likely to be explosive. I worry about air pollution's effect on my children's still-developing bodies as well as my parents' overtaxed and vulnerable ones. Meanwhile, many Californians, including some of my friends, are simply leaving. But that's a privileged, and ultimately temporary, measure; as climate change encroaches on ever-larger swaths of the planet, all havens will disappear“ (Chang, 2021).

Am Beginn schildert sie ihre Lebensgeschichte. Sie wurde in Kalifornien geboren, lebte Jahrzehnte an der Ostküste und kehrte schließlich 2016 zurück an die Westküste. Anschließend beschreibt sie sehr plastisch den Einfluss der Klimakrise auf das Land und auf sich selbst. Ihre Angst vor den zukünftigen Folgen der klimatischen Veränderungen sowie jene vor den Auswirkungen der Umweltbelastungen auf ihre Kinder und ihre Eltern ist in den Zeilen deutlich spür- und nachvollziehbar. Chang unterscheidet sich allerdings insofern von den anderen Beispielen für emotionale Einstiege in Eco-Anxiety-Artikel, als die darauffolgende sachliche Charakterisierung der Eco-Emotion nicht als direkte Definition oder in Form von quantitativen Daten erfolgt, sie zitiert stattdessen Expert*innen.

So unterschiedlich die drei Autorinnen ihre *emotionalen Einstiege* in ihre Beiträge formulieren, so unähnlich wählen sie im *edukativen Abschnitt* ihren Zugang zur Thematik. Von allen möglichen thematischen Bausteinen, aus denen sich Eco-Anxiety-Artikel zusammensetzen, kommen (be-)lehrende bei knapp zwei Drittel aller analysierten Texte vor und ist mit Abstand der häufigste. Nicht selten erfolgt nach einem emotionalen Einstieg, einem sachlich formulierten Anlass bzw. Fallbeispiel oder einem Einstieg, in dem die katastrophalen Folgen der Klimakrise unverblümt dargestellt werden, ein erklärender Teil, in dem das Phänomen Eco- bzw. Climate Anxiety aufgearbeitet wird. Kerninhalte sind oftmals die Antworten auf die Frage, was Eco-Anxiety eigentlich ist, wie verbreitet es ist und wie es sich auf die Menschen auswirken kann. Häufig werden dazu Studien angeführt, Expert*innen zitiert, die Aussagen von Betroffenen und/oder Klimaaktivist*innen wiedergegeben oder schlicht lehrbuchartig definiert und erläutert. Morgan Brendan veröffentlichte am 31. März 2021 einen Pressetext über die Plattform UWire, in dem es heißt:

> „Eco-anxiety is a term that has been gaining more attention and traction over recent years, as fears of the effects of climate change grow stronger. Eco-anxiety, according to Medical News Today, is the ‘fear of environmental damage or ecological disaster’ based on the predictions of Earth's future conditions due to climate change caused by human actions. While the issue increasingly impacts many people, younger generations -- especially college students -- are more likely to feel the effects of eco-anxiety, according to Peter Boger, assistant director for outreach and engagement for Penn State's Sustainability Institute. […] Brian Onishi, assistant professor of philosophy at Penn State Altoona, said eco-anxiety can stem from worrying about everyday activities. ‘Eco-anxiety includes the feeling of worry

that you're not doing enough,' Onishi said. 'You're not recycling enough, you're not cutting enough emissions from your daily life or you're eating too much meat.' Onishi said eco-anxiety can create deep-seated fears about what will happen to future generations of humanity, leading people to have insomnia or creating division between people who feel others are not doing enough to prevent an ecological crisis. 'The person who's going to be anxious over the ecological crisis is also going to feel badly about the amount they're doing,' Onishi said. 'When they run up against somebody who ... doesn't think we need to do anything or doesn't believe in climate change, this again can kind of create a very clear sense of division.' Sentesy [, assistant professor of philosophy at Penn State,] said in a study of nearly 1,600 Penn State students in November 2019, about 74 % of students thought climate change was a threat to humanity. 'While 50 % were angry about climate change, 64 or 65 % of students felt helpless,' Sentesy said" (B. Morgan, 2021).

Im zitierten Abschnitt erklärt Brendan den Begriff Eco-Anxiety. Zunächst erwähnt er, dass der Terminus zunehmend Aufmerksamkeit erfahre und dass Ängste im Kontext der Klimakrise zunehmen. Die Definition entlehnt er aus einer populärwissenschaftlichen Zeitschrift, die Eco-Anxiety als Angst vor Umweltschäden oder Umweltkatastrophen in der Folge des anthropogenen Klimawandels charakterisiert. Im Anschluss fährt er fort, wer darunter leide: viele Menschen, aber vor allem die jüngere Generation. Die Beantwortung erfolgt in Form eines indirekten Zitats eines Experten. Im Text folgen einige wörtliche Aussagen des stellvertretenden Direktors Peter Boger sowie zweier Assistenzprofessoren für Philosophie, allesamt an der Penn State tätig, einer Universität in Pennsylvania in den USA. Die Aussagen gehen in die Tiefe und erläutern, was Personen mit Eco-Anxiety denken und fühlen, und wovor sie Angst haben. Am Ende werden Zahlen und Fakten zur Untermauerung der Aussagen angeführt – ebenfalls als indirekte und direkte Zitate eines Experten. Ein weiteres Beispiel stammt aus der deutschsprachigen Zeitschrift Sonntagsblatt und wurde von Jana-Sophie Brüntjen am 07. Oktober 2020 publiziert:

„Der Begriff ‚Klimaangst' – ‚Der Klimawandel ist eine große Bedrohung, und das macht vielen Menschen zu Recht Angst', sagt Peter Zwanzger, erster Vorstandsvorsitzender der Gesellschaft für Angstforschung. Aus medizinischer Sicht sei ‚Klimaangst', wie diese Sorge in sozialen Medien und Blogs oft genannt wird, aber kein Fachausdruck. ‚Dass sich dieser Terminus umgangssprachlich entwickelt hat, zeigt, wie sehr Menschen dieses Thema bewegt', sagt der Psychiater, der in Wasserburg am Inn praktiziert. Erstmals beschrieben wurde das Phänomen schon vor rund zehn Jahren. Die American Psychological Association (Apa) definiert es als ‚eine chronische Angst vor dem ökologischen Untergang'. Psychologe Felix Peter aus Sachsen-Anhalt warnt: Durch den ‚undifferenziert verwendeten' Begriff der ‚Klimaangst' könne es zu einer ‚Pathologisierung der Klimabewegung' kommen. ‚Die Menschen, die sich engagieren, zeigen im Gegenteil eine sehr gesunde und angemessene Reaktion auf die Bedrohung durch den Klimawandel', betont er. Denn er bedeute eine dauerhafte Veränderung der Lebensbedingungen. Dass Bedenken um die Folgen des Klimawandels viele Menschen umtreiben, zeigen jüngste Studien. Das amerikanische Pew Research Center befragte im Sommer Menschen in 14 Ländern zu ihren aktuell größten Sorgen. In Deutschland wurde der Klimawandel am häufigsten genannt, noch vor Cyberattacken, Atomwaffen, Terrorismus und der Ausbreitung von Infektionskrankheiten. Mediziner Zwanzger betont den Unterschied zu einer wirklichen Angsterkrankung. Eine solche belaste das Leben der Betroffenen stark. Bei Panikerkrankungen überfalle die Angst Menschen ‚auf heimtückische Art und Weise', meist mit starken körperlichen Begleit-

> erscheinungen wie Herzklopfen. Haben Patientinnen und Patienten eine generalisierte Angststörung, machten sie sich den ganzen Tag Sorgen. ‚Im Unterschied zu gesunden Menschen können sie aber nicht mehr abschalten, was sich dann massiv auf ihr Alltagsleben und ihre Arbeit auswirkt.‘ Dass sich infolge der Sorge um den Klimawandel solche Erkrankungen entwickelten, sei aber ‚äußerst selten'" (Brüntjen, 2020).

Brüntjen verwendet ebenfalls direkte Zitate von Experten: einem Angstforscher und einem Psychologen. Zunächst wird erläutert, worauf sich Klimaangst bezieht, und welche Einschränkungen der Alltagsbegriff mit sich bringt. Die Autorin fährt ebenfalls mit einer Definition fort und greift hier auf die APA zurück. Der Psychologe wird im Kontext der Unterscheidung von pathologischer und gesunder Angst zitiert. Danach wird auch hier eine Studie zitiert, wenngleich keine konkreten Zahlen genannt werden. Den Abschluss des Abschnitts bildet ein Hinweis auf Symptome pathologischer Angststörungen, die bei Eco-Anxiety äußerst selten seien.

Wie in den beiden Beispielen bauen viele andere Texte quantitative Daten in ihre Berichterstattung ein. Das reicht von eher kleineren Umfragen bis zu groß angelegten Studien. Im Guardian vom 27. November 2020 heißt es beispielsweise:

> „The researchers surveyed 600 people aged 27 to 45 who were already factoring climate concerns into their reproductive choices and found 96 % were very or extremely concerned about the wellbeing of their potential future children in a climate-changed world" (Carrington, 2020).

Während das eher knappe Zitieren dieser Studie lediglich unterstützende Daten für den Artikel liefert, führen andere Autor*innen empirische Ergebnisse deutlich umfangreicher an. So geschehen z. B. in der Times vom 27. Oktober 2021:

> „The rise in concern is dramatic, as displayed by the global wave of student strikes. In 2012, when Pew asked people in ten countries if they thought climate change was a significant threat, 55 per cent agreed that it was. When the pollsters asked the same question last year, 76 per cent agreed. A separate survey, published by Pew in September, found that 72 per cent of respondents in 17 advanced economies were somewhat or very concerned that climate change would harm them at some point in their lifetime. In the UK, the percentage of people who were very concerned increased from 19 per cent in 2015 to 37 per cent this year. The study also found that 80 per cent of respondents were willing to make either some or a lot of changes to their lifestyle to reduce its effects. Among British respondents, the figure was 84 per cent. This suggests that the politics of decarbonisation is less thorny than it first appears. However, another of the report's findings identifies an obstacle in the path to net zero. Globally, those on the right are less willing to make lifestyle changes than those on the left. This is particularly the case in the world's second largest carbon emitter, the US, where 94 per cent of leftwingers are willing to make changes to their lifestyles, but this is true of only 45 per cent of rightwingers. If rightwingers see environmentally friendly lifestyle choices as something only leftwingers do, it will be harder to achieve the widespread change in habits necessary to reach net zero" (Cooke, 2021).

Am häufigsten wird jedoch jene Studie von Hickman, Wray, Pihkala und anderen erwähnt, die im vorherigen Kapitel behandelt wurde (Hickman et al., 2021). Beim Zitieren von solchen Ergebnissen werden oftmals nicht nur Zahlen und Häufigkeiten genannt, sondern auch persönliche Statements eingebaut. Ein Beispiel ist der Text von Robby Berman, der am 28. September 2021 in der Medical News Today erschien:

> „The survey questioned 10,000 young people, aged 16–25 years, in 10 countries. The countries were the U.K., the United States, Australia, Brazil, Finland, France, India, Nigeria, the Philippines, and Portugal. Overall, 75 % of young respondents said, 'the future is frightening.' In some countries, that number was even higher. In Portugal, it was 81 %, and in the Philippines, 92 %. Mitzi Tan, a 23-year-old Philippina, told the University of Bath: 'I grew up being afraid of drowning in my own bedroom. Society tells me that this anxiety is an irrational fear that needs to be overcome — one that meditation and healthy coping mechanisms will fix. At its root, our climate anxiety comes from this deep-set feeling of betrayal because of government inaction. To truly address our growing climate anxiety, we need justice.' More than 50 % of survey respondents said they felt 'sad, anxious, angry, powerless, helpless, and guilty' about climate change. Additionally, 45 % said that worry about climate change is affecting their daily lives and functioning. And 59 % characterized themselves as extremely worried, while 84 % said they were moderately worried. Fifty-five percent of the respondents felt they would have fewer opportunities in life as adults than their parents" (Berman, 2021).

Neben den Prozentwerten werden Aussagen von Betroffenen wiedergegeben – hier jene der 23-jährigen Mitzi Tan von den Philippinen. Sie wuchs mit der ständigen Angst auf, in ihrem Schlafzimmer zu ertrinken, aber die Gesellschaft habe ihr stets nur gesagt, dass die Angst ungerechtfertigt sei. Außerdem fühlt sie sich betrogen und im Stich gelassen wegen der Inaktivität der politischen Entscheidungsträger*innen. Persönliche Erfahrungen von Betroffenen werden regelmäßig in journalistischen Werken zu Eco-Anxiety geschildert – häufig in der direkten Rede. Liest man den Originalwortlaut oder hört/sieht jene Menschen in Podcasts, Radio- oder Fernsehsendungen, ist es leichter, die Aussagen und vor allem Gefühle nach- bzw. mitzuempfinden. Zitiert werden gerne Aktivist*innen wie die 18-jährige Lou Töllner der FFF-Bewegung in der Hannoverschen Allgemeinen:

> „Lou Töllner, Sprecherin der Fridays for Future-Gruppe Hannover, besuchte einen der Burnout-Workshops. Frustrierend sei das Gefühl, von der Politik alleingelassen zu sein, sagt sie. ‚Wir hören immer: >>Gebt nicht auf, macht weiter so!<< Das ist eigentlich absurd', findet Töllner. ‚Es gibt Politiker, die bezahlt werden, um sich für das Klima einzusetzen. Und trotzdem lastet die Verantwortung allein auf unseren Schultern.' Jeden Tag spüre sie die extreme Dringlichkeit der Klimakrise, sagt die 18-Jährige. Dabei erzeugten soziale Medien zusätzlichen Druck: ‚Der Dauerfeed führt einem in Echtzeit vor Augen, wie alles den Bach runtergeht.' Darüber hinaus gebe es Drohungen – die seien aber selten ernst gemeint. Trotz hoher Belastung ist sie aber weiter extrem motiviert, sich gegen den Klimawandel einzusetzen" (RND, 2020).

Eine Klimaaktivistin aus Kenia erzählt über Eco-Anxiety in Afrika und wird im Guardian zitiert:

> „For Elizabeth Wathuti, a climate activist from Kenya, her experience of climate anxiety is not so much about the future but what is happening now. 'People in African countries experience eco-anxiety differently because climate change for us is about the impacts that we are already experiencing now and the possibilities of the situation getting worse,' she said. She works with young people through the Green Generation Initiative she founded and sees the effects of eco-anxiety first-hand. A common worry she hears among students is: 'We won't die of old age, we'll die from climate change'" (M. Taylor, 2020).

Nicht immer werden persönliche Erfahrungen in der direkten Rede wiedergegeben, dennoch wirken sie auf die Rezipient*innen:

> „In central India, 30-year-old Zeeshan Khan, who has spearheaded massive campaigns to sensitize the population about climate emergency, worriedly listened to a Clubhouse discussion where participants spoke about how it had affected them. Almost all the participants didn't want to have kids, because they thought the planet was on its way to ruins. Most of them were deeply disturbed looking at the visuals of wildfires, landslides in hilly areas and floods in places like Goa and Mumbai. They described having sleepless nights and a feeling of fast approaching apocalypse hanging over them, says Zeeshan. In Kerala, 21-year-old student Aditya Sahadevan had a full blown anxiety attack when he read the Environmental Impact Assessment draft notification of 2020. It all began when I started understanding the true impact of carbon footprint, even in the smallest activity like sending an email. But, when the draft notification was released, I had an anxiety attack, he recalls. What Sahadevan and Khan describe is a phenomenon that is on the rise due to increased impact of climate change on the planet" (Biswas, 2021).

Und manchmal sind es nicht nur einzelne Aussagen, die übernommen werden, sondern ganze Storys über die Eco-Emotionen, den Aktivismus und den Kampf, den Betroffene ständig führen:

> „In February, Jamie Margolin gave a talk at the Seattle middle school from which she graduated just a few years before. As a founder of Zero Hour, a youth-led group advocating for climate action, she does a lot of public speaking — in a few days, she would help warm up a crowd of 17,000 for Bernie Sanders — but her talks with younger children are special. She often feels, she says, as if she's speaking to her former self. She always starts with an apology: 'I know this is unfair. I wish the future could be better than this.' And then she ends by telling kids that they, too, have the power to take action. Before becoming an activist, she tells them, 'I was sitting in your seats, not knowing what to do.' Her message, about the scary realities of climate change and the need to do something about them, is a big one for children to take in. One fifth grader, teary-eyed, asked her, 'Do you think we're going to make it?' But Margolin thinks that young people, armed with information and outrage, have a unique role to play in combating the environmental crises that will define their lives. One middle-school student at the event raised a hand to ask why polluting the earth, because it's so dangerous and so unfair, isn't illegal, which struck her as a pretty reasonable question. Children, she told me, 'think about it in a logical way that's more scientific than adults with Ph.D.s. Adults, they go into a whole explanation, but kids will just be like, This is wrong.' Now 18, Margolin has been helping run a large organization for years. The Zero Hour Slack group, where leadership and core organizers communicate, has more than 100 members. She has met with politicians and celebrities, helped plan international protests from her high school and joined a group of children suing her home state, Washington, for violating their constitutional rights by contributing to climate change. She has seen change be slow and disappointing and watched herself become more jaded, more aware of the impediments to the kinds of transformation she is seeking. To be a teenager in the climate movement is to balance innocence and pragmatism, to inhabit a strange but also deeply useful dual perspective. 'I'm not like, What are taxes?' she said. "'I'm not that young.' But she's also able to hear the question from the middle schooler and imagine that the world could still be different, to think: You know what? You're absolutely right. It should, and even could, be illegal. 'I still have the outrage,' she said. 'It's not like I'm 40'" (Jarvis, 2020).

Sie alle schildern persönliche Erfahrungen mit Eco-Anxiety und tragen zum besseren Verständnis der oftmals nüchternen Definitionen und Zahlen bei. Sie bieten den empathischen Leser*innen ein Subjekt der Identifikation – zumindest eines, das sie verstehen und nachfühlen können. Es ist schließlich ein Unterschied, ob man liest, dass Eco-Anxiety die Angst vor massiven Schäden infolge der Klimakrise oder schlicht Zukunftsangst ist, ob 30 %, 50 %, 70 % sie empfinden und was ein*e Expert*in dazu sagt, oder ob man eine emotionale Geschichte liest oder hört, in der Betroffene authentisch über ihr Schicksal und ihr Leid sprechen. So könnten sich auch die Nichte, der Onkel, die beste Freundin oder der Schulkamerad aus der hinteren Reihe fühlen. Jeder kann davon betroffen sein – auch man selbst. Besonders starke Gefühle erwecken persönliche Geschichten von Kindern und Jugendlichen, die solche Ängste spüren:

> „'The future for me and everyone who comes after is so insecure,' said Emanuel Smari Nielsen, a 14-year-old climate activist from Norway. 'When politicians and those with power do not do anything, it makes me feel tired. It almost makes me angry.' Adriana, the 6-year-old, said she feels 'super nervous' when she thinks about what the future might hold. In those moments, there's nothing that helps her feel better. 'I just wait till I'm done thinking about it,' she said. Experts say one way to help children cope with climate anxiety is to help them feel empowered to do something about it. The Save the Children report calls for communities, countries and global institutions like the U. N. to give young people a greater role in setting climate policy. Cormac Buck, an 8-year-old from Savannah, Ga., has decided to stop eating meat (except for the occasional chicken nugget). He is part of a group of kids at his school who have asked teachers and administrators to use fewer fossil fuels. 'Sometimes I hear some depressing things happening, like some animals because of climate change are really close to extinction . . . and I feel sad,' he said. 'And then I normally try to think of a way to stop that from happening again'" (Kaplan, 2021).

Kinder sollten eine unbeschwerte Kindheit haben dürfen – so oder ähnlich denken wohl viele Menschen, nicht nur Eltern. Dass die Heranwachsenden – im oberen Beispiel handelt es sich konkret um einen 14-Jährigen, eine Sechsjährige und einen Achtjährigen –, die ihre Geschichten erzählen, mit derartigen Gefühlen konfrontiert sind und dass sie solche Ängste erleben, geht vielen Leser*innen fraglos nahe. Es ist kaum ein Zufall, dass Narrative mit Kindern und Jugendlichen häufig instrumentalisiert werden. Sie regen auf, polarisieren und führen zu mehr Aufmerksamkeit. Auf der einen Seite argumentieren Klimawandelleugner*innen, dass Greta Thunberg von Erwachsenen instrumentalisiert und für Zwecke des Klimaalarmismus[19] missbraucht werde, dass die Kinder und Jugendlichen falscher Propaganda auf dem Leim gingen und lieber wieder in die Schule anstatt zu streiken gehen und sich keine Sorgen machen sollten. Auf der anderen Seite wühlen Geschichten wie die oben zitierten auf. Umso weniger verwundert es, dass Fragen zum eigenen Nachwuchs auch in Medienberichten über Eco-Anxiety starke Emotionen wecken – ob dies von den Autor*innen im einzelnen Fall beabsichtigt war, sei dahingestellt. Die Beispiele reichen von distanzierten und eher sachlichen Aussagen bis zu aufwühlenden Storys:

19 Klimaalarmismus ist ein Terminus, der in Klimaleugner*innenkreisen geprägt wurde. Er besagt, dass die meisten Beiträge über die katastrophalen Folgen der Klimakrise nichts weiter als substanzlose Angstmacherei seien. Vor allem Kinder und Jugendliche würde so manipuliert werden, um sich für die Interessen der Eliten einzusetzen, die mit Klimasteuern und anderen Maßnahmen die Menschen ausbeuten und kontrollieren wollen. Die dahinterliegenden Verschwörungstheorien sind mannigfaltig – siehe auch Raile und Rieken (2021, S. 59-69 & 155-167).

> „Concerns about raising children -- or whether to have children -- in a world that is heating up are a common topic of discussion" (Grobkoff, 2021).

> „People worried about the climate crisis are deciding not to have children because of fears that their offspring would have to struggle through a climate apocalypse, according to the first academic study of the issue" (Carrington, 2020).

> „After Britt Wray married in 2017, she and her husband began discussing whether or not they were going to have children. The conversation quickly turned to climate change and to the planet those children might inherit" (Shain, 2021).

> „Most young people are very worried about climate change and four in ten are so anxious about its impacts that they are hesitant about having children, a global survey has found" (Webster, 2021).

> „She said: 'I meet a lot of young girls, who ask whether it's still OK to have children. It's a simple question, yet it tells so much about the climate reality we are living in. We young people realised that just worrying about the climate crisis won't stop it. So we turned our individual anxiety into collective action. And now, we are fighting everywhere: on the streets, at the courts, in and outside institutions across the globe. Yet governments are still failing us, as emissions are rising to record levels. The appropriate answer to this study would be governments to start acting like they promised they would'" (Harvey, 2021).

Während knapp zwei Drittel der untersuchten Beiträge auf verschiedene Arten das komplexe Gebiet Eco-Anxiety aufarbeiten und unterschiedlich erklären, führt lediglich knapp die Hälfte mögliche Gegenmaßnahmen an. Wie beim Aufarbeiten der Eco-Emotion selbst werden im Bereich Coping und Therapie Expert*innen-Aussagen, lehrbuchartige Beschreibungen sowie persönliche Erfahrungen von Betroffenen eingesetzt – auch hier wahlweise einzeln oder in Kombination. Die simple, aber wirkungsvolle Lösung der 35-jährigen Sabrina wird beispielsweise im Tagesspiegel zitiert:

> „Sabrina geht es mittlerweile wieder besser. ‚Ich hab verstanden, dass ich mich nicht für jede schlimme Nachricht verantwortlich fühlen muss', sagt sie. Stattdessen will sie sich auf das konzentrieren, was sie selbst tun kann. In ihrem Blog gibt Sabrina Tipps für ein nachhaltiges Leben. Das hilft ihr, positiv zu bleiben" (Weiss, 2020).

Sich nicht für jede schlimme Nachricht verantwortlich zu fühlen, kann helfen. Negative Nachrichten zumindest zeitweise zu vermeiden, helfe ebenfalls, schildert eine Klimaaktivistin in einem Artikel der Zeitung Spiegel. Im selben Absatz wird eine Expertin zitiert, die Schlaf, Sport und Ernährung als Faktoren für erfolgreiches Coping nennt:

> „Ganz konkrete Tipps der Psychologin gegen individuelle Verausgabung sind auch hier das altbekannte Trio von Schlaf, Sport und ausgewogener Ernährung. Ashley kümmert sich auch um Zufluchtsorte, in denen sie sich vom Aktivismus erholen kann: ‚Meinen Safe Space schaffe ich mir selbst, indem ich meditiere und Social Media-freie Tage einplane'" (Lüneberg, 2020).

Ebenfalls eine Expertenaussage mit den Erfahrungen einer Betroffenen kombiniert Katharina Schmidt in ihrem Artikel für die Plattform Utopia:

> „3 Tipps gegen Klimaangst: Das kannst du tun, auch wenn die Gefühle ganz natürlich sind – Klimaangst, -wut und -trauer können uns sehr belasten. Aber wie mit diesen Gefühlen umgehen? Der Psychologe Felix Peter hat verschiedene Tipps: 1. Über Sorgen reden. Das geht sowohl im Freundeskreis als auch in der Familie. Alternativ können Betroffene zum

> Beispiel in Klimagruppen (auch online) mit anderen zu dem Thema diskutieren. 2. Die Balance halten zwischen einer aktiven Auseinandersetzung mit der Klimakrise und Erholungsmöglichkeiten. Für ersteres können folgende Fragen helfen: Wie ist es mir bislang gelungen, mit meinen Sorgen umzugehen? Wer und was gibt mir das Gefühl, etwas bewirken zu können? Wie kann ich konkret einen Beitrag leisten? Aber auch folgende Fragen sind wichtig: Was hilft mir dabei, zu entspannen? Wann ist es an der Zeit für eine Auszeit? 3. Für wirksamen Klimaschutz engagieren. ‚Am besten in einem sozialen Rahmen', rät Felix Peter. Man kann zum Beispiel mit Freunden Demos besuchen, einer Ortsgruppe der Klimabewegung beitreten oder sich in einer Partei für Klimaschutz engagieren. Aber auch vermeintlich kleine Beiträge zählen und sollten wertgeschätzt werden. Peter rät, dort anzuknüpfen, wo man selbst seine Stärken sieht. Manche organisieren gerne, andere sind vielleicht besser in der Kommunikation. Wenn es keinen Verein in deiner Gegend gibt, kannst du dich immer noch privat engagieren wie Utopia-Leserin Anja: ‚Ich sammle ehrenamtlich Müll, informiere über Gifte und Plastikkonsum von Kippen und hänge über unsere Plogging-Gruppe umgebaute Tetra-Paks für Kippen auf.' UtopiaLeserin Anne arbeitet in einer Bibliothek. Dort reduziert sie Plastik, indem sie Bücherfolien aus alternativen Materialien testet" (K. Schmidt, 2021).

Der Detailgrad der Coping-Strategien kann stark variieren. Während der Aktivismus im vorherigen Zitat auf wenigen Zeilen und eher knapp abgehandelt wird, formuliert Jen Christensen in seinem Beitrag für CNN beinahe schon Imperative und begründet dies ausführlich:

> „Find a group working on climate change and join it. 'You don't have to be the one standing out there with a protest sign,' Swim said. That may work for extroverts, but for the introverts or those people who don't like to march, you can also get a group together to write your representatives and ask them to act. Movements also need people to coordinate activities or to help nurture those who are on the front lines. 'Feeling connected to people and knowing you can count on them matters,' Clayton said. Personal action can give you a sense of purpose and meaning and make you feel less helpless. If you don't like to protest, find other groups that raise awareness or work to fight climate change. Join an urban cleanup or participate in a walk or ride focused on climate change. Swim is about to help lead Pennsylvania Interfaith Power & Light's 200-mile bike ride through Pennsylvania to Washington, DC. Many in the group will lobby congress at the end of the ride, but all along the five-day trip they will stop to talk to people all along the way at faith communities, at a homeless shelter, and a variety of other locations to talk about climate change. That action raises awareness, but just being involved in something makes you aware of efforts you may not otherwise know about. Look for smaller local policy initiatives. You can encourage your local leaders to back programs like setting goals to cut your city's emissions or by encouraging your city to purchase more electric vehicles and alternative fuel busses. Advocate for more green space and parks in your neighborhood. Sign up for a home energy visit. Like the one they have in Boston to find out how you can lower your own carbon emissions. Or do you own energy audit to figure out areas where you are losing energy, or where your home could be more efficient. Adopt a plant-based diet. It's good for the environment and can cut greenhouse gas emissions. If you can't give up your burger, try meatless Mondays. Cut down your carbon emissions. Walk or bike to work instead of driving. Reuse what you can. Bring reusable bags to the grocery store to cut down on plastic, bring a reusable mug to your favorite coffee shop to reduce the number of single-use plastic in your day. Bring silverware you can wash to work, rather than make repeated trips to the plastic utensil drawer. And by all means, stay informed, Clayton said. Don't avoid climate change stories, but don't wallow in misery, either. 'Staying informed is important because it makes it more concrete and

> less the scary monster under the bed,' Clayton said. 'A monster under the bed is scary because you don't look at it; finding out about things makes them more manageable'" (Christensen, 2020).

Manche fokussieren auf das Außen, also auf Handlungen, die gesetzt werden können, andere auf das Innen, womit der Umgang mit den Gefühlen gemeint ist. Einen der ausführlichsten Artikel, die beide Ansätze berücksichtigen, schrieb Connie Chang: *How to cope with the existencial dread of climate change.* Um das Coping geht es auch im Text:

> „To combat this progression, Wray and other experts suggest a two-pronged plan employing internal strategies to deal with your emotions and external strategies for taking action. Wray likened this approach to the oft-cited air-travel advice about putting on your own oxygen mask before helping others. The best thing you can do is to stabilize your emotions, so that you can take effective action about what concerns you. -- Internal strategies to fight climate dread: Leslie Davenport, a psychologist in Washington state and author of 'Emotional Resiliency in the Era of Climate Change: A Clinician's Guide,' agreed. Emotions that haven't been acknowledged or validated, Davenport said, tend to 'come out sideways,' which can lead to behaviors such as lashing out at others, overeating, or unhealthy sleep patterns. The best outlet for these feelings differs for each person. Some may talk to friends or a therapist, while others find journaling or distilling their thoughts into art helpful. 'Creative expression brings your right and left brain together, to identify what you're most concerned about,' said Elizabeth Haase, a psychiatrist in Nevada. If you choreograph a dance about your family's response to wildfires, for example, you might tap into the strong emotions you had as you were fleeing. Drawing is particularly useful for children, who might have trouble verbalizing their anxieties. And studies indicate that 'kids who've lived through a fire or had to outrun a flood need to be able to process it by expressing what their experience was,' Davenport said. Haase finds comfort communing with nature, a form of mindfulness that inspired her cross-country move years ago. 'Feeling the heaviness of your feet on the earth, your skin in relationship to the air, and the wind across your eyelashes – these are all ways to reconnect to the environment and increase your attachment to the natural world,' she said. Practices such as yoga, mindfulness and meditation dispel unhelpful ruminating, while teaching us to control our breathing and lower our heart rate. Firefighters in California, who have had to battle unprecedented blazes in recent years, have incorporated stress relieving yoga into their routine. For Wray, 'the most dramatic impact has come from meditating, and being able to bring yourself back into the moment.' But any activity you find enjoyable – whether it's playing music, cooking with friends or running – can regulate an overstimulated nervous system. Davenport also advocates taking breaks when necessary. She shared a tip that she uses with her younger patients: Assign a worry hour. If there's something that's occupying a lot of your thoughts, set aside some time each day to think about it. 'It's not pushing the concerns away,' Davenport said, 'but containing them in an intentional way.' -- External strategies to fight climate dread: But self-care isn't enough. 'The specificity of this crisis requires change at a collective level,' Wray said. And taking meaningful action, whatever that might look like for you, is both empowering and motivating. Bryant suggests reaching out to groups or communities, which helps people feel that they're part of something bigger than themselves. Organizations such as the Good Grief Network, the Deep Adaptation Forum and others have cropped up in the past several years to offer support and education about the climate crisis, and to inspire political action. Bryant also encourages learning from marginalized communities – such as Native Americans and the Indigenous peoples of Canada and the Amazon, whose ancestral lands have been under societal and environmental threat for centuries. For them, this struggle is nothing new. Or start smaller and closer to home. Gather with like-minded colleagues or college

buddies to discuss climate change. Just the simple act of talking can have powerful ripple effects. A 2019 report found that when people voice their concerns about the environment, attitudes in their communities start to change. As we move from emotions to active engagement, it's important to align our actions 'with who we are, what our skills are, and what our interests are in order to not burn out,' Bryant cautioned. Some people might lobby politicians while others feel more comfortable leading a book club. Bryant, whose expertise is in mental health, created an online resource for clinicians and patients grappling with the psychological and social effects of climate change. His young children love animals. So, he meets them where they are – encouraging their affection for sea turtles and pandas as a conduit for future environmental stewardship. To spur action, Haase recommends drawing an analogy between the excesses that lead to climate change and personal transgressions you wouldn't let slide. If you had a neighbor who dumped oil on your property, for example, you'd file complaints against him with your city council. 'Yet with fossil fuel companies, we let them off the hook,' she said. 'So, you might write your congressman and say, 'Why aren't you putting an end to this?' And if our political representatives aren't willing to back sensible measures to mitigate climate change, we – as their constituents – can vote them out of office. When I mentioned how overwhelmed I was at times by what seems to be an intractable problem and how ineffectual I judged my small efforts to be, Bryant guessed (correctly) that I had leaped into action without first addressing my anxieties. 'I'm interested in people being in it for the long haul,' he said. 'And that requires some understanding of where they're coming from and what their feelings are.' The heat waves continuing to sweep through the country are vividly illustrating the impact of climate change and the urgency of mitigating it. At the same time, covid-19 has illuminated how much we're all connected, no matter where we live in the world. Haase sees this period of time as a potential turning point. 'We're thinking in a more collective way and appreciating our place in nature at exactly the moment that we need to learn these lessons,' she said. 'And if we can grow from it, as traumatic as it is, we'll evolve as a species'" (Chang, 2021).

Expert*innen-Aussagen im Bereich des Coping enthalten gelegentlich Verweise auf die Psychotherapie. Manchmal wird lediglich allgemein auf die Psychotherapie verwiesen, manchmal werden Schwierigkeiten von Psychotherapeut*innen geschildert. Gelegentlich kommt eine Fachkraft selbst zu Wort und erzählt von den eigenen Erfahrungen. Wilkinson und Wray verweisen beispielsweise darauf, dass es deutliche Unterschiede zwischen Psychotherapeut*innen gibt:

„If you find yourself feeling depressed, anxious, or overwhelmed by the climate crisis, it might be a great time to seek out a climate-aware therapist. Whereas some therapists might pathologize or dismiss eco-distress, climate-aware therapists understand it as a natural and reasonable reaction to what is happening—a sign of one's connection to and care for the world—and provide perspectives, tools, and techniques for coping with it. Starting places to find climate-aware mental health professionals include: the climate-aware therapist directory, the Climate Psychology Alliance in the United Kingdom and North America, the Climate Psychiatry Alliance, and Psychologists for Future" (Wilkinson & Wray, 2021).

Amy Nguyen meint dagegen, dass Psychotherapeut*innen allgemein schlecht auf Eco-„Anxiety vorbereitet seien, aber aktuell rasch dazulernen, um sich darauf vorzubereiten:

„Elsewhere, a network of psychologists has united to help professional therapists better understand and treat patients with mental health disorders relating to climate change. This is essential given that a 2016 study found that over half of therapists believed their training had not adequately prepared them to help patients deal with the mental health impacts of the climate crisis. Initial steps to reform areas of treatment have been made and the

> American Psychology Association (APA) have reported that clinicians are now beginning to incorporate environmental concerns into questions regularly asked to patients. These inquiries range from the patient's relationship to the environment or how they are coping with extreme weather events“ (Nguyen, 2021).

Sehr ausführlich schildert dagegen die Psychotherapeutin Lea Dohm im Magazin PsyLife ihre (begrenzten) Erfahrungen mit Eco-Anxiety in der psychotherapeutischen Praxis:

> „Begegnet Ihnen das Thema auch in Ihrer psychotherapeutischen Praxis?
>
> Selten. Die meisten meiner Patient*innen suchen meine psychotherapeutische Praxis aus anderen Gründen auf. Aber wenn das Klima in den Behandlungen zum Thema wird, dann oft auf eine sehr drängende Art und Weise. Dies ist dann für mich herausfordernd, da ich die Ängste – trotz vermutlich recht guter Bewältigungsstrategien – ja ebenso teile.
>
> Welche Schwierigkeiten können sich daraus ergeben und wie gehe ich professionell damit um?
>
> In meiner Psychotherapieausbildung habe ich noch vor gut zehn Jahren gelernt, dass für Psychotherapeut*innen große Aufmerksamkeit geboten ist, wenn sie in den Behandlungen mit Problemen konfrontiert werden, die sie selbst hatten oder haben. In diesen Fällen ist es nämlich schwerer, die Belastungen aus einer Außenperspektive zu betrachten, stattdessen kann es passieren, dass wir uns in diesem Themenkomplex gemeinsam mit unserem Gegenüber ‚verstricken'. Das Weiterverweisen dieser Patient*innen ist gängige Praxis. Schon in der Pandemie wird nun deutlich, an welchen Stellen dieses Vorgehen an seine Grenzen kommt, denn hier teilen wir ganz automatisch und unausweichlich die Probleme unserer Patient*innen. Kaum ein*e Psychotherapeut*in, die*der nicht selbst betroffen ist. Als Psychotherapeutin ist dies eine Situation, auf die ich mich aus meiner Ausbildung heraus nicht gut vorbereitet sehe. Gleichzeitig erlebe ich, dass aus diesem Setting auch etwas Neues und Berührendes entstehen kann: Patient*in und Therapeut*in nähern sich an, begegnen sich mehr auf Augenhöhe. Dieses Abflachen von hierarchischen Beziehungen kann verunsichern, inzwischen denke ich aber auch, dass eine neue Kultur des Miteinanders daraus entstehen kann. Es ist nicht ungewöhnlich, dass Psychotherapeut*innen auf Gebieten, von denen sie selbst betroffen sind, eine besondere Expertise gewinnen. Dafür gibt es prominente Beispiele. In der Therapie kann das dann ein Vorteil sein, wenn wir uns mit unseren eigenen Anteilen intensiv auseinandergesetzt haben. Das sollte, wenn nicht in eigener Therapie, in der Ausbildung als Selbsterfahrung geschehen. Auf diese Weise kann eine eigene Betroffenheit es ermöglichen, die Beschwerden der Patient*innen differenzierter zu sehen und sich besser in sie hineinzuversetzen. Da die Klimakrise auch für viele Psychotherapeut*innen ein neues Thema ist, gibt es außerdem Möglichkeiten, die eigenen Anteile als Selbsterfahrung auch nach der Ausbildung zu bearbeiten“ (Waschke, 2021).

Die Psychotherapie wird allerdings nicht übermäßig häufig explizit erwähnt. Medienberichte, die Coping-Strategien anführen, verzichten oder vergessen nicht selten auf die Erwähnung, dass auch psychotherapeutische Behandlungen in Anspruch genommen werden können. Sieht man sich allein die Erwähnungen an, verwundert das kaum. 48 von 80 untersuchten Beiträgen erklären, was Eco-Anxiety ist. 39 von 80 führen Coping-Maßnahmen an. Und lediglich zwölf der Medienberichte erwähnen die Psychotherapie als Behandlungsmöglichkeit bei stark beeinträchtigenden Eco-Emotionen.

Menschen, die regelmäßig Medienberichte zur Klimakrise konsumieren, werden vermutlich nicht nur einen der Beiträge zu Eco-Anxiety bzw. Klimaangst gelesen haben. Häufig erfahren sie dabei, was die Begriffe eigentlich bedeuten und wie sie definiert sind

– entweder lexikalisch-distanziert, etwas persönlicher in Form eines Expert*innen-Zitats oder sehr persönlich und mitfühlbar als individuell gemachte Erfahrungen von Betroffenen. Nicht selten werden die Aussagen von Daten und Zahlen durchgeführter Umfragen und Studien begleitet, die wissenschaftliche Seriosität vermitteln und einen ergänzenden Blick auf das Ganze erlauben. Immer wieder werden solche Erläuterungen von emotionalen Botschaften begleitet – beispielsweise eine aufwühlende Story am Beginn des Beitrags, um einerseits die Aufmerksamkeit der Rezipient*innen zu erhalten, andererseits, weil Gefühle dabei helfen, die folgenden Inhalte wirkungsvoller ins Gedächtnis einzuspeichern. Einen besonderen Stellenwert haben hier Kinder. Nicht nur die jüngsten Betroffenen, deren Lebens- und Leidensgeschichten in den Artikeln stehen, sondern auch die Eltern, die starke Ängste um die Zukunft ihrer Kinder haben, sowie junge Menschen, die ihren Kinderwunsch wegen des CO_2-Fußabdrucks hintanstellen – ein sehr aufwühlendes und kontrovers diskutiertes Thema. Deutlich positivere Gefühle wecken jene Abschnitte in Beiträgen, in denen mögliche Coping-Strategien und andere Maßnahmen gegen die Klimaangst erwähnt werden. Auch hier werden zuweilen lehrbuchartige Formulierungen verwendet oder persönliche Erfahrungen Betroffener bzw. Expert*innenaussagen zitiert. Ebenso wie die Erklärungen können sie knappgehalten sein oder sehr ausführlich auf das Coping eingehen. Einen besonderen Stellenwert – zumindest für den weiteren Verlauf des vorliegenden Buchs – nimmt dabei die Psychotherapie ein. Diese wird vor allem im Hauptkapitel Eco-Anxiety in der psychotherapeutischen Praxis ausführlicher diskutiert.

Die hier erwähnten narrativen Bausteine ergeben ein Gesamtbild, das von aufklärenden und aufweckenden/aufwühlenden Elementen durchsetzt ist. Die Kernfragen, die in der überwiegenden Mehrzahl der Eco-Anxiety-Medienberichte beantwortet werden, lauten: Was ist Eco-Anxiety, was weiß man darüber und wie kann man damit umgehen? Ob das Auslösen von Gefühlen ebenfalls im Sinne des Aufklärens erfolgt – also die Empathie für Klimaangst – oder eher Aufmerksamkeitshascherei ist (wahlweise für den Beitrag bzw. das Medium oder für die Thematik selbst), lässt sich nicht pauschal beantworten. Aber in jedem Fall ist das Lesen solcher Medienberichte, respektive das Hören und Sehen bei Podcasts, Radio- und Fernsehreportagen, nicht immer einfach – vor allem, wenn man selbst an starker Eco-Anxiety leidet. Auf der anderen Seite kann es für manche hilfreich sein, solche Inhalte zu konsumieren – vor allem dann, wenn der Fokus des Beitrags auf dem Coping und auf der Hoffnung liegt. Manche der untersuchten Texte beginnen bereits mit dem Verweis, dass man, wenn man an Klimaangst leidet, nicht allein ist, und stellen positive Gefühle wie Hoffnung und Zugehörigkeit ins Zentrum.

Zwei Sonderfälle von Eco-Anxiety-Berichterstattungen wurden noch nicht erwähnt. Der erste Sonderfall ist die mediale Kurzfassung von Studien – zum Beispiel von jenen, die im vorhergehenden Abschnitt behandelt wurden. Pressestellen von Universitäten und andere Wissenschaftsjournalist*innen verfassen gelegentlich Texte über durchgeführte Studien, in denen die Kernaussagen allgemeinverständlich und in der gebotenen Kürze wiedergegeben werden. Der zweite eher ungewöhnliche Zugang zur Thematik ist jener über die sozialen Netzwerke. Ähnlich wie bei früheren Beiträgen des Autors – z. B. Raile & Rieken, 2021, S. 132–185 oder Raile 2021a – stehen hier die Aussagen der Social-

Media-User*innen im Mittelpunkt des Beitrags. Ein solcher Artikel stammt von drei Mitgliedern einer Aktivist*innengruppe, die sich EcoTok nennt und umweltbezogene Inhalte in sozialen Netzwerken, vor allem auf der hauptsächlich von jungen Menschen genutzten Videoplattform TikTok, behandelt. In ihrem Text zitieren sie beispielsweise User*innen-Kommentare auf Videos anlässlich des aktuellen IPCC-Berichts vom Sommer 2021. Die Reaktionen reichen vom Mitteilen starker Angstgefühle über ausgedrückte Wut, Trauer und Hoffnungslosigkeit bis zu konkreten Suizidgedanken. Da jedoch auf TikTok gewisse Wörter gesperrt sind, drücken sich die Benutzer*innen unterschiedlich aus. Sie *wollen nicht mehr leben*, sie wollen *unalive* sein (unlebendig, tot), der *Balkon sieht sehr gut aus* und so weiter. EcoTok setzt sich deshalb das Ziel, zwar weiterhin über die Klimakrise aufzuklären und entsprechenden Content zu erstellen, jedoch dabei darauf zu achten, keine Hoffnungslosigkeit, Inaktivität (vermutlich meinen sie das, was Albrecht als *Eco-Paralysis* bezeichnet) oder gar selbstschädigendes Verhalten hervorzurufen (Richards, Wood & Cabrera, 2021).

Im nächsten Kapitel werden die Posts in sozialen Netzwerken analysiert, die sich auf die Eco-Emotionen und insbesondere auf die Angst vor dem Klimawandel beziehen.

2.4 Eco-Anxiety in den sozialen Netzwerken (Facebook, Twitter, TikTok)

Anfang des Jahres 2020 hat der Autor des vorliegenden Buchs im Rahmen des Forschungsprojekts Eco-Anxiety unzählige Posts und Kommentare analysiert, die User*innen im Jahr 2019 in insgesamt 48 Facebook-Gruppen posteten. Die Analyse erfolgte in vier Kategorien, in denen die Posts über Eco-Anxiety bei den folgenden Gruppen erforscht wurden: Prepper (Menschen, die sich auf klimawandelinduzierte Katastrophen vorbereiten), Klimawandelleugner*innen, Klimaaktivist*innen und Teilnehmer*innen von Eco-Anxiety-Support-Groups. Die Gruppenstrukturen waren (und sind) sehr unterschiedlich: Support-Gruppen haben häufiger geringere Teilnehmer*innenzahlen und strikte Gruppenregeln – beispielsweise ist das Teilen von Negativmeldungen zur Klimakrise nicht erlaubt, sondern nur das Verbreiten von Erfolgsmeldungen und anderen positiven Nachrichten über wirkungsvolle Klimaschutzmaßnahmen. Die Gruppen der Klimawandel-Aktivist*innen und allgemeine Diskussionsgruppen rund um die anthropogene globale Erwärmung hatten deutlich mehr Mitglieder, oftmals ein Vielfaches der User*innen-Zahlen von Support-Gruppen, und posteten regelmäßig Beiträge, die zwei Kernbotschaften enthalten. Einerseits verbreiten sie Botschaften über die katastrophalen Folgen der Klimakrise, die Ängste schüren und verstärken können, andererseits veröffentlichen sie Meldungen mit hoffnungsspendenden Inhalten – etwa Bilder von riesigen Menschenmassen, die für den Klimaschutz demonstrieren oder Erfolgsmeldungen, wenn eine Regierung entsprechende Gesetze erlassen hat. Die Klimawandelleugner*innen-Gruppen haben zwar nicht so viele Mitglieder, jedoch existieren in jeder Gruppe einige wenige Mitglieder, die am laufenden Band Content generieren und Beiträge häufig posten. Selbst Inhalte, die längst widerlegt wurden oder offensichtlich Fake News beinhalten, werden in regelmäßigen Abständen erneut veröffentlicht. Die Angst vor der Klimakrise tarnt sich hier als Angst vor den vermuteten und scheinbar negativen Konsequenzen, die Klimaschutzmaßnahmen mit sich bringen – beispielsweise höhere Steuern oder ein generelles Autoverbot. Die vierte Gruppe, die Prepper, geht anders mit ihrer Angst um. Sie bereiten sich auf Szenarien apokalyptischen Ausmaßes vor und versuchen, im Fall des Weltuntergangs möglichst lange (autark) überleben zu können (Raile & Rieken, 2021, S. 132–185).

Das folgende Kapitel schließt an die Befunde an, weicht aber im Vorgehen von der vorhergehenden Untersuchung ab. Dies erfolgt nicht nur, weil der untersuchte Zeitraum – analog zu den vorherigen Kapiteln – die Jahre 2020 und vor allem 2021 umfasst, sondern auch, weil nicht mehr die Posts und Kommentare unzähliger Nutzer*innen in knapp 50 Facebook-Gruppen im Zentrum der Analyse stehen, vielmehr die Beiträge in zwei anderen Social-Media-Plattformen: Twitter und TikTok. Dass das folgende Kapitel auf diese beiden sozialen Netzwerke statt Facebook fokussiert, liegt einerseits daran, dass die grundlegenden Narrative, wie sie weiter oben bereits zusammengefasst wurden, auf Facebook in den letzten beiden Jahren trotz teilweise anderer Inhalte im Wesentlichen gleich blieben, andererseits an den unterschiedlichen Zielgruppen, die so erforscht werden können. TikTok wird beispielsweise vorwiegend von jungen Menschen verwendet, Twitter dagegen von Personen aller Altersstufen. Etwas weniger als die Hälfte der Twitter-User*innen ist zwischen 18 und 34 Jahre alt, die andere Hälfte darüber. Viele davon gehören außerdem zu höheren Einkommensschichten und sind nicht selten international tätig oder reisen viel. Auf TikTok sind knapp 70 % der Teilnehmenden 16 bis 24 Jahre alt, der Rest darüber. Die Zielgruppe ist wesentlich breiter gestreut, denn TikTok ist mittlerweile jene Plattform mit den meisten User*innen weltweit. 2022 soll die Marke von 1,5 Milliarden Nutzer*innen geknackt werden (Firsching, 2021a, 2021b). Der vermutlich wichtigste Unterschied zwischen den Plattformen ist die Gestaltungsmöglichkeit: Auf Facebook sind die Menschen relativ frei in der Form des Contents. Seitenlange Texte sind ebenso möglich, wie Fotos und Videos ohne Zeitlimit. TikTok ist dagegen eine videozentrierte Plattform, die auf Kürze großen Wert legt. Die User*innen sollen möglichst viel Content konsumieren können, weshalb die Länge der Videos lange Zeit auf 15 Sekunden beschränkt war. Mittlerweile sind auch 60 oder 180 Sekunden möglich, was jedoch nur selten in Anspruch genommen wird. Wer das Video mit einem Text garnieren oder hierauf antworten möchte, muss sich ebenfalls kurzfassen, denn mehr als 150 Zeichen können hierfür nicht verwendet werden. Eine solche Begrenzung enthält auch Twitter, wo zwar das Einbetten von Videos in unbegrenzter Länge via Link zulässig ist, jedoch nur maximal 280 Zeichen pro Post vertippt werden dürfen. Wer eine längere Botschaft hat, nummeriert seine Beiträge und postet den Rest als Kommentar auf seinen eigenen Text, oder verbreitet ein Bild mit entsprechend mehr Text darauf.

Die Schlussfolgerung ist evident: Diese Einschränkungen prägen das Kommunikationsverhalten. Wer also auf TikTok über Eco-Anxiety spricht, eigene Erfahrungen äußert oder auf jemanden reagiert, muss sich kurzfassen. Dadurch wirken die Aussagen möglicherweise prägnanter, während zugleich wichtige Zusatzinformationen fehlen könnten. In jedem Fall müssen diese technischen Grenzen des Antwortens bei der Analyse der Posts und Kommentare berücksichtigt werden. Die konkreten Forschungsgegenstände im folgenden Abschnitt sind also die Aussagen der Betroffenen selbst zur Klimaangst und zu anderen Eco-Emotionen. Nicht berücksichtigt werden die Medienberichte, wo Ausschnitte ihrer Erfahrungen zitiert und mit weiteren Informationen garniert werden, und die Fachartikel, die auf einer höheren Abstraktionsebene viele solcher Erkenntnisse systematisch untersuchen.[20]

Nicht immer ist allerdings der Unterschied zwischen dem Content in Massenmedien und jenem in Social Media auf den ersten Blick erkennbar. Ein Beispiel für ähnliche narrative Strukturen ist eine zweiteilige Videoreihe zum Thema Klimaangst, die im Oktober 2021 auf TikTok in deutscher Sprache hochgeladen wurde. Darin spricht eine junge Dame über Eco-Anxiety. Der Text der ersten Clips lautet wie folgt:

> „Du hast Angst aufgrund von der Klimakrise? Damit bist du nicht alleine. Dies zeigte eine neue Studie zur Klimaangst. Diese Studie bestand aus einer Umfrage, die rund 10.000 Jugendliche befragte. Sechs von Zehn Menschen, die zwischen 16 und 25 Jahre alt sind, sind sehr oder äußerst besorgt über die Klimakrise und fühlen sich von den älteren Generationen sowie von den Politiker*innen verraten. Jeder zweite dieser jungen Menschen erlebt Angst in ihrem alltäglichen Leben. Und ca. 40 % der Befragten bezweifeln, dass sie jemals Kinder haben werden, und dies aufgrund von Klimaangst. Es ist nicht nur in Ordnung, sondern eine angemessene Reaktion, aufgrund der heutigen Situation Angst zu haben. Es ist jedoch wichtig, nicht zu vergessen, dass wir mit unserer Angst, Wut und Verzweiflung nicht alleine sind. Als Bewegung sind wir nicht hilflos, sondern stark und können gemeinsam gegen die Unfähigkeit der Regierungen kämpfen. Wir können den Wandel selbst in die Hand nehmen. Und deswegen ist es auch ganz wichtig, dass du mit anderen Menschen über deine Ängste sprichst. Denn gemeinsam sind wir stark. Another world is possible!"

Das Video wirkt nicht übermäßig professionell gestaltet. Eine junge Dame steht vor zwei Fahnen und spricht etwas holprig den Text herunter, der im Video selbst auch als Schrift zu lesen ist. Damit können auch die vielen User*innen den Text verstehen, die das Video ohne Ton ansehen. Die Erstellerin spricht relativ schnell, lässt keine Pausen und variiert sowohl die Tonhöhe ihrer Stimme als auch die Mimik nur minimal. So ist beispielsweise die rhetorische Einstiegsfrage nur aufgrund des Satzbaus als Frage erkennbar, nicht aber wegen der Art, wie sie die Worte ausspricht. Lediglich der letzte Satz, der einzige in englischer Sprache, fällt auf, weil sie währenddessen ein wenig lächelt. Stil und Rechtschreibung der Aussagen zeigen jedenfalls, dass der Inhalt wahrscheinlich nicht von professionellen Videoproduzent*innen erstellt wurde. Das Video wird häufig geschnitten, ohne jedoch einen Szenenwechsel oder eine andere Veränderung zu unterstreichen. Vielmehr wirken die Schnitte so, als ob sie dazu dienen, Versprecher oder andere Fehler zu kaschieren. Unklar ist, ob dies bewusst eingesetzte Stilmittel sind, um bodenständiger

---

20 An dieser Stelle ist es mir, dem Autor, ein Anliegen, klarzustellen, dass die geposteten Aussagen in diesem Buch, anders als im ersten Band, in anonymisierter Form und ohne Quellenangabe wiedergegeben werden. Bei etwaigen Abbildungen der Posts werden Usernamen, konkrete Zeitstempel sowie weitere personenbezogene Angaben unkenntlich gemacht. Der Hintergrund dieser Aktion ist die persönliche Betroffenheit einer Userin, die sich im ersten Band wiedererkannte und den Wunsch äußerte, man möge in Zukunft ihren Namen herauslassen. In diesem Fall wiegt meiner Ansicht nach der Wunsch nach dem Schutz persönlicher Interessen schwerer als der Anspruch, wissenschaftlich exakt zu arbeiten und zu zitieren.

bzw. den jungen Prosument*innen[21] näher zu wirken, die ebenfalls Videos posten, ohne eine entsprechende professionelle Ausbildung absolviert zu haben. Der subjektive Gesamteindruck des Autors dieser Zeilen ist, dass das Video spontan und ohne großen Zeitaufwand erstellt worden ist. Inhaltlich handelt es von der Studie von Hickman et al. aus dem Jahr 2021, die in Kapitel 2.2 bereits zitiert wurde. Die Rezipient*innen erfahren in dem Video in Kurzform, was Eco-Anxiety ist und was sie tun können, wenn sie es haben. Der Clip vermittelt die Botschaft, dass es ein *normales* Gefühl ist. Inhaltlich ähnelt es einigen Medienberichten, die ebenjenen Content vermitteln, jedoch auf unterschiedliche Weise. Im Gegensatz zu den Massenmedien lädt das soziale Netzwerk zur Interaktion ein. Tatsächlich kommentieren einige den Clip und meinen beispielsweise, dass Klimaangst sehr einschneidend im Alltag sein könne, bedanken sich für das Video oder betonen, dass es sehr wichtig sei, darüber offen und öffentlich zu reden. Ein Verweis auf die Tätigkeiten der im vorherigen Kapitel genannten Psychologists for Future ist ebenfalls vorhanden. Alle Anmerkungen wurden von der Videoerstellerin in der Regel am darauffolgenden Tag ebenfalls kommentiert.

Teil 2 der Minireihe handelt von einer Art kurzem Selbsttest, ob man an Klimaangst leidet. Die Videoerstellerin, also die junge Dame aus dem ersten Clip, sitzt dieses Mal in einer Wiese und spricht mit deutlicherer Mimik und Gestik über zehn Punkte, anhand derer man feststellen kann, ob man Eco-Anxiety empfindet:

> „Teil zwei zur Klima-Angst. Im letzten Video hast du erfahren, was Klimaangst ist und wie du damit umgehen kannst. In diesem Video erfährst du, ob du von Klimaangst betroffen bist. Also … let's go. [Sie hält zehn Finger hoch in die Kamera.] Mach einen Finger runter, wenn deine Gedanken zum Klimawandel dich belasten. Und mach noch einen Finger runter, wenn du schon mal Panik hattest aufgrund der Klimakrise. Wenn du Horrorszenarien im Kopf hast, die von der Klimakrise verursacht werden. Und wenn es dich belastet, wenn Menschen in deinem Umkreis etwas Umweltschädliches machen, wie z. B. Autofahren. Du denkst, es sei sinnlos, deine Zukunft zu planen. Und du dich beim Thema Klimawandel oft alleine und unverstanden fühlst. Du nicht mehr daran glaubst, dass die Menschheit den Klimawandel noch stoppen kann. Dich Alltagssituationen, wie z. B. Regale voller Plastikverpackungen, oft in eine Angstspirale versetzen. Wenn du plötzlich, und vor allem grundlos, an die Klimakrise denkst und das deine Stimmung verdirbt. Und dir manchmal einfach alles aufgrund der Klimakrise zu viel wird und du nicht mehr damit umgehen kannst. [Bei jedem Satz nimmt sie einen Finger runter.] Wie viele Finger sind bei euch noch oben und was bedeutet das für euch? Wenn ihr mehr als drei Finger runtergenommen habt, bedeutet das, dass ihr sehr wahrscheinlich von Klimaangst betroffen seid. Im letzten Video habt ihr erfahren, wie ihr damit umgehen könnt."

Das Video enthält im Vergleich zum ersten Teil zwar weniger Schnitte – durchschnittlich alle zwei Sätze einer –, jedoch mehr Rechtschreibfehler in der begleitenden Schrift, die überdies geringfügig von dem Gesprochenen abweicht. Das obere Zitat folgt dem verschriftlichten Wortlaut. Inhaltlich ist es eindeutig: Die Videoerstellerin verfasst eine Art Selbsttest für Eco-Anxiety, der relativ lebensnah, wenngleich nicht sehr differenziert ist

21 *Prosument* ist eine Mischung aus den Wörtern *Produzent* und *Konsument* und verweist darauf, dass die Personen, in diesem Fall die User*innen auf TikTok, sowohl eigene Videos produzieren als auch jene anderer Teilnehmer*innen konsumieren, welche sie wiederum kommentieren.

und vermutlich auf eigenen Erfahrungen der Produzentin oder von ihr nahestehenden Menschen basiert. Sowohl am Anfang als auch am Ende des Clips betont sie, dass sie bereits im ersten Video einige Maßnahmen gegen Eco-Anxiety erwähnt hat, führt diese hier aber nicht weiter aus.

Auf dieses multimediale Dokument reagierten etwas mehr User*innen als auf den ersten Teil. Manche bedanken sich und betonen, dass das Video „megahilfreich" sei, eine Userin schreibt beispielsweise „Uff… Klima-Angst ist sooo schrecklich! Danke, dass ihr darüber redet und aufmerksam macht" und fügt zwei Herzen ein, andere äußern sich eher kritisch bis abfällig und machen sich direkt und/oder indirekt über Eco-Anxiety bzw. jene, die daran leiden, lustig. Auf letztere Texte reagierte die Produzentin nicht, die alle positiven Kommentare, wie im ersten Teil, kurz beantwortet.

Auf TikTok werden regelmäßig kurze Videos über die Klimakrise hochgeladen, in denen Eco-Emotionen indirekt thematisiert oder vielmehr gezeigt werden – vor allem aber in den Kommentaren anderer Personen auf diese Clips. In manchen geht es dagegen direkt um die Angst. Zum Beispiel fragt in einer solchen Aufnahme eine junge Frau in die Kamera, ob „du" – gemeint ist der*die Konsument*in – an Eco-Anxiety leidest. Ohne eine Pause zu machen, erklärt sie den Begriff mit „dem Gefühl, dass das Ende der Welt wegen des Klimawandels bevorsteht". Für den Fall, dass die Person vor dem Bildschirm das Gefühl kennt, hat sie eine tolle Webseite, auf der Klimaschutzmaßnahmen nach Szenarien und nach Auswirkungen auf das Klima sortiert werden können, weil der aktive Klimaschutz gegen Eco-Anxiety helfen kann. Im Hintergrund des Videos ist die Webseite zu sehen, wobei der Ausschnitt zeigt, dass das Reduzieren von Lebensmittelabfällen jene Maßnahme mit der größten schützenden Wirkung auf das Klima darstellt. Eine Userin kommentiert das Video: Sie arbeitet in einem Restaurant und weint sich jeden Tag in den Schlaf, wenn sie an die Unmengen an weggeworfenen Lebensmitteln denkt. Die Videoerstellerin fragt sie daraufhin schriftlich, ob es keinen Kompost-Service in ihrer Nähe gebe, worauf die Kommentierende antwortet, dass sie in einer Gegend lebe, in der alles sehr weit weg sei. Sie sagen den Menschen, dass sie Übriggebliebenes kompostieren, dabei haben sie nicht einmal einen Komposter. Ein anderer User verfasst einen Kommentar, in dem er sich bei der Produzentin für das Video bedankt. Seine Angst sei in letzter Zeit groß gewesen. Darauf reagiert sie prompt und versichert ihm, dass er nicht allein sei. Sie habe in letzter Zeit viele Menschen mit Eco-Anxiety getroffen. Es gebe einen guten Grund dafür (die Klimakrise, Anm.), aber „wir", die Menschen, haben die Macht, etwas zu ändern.

Solche Videos haben auch einen edukativen Charakter, auf den sie manchmal mehr und manchmal weniger fokussieren. Ein Beispiel für Ersteres ist ein 44-sekündiger Clip, in dem ein junger Mann in einer Wohnung einen Text spricht, der zugleich in nahezu identem Wortlaut als Untertitel eingeblendet wird, um auch jene Nutzer*innen zu erreichen, die Videos ohne Ton ansehen. Der Inhalt des Videos wird in den ersten Sekunden klar kommuniziert. Danach folgt ein er- und aufklärender Content:

> „What is eco-anxiety and how can I manage it? Eco-Anxiety is the emotional distress and worry you might experience from the climate crisis. It comes from negative media coverage around environmental destruction and disasters. Or it's when you feel guilty &

> overwhelmed about the impact that you, corporations & countries are having on the planet. But luckily there are a few ways you can manage it... 1. Take action and make simple sustainable changes to your everyday life. 2. Don't get too caught up in the bad news, focus on finding out about solutions, but make sure you take breaks from your computer & phone to help you relax. 3. When you do take a break try immersing yourself in nature. Go for walks & swims to help ease your mind. 4. Don't be afraid to talk about it with your family & friends. If you're really struggling, seek professional help."

In diesem Clip erklärt der Produzent knapp, aber ausreichend ausführlich das Phänomen Eco-Anxiety sowie mögliche Gegenmaßnahmen. Die betont sachlich vorgetragenen Inhalte decken sich dabei teilweise mit kurzen edukativen Medienberichten zur Klimaangst und sind in jedem Fall darauf ausgerichtet, die TikTok-Prosument*innen – vor allem jene, die selbst daran leiden – mit der Materie vertraut zu machen. Die 60 Kommentare bestätigen, dass das Ziel erreicht wurde. Ein User reagiert prompt mit den Worten: „Thank you! I DO suffer from this! You are my fave creator!!!! I look forward to your posts!!!" Viele weitere Reaktionen enthalten ähnliche Texte. Der edukative Charakter wird manchmal direkt angesprochen – beispielsweise in folgender Antwort: „I thought this was only me that had this. Thank you for educating me." Das Ziel des Clips war es nicht nur, Eco-Anxiety zu erklären, sondern auch Gegenmaßnahmen zu formulieren, was beispielsweise in folgendem Kommentar honoriert wird: „I definitely have eco anxiety, but now I know how to manage it." Der Videoersteller reagiert auf die meisten Wortmeldungen, bedankt sich oft oder bekräftigt ihre Statements. Für TikTok-Verhältnisse und das Konsumverhalten der User*innen ist dieses Video sehr lange und wenig packend.

Kürzer und ein wenig gefühlsbetonter ist ein 17-sekündiger Clip, in dem in kurzen Sequenzen ein Stück Wald und zwei Wiesenblumen gezeigt werden. Eine Stimme erklärt in schnellem und (zumindest für den Autor) nicht leicht verständlichem Englisch, wie man mit Eco-Anxiety umgehen kann. Vor dem grünen Hintergrund des Videos erscheinen zudem nacheinander ein paar Sätze in einer weißen Schrift mit folgendem Wortlaut, der inhaltlich dem Gesprochenen entspricht, dabei jedoch etwas knapper und klarer formuliert ist:

> „Tips to help you deal with 🌍Eco-Anxiety🌍. Understand that having eco-anxiety means you care about the 🌍 & the future. Take those feelings & turn them into positive actions. There are so many things you can do to protect our planet 🌍. Follow to learn more ways you can help protect our planet."

Das Video ist in jedem Fall effizient gestaltet – hier wird keine Sekunde verschwendet. Das Gesprochene rast ohne Pause durch das Video und die Schrift spart sogar bei der Interpunktation und den Wörtern – der Planet Erde wird schlicht mit einem 🌍 abgekürzt. Es verfehlt aber keineswegs seine Wirkung. Im Vergleich zu Medienberichten wäre sogar die Bezeichnung *Eco-Anxiety in der Nussschale* zur Charakterisierung des Kurzclips noch untertrieben. Allerdings ist die Zielgruppe junge TikTok-User*innen, die mit einer eher kurzen Aufmerksamkeitsspanne die verfügbaren Videos durchgehen. Ein längerer Clip würde häufiger abgebrochen werden, die wichtigen Aussagen kämen nicht an. Insofern ist er zielgenau produziert worden und erreichte eine gewisse Wirkung. Eine Userin kommentiert beispielsweise, dass sie nicht wusste, dass das einen Namen habe, woran sie leide. Eine andere Nutzerin schreibt, dass sie das Video motiviert habe, aktiv zu werden.

Nicht jedes Video ist allerdings auf den ersten Blick mit Eco-Anxiety in Verbindung zu bringen. Ein noch kürzeres Video als das vorhin erwähnte, konkret dauert es nur 13 Sekunden, zeigt eine junge Dame, die ihre Lippen zu einem kurzen Musikstück aus dem Musicalfilm Mary Poppins (1964) bewegt, in dem die folgenden Wörter gesungen werden: „Winds in the east, mist comin' in, like somethin' is brewin' and 'bout to begin." Auf den ersten Blick hat Mary Poppins, das magische Kindermädchen, nichts mit der Klimakrise zu tun. Eine mögliche Erklärung für den Zusammenhang der Wörter mit Eco-Anxiety könnte lauten, dass die Zeilen, die an eine eher geheimnisvolle Ankündigung eines Beginns bzw. eines Aufbruchs erinnern, auf die Klimabewegung gerichtet sind, die wie ein Wind oder ein Sturm aufbraust, wodurch eine neue Welle der Proteste beginnt. Eine andere Interpretation ist, dass sie das globale Klima selbst meint, denn Extremwetterereignisse wie Orkane brauen sich auch zunehmend häufiger zusammen – und das ist erst der Anfang. Unabhängig davon, wie der Inhalt gemeint ist, wecken der Clip und vor allem die Musik Emotionen und lösten beim Autor sogar den sogenannten Gänsehauteffekt aus (Lexikon der Filmbegriffe, 2015). Dieser Effekt kann durchaus beabsichtigt sein – eben aus demselben Grund, aus dem Journalist*innen mit ihren Texten Gefühle wecken: um die Menschen für die Inhalte zu sensibilisieren. Jene sind in dem 13-Sekunden-Clip stark verdichtet und bestehen im Wesentlichen aus einer Schrift, die im Video eingebettet ist. Sie wirkt dort etwas deplatziert und wenig zum audiovisuellen Content passend. Der knappe Text des dreiteiligen Schriftzugs lautet:

> „45 % of young people around the globe have what's been named 'climate anxiety'. A study of 10.000 16-25 years old directly linked psychological distress for young people to perceived government inaction to the climate crisis."

Das kurze Video löste nicht nur beim Autor dieser Zeilen starke Gefühle aus, sondern auch bei den Konsument*innen. Dies wird deutlich, wenn man die Kommentare dazu liest, denn gleich der erste lautet: „It feels like the government is killing us and our future children and I honestly cry about it nearly every day." Danach folgt ein weinender Smiley. Hierauf antworten 22 Personen, deren Reaktionen man am besten mit den Termini *Eco-Anger* und *Eco-Grief* zusammenfassen kann – beispielsweise die Anschuldigung, dass die Entscheidungsträger sowohl in der Politik als auch in den internationalen Konzernen versagt haben, oder dass man so keine Kinder in die Welt setzen möchte, sich massiv um die Zukunft sorgt und sich dazu im Stich gelassen fühlt. Bei einem Kommentar blieb es jedoch nicht. Insgesamt wurden 515 Antworten gepostet, wobei manche auch ihr Alter nennen – die Spanne reicht von zwölf bis 36 Jahren. Die Reaktionen sind breit gestreut. Viele offenbaren, selbst an Eco-Anxiety bzw. Climate Anxiety zu leiden, manche geben den Entscheidungsträger*innen oder schlicht allen Baby-Boomern die Schuld für die Klimakrise (und/oder ihre Ängste), einige sprechen das Thema Kinderwunsch an und fragen, warum Menschen überhaupt noch Kinder bekommen, vereinzelt werden extreme Stimmen laut – beispielsweise meinen zwei User, es ist Zeit für *Eco-Terrorismus*. Weitere Themen sind Eco-Depressionen, das Ablehnen der Pathologisierung von Eco-Anxiety, die Gier der Menschen, Klimaschutzmaßnahmen und der Aufruf zum Klimastreik. Kurzgefasst lassen sich hier nahezu alle in Kapitel 2.2 erwähnten Eco-Emotionen in den kurzen Statements der User*innen herauslesen. Auffällig ist jedoch, dass trotz einiger

Mitleidsbekundungen kaum hoffnungsspendende oder sonstige positive Reaktionen existieren. Die Kommentarsektion dieses Videos auf TikTok wurde zur Plattform für Menschen, die sich über ihre Klimaangst austauschen bzw. sich offenbaren – jedoch nur für eine sehr begrenzte Zeitspanne. Das Video wurde am 14.09.2021 veröffentlicht und der letzte Kommentar am 16.09.2021 verfasst. Dieses Phänomen lässt sich bei einer großen Zahl von Videos auf TikTok beobachten. Unabhängig davon, wie aufwühlend, beruhigend, professionell produziert oder interessant es ist: die extreme Kurzlebigkeit auf der Plattform begrenzt die Möglichkeiten des Austausches.

So ist es wenig verwunderlich, dass negative und vor allem emotionale Videos zur Klimakrise nicht nur Eco-Emotionen wie Angst, Wut, Verzweiflung, Ohnmacht oder Ähnliches auslösen können, sondern auch Suizidgedanken. „I don't want to be here anymore. I literally don't want to live anymore. There's no point" oder „Honestly… kinda makes me want to unalive myself even sooner" oder "I- I …. Is there anyway we can help not fix it like instantly bit help … cause my balcony be looking good now" zeugen von der Wirkung, die solche Videos ohne entsprechende Aufklärung oder Möglichkeiten des Austausches auf junge Menschen entfalten.

Auf der anderen Seite sind sich manche Videoersteller*innen der Problematik bewusst und folgen dem Ratschlag, nur positive Meldungen hinsichtlich des Klimawandels zu verbreiten. Sie handeln damit nach einer Maxime, die auch in Eco-Anxiety-Support-Groups auf Facebook etabliert ist. Darin werden, ähnlich wie bereits im Band Eco-Anxiety angeführt (Raile & Rieken, 2021, S. 145–155), Erfolgsmeldungen berichtet – zum Beispiel die Entwicklung einer Technologie in Südkorea, die Urin aus den Toiletten in Energie umwandeln kann, oder die Entwicklung eines umweltschonenderen Zementstoffes. Auf TikTok existiert beispielsweise eine Videoreihe, in der jede Woche *Good Climate News* verbreitet werden – unter anderem mit dem expliziten Ziel, Eco-Anxiety zu reduzieren und ein Gegengewicht zu den regelmäßigen beängstigenden Katastrophenmeldungen zu bieten. Die Kommentare zeigen abermals sehr eindrücklich die Wirkung der Videos auf Personen, die vermutlich Eco-Anxiety empfinden: „Good News is so important in focusing on, every class is so doom focused", „I always smile when I see your face. 😊 I'm so happy I found you", „You give me hope for the future! Thank you for the content you make for us" oder „Thank you, I needed this right now".

Allgemein lassen sich die unzähligen Videos kaum zusammenfassen. Allein die Suche nach dem Hashtag #ecoanxiety ergab in den ersten Sekunden 106 Videos, wobei die Zeitspanne kein ganzes Jahr umfasst. Es existieren deutlich mehr Clips, die das Thema behandeln: solche, die älter sind, die nicht das Hashtag nutzen, die Eco-Anxiety mit Bindestrich oder Abstand zwischen *eco* und *anxiety* schreiben, die unter dem Begriff *climate anxiety* zu finden sind sowie fremdsprachige audiovisuelle Inhalte und viele mehr. Je nach Produzent*innen sind sie edukativer ausgerichtet, unterstützender oder selbstoffenbarender. Sie reichen von mehr oder weniger professionell gedrehten Kurzclips über laienhaft gestaltete Szenen, in denen eine Person ein paar holprige Worte in ihr Smartphone sagt, bis zu Sequenzen, die auf den ersten Blick nichts mit dem Thema zu tun haben und oft Gesangs- sowie Tanzeinlagen enthalten. Eco-Anxiety ist zudem nicht stets das zentrale Thema. Prosumer*innen gehen auch explizit auf andere Eco-Emotionen ein, beispielsweise Eco-Anger. In einem Kurzclip fragt ein junger Mann, weshalb so viel über Eco-Anxiety gesprochen wird, aber nicht über Eco-Anger, denn er ist nicht ängstlich, aber ständig wütend. Nahezu alle geposteten Inhalte wurden zudem kommentiert – manche vereinzelt, manche hundertfach. Aufgrund der Kurzlebigkeit entsteht jedoch keine echte Konversation, sondern lediglich ein kurzer Austausch, der in den meisten Fällen eine Selbstoffenbarung oder Dankesworte enthält. Einen Effekt dürften die Inhalte auf TikTok allerdings auf jeden Fall haben: Die User*innen sehen, dass sie mit ihren Ängsten nicht allein sind.

Anders ist die Lage auf Twitter. Eine Suche nach Beiträgen mit den Begriffen Eco-Anxiety, Eco Anxiety oder Climate Anxiety, die mehrere Kommentare erhielten und in den Jahren 2020 bis 2021 gepostet wurden, ergibt eine niedrige zweistellige Zahl an Ergebnissen. Hinzu kommt, dass eine nicht unerhebliche Zahl der Beiträge entweder auf Twitter verbreitete Medienberichte namhafter Zeitungen und Zeitschriften oder Posts von Klimawandelleugner*innen beinhaltet, die behaupten, dass die Klimakrise nicht existieren würde und Eco-Anxiety eine konstruierte Angst sei, mit denen man Kindern und anderen Menschen Schaden zufügen würde. Dennoch gibt es einige Beiträge, die tatsächlich von der Angst vor dem Klimawandel handeln. Ein Beispiel ist in Abbildung 2 zu sehen. Viele Twitter-User*innen haben auf diesen Beitrag reagiert. In einigen Kommentaren äußern sich die Nutzer*innen mitfühlend:

> „I'm close to despair a lot of the time, but it won't help anyone if I let myself be paralysed by fears for the future. I try to take it a day at a time. Watch uplifting movies, read great books, find something positive every day. I love your 'pumpkins art"

> „Gosh that is beautiful. I totally understand how you feel. At times it's like no one cares about anything but themselves. I worry for the vulnerable, animals, the homeless, the planet, unkindness the list is endless. Sending you love and hugs."

> „Beautiful and totally get where you're coming from, it's an overwhelming time in so many ways :(x"

In anderen waren sie dagegen eher unterstützend:

> „Sending you much love Kerrie. Xx"

> „Looks great, don't let the darkness get you down!"

> „I hope this is a better month for you, Kerrie. I agree, much of the news is bleak right now, and I've been limiting my social media time because it does feel overwhelming at times. Your carving is beautiful – thank you for sharing your light!"

Nahezu alle Reaktionen beantwortete die Erstellerin mit Dankesworten oder ausführlicheren Texten. Fast alle entstanden, ähnlich wie bei den TikTok-Videos, im unmittelbaren zeitlichen Nahbereich zum Originalpost – konkret zwischen dem 31. Oktober 2021 und dem 02. November 2021.

My head's been in a bleak place this month. I've been overwhelmed with bad news stories, eco-anxiety etc. But there is always light, even when you can't see it. This pumpkin depicts the lighter moments in my dark - mushrooms, bracken, ravens and, whenever it shone, the sun.

Tweet übersetzen

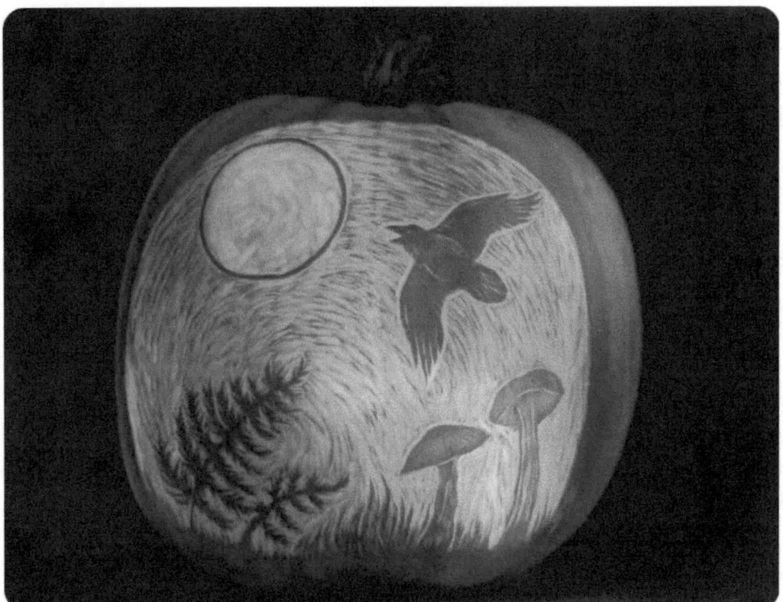

Abbildung 2: Twitter-Post über Eco-Anxiety

Ähnlich ist es bei einem Post mit sehr knappem Inhalt: „Eco-anxiety is real, and mine is rapidly rising". Der User veröffentlichte diese Zeile am 03. Jänner 2020 – ausnahmslos alle Reaktionen darauf entstanden am 03. und 04. Jänner. Nahezu alle enthalten außerdem eine Kernbotschaft, die in unterschiedlichen Formulierungen gesendet wurde: „Ich auch". Hintergrund jener Zeilen ist wohl die Buschbrand-Saison 2019/20, denn der User und die meisten Kommentierenden stammen aus Australien, wo in jenen Tagen riesige Buschflächen brannten und Millionen Tiere verendeten.

Kurzgefasst bestehen auf Twitter zwar einige Tweets zur Klimaangst und zu anderen Eco-Emotions, jedoch ist dies kaum mit TikTok oder Facebook vergleichbar. Der Kurznachrichtendienst mit dem Vogel als Symbol enthält nur wenige Selbstoffenbarungen oder aufklärende Texte. Allenfalls werden Medienberichte geteilt – beispielsweise von National Geographic oder der New York Times, in denen Eco-Anxiety thematisiert wird. Das Echo auf solche Verlinkungen bleibt jedoch in den meisten Fällen sehr gering. Mehr Reaktionen provozieren Tweets, in denen zwar Eco-Anxiety thematisiert wird, allerdings aus Sicht von Klimawandelleugner*innen. Dort wird etwa fälschlicherweise behauptet, dass Greta Thunberg eine Autistin mit extremen Angststörungen ist, die von der linken politischen Szene missbraucht wird, um ihre marxistische Propaganda zu verbreiten. Eco-Anxiety ist in dem Kontext mehr ein Manipulationswerkzeug als eine nachvollziehbare emotionale Reaktion auf die Klimakrise. Nur ein sehr geringer Teil der Posts befasst sich tatsächlich mit der Klimaangst, die die Ersteller*innen empfinden, welche häufig mit der kurzen Botschaft „Me too" oder mit aufmunternden Worten kommentiert werden. Die Zielgruppe auf der Video-Plattform TikTok ist im Gegensatz zu Twitter jünger und zumindest ebenso schnelllebig. In kurzen Videoclips zu je 15 bis 60 Sekunden werden Kernbotschaften zu Eco-Anxiety mitgeteilt, die sowohl erklären, was Klimaangst ist, als auch etwaige Gegenmaßnahmen vorstellen und in vielen Fällen Selbstoffenbarungen enthalten. Auffällig ist hierbei, dass sehr häufig der Klimaaktivismus als primäres Behandlungsmittel gegen Eco-Anxiety angeführt wird, was wohl an dem hohen Anteil an jungen Menschen auf TikTok liegt, den Klimaaktivist*innen ansprechen möchten, die wiederum selbst in höherer Zahl auf der Plattform vertreten sind. Durch den kreativen Einsatz des audiovisuellen Mediums können zudem leichter Emotionen bei anderen geweckt werden als bei reinen Textbotschaften. Dies spiegelt sich in den Kommentaren wider, in denen die gesamte Bandbreite an Eco-Emotionen erkennbar ist. Ausführliche Konversationen oder echter Austausch sind allerdings kaum möglich, zumal die Reaktionen in der Regel am selben oder am darauffolgenden Tag erfolgen und die Texte eine strikte Zeichenlimitierung haben, die umfassendere Botschaften verhindert. Deutlich mehr Möglichkeiten haben und nutzen die User*innen des sozialen Netzwerks Facebook, in dem zahlreiche Gruppen bestehen, deren Zweck der Austausch über Eco-Anxiety und andere Eco-Emotionen ist. Die dortigen Beiträge enthalten neben persönlichen Erfahrungen auch edukative und emotionale Inhalte, die in Massenmedien verbreitet werden, jedoch in stark verdichteter Form. Außerdem können die Nutzer*innen in den sozialen Netzwerken darauf reagieren, was bei Zeitungen, Zeitschriften sowie Radio- und Fernsehberichten kaum möglich ist. Auf diese Art ist der Austausch von Betroffenen untereinander möglich, der auf Facebook am ausgeprägtesten, auf Twitter und TikTok aber ebenfalls grundsätzlich möglich ist und zumindest eine Kernbotschaft vermittelt: die Betroffenen sind nicht allein – vielen anderen ergeht es genauso. Und gelegentlich kam der Ratschlag, bei starken und die Lebensqualität beeinträchtigenden Eco-Emotionen professionelle Unterstützung anzunehmen – um ebendiese geht es im vorliegenden Buch. Bevor wir aber mit dem Kapitel Eco-Anxiety in der psychotherapeutischen Praxis starten, folgt eine Arbeitsdefinition von Eco-Anxiety, die einerseits Schlüsse aus den Erkenntnissen der letzten Kapitel, andererseits eine klare definitorische Grundlage für die weitere Bearbeitung des Themas enthält.

2.5 Eco-Anxiety – eine Arbeitsdefinition

In den vorherigen Abschnitten wurden unzählige Perspektiven und Texte zum Thema Eco-Anxiety analysiert und nachgezeichnet, wie diese von verschiedenen Personen in Fachpublikationen, Massenmedien-Berichten und Social-Media-Posts vermittelt werden. Aus jenen Quellen und weiteren Überlegungen heraus soll nun eine Arbeitsdefinition erstellt bzw. vorgestellt werden, die das weitere Bearbeiten von Eco-Anxiety definitorisch leitet und eingrenzt.

Zunächst werden die zahlreichen Fachtermini berücksichtigt, die ebenjene Angst vor dem Klimawandel und dessen Konsequenzen bezeichnen: Eco-Anxiety, Climate Anxiety, Solastalgie, Environmental Anxiety, Climate Angst und eventuell ecological grief, sowie deren deutschsprachige Pendants wie Umweltangst, Klimaangst und Öko-Angst. Der Etymologie zufolge bezieht sich *Climate Anxiety* bzw. *Klimaangst* ausschließlich auf das Klima, was Extremwetterereignisse und damit klimainduzierte Naturkatastrophen wohl einschließt, aber viele beängstigende Bereiche außer Acht lässt, die ebenfalls Menschen mit Eco-Anxiety beschäftigt – beispielsweise das Plastik im Meer, die Überfischung, das Abholzen des Regenwalds und vieles mehr. Umwelt- respektive Luftverschmutzung wäre ebenfalls nur teilweise eingeschlossen. Aus den bisherigen Explikationen lässt sich jedenfalls schließen, dass Menschen, die an Eco-Anxiety leiden, auch wegen anderer Umweltfaktoren besorgt sind, die nicht unmittelbar mit dem anthropogenen Klimawandel zu tun haben, sich dennoch ebenso auf die Umwelt und die zukünftige Lebensqualität auswirken. Ich schließe mich daher Pihkalas Einschätzung an, nach der Climate Anxiety ein Sonderfall von Eco-Anxiety ist – und zwar einer, der das Feld zu eng absteckt und nicht der Lebenssituation Betroffener gerecht wird.

Die Abgrenzung gegenüber der *Solastalgie* ist klarer, da das Konzept von einem Autor geschaffen wurde, der eine mehr oder weniger klare Definition postulierte, nämlich

> „eine besondere Form psychoterratischen Leidens, verursacht durch negativ wahrgenommene und empfundene Veränderungen der heimatlichen Umgebung – Veränderungen, die man ohnmächtig hinnehmen muss. Solastalgie lässt sich prägnant beschreiben als ‚Heimweh, das man hat, wenn man noch zu Hause ist" (Albrecht, 2013, S. 50).

Solche Veränderungen können beängstigend sein. Heimweh als Synonym von Angst zu verwenden, wäre jedoch unangebracht. Solastalgie ist ein Konzept, das zu Eco-Anxiety passt, weil es verschiedene Eco-Emotionen wie Angst und Trauer aufgreift und in einen spezifischen Kontext einbettet, der nicht ausschließlich mit der Klimakrise zu tun hat, aber in gewisser Weise mit ihr verbunden ist.

Ecological Grief ist ebenfalls eine Eco-Emotion, die jedoch mehr mit dem Verlust und der Trauer zu tun hat als mit Angst. Zwar lösen solche Verluste mitunter Ängste aus oder verstärken sie, sind jedoch damit nicht deckungsgleich.

Kniffliger wird die Abgrenzung gegenüber der *Climate Angst.* Im englischen Sprachgebrauch verweist Angst auf ein starkes, profundes Gefühl der Angst, auf ein Gefühl des Grauens oder auf existenzielle Ängste. Der Terminus *Angst* stammt aus dem Deutschen und ist dem englischen Publikum vor allem aus den Übersetzungen des existenziellen Philosophen Kierkegaard oder des Psychoanalytikers Freud bekannt. *Angst* verweist damit, je nach Definition, auf ein stärkeres und tieferes Gefühl der Angst, was allerdings auf die deutliche Minderheit der Menschen zutrifft, die Eco-Anxiety empfinden. Eco-Angst wäre demnach eine spezielle Form von Eco-Anxiety, die ein besonders tiefgehendes und/oder existenzielles Gefühl beschreibt.

Die Unterscheidung zwischen *Eco-Anxiety* und *Environmental Anxiety* ist ebenfalls nicht einfach. Der Grund liegt in der in diesem Kontext nicht unähnlichen Bedeutung der beiden Wörter *ecological* und *environmental*. Ersteres bezieht sich auf die Ökologie, also die Lehre des Zusammenwirkens bzw. der Beziehungen zwischen Lebewesen und ihrer (lebendigen wie nichtlebendigen) Umwelt, während environmental ebendiese Umwelt meint. Letztere ist allerdings keine vom Subjekt getrennte Entität, sondern mit allen Lebewesen verbunden, die einerseits als Individuen in beständigem Austausch mit ihr stehen und maßgeblich von ihr geprägt wurden beziehungsweise werden, die andererseits als lebendige Einheiten auch ihre Umgebung in jedem Augenblick ihrer Existenz mitprägen. Systemisch formuliert ist jedes Subjekt Teil des Systems, das man Umwelt nennen kann, und durch zahllose Beziehungen damit verknüpft. Der Autor dieser Zeilen bevorzugt deshalb den Terminus *Eco-Anxiety*, weil der darin vorkommende Teil *Eco*, der für *ecological* steht, die Auswirkungen des Klimawandels sowie der anderen Umweltthematiken, vor denen sich die Betroffenen fürchten, nicht nur als externes Angstobjekt enthält, sondern auch auf die oben genannten Beziehungen verweist.

Eine letzte definitorische Grenze muss noch zwischen *Eco-Anxiety*, *Eco-Fear*, *Eco-Phobia* und *Eco-Worry* gezogen werden. Der Unterschied zwischen Anxiety, Worry und Fear betrifft, wie im Deutschen zwischen Angst, Sorge und Furcht, primär zwei Qualitäten des Gefühls. Furcht ist eine zeitlich begrenzte Angstempfindung vor einem konkreten Objekt oder Szenario, die mit dem Verschwinden des Triggers vergeht. Angst ist dagegen ein zeitlich ausgedehnteres Gefühl, das unspezifisch ausgerichtet ist, ohne auf eine eindeutige Situation zu verweisen (Dehne, 2017, S. 32–34). Sorge ist ähnlich der Angst, jedoch vergleichsweise ein schwächeres Gefühl. Phobie verweist dagegen auf eine Angststörung, was Klimaangst nicht per se ist, weshalb dieses Wort abgelehnt wird. Eco-Fear, Eco-Worry und Eco-Anxiety sind gleichermaßen bedeutend und geeignet, um das Phänomen zu charakterisieren, legen aber lediglich unterschiedliche Fokusse auf die Konkretheit des Gefürchteten und die Intensität des Gefühls. Der Autor verwendet Eco-Anxiety, um den Aspekt der ungewissen Zukunft hervorzuheben, der bei Betroffenen häufig im Zentrum ihrer Angst steht – Stichwort Eco-Anxiety als Zukunftsangst – sowie um den Fokus auf stärkere Gefühle zu legen, die die Lebensqualität der Menschen beeinträchtigen können.

Eco-Anxiety ist also kurzgefasst die längere Zeit überdauernde Angst vor den ungewissen Folgen der Klimakrise und weiterer relevanter Umweltbeeinträchtigungen, die sich in eindeutig negativer Weise auf das globale und/oder regionale ökologische System sowie auf die lebendige wie nichtlebendige Umwelt auswirken. Sie ist eng verbunden mit Eco-Fear, der Furcht vor konkreten Auswirkungen derselben Ursachen, sowie mit Eco-Worry, das ein vergleichbares, aber in der Intensität schwächeres Gefühl bezeichnet. Eco-Anxiety tritt in der Regel nicht singulär auf, sondern häufig in Kombination mit anderen Eco-Emotionen – beispielsweise Trauer, Verzweiflung, Ohnmacht, Wut, Schuld, Scham und anderen, die sich auf dieselben Trigger richten. Es wäre jedoch zu kurz gegriffen, Eco-Anxiety als emotionalen Zustand eines einzelnen Subjekts zu betrachten. Vielmehr muss eine gesellschaftliche Perspektive inkludiert werden, da die Trigger in den meisten Fällen nicht etwaige Naturereignisse allein sind, sondern vielmehr die Berichterstattung in Massenmedien und sozialen Netzwerken über die katastrophalen Auswirkungen der Klimakrise und weiterer anthropogener Umweltproblematiken sowie über die Inaktivität relevanter Entscheidungsträger*innen und nicht unerheblicher Teile der Bevölkerung. Eco-Anxiety ist in der Regel eine adäquate und damit nicht pathologische Angstreaktion auf eine reale Bedrohung. Sie tritt überdies, je nach Definition und Einschluss der kaum klar trennbaren Konzepte Eco-Worry und Eco-Fear, bei etwa 40 bis 60 % der Gesamtbevölkerung auf, wobei jüngere Menschen stärker betroffen sind. Die möglichen Gegenmaßnahmen und Copingstrategien, die in den vorhergehenden Kapiteln aufgearbeitet wurden, stehen im Zentrum des folgenden Hauptkapitels und werden deshalb hier nicht erneut aufgelistet.

Eine Anmerkung zum häufiger verwendeten Terminus *Klimaangst*: dieser entspricht der häufigsten verwendeten Begrifflichkeit im deutschen Sprachraum und wird deshalb aus stilistischen Gründen synonym mit Eco-Anxiety verwendet, nicht jedoch in der Bedeutung von Climate Anxiety.

3 Die Handlungsmöglichkeiten-erweiternde Psychotherapiewissenschaft (HEP)

Der primäre Fokus vieler Psychotherapeut*innen in Ausbildung liegt auf der praktischen Arbeit mit Klient*innen. Eine solche Perspektive ist verständlicherweise enorm wichtig für die Betroffenen sowie die Praktizierenden, dennoch darf der Blickwinkel der Psychotherapiewissenschaft nicht außer Acht gelassen werden, da er Wertvolles zur Thematik beitragen kann. Psychotherapiewissenschaft wird hier verstanden als jene Wissenschaft, die psychotherapeutische Schulen inklusive ihrer Theorien und Methoden sowie die psychotherapeutische Praxis in ihrer unglaublichen Vielfalt methodisch betrachtet und reflektiert. Gerade im Feld Eco-Anxiety entspricht diese Herangehensweise einem Desiderat. Da sie jedoch grundsätzlich eher selten angewandt wird und der vorliegende Text das erste Werk repräsentiert, in dem ein zumindest teilweise neuartiger Ansatz in jenem Feld zur Anwendung kommt, wird dieser in einem eigenen Unterabschnitt ausführlicher dargestellt. Im Anschluss daran erfolgt die eigentliche Forschungsarbeit des vorliegenden Werks.

3.1 Die psychotherapiewissenschaftliche Methode

In den vergangenen zwei Jahren entstanden nicht nur zahlreiche Texte zu Eco-Anxiety, sondern auch einige, die sich der Psychotherapiewissenschaft widmen. Ein Beispiel ist der von Pritz, Fiegl, Laubreuter und Rieken im Jahr 2020 veröffentlichte Sammelband *Universitäres Psychotherapiestudium*, in dem gleich mehrere namhafte Psychotherapiewissenschafter*innen den Terminus aus ihrer jeweiligen Sicht definieren. Alfred Pritz, Rektor der Sigmund-Freud-PrivatUniversität, verwendet den Begriff beispielsweise zur Bezeichnung des universitären Hochschulstudiums, in dem die Studierenden Psychotherapie erlernen (Pritz, 2020, S. 24–28). Eine weitere Charakterisierung stammt von Bernd Rieken. Er meint, die Psychotherapiewissenschaft sei die Wissenschaft vom Psychischen und enthalte Elemente sowohl der Natur- als auch der Geisteswissenschaften, zudem künstlerische Aspekte und Selbsterfahrungsanteile (Rieken, 2020, S. 100–102). Für Martin Jandl ist Psychotherapiewissenschaft indes die Wissenschaft vom Mentalen, die sich von der Psychologie methodologisch abgrenzt, weil sie auf Reflexion und Dialog aufbaut, anstatt auf Erhebungen und Experimenten. In seinen Augen besteht sie aus vier Kernbereichen: den Psychotherapieschulen und -verfahren inklusive ihrer Theorien und Methoden; der Anwendung der psychotherapeutischen Theorien außerhalb des klinischen Kontextes wie die tiefenpsychologische Interpretation von Filmen; der Psychotherapieforschung und nicht zuletzt aus dem, was er „Experimental- und Imaginativhermeneutische

Psychotherapiewissenschaft“ sowie „psychotherapiewissenschaftliche Philosophie“ nennt – zwei Ansätze, die er und Kurt Greiner an der SFU entwickeln und lehren (Jandl, 2020, S. 148–152). Greiner entwickelt gemeinsam mit Jandl seit über einem Jahrzehnt einen wissenschaftstheoretischen Ansatz der Psychotherapiewissenschaft, der im Wesentlichen auf dem Konstruktiven Realismus Friedrich Wallners und auf dessen Methode der Verfremdung sowie der Hermeneutik basiert. Im Rahmen seiner sogenannten Experimentellen Psychotherapiewissenschaft hat Greiner bislang vier methodische Ansätze formuliert:

1.) die Experimentelle Trans-Kontextualisation im Rahmen des Standardisierten Therapieschulendialogs;
2.) die Text-Puzzle-Verfahren, welche das Psycho-Text-Puzzle und das Intertherapeutische Text-Puzzle umfassen;
3.) die Psycho-Bild-Methoden, konkret den Psycho-Bild-Prozess, den Intertherapeutischen Bild-Prozess und das Psycho-Bild-Spiel;
4.) die Medien-Spiel-Techniken, die sowohl eine Psycho-Musik-Analyse als auch eine Psycho-Tanz-Analyse und eine Psycho-Mimik-Analyse enthalten.

Zahlreiche Studierende des Bakkalaureats- und des Magisterstudienganges Psychotherapiewissenschaft haben diese Methoden in ihren Abschlussarbeiten bereits praktisch umgesetzt (Greiner, 2020). Der konstruktivistische Background von Greiners und Jandls Ansatz besagt, dass Wissenschaft stets in einem gewissen Rahmen und unter gewissen impliziten Voraussetzungen betrieben wird, welche Forschungsansätze, Voranahmen und Erkenntnisse maßgeblich beeinflussen. Wissenschaft bietet also keine Enträtselung oder Beschreibung einer objektiven Welt, sondern vielmehr Konstruktionen und Applikationen verschiedener wissenschaftlicher Mikrorealitäten. Als solche werden jeweils mehr oder weniger homogene und in sich widerspruchsfreie Konglomerate von Aussagen bezeichnet, die auch als *Theoriegebäude* beschrieben werden können, oder im Bereich der Psychotherapie als *Schulen* oder *Ansätze*. Ihr Zweck ist es, in der praktischen Anwendung brauchbare Resultate zu liefern. Im Fall der Psychotherapie wäre ihr Zweck die erfolgreiche Behandlung von Menschen mit psychischen Störungen auf der Basis ihres jeweiligen wissenschaftlichen Satzsystems, welches Theorien wie das Drei-Instanzen-Modell und Methoden wie die Traumdeutung enthält. Damit eine Mikrorealität in der Praxis mehr oder minder erfolgreich sein und bleiben kann, bedarf es in den meisten Fällen der steten Anpassung an die nicht objektiv erkennbaren äußeren Gegebenheiten. Hierzu bedarf es der Forschung, durch die eine Adaption des Aussagesystems möglich wird, um neue Phänomene innerhalb der Mikrorealität adäquat einbauen und beschreiben zu können. In diesem Kontext führt Greiner den sogenannten Objekt-Methode-Zirkel an, nach dem die Vorstellungen, die man von einem Forschungsgegenstand (Objekt) am Beginn der Betrachtung hat, die Wahl der Art und Weise, wie man ihn beforscht (Methode), prägen (Greiner, 2012, S. 41–47).

Der Forschungsgegenstand ist im aktuellen Buch im Abschnitt 2.5 definiert worden: Eco-Anxiety. Die Forschungsmethode ist weniger klar, denn das Phänomen wurde bereits aus verschiedenen (psychologischen, soziologischen, ethnologischen, theologischen etc.)

Blickwinkeln betrachtet respektive in verschiedenen Mikrorealitäten behandelt, in anderen wiederum noch nicht. In diesem Buch soll deshalb ein Ansatz zur Anwendung kommen, der sich in verschiedene Mikrorealitäten begibt, dort den Forschungsgegenstand durch die jeweilige Realitätsbrille betrachtet und anschließend die Resultate dem Boden entfremdet, um sie reflektiert in die eigene Konstruktion zu integrieren. An der Stelle werden die Stärken des multiparadigmatischen Feldes Psychotherapie sichtbar, in dem zahlreiche Aussagen über einen Forschungsgegenstand, in diesem Fall Eco-Anxiety, auf einer reflexiven Basis miteinander in Beziehung gesetzt werden können. Dies kann wiederum eine Bereicherung für die psychotherapeutisch Praktizierenden sein, die mit diesem Emotionsbild zu tun haben.

Um diese Kurzfassung etwas ausführlicher und verständlicher darzulegen, stellt der Autor im Folgenden einen eigenen Forschungsansatz vor – die Handlungsmöglichkeiten-erweiternde Psychotherapiewissenschaft (HEP) –, dessen wissenschaftstheoretische Grundlage jener von Greiner nicht unähnlich ist, jedoch eine bislang noch nicht existente Praxeologie in Verbindung dazu formuliert.[22] Die nachfolgenden Ausführungen enthalten also Kerngedanken eines psychotherapiewissenschaftlichen Ansatzes. Bevor allerdings die Psychotherapiewissenschaft thematisiert wird, werden einige Eckpunkte des grundlegenden konstruktivistischen Ansatzes vorgestellt, um die Gedankengänge im darauffolgenden Abschnitt nachvollziehbarer zu machen. Kern einer wissenschaftlichen Arbeit ist es jedenfalls, die Forschung transparent und offen darzulegen, damit die Ergebnisse intersubjektiv nachvollziehbar sind.

3.2 Der Radikale Konstruktivismus als Grundlage der Methode

Anders als bei Greiner ist hier der Startpunkt nicht der Konstruktive Realismus Friedrich Wallners (Wallner, 1991), sondern der Radikale Konstruktivismus in der Tradition Ernst von Glasersfelds (Glasersfeld, 1996). Jener mittlerweile verstorbene Autor greift in seinen Texten häufig auf Jean Piaget, den Hauptvertreter der genetischen Epistemologie, zurück. Letzterer formulierte die auf empirische Beobachtungen und Schlussfolgerungen gestützte Annahme, dass Säuglinge von Geburt an durch Handlungen kognitive Schemata ausbilden, mit deren Hilfe sie in der Welt zurechtkommen. Hierfür bedient er sich zweier grundlegender Mechanismen, die Piaget *Assimilation* und *Akkommodation* nennt. Erstere meint das Einordnen von Wahrnehmungsinhalten in bereits existierende kognitive

22 Es existieren weitere Ansätze, die sich Psychotherapiewissenschaft nennen oder sich darauf beziehen – beispielsweise jene von Petzold (1994a, 1994b), Fischer (2008, 2011) oder Burda (2012, 2021) –, jedoch sind diese Konzepte innerhalb des Feldes Psychotherapie verwurzelt und bilden mehr oder weniger eigene psychotherapeutische Ansätze sowie vermutete Grundlagen psychotherapeutischen Geschehens. Sie eint jedoch, dass sie versuchen, eine Metaperspektive einzunehmen, obwohl sie aus dem Feld selbst blicken. Fischer geht beispielsweise von Strukturniveaus aus (ein tiefenpsychologischer Terminus), während Burda Aspekte C. G. Jungs verwendet und Petzold eine integrative Psychotherapierichtung verfolgt. Lediglich der Ansatz Greiners ist, weil auf wissenschaftstheoretischer Basis lokalisiert, in der Lage, einen entsprechenden Blickwinkel einzunehmen.

Schemata. Ein Kleinkind nimmt einen roten Apfel wahr, erkennt ihn im Strom der Wahrnehmungsinhalte als Apperzeption, die es bereits mehrfach gesehen hat, und verbindet ihn mit dem phonetischen Laut „Apfel", den die Eltern regelmäßig äußerten, wenn es den Gegenstand wahrgenommen hat. Teil des Schemas ist zudem eine Reihe von Handlungen, die dazu passen – beispielsweise abbeißen oder wegwerfen. Bei letzterer Aktion entsteht jedoch ein Konflikt mit den Eltern, weshalb diese Handlungsalternative sukzessive seltener auftritt und irgendwann nur noch als potenzielle sensomotorische Aktivität im Schema roter Apfel vorhanden ist. Was passiert, wenn das Kleinkind einen roten Plastikapfel wahrnimmt? In der Annahme, dass es zuvor noch nie einen roten Plastikapfel gesehen hat, wird zunächst assimiliert, also die Wahrnehmung in das bereits existente Schema roter Apfel gesteckt. Das Kleinkind wird möglicherweise versuchen, davon abzubeißen, um dann festzustellen, dass die Handlung nicht zum erwarteten Resultat führt: den Geschmack eines Apfels im Mund und die Befriedigung, etwas Schmackhaftes gegessen zu haben. Stattdessen bleibt ein kleiner Schmerz an den Zähnen und die Gewissheit, dass dies keinesfalls so schmeckt, wie es das Objekt gemäß Schema sollte.

Hier setzt die Akkommodation ein: die Ausbildung neuer und/oder die Veränderung bestehender Strukturen. In diesem Fall wird möglicherweise ein neues Schema angelegt, das wir pragmatisch *roter Plastikapfel* nennen. Das Kleinkind wird möglicherweise noch keine Begrifflichkeit dafür kennen. Im Zuge des Spracherwerbs können dann mehrere Wörter in das Schema aufgenommen werden – beispielsweise *unechter Apfel*, *künstliche Frucht*, *Plastikobst* und andere. Durch Versuch und Erfolg bzw. Irrtum werden mit den Jahren komplexere und zielsicherere Schemata gebildet, mit deren Hilfe der heranwachsende Mensch erfolgreich in seiner Umwelt agieren kann. Das Gleichgewicht zwischen Assimilation und Akkommodation bzw. zwischen kognitiven Konstrukten nennt Piaget *Äquilibration*. Ein Ungleichgewicht herrscht demnach, wenn das Kleinkind trotz allem versucht, weiterhin vom Plastikapfel abzubeißen, ohne sich den Gegebenheiten der Wahrnehmungen anzupassen und zu akzeptieren, dass es kein roter Apfel ist (Piaget, 1976). Glasersfeld fasst seine Interpretation von Piagets Schriften wie folgt zusammen:

> „Die radikal konstruktivistische Interpretation der genetischen Epistemologie Piagets lautet daher folgendermaßen: Die Vorstellung, die ein Organismus sich von der Umwelt macht, das heißt dessen Wissen von der Welt, ist in jedem Falle das Ergebnis seiner kognitiven Tätigkeit. Das Rohmaterial seiner Konstruktionen sind ‚Sinnesdaten', und damit meint der Konstruktivist ‚Partikel der Erfahrung', also Elemente, die keinerlei spezifische ‚Interaktionen' oder Verursachungen auf Seiten einer bereits strukturierten ‚Realität' jenseits der Erfahrungsschnittstelle des Organismus voraussetzen. Diese ‚Schnittstelle' entspringt als kognitives Konstrukt der Externalisierung der Konstrukte des Organismus, einer Operation, die konkret an jedem bewussten selbst- bzw. erfahrungsbezogenen Akt beteiligt ist. Auch wenn Externalisierung eine notwendige Bedingung für das ist, was wir ‚Realität' nennen, ist diese Realität dennoch gänzlich unser eigenes Konstrukt und darf in keinem Sinne als Widerspiegelung oder Abbildung der von den Philosophen sogenannten ‚objektiven' Realität angesehen werden, denn kein Organismus kann kognitiven Zugang zu Strukturen haben, die nicht von ihm selbst gemacht sind. Kognitive Äquilibration muss als eine Art von Idealzustand angesehen werden, der nie erreicht wird. Der Organismus arbeitet darauf hin, indem er die Signale assimiliert, die er in einem gegebenen Moment (oder Stadium) mit den Strukturen, die er in der Vergangenheit gebildet hat, koordiniert, und indem er die bereits gebildeten

> Strukturen akkommodiert, wenn die Signale, mit denen er es zu tun hat, nicht erfolgreich in eine der verfügbaren Strukturen eingepasst werden können" (Glasersfeld, 1987, S. 111–112).

Piagets genetische Epistemologie ergänzt Glasersfeld um die Bedeutung der Sprache für die Wirklichkeitskonstruktionen. Hierbei greift er einerseits auf Wittgenstein zurück, der den Terminus *Sprachspiel* prägte. Für den Sprachphilosophen bezeichnet das Wort das Ganze der Sprache und der Tätigkeiten, die mit ihr verbunden sind. Sprachliche Äußerungen und Symbole haben dabei nur dann einen Sinn, wenn sie eine bestimmte Funktion bei den sprechenden Subjekten haben (Wittgenstein, 2011). Andererseits ruht Glasersfelds Argumentation auf der Sapir-Whorf-Hypothese, die besagt, dass die Art und Weise, wie Menschen denken, von der Struktur und dem Vokabular der Muttersprache geprägt wird (Whorf, 1984). Das Kleinkind, das beim Wahrnehmen eines roten Apfels von den Eltern den Laut *Apfel* vernimmt, wird versuchen, ihn wiederzugeben, wenn es die Erziehenden auf einen Apfel aufmerksam machen will oder beispielsweise einen haben (und essen) möchte. Aus dem Laut wird mit erweiterter Kenntnis der deutschen Sprache inklusive ihrer Partikel wie Buchstaben und Silben sowie ihrer Strukturen ein abstrakter Begriff, ein sprachliches Zeichen, das dem Schema zugeordnet wird. Das Wort wird allerdings nur bei bestimmten Personen zum gewünschten (Kommunikations-)Erfolg führen. Bei einer der deutschen Sprache (oder zumindest des Wortes Apfel) unkundigen Person wird die Aussage dagegen nicht das bewirken, was die sprechende Person beabsichtigt.

Dass die Sprache dabei die Wirklichkeitskonstruktionen bestimmt, lässt sich anhand eines Beispiels vereinfacht illustrieren. In der deutschen Sprache unterscheiden wir einen roten Apfel von einer grünen Birne in zwei Qualitäten: der Farbe und der Obstsorte, wobei Letztere vor allem einen anderen Geschmack und eine andere Form bedingt. Angenommen wir hätten ein Wort, das ausschließlich runde Baumfrüchte unabhängig von Farbe oder gustatorischer Wahrnehmung bezeichnet, so würden wir keinen Unterschied zwischen Äpfeln und Birnen kennen, vielmehr die beiden als zusammengehörig bezeichnen, da es sich bei beiden um runde Baumfrüchte handelt. Hierzu würden auch beispielsweise Nüsse zählen. Eckige Baumfrüchte oder runde Strauchfrüchte würden allerdings von uns als etwas anderes wahrgenommen werden, selbst wenn es sich um einen Braeburn-Apfel handelt, der auf einem Busch wächst und von uns dem Wort Apfel zugeordnet wird. Sollte in unserer Sprache noch kein Wort für diese Frucht existieren, würde früher oder später ein Neologismus gebildet werden, der auf ein neues Schema verweist: auf jenes der runden Strauchfrüchte. Dreh- und Angelpunkt der Konstrukte in Kombination mit der Sprache ist die praktische Anwendbarkeit.

Glasersfeld erweitert seine Interpretation von Piagets Erkenntnistheorie und den linguistischen Hypothesen um eine diesbezügliche Komponente, die er mit dem Wort *Viabilität* bedachte, das mit *gangbar* oder *passend* übersetzt werden kann. Von allen möglichen Wirklichkeitskonstruktionen werden jene behalten, die nützlich sind und sich im praktischen Handeln bewähren – also entsprechende Resultate liefern. Im Beispiel des Plastikapfels wären Gedanken und Handlungen denkbar, die das Objekt als Zierde in einem Plastikobstkorb betten und betrachten, alternativ das Einbeziehen des Gegenstands in Verkaufsspielen bei Kindern oder auch das Entsorgen oder grundsätzliche Ablehnen des Objekts aufgrund von Bedenken wegen der Umwelt. Sie alle können viabel sein, sofern äußere Umstände nicht massiv intervenieren. Nicht viabel wird in den meisten Fällen ein Schema sein, in dem das Abbeißen oder Essen des wahrgenommenen Plastikapfels als Handlung enthalten ist. In seinen eigenen Worten kurzgefasst:

> „Begriffe, Theorien und kognitive Strukturen im Allgemeinen sind viabel bzw. überleben, solange sie die Zwecke erfüllen, denen sie dienen, solange sie uns mehr oder weniger zuverlässig zu dem verhelfen, was wir wollen" (Glasersfeld, 1987, S. 141).

Der Konstruktivist greift auch auf die Philosophie Hans Vaihingers zurück, der Anfang des 20. Jahrhunderts über *Fiktionen* schrieb, die ebenfalls einen Bezug zur Anwendbarkeit aufweisen (Glasersfeld, 1996, S. 87–89). Als Fiktion bezeichnet er das Ergebnis von Gedankenvorgängen, die er *Kunstgriffe* nennt.

> „Die fiktive Tätigkeit der Seele ist eine Äußerung der psychischen Grundkräfte; die Fiktionen sind psychische Gebilde. Aus sich selbst spinnt die Psyche diese Hilfsmittel heraus; denn die Seele ist erfinderisch; den Schatz an Hilfsmitteln, der in ihr selbst liegt, entdeckt sie, gezwungen von der Not, gereizt von der Außenwelt. Der Organismus ist hineingestellt in eine Welt voll widersprechender Empfindungen, er ist den Angriffen einer ihm feindlichen Außenwelt bloßgestellt, und um sich zu erhalten, wird er gezwungen, sowohl von außen als innen alle möglichen Hilfsmittel zu suchen" (Vaihinger, 1922, S. 18–19).

Nach Vaihinger ist das Denken mit all seinen Denkmitteln nichts weiter als ein Durchgangspunkt, dessen Ziel die praktische Umsetzung ist. Anders formuliert: ein Hauptmerkmal der Fiktion ist die Viabilität. Im Originalwortlaut:

> „Die Vorstellungsformen und Fiktionen sind *zweckmäßige* [Hervorhebung durch P. R.] psychische Gebilde" (Vaihinger, 1922, S. 174).

Vaihinger erinnert sich in einem anderen seiner Texte an seine Jugend, in der er viele Werke berühmter Philosophen las – unter anderem Kant und Hegel. Besonders geprägt hat ihn Schopenhauer, der das Irrationale ins Zentrum seiner Texte stellt. In den meisten philosophischen und insbesondere erkenntnistheoretischen Systemen werde, so Vaihinger, versucht, alles rational und logisch zu erklären. Der Rest abseits der Logik werde schlicht nicht berücksichtigt (Vaihinger, 1927). Jene Kritik lässt sich durchaus an Glasersfeld richten, der Irrationales wie Gefühle oder das Unbewusste nicht behandelt.[23] An der Stelle kann die Individualpsychologie Alfred Adlers die konstruktivistische Epistemologie gut ergänzen. Adler greift in seinen Werken ab 1912 auf Vaihingers Gedanken zurück und formuliert 1927 folgende Zeilen:

> „Das Ziel [der Überlegenheit, Anm. P. R.] wird so aufgestellt, dass seine Erreichung die Möglichkeit bietet, Überlegenheit zu fühlen oder die eigene Persönlichkeit so weit zu heben, dass das Leben lebenswert erscheint. Dieses Ziel ist es auch, das den Empfindungen ihren Wert verleiht, die Wahrnehmungen lenkt und beeinflusst, die Vorstellungen gestaltet und die schöpferische Kraft leitet, mit der wir die Vorstellungen schaffen, Erinnerungen ausgestalten oder beiseite schieben. Und wenn man bedenkt, dass nicht einmal die Empfindungen absolute Größen sind, sondern ebenfalls schon von der Zielstrebigkeit beeinflusst sind, die

23 Zu erwähnen ist jedoch, dass Philosoph*innen, die gemäß ihrer Selbstbeschreibung Glasersfelds Theorien weiterentwickeln, auch den Stellenwert der Gefühle in ihrer Konzeption berücksichtigen. Ein Beispiel für eine solche Entwicklung ist S. J. Schmidt (2015).

> das Seelenleben erfüllt, wenn man sich ferner vor Augen hält, dass unsere Wahrnehmungen immer mit Auswahl, in einer bestimmten geheimen Absicht erfolgen, dass die Vorstellungen ebenfalls nicht absolute Werte enthalten, sondern von diesem Ziel beeinflusst sind, dass wir ferner jedem Erlebnis immer die Seite abzugewinnen suchen, die uns geeignet erscheint, unser Ziel weiter im Auge zu behalten, dann ist es verständlich, dass auch hier weiter alles relativ bleibt und nur der Schein von feststehenden, sicheren Werten erübrigt. Im Sinne einer Fiktion, in einer Art von wirklicher Schöpferkraft hängen wir uns an einen feststehenden Punkt, den es in der Wirklichkeit nicht gibt. Diese Annahme, eigentlich bedingt durch eine Mangelhaftigkeit des menschlichen Seelenlebens, gleicht vielen Versuchen in Wissenschaft und Leben, wie etwa dem, die Erdkugel in Meridiane einzuteilen, die es nicht gibt, aber als Annahmen großen Wert haben. In allen Fällen seelischer Fiktionen haben wir es mit Erscheinungen folgender Art zu tun: wir nehmen einen fixen Punkt an, obwohl wir uns bei näherer Betrachtung überzeugen müssen, dass er nicht besteht. Wir tun das aber nur, um eine Orientierung im Chaos des Lebens zu gewinnen, um eine Rechnung ansetzen zu können. Alles, von der Empfindung angefangen, wird von uns in ein berechenbares Gebiet hineinversetzt, in dem wir handeln können. Dies ist der Vorteil, den uns die Annahme eines feststehenden Zieles bei Betrachtung eines menschlichen Seelenlebens bietet" (Adler, 1927a/2007a, S. 74).

1933 geht er ausführlicher auf die Wahrnehmung ein und postuliert, dass Menschen nicht in der Lage sind, durch ihre Sinne Tatsachen zu empfangen, sondern lediglich einen *Abglanz der Außenwelt*, ein subjektives Bild. In Kombination mit der Annahme, dass Funktionen wie das Wahrnehmen, das Erinnern und das Vorstellen vom Lebensstil geprägt werden, der selbst wiederum in den ersten Lebensjahren durch die gemachten Erfahrungen inkl. der Reaktionen der Umwelt (Eltern etc.) auf die Handlungen des Kindes entsteht, lässt sich das Theoriekonstrukt Adlers durchaus als konstruktivistisch interpretieren (Adler, 1933b/2008, S. 28).[24] Wenn wir weiters davon ausgehen, dass die Wahrnehmung, genauer die Apperzeption – also das, was wir bewusst wahrnehmen –, die Erinnerung, die kognitiven Funktionen und weiter auch die Einstellungen und Werte Teile des Lebensstils sind, lässt sich schlussfolgern, dass emotionale Reaktionen auf Wahrnehmungsinhalte ebenfalls auf Konstruktionen bzw. Schemata basieren oder zumindest von diesen beeinflusst werden. Dass Gefühle, die Menschen beim Betrachten bestimmter Objekte oder Szenarien empfinden, veränderbar sind, weist ebenfalls in diese Richtung.[25] Lerntheoretische Studien legen außerdem nahe, dass Gefühle einen gewichtigen Faktor bei der Bildung und Anpassung kognitiver Schemata darstellen. Je intensiver Emotionen einen bestimmten Wahrnehmungsstrom begleiten, desto eher werden die Strukturen adaptiert (Ormrod, 2018, S. 207).

Adler passt auch in anderer Hinsicht zu Glasersfeld. Wenn man einige Aussagen seiner früheren Werke berücksichtigt, kann man in seine Theorie das Konzept der Viabilität integrieren. Adler geht in seinem Hauptwerk davon aus, dass ein gesunder Mensch mit

---

24 Es existieren auch Texte, die Adler eine Nähe zur Phänomenologie attestieren, andere wiederum, vor allem jene, die sich mit den früheren Texten befassen, sehen realistische Tendenzen in seinen Aussagen, in denen er behauptet, der Gesunde könne unbefangen mit der Wirklichkeit rechnen (und diese somit auch direkt erkennen).

25 Die Bedeutung eines Objekts ist Teil des Schemas und wandelbar. So kann eine Person Angst beim Anblick von Spinnen fühlen und nach einer systematischen Desensibilisierung oder in einer anderen Lebensphase sie sogar als Haustier halten.

der Wirklichkeit unbefangen rechnen, also sich bei Schwierigkeiten entsprechend verändern könne – hier würden Assimilation und Akkommodation funktionieren, um durch Anpassung viable Schemata beizubehalten –, während eine Person mit einer Psychose alles tun werde, um ihre Fiktionen umzusetzen, selbst wenn sie sich im praktischen Leben als nicht brauchbar erwiesen haben (Adler, 1912a/2008a, S. 88f. & 148f.).[26] Lebensweltlichen Praxisbezug hat zudem Adlers bereits erwähntes Konzept des Lebensstils. Es basiert auf den Erfahrungen, die ein Mensch in seiner Kindheit gemacht hat. Wie hat er versucht, Probleme und Herausforderungen zu bewältigen, und wie haben die wichtigsten Bezugspersonen darauf reagiert? Welche Regeln und kulturellen Normen wurden vermittelt und wie streng durchgesetzt? Welche Erfahrungen prägen das Leben und welche Folgen haben sie für die späteren Handlungsweisen? Der Lebensstil ist bei Adler nach einem fiktiven Idealziel hin ausgerichtet, womit Vaihinger wieder ins Spiel kommt. Auch ist er am Erfolg der Anwendung orientiert und soll das Subjekt sicher durch das Leben führen. Der Lebensstil selbst sei, so Adler, unbewusst. Damit bringt er einen Aspekt in den Konstruktivismus, der bei Glasersfeld vollständig fehlt: das Unbewusste.

> „Diesem unbewussten Lebensplan fügen sich gleichlaufend das Denken, das Fühlen, das Handeln, das Wollen, alle Charakterzüge, das Bewusste und das Unbewusste ein“ (Adler, 1931n/2010, S. 485).

Der Lebensstil ist bei Adler zudem gleichzusetzen mit dem Ich (Adler, 1931l/2010, S. 454), womit er sich von Freuds Strukturmodell entfernt, bei dem das Ich der Ort des Bewusstseins ist, in dem Wahrnehmen, Denken sowie Erinnern stattfinden und zudem das Selbstbild erzeugt wird (Freud, 1923b). Auch Glasersfeld behandelt in einem Aufsatz das Ich. Er differenziert zwischen dem Ich als Teil der Wahrnehmungserfahrung – beispielsweise das Betrachten und Unterscheiden zwischen der eigenen Hand auf der Tastatur und dem Objekt, auf der sie tippt –, dem aktiven Ich als wahrnehmendes, erfahrendes und handelndes Subjekt, und dem sozialen Ich, womit er de facto stabile Persönlichkeitsmerkmale und die Rollen meint, die wir in verschiedenen Situationen einnehmen. Das Ich in der ersten Bedeutung ist eines der grundlegendsten Schemata, das für uns viabel ist: die Unterscheidung jener Wahrnehmungsinhalte, die wir steuern können, eben die Hand, wodurch wir sensorisches Feedback erhalten, von denen, die wir nicht unmittelbar, sondern nur mittelbar beeinflussen können, eben die Tastatur, die wir mit der Hand aufheben. Das Ich in der zweiten Bedeutung ist der Ort des Konstruierens selbst, der auf den vorherigen Seiten bereits besprochen wurde. Das Ich in der dritten Bedeutung ist ein komplexeres Konstrukt, das aus unzähligen Facetten besteht (Glasersfeld, 1987, S. 168–175). Soziale Beziehungen und das soziale Ich stehen dabei in einem Verhältnis zueinander,

---

26 Dass ich hier Fiktion und Schema in einem Satz beinahe synonym verwende, bedarf einer kurzen Erläuterung. Fiktion ist in meinem Verständnis ein Hilfskonstrukt, das dazu dient, in der Welt erfolgreich handeln zu können, und dessen hauptsächliches Existenzkriterium ebenjener praktische Erfolg ist. Das Schema ist ein umfassenderes Konstrukt, in dem verschiedene zusammengehörige Daten wie Sinneswahrnehmungen, phonetische Laute, Symbole und Handlungsabläufe gespeichert sind. Es ist ebenfalls auf Praktikabilität ausgerichtet. Beide Konzepte sind konstruktivistische Begrifflichkeiten, die am praktischen Handlungserfolg bemessen und idealerweise im Fall des Scheiterns angepasst werden.

das Glasersfeld wie folgt charakterisiert: Wenn ein Mensch die Erkenntnis erlangt, dass andere Personen in vorhersagbarer Weise handeln – wenn die Schemata von jenen Personen also mit verschiedenen Charaktereigenschaften und Erwartungen von Ergebnissen bestimmter selbst getätigter Handlungen ausgeprägt werden –, entsteht gleichzeitig ein Schema von einem selbst, das ebenfalls stabile Eigenschaften enthält, anhand derer sich eine Art Selbstbild und somit ein soziales Ich formieren kann (Glasersfeld, 1996, S. 208).

Gerade die sozialen Beziehungen haben einen enormen Einfluss auf die Konstruktionen, mit denen wir in der Welt navigieren. Wenn Adler davon spricht, dass die wichtigsten Bezugspersonen unseren Lebensstil maßgeblich mitprägen, und damit die Fiktionen, mit denen wir im Leben zurechtkommen, dann erwähnt Glasersfeld in diesem Zusammenhang die Viabilität zweiter Ordnung. Damit meint er folgendes Phänomen: Wenn eine Person mit bestimmten Wahrnehmungs-, Denk- und Handlungsschemata sieht, dass eine andere Person ein augenscheinlich ähnliches Wissen aufgebaut hat und damit erfolgreich in der Welt handelt, bestärkt dies die erste Person darin, dass ihre Strukturen viabel sind und damit beibehalten werden (Glasersfeld, 1996, S. 197). Was Glasersfeld ohne Hinweis auf die Bewusstheit des Prozesses darlegt, dürfte in den allermeisten Fällen unbewusst stattfinden. Auf diesem Weg gelangt jedenfalls intersubjektiv geteiltes Wissen in die konstruktivistische Weltanschauung, die von Kritiker*innen gern als Solipsismus bezeichnet wird.

3.3 Die (Psychotherapie-)Wissenschaft im Radikalen Konstruktivismus

Ein Spezialfall des Wissens und der Wahrheit, die Vaihinger übrigens als die zweckmäßigste Form des Irrtums bezeichnet und Glasersfeld mit der Viabilität sowie mit der Reflexion, wenn das Subjekt die eigenen Handlungserfolge reflektiert und beurteilt, verbindet, ist die Wissenschaft. Für Glasersfeld ist wissenschaftliches Wissen jedoch nur in gradueller Hinsicht von anderem Wissen zu unterscheiden:

> „Wissenschaftliches Wissen wird als verlässlicher angesehen als unser Alltagswissen, nicht weil es auf irgendeine besondere Art aufgebaut wäre, sondern weil es in expliziter und wiederholbarer Weise zustande kommt. […] Der Wert wissenschaftlichen Wissens hängt folglich nicht von seiner Wahrheit im philosophischen Sinne ab, sondern von seiner Viabilität" (Glasersfeld, 1996, S. 196).

Und an anderer Stelle sagt er:

> „Auf der Ebene des alltäglichen Handelns muss unser Wissen für uns nützlich sein, muss uns auf verlässliche Weise unsere Ziele erreichen helfen. Auf der Ebene der Wissenschaft jedoch scheint Nützlichkeit von keinem besonderen Wert. Der Wissenschaftler sucht nach Konsistenz, nach kompatiblen Theorien und Modellen, und letztendlich nach einer einheitlichen und homogenen Erklärung der Erfahrung aller Ebenen" (Glasersfeld, 1987, S. 141).

Im Unterschied zum *Alltagswissen*, das primär nach dem Kriterium der Viabilität gebildet wird, muss wissenschaftliches Wissen darüber hinaus eine begriffliche Kohärenz aufweisen. Glasersfeld ist damit Wallners Postulat vom widerspruchsfreien Aussagesystem innerhalb einer Mikrorealität nicht fern, wenngleich Glasersfeld nicht von Mikrorealitäten gesprochen hat. Außerdem spielt die Intersubjektivität auch im Bereich der Wissenschaft eine große Rolle, die im Radikalen Konstruktivismus nach Glasersfeld durch die Viabilität zweiter Ordnung vertreten ist. Wissenschaftliche Konstrukte entstehen dabei in der Regel auf lebensweltlichen Grundlagen der kulturellen Sozialisierung eines Subjekts, die häufig mit kompatiblen Satzsystemen anderer Personen maßgeblich erweitert oder verändert werden, welche man im Rahmen der wissenschaftlichen Prägung beispielsweise an der Universität kennenlernt. Dabei spielt die permanente Veränderung im Rahmen der Assimilation und Akkommodation eine wichtige Rolle, denn Konstrukte werden im Laufe des Lebens mit der Kenntnis weiterer Aussagen und vor allem mit gemachten Erfahrungen stets angepasst, um noch viabler zu werden.

Eine Kurzfassung lautet daher: Wissenschaftlich ist ein Aussagesystem, das eine Reihe kohärenter Sätze enthält, wiederholt in der Anwendung entsprechende Resultate liefert und dessen Wiederholbarkeit von einer Reihe relevanter Subjekte bestätigt wird, die es als Wissenschaft bezeichnen. Hier ist auch Macht von Bedeutung. Grundsätzlich kann aus konstruktivistischer Sicht ausgesagt werden, dass Wissenschaft(en) Diskurse im Sinne Foucaults sind, also ein Konglomerat verschiedener möglicher Aussagen von Autor*innen. Foucault legt jedoch den Fokus auf die Strukturen, wohingegen mit einer konstruktivistischen Brille die Subjekte im Zentrum der Aufmerksamkeit stehen, welche Aussagen aufgrund ihrer lebensweltlichen und wissenschaftlichen *Erziehung* sowie ihrer Wahrnehmungen und Erfahrungen formulieren. Macht ist hier freilich von hoher Bedeutung, da sie bei Foucault die möglichen Aussagen begrenzt. Konstruktivistisch betrachtet werden in wissenschaftlichen Diskursen Aussagen formuliert, die für die publizierenden Personen nicht nur in der Anwendung viabel sind, sondern auch im Aussprechen gewünschte Ergebnisse liefern. Wissenschafter*innen werden deshalb nur solche Konstrukte sprachlich formulieren, die einen gewissen Erfolg versprechen. Das kann nun auf die Anerkennung im jeweiligen Fachbereich, auf andere angestrebte Güter wie ein Honorar, das man bei entsprechenden Ergebnissen erhält, auf Aufmerksamkeit der Bevölkerung, von Medien oder auf andere mögliche Ziele gerichtet sein. Entsprechen die Aussagen viablen Konstruktionen, die auch von anderen (Fach-)Personen als solche wahrgenommen werden, also von solchen Subjekten, die in der Wahrnehmung anderer eine gewisse Reputation auf einem Fachgebiet besitzen, können sich jene Sätze durch das häufige Zitieren halten und als wissenschaftliche Theorien etablieren.

Damit der durchaus komplexe Absatz in einfacheren Worten verständlicher wird, soll ein Fallbeispiel aus dem Bereich der Psychotherapiewissenschaft zur Illustration angeführt werden. Sigmund Freud ist in seiner Jugend humanistisch und naturwissenschaftlich sozialisiert worden, erwarb also viele Schemata mit unterschiedlichen Inhalten aus natur- und geisteswissenschaftlichen Disziplinen. Im Rahmen seines Studiums lernte er unter anderem von Ernst Wilhelm von Brücke und weiteren bedeutenden Lehrer*innen, dass nur positivistische und naturwissenschaftliche Aussagen im Wissenschaftsbetrieb viabel sind, wenn man in dem Bereich einen gewissen Erfolg und ein gewisses Ansehen erreichen will. Andere werden verhöhnt oder schlicht ignoriert. Wollte er also wissenschaftlich erfolgreich sein, musste er sich anpassen. Seine psychoanalytischen Konstrukte waren in der psychotherapeutischen Praxis viabel und führten in seinen Wahrnehmungen zu

Behandlungserfolgen, mussten aber entsprechend in ein naturwissenschaftliches Wording verpackt werden, um als wissenschaftliches Aussagesystem anerkannt zu werden. Dieser Weg erwies sich als erfolgreich, denn 1910, 15 Jahre nach der ersten großen Veröffentlichung in dem Bereich, hatte er weltweit zahlreiche Wissenschafter*innen und Ärzt*innen von der Wissenschaftlichkeit und Viabilität der Psychoanalyse überzeugt, die ihrerseits das Aussagesystem mit ihren lebensweltlichen sowie wissenschaftlichen Schemata, Wahrnehmungen und Erfahrungen erweiterten (Alt, 2016). Auch in ihren Wahrnehmungen war ihr jeweiliges System viabel, führte also in der Praxis zu den erwarteten Resultaten, wenngleich das bei Behandlungen psychischer Störungen eine eher relative Erwartung ist, denn nicht immer führt die gleiche Handlung zum gleichen Resultat.

Der konstruktive Anteil des veränderlichen Satzsystems wird an der Stelle deutlich, an der man die unzähligen Austritte, Ausschlüsse und Differenzierungen des psychoanalytischen Gebäudes betrachtet. Personen wie Alfred Adler, Wilhelm Stekel, Carl Gustav Jung, Wilhelm Reich, Sándor Ferenczi, Otto Rank, Fritz Perls und andere übernahmen psychoanalytische Konstrukte, adaptierten sie allerdings mit der Zeit und zusätzlichen Kenntnissen und/oder Erfahrungen, weil sie in ihren Wahrnehmungen durch die Veränderungen viabler wurden, also besser den gewünschten (Behandlungs-)Erfolg brachten. Sie beeinflussten damit wiederum andere Personen, die ihre Schemata übernahmen, selbst adaptierten und Aussagen dazu tätigten, wodurch sich neue wissenschaftliche Aussagesysteme bildeten (Benetka, 2017). Hervorzuheben sind an der Stelle die steten Veränderungen der Konstrukte durch Assimilation und Akkommodation innerhalb der einzelnen Subjekte, die durch andere Subjekte bzw. durch die Viabilität zweiter Ordnung bestärkt wurden (Raile, 2019). Ob ihre Satzsysteme dann noch als psychoanalytische Konzepte betrachtet wurden, lag vor allem an den Machtverhältnissen. Wenn eine Reihe bedeutender Psychoanalytiker*innen der Meinung war, dass die veränderten Schemata zu den zu der Zeit in der Gemeinschaft anerkannten Konstruktionen passten und sich die Personen selbst als der Psychoanalyse zugehörig bezeichneten, wurden sie als wissenschaftliche Autor*innen der Psychoanalyse behandelt. Andernfalls distanzierten sie sich oft davon und begannen, ihre Theorien unter anderen Namen zu verbreiten (Bruder, 2003). Das schloss allerdings nicht aus, dass wiederum andere Personen beispielsweise die Individualpsychologie Adlers als psychoanalytische Richtung bezeichneten, selbst wenn das Konstrukt in manchen Zeiten nicht viabel im Sinne der Viabilität zweiter Ordnung bzw. von anderen nicht anerkannt oder rezipiert wurde. Aber auch dies ist veränderbar, denn mittlerweile sprechen mehrere Vertreter*innen der Schule selbst von einer psychoanalytischen Individualpsychologie (Rieken, Sindelar & Stephenson, 2011).

Wenn also Wallner von mehr oder weniger stabilen wissenschaftlichen Mikrorealitäten ausgeht, innerhalb derer die Subjekte zum Satzsystem passende Aussagen über empirische Erfahrungen tätigen (Wallner, 2002), gehe ich, Glasersfeld folgend und erweiternd, von unzähligen subjektiven Konstruktionen aus, die in manchen relevanten Aussagen mit jenen anderer kompatibel (Viabilität zweiter Ordnung) sind und zu Schulen zusammengefasst werden, aber auch ständig angepasst werden können – und zwar nicht nur von Subjekt zu Subjekt, sondern auch innerhalb eines Subjekts im Verlauf der Zeit, wenn es neue Konstrukte kennenlernt und Erfahrungen macht, anhand derer es die Schemata mittels Assimilation und Akkommodation verändert. Diese Herangehensweise bildet in meinen Augen eine gangbare Beschreibung des komplexen und wandelbaren Feldes Psychotherapie, in dem mittlerweile eine höhere dreistellige Zahl an Ansätzen (Satzsystemen) besteht und selbst Praktizierende derselben Schule verschiedene Theorien und Methoden anwenden, um Patient*innen zu behandeln. Dass sie trotz aller Unterschiede viabel sind, liegt an den Wirkfaktoren der Psychotherapie, die außerordentlich komplex und Thema zahlloser Forschungen sind. Der aktuelle Forschungsstand besagt, dass unterschiedliche Psychotherapieschulen bei Patient*innen mit verschiedenen psychischen Störungsbildern in der Praxis ähnliche Resultate liefern. Dies lässt darauf schließen, dass allgemeine Wirkfaktoren wie die therapeutische Beziehung oder das Erfahren von Selbstwirksamkeit ausschlaggebend sind. Das ist jedoch insofern zu relativieren, als die Ergebnisse ebenfalls einen Zusammenhang zwischen verschiedenen Techniken und allgemeinen Wirkfaktoren aufzeigen (Pfammatter & Tschacher, 2016). Solche Befunde sprechen für zwei Kernpunkte, die für die folgende Forschung von hoher Bedeutung sind: 1) Die Psychotherapeut*innen verwenden in der Praxis unterschiedliche Techniken und Methoden, die auf verschiedenen Theorien basieren, dennoch viabel sind, also entsprechend den Erwartungen erfolgreich in der praktischen Anwendung sind. 2) Es besteht eine Vielfalt an psychotherapeutischen Schulen mit verschiedenen Herangehensweisen an ein Phänomen, die damit eine große Bandbreite möglicher Handlungsalternativen bieten. Wir können zudem annehmen, dass alle Patient*innen mit psychischen Störungen ebenfalls zum Teil deutlich voneinander abweichende lebensweltliche Schemata besitzen, die in einem oder mehreren Bereichen nicht viabel sind. Dadurch ergibt sich ein Dreiergespann, bestehend aus zahllosen Psychotherapeut*innen, die aufgrund unterschiedlicher und sich stets verändernder lebensweltlicher und wissenschaftlicher Schemata handeln, aus unzähligen wissenschaftlichen Satzsystemen – also Theorien, Techniken und Methoden, die von jenen Subjekten erworben und adaptiert werden –, und aus verschiedenen Patient*innen mit ihren jeweils eigenen Lebensstilen und Problemen. Daraus ergibt sich eine unüberschaubare Vielfalt an Psychotherapiekonstellationen. Hinzu kommt, dass sich jeder Mensch mit der Zeit verändert – eine Psychotherapie geht in der Regel mit partiellen Veränderungen der Patient*innen und Psychotherapeut*innen im Sinne des sich vergrößernden Erfahrungsschatzes einher, weshalb selbst bei derselben Personenkonstellation (Psychotherapeut*in und Patient*in) eine zweite Psychotherapie nicht wie die erste ist. Um das bekannte Zitat Heraklits abzuwandeln: Man kann nicht zweimal in dieselbe Psychotherapie einsteigen.

Wie aber ist es dann möglich, bei allen Veränderungen der Personen sowie der wissenschaftlichen Konstrukte erfolgreiche Behandlungen durchzuführen? Die existenten Schemata müssen viabel sein und zugleich einen hohen Grad an Flexibilität beinhalten. Die Psychotherapeut*innen handeln auf der Grundlage ihres Wissens, machen Erfahrungen, passen ihre Konstrukte an, machen weitere Erfahrungen und streben nach größtmöglichem Erfolg in der Anwendung ihrer Fähigkeiten im Rahmen der Behandlung von Patient*innen. Wie können sie die Viabilität verbessern? Kurz: Durch höhere Flexibilität und ein größeres Repertoire an psychotherapeutischen Handlungsschemata, die sich bei anderen Psychotherapeut*innen als wirkungsvoll erwiesen haben (Viabilität zweiter

Ordnung). Dazu benötigen die Behandelnden die Fähigkeit, sich entsprechend auf die andere Person gegenüber einzustellen und möglichst passende Handlungen (Sprechakte, nonverbale Kommunikation, Methoden und Techniken) zu setzen, also solche, die beim individuellen Gegenüber möglichst zum gewünschten Resultat führen. Bei manchen Patient*innen ist das Vorgeben einer normierten Behandlungsstruktur von Vorteil, andere fühlen sich dadurch eher unpersönlich behandelt, manchen hilft die Traumdeutung, andere lehnen es als esoterisches Gequassel ab, manche ertragen keine negativen Worte der Mutter gegenüber, manche fühlen sich danach befreiter, manche gehen bei dem geringsten Verdacht einer unterschwelligen Kritik in die Offensive und brechen die Psychotherapie ab, anderen öffnet ein direktes Wort die Augen. In den allermeisten Fällen ändern sich solche Aspekte während der Behandlung und mit der Etablierung einer tragfähigen Beziehung zwischen Psychotherapeut*in und Patient*in. Sich auf die verändernden Umstände einzustellen und die eigenen Handlungen stets in einer adäquaten, sprich viablen, Weise anzupassen, erfordert neben einem großen Methodenrepertoire und einer Erfahrung auch Intuition. Letztere definiere ich im aktuellen Kontext als spontanes und nicht bewusstes Handeln auf der Basis von Schemata, die sich aufgrund der Erfahrung sowie der Assimilation und Akkommodation gebildet haben, aber während der Situation auf einer unbewussten/automatisierten Ebene ablaufen. Um nun die praxisnahen Ausführungen, also diesen praxisorientierten psychotherapeutischen Relativismus mit den viablen Schemata, der Flexibilität und der Intuition der letzten Zeilen, theoretisch zu untermauern, entlehne ich eine mit dem Konstruktivismus kompatible Theorie aus einem Gebiet, das auf den ersten Blick kaum etwas mit der Psychotherapie gemein hat: die Kampfkünste.

3.4 Bruce Lee und die Psychotherapiewissenschaft – eine Synthese

In den 1960ern studierte der mittlerweile weltbekannte Kampfkünstler und Schauspieler Bruce Lee drei Jahre lang an der University of Washington im US-amerikanischen Seattle. Er belegte dort Schauspiel- und Philosophiekurse. Im Laufe seines kurzen Lebens, das mit 32 Jahren unerwartet abrupt endete, beschäftigte er sich intensiv mit der Kampfkunst bzw. den Kampfkünsten (Thomas, 1994, S. 55). Analog zur Psychotherapie existieren unzählige Kampfkunstschulen, die auf ähnliche Weise entstehen: Personen entwickeln viable Handlungen, um bestimmte Resultate bei anderen Menschen zu erzielen. Im ersten Bereich ist es die erfolgreiche Behandlung von psychisch Leidenden, im zweiten das primär physische Durchsetzen gegen andere. In beiden Fällen bestehen so viele Konstruktionen, wie es Subjekte gibt, wobei diese im Laufe der Zeit und mit dem Erwerb von neuen Erfahrungen stets angepasst und verändert werden. Werden einige Kernschemata geteilt, also intersubjektiv als viabel und kompatibel zueinander betrachtet, und etablieren jene Personen Organisations- und Machtstrukturen, bilden sich Schulen wie die Individualpsychologie nach Alfred Adler oder die Psychosynthese nach Roberto Assagioli. Die Kampfkunst-Pendants wären beispielsweise Wing Chun nach Ip Man oder Tae Kwon Do nach Choi Hong-Hi. Ähnlich wie bei der Psychoanalyse, deren Gründer Sigmund Freud auf die Arbeiten zahlloser anderer Denker*innen zurückgriff, beriefen sich die Kampfkunst-Richtungsgründer*innen auf ihre Lehrer*innen und Wurzeln. Und analog zur Psychoanalyse, in der mittlerweile zahllose weitere Konstruktionen wie die Objektbeziehungstheorie existieren, in denen beispielsweise zwischen den Theorien Melanie Kleins, William Fairbairns oder Donald Winnicotts weiter differenziert wird, bestehen auch im Feld der Kampfkünste solche Verzweigungen. Chōjun Miyagi gründete das *Gōjū-Ryū-Karate*, einen Stil, der sich durch bestimmte Bewegungs- und Handlungsmuster von anderen Karatestilen unterscheidet. Dessen Schüler Gōgen Yamaguchi und dessen Sohn Goshi Yamaguchi gründeten die Schule *GojuKai* und vertreten dort *Gōjū-Ryū-Karate*. Osamu Hirano lernte unter anderem bei Gōgen Yamaguchi, aber auch bei anderen Meister*innen und gründete schließlich die Schule *KuYuKai*, die sich von *GojuKai* ebenfalls durch bestimmte Bewegungen und differente Deutungen von Techniken unterscheidet. Ebenfalls wie in der Psychotherapie wurde in den 1960er-Jahren kaum die Frage nach der Wirksamkeit von Kampfkünsten allgemein gestellt, sondern vielmehr, welche denn die beste und wirkungsvollste sei. Auch heute wird diese Frage gern in Onlineforen diskutiert, jedoch oftmals schlicht beantwortet: Es gibt keine guten oder schlechten Stile, sondern nur erfolgreichere und weniger erfolgreiche Personen, die sie in der Praxis anwenden. An der Stelle kommen Bruce Lee und seine Kreation *Jeet Kune Do* ins Spiel. Der Kampfkünstler formulierte Ende der 1960er-Jahre und bis zu seinem Tod im Jahr 1973 eine relativistische Philosophie des Kämpfens und hielt diese sowohl künstlerisch in Form von Filmen als auch schriftlich in Essays und Aphorismen fest. Nachfolgend werden einige Passagen zitiert, die seine Worte direkt wiedergeben:

> „Jeet Kune Do favors formlessness so that it can assume all forms and since Jeet Kune Do has no style, it can fit in with all styles. As a result, Jeet Kune Do utilizes all ways and is bound by none and, likewise, uses any techniques or means which serve its end. […] The art of Jeet Kune Do is simply to simplify. It is being oneself; it is reality in its 'isness.' Thus, isness is the meaning – having freedom in its primary sense, not limited by attachments, confinements, partialization, complexities. […] Absence of stereotyped technique as the substance means to be total and free. All lines and movements are the function“ (Lee, 1975, S. 12–13).

> „In Jeet Kune Do, all technique is to be forgotten and the unconscious is to be left alone to handle the situation. The technique will assert its wonders automatically or spontaneously. To float in totality, to have no technique, is to have all technique. […] Because one's self-consciousness or ego-consciousness is too conspicuously present over the entire range of his attention, it interferes with his free display of whatever proficiency he has so far acquired or is going to acquire. One should remove this obtruding self or ego-consciousness and apply himself to the work to be done as if nothing particular were taking place at the moment. […] Jeet Kune Do is the art not founded on techniques or doctrine. It is just as you are“ (Lee, 1975, S. 201–204).

> „Be water, my Friend. Empty your mind. Be formless, shapeless, like water. You put water into a cup, it becomes the cup. You put water into a bottle, it becomes the bottle. You put it into a teapot, it becomes the teapot. Now water can flow, or it can crash. Be water, my friend“ (Lee, 1971).

Jene Aussagen, die Lee Anfang der 1970er-Jahre zu Papier oder Filmstreifen brachte, passen nicht uneingeschränkt zur Psychotherapie, immerhin geht es um die Philosophie der Kampfkünste. Aber die Kernelemente sind übertragbar und mit dem Konstruktivismus kompatibel. Ich verstehe Lees Konzept wie folgt: Das unmittelbare Anpassen an das Gegenüber setzt voraus, dass man sich von allen erlernten starren Vorgehensweisen und Strukturen trennt und keine vordefinierte Technik anwendet. Das bedeutet nicht, dass man keine Technik anwenden soll, sondern vielmehr, dass man spontan und intuitiv reagieren soll – was den situationsadäquaten Gebrauch von Techniken und Methoden einschließt. Der Kerngedanke lautet, sich möglichst unmittelbar auf die andere Person einzustellen und zu tun, was gerade das Richtige ist. Nun könnte man einwenden, woher man wissen soll, was das Richtige ist. An dieser Stelle ergänzt der konstruktivistische Ansatz die Lücke und verbindet das Richtige mit dem Erfolgreichen im Sinne der Viabilität. Jemand, der längere Zeit Kampfkunst trainiert, erlangt mit der zunehmenden Erfahrung ein Wissen, das es ermöglicht, in Kampfsituationen unmittelbar und ohne nachzudenken intuitiv viabel zu handeln. Lee verwendet hierfür den Terminus *unbewusst* (*unconscious* am Beginn des zweiten Zitats), adäquater würde ich im konkreten Fall *automatisiert* sagen. Der Körper reagiert auf Situationen, die bereits mehrfach in einer ähnlichen Weise erlebt wurden – das Wahrgenommene wird blitzschnell in Schemata assimiliert, in denen oft ausgeführte viable Handlungsmöglichkeiten bestehen. Die Reaktion führt dann, wenn sie tatsächlich passend ist, zum entsprechenden Erfolg. Im Kampf wäre das ein Treffer oder gar der Sieg gegenüber der anderen Person, in der Psychotherapie kann damit beispielsweise eine hilfreiche Intervention gemeint sein. Selbstverständlich ist, dass kein*e Kampfkünstler*in immer gewinnt und kein*e Psychotherapeut*in immer hilfreich ist. Die schier unendliche Vielzahl verschiedener Situationen, in denen wir uns unvermutet wiederfinden, erschwert es uns, adäquat zu reagieren, selbst wenn wir ein Leben lang gelernt und unsere Schemata bei jeder Kollision mit der (nicht erkennbaren) Realität angepasst haben. Dennoch lautet das Ziel, in jeder Situation möglichst stimmig reagieren zu können. Neben der Erfahrung und der dadurch gestärkten Intuition ist hierbei Flexibilität förderlich, womit das inkorporierte Vorhandensein einer großen Bandbreite möglicher Handlungsschemata gemeint ist. Ähnlich wie bei den Kampfkünsten bestehen grundsätzlich zwei Wege, um solche zu erwerben: 1.) Kreativ sein und ausprobieren – ein Weg, den im Bereich der Psychotherapie beispielsweise Fritz Perls gewählt hat[27] – oder 2.) viele viable Schemata von anderen Menschen kennenlernen und in eigene Konstruktionen verwandeln. Raymond Corsini, der Herausgeber des umfangreichen *Handbuchs der Psychotherapie*, sah die beiden Wege ebenfalls als unerlässlich für Psychotherapeut*innen an, denn er und der Herausgeber der deutschen Ausgabe schreiben in der Einleitung des monumentalen zweibändigen Werks:

> „Den größten Wert hat das Handbuch meines Erachtens für die Praktiker. […] Viele von ihnen haben recht einseitige Ausbildungs- und Therapieerfahrungen und wissen nicht, wie sie am besten vorgehen sollen. Für sie – genauso wie für mich – soll dieses Handbuch viele

27 Ähnlich wie Lee formuliert Perls die intuitive Reaktion: „Ich akzeptiere niemanden als kompetenten Gestalttherapeuten, solange er noch ‚Techniken' benützt. Wenn er seinen eigenen Stil nicht gefunden hat, wenn er sich selbst nicht ins Spiel bringen kann und den Modus (oder die Technik), die die Situation verlangt, nicht der Eingebung des Augenblicks folgend erfindet, ist er kein Gestalttherapeut." Siehe Perls und Petzold (1985, S. 170).

> neue Ideen liefern; es soll zum Experimentieren ermutigen und dazu motivieren, sich mit anderen Therapieansätzen auseinanderzusetzen. [...] Je größer sein [des Psychotherapeuten] Repertoire an alternativen therapeutischen Methoden ist, je mehr Verfahren er schöpferisch integrieren kann, umso eher wird es ihm gelingen, für den Klienten eine optimale Lernumwelt zu schaffen und mit ihm die gesteckten Therapieziele zu erreichen" (Corsini, 1994, S. 11–13).

Das Ziel des vorliegenden Buchs lautet, ebenjene Handlungsmöglichkeiten zu erweitern, indem es einen spezifischen Forschungsgegenstand in verschiedene Konstruktionen eintaucht und aus deren Sicht betrachtet. Eine solche Vorgehensweise ist durch einen mentalen Perspektivenwechsel möglich, der naturgemäß nicht vollständig geschehen kann, weil man in der eigenen konstruierten Welt steckt und nicht beispielsweise in jener von Perls. Mit zunehmender Kenntnis der Schriften eines*einer Autor*in ist es allerdings möglich, sich besser in die Person hineinzudenken und Schemata zu neuen Phänomenen, die er*sie in seinen*ihren Schriften nicht direkt behandelt hat, innerhalb seines*ihres Satzsystems näherungsweise aufzubauen. Hierbei helfen die Konzepte der Assimilation und Akkommodation, also das Einordnen eines Phänomens in ein bereits existierendes viables Schema beziehungsweise das Adaptieren eines vorhandenen respektive Erschaffen eines neuen Schemas, das besser zum Gegenstand passt als ein existierendes. Die so erhaltenen unterschiedlichen Schemata aus diversen Ansätzen können Praktizierende aufgreifen, ihrem Repertoire hinzufügen, ausprobieren und Erfahrungen sammeln. Bevor wir in den folgenden Kapiteln Eco-Anxiety aus den Blickwinkeln verschiedener und möglichst unterschiedlicher psychotherapeutischer Konzepte betrachten, folgen eine kurze Anmerkung zu möglicher Kritik am hier vorgestellten Ansatz sowie eine Art Anleitung zur spezifischen Vorgehensweise in einem solchen Forschungsprojekt.

Der hier vertretene konstruktivistische Vorschlag einer Psychotherapiewissenschaft inklusive Praxeologie umfasst alle denkbaren psychotherapeutischen Konstrukte, jedoch auch viele, die in den Augen zahlreicher abwegig erscheinen, wenngleich sie einige wenige als viabel betrachten. Eine sinnvolle Unterscheidung zwischen seriösen Psychotherapeut*innen bzw. Schulen und unseriösen Vertreter*innen bzw. Schulen kann aus dieser psychotherapiewissenschaftlichen Sicht nicht getroffen werden. Solange sich ein Ansatz als gangbar erweist und dazu dient, Menschen mit psychischen Störungen und entsprechendem Leidensdruck zu helfen, kann er als Psychotherapie bezeichnet werden. Allerdings besteht in der Praxis ein komplexes Netzwerk aus verschiedenen relevanten Personen, deren Machtstrukturen entscheidend zur Akzeptanz oder Ablehnung von psychotherapeutischen Konstrukten beitragen. Gesetzliche Regelungen, die Ausbildung und Ausübung einschränken, festigen solche Strukturen in den entsprechenden Regionen, in anderen gelten möglicherweise informelle Machtstrukturen, die andere Schulen anerkennen oder verbieten. Neben der Viabilität zweiter Ordnung sind vor allem Konventionen und Regeln tonangebend, wenn es um die Differenzierung zwischen Psychotherapie und Quacksalberei geht. Eine weitere mögliche Kontrollinstanz, wenngleich eine ebenso subjektive wie interne, ist die Reflexion. Jandl erwähnt in seiner Definition von Psychotherapiewissenschaft Reflexion als zentrales Merkmal der Profession. Auch Rieken erwähnt sie indirekt im Rahmen der Selbsterfahrung. Im zweiten Zitat von Lee heißt es, dass die übermäßige Präsenz des Selbstbewusstseins die freie Entfaltung der Handlungsmöglichkeiten behindere. Man soll dieses entfernen und sich der zu erledigenden Arbeit widmen. Hier stimme ich teilweise zu, denn es wäre illusorisch zu glauben, man könne die eigenen Anteile im Rahmen der Psychotherapie (und der Kampfkünste) ausschalten oder ausblenden. Stattdessen steht nun die Reflexion als gangbare Alternative im Raum, die ein Regulativ im Sinne einer internen Kontrollinstanz darstellen kann, wenn sie auf einer viablen ethischen Grundlage basiert und dazu dient, tatsächlich die bestmögliche Handlungsalternative („nach bestem Wissen und Gewissen") zu wählen.

Bevor nachfolgend eine praktische Methodenanleitung formuliert wird, folgt eine kurze Anmerkung zur Wahl des wissenschaftstheoretischen Ansatzes, denn es bestehen schließlich einige Alternativen wie der leider viel zu wenig bekannte und in der Literatur deutlich unterrepräsentierte Perspektivismus. Der epistemologische Ansatz ist in den Augen des Autors dieser Zeilen der viabelste Zugang zur Welt bzw. dem Erkennen derselben sowie dem Handeln in selbiger. Dennoch wird zuweilen durchaus berechtigte Kritik am Radikalen Konstruktivismus geäußert. Ein häufig formulierter Punkt ist der dem epistemologischen Programm inhärente solipsistische Relativismus, der gerade im Bereich der Klimakrise missverstanden werden kann. Die Kernaussage lautet: Die Klimakrise und Eco-Anxiety sind gemäß dem Radikalen Konstruktivismus doch ebenfalls nur Konstrukte und keine *echten Wahrheiten.* Gerade jene Menschen, welche Klimaangst empfinden, könnten sich hier nicht ernstgenommen fühlen, da die Klimakrise, zumindest in den Augen mancher Kritiker*innen, damit implizit relativiert wird. Um einem solchen Missverständnis vorzubeugen, sei noch dies erwähnt: Wahrheit entsteht im Konsens mehrerer Subjekte, die einen Wissensbestand teilen. Die Klimakrise ist in diesem Sinn ein solcher, der weithin geteilt und deshalb von den meisten Menschen als wahr betrachtet wird. Natürlich existieren auch Klimaleugner, deren Wahrheit die Nicht-Existenz der Klimakrise ist. Diese werden gemäß aller aktuell gängigen Prognosen jedoch bald mit der (nicht direkt erkennbaren) Wirklichkeit kollidieren und erkennen, dass ihre Wahrheit nicht mit der Wirklichkeit übereinstimmt und nicht länger haltbar sein wird.

3.5 Die psychotherapiewissenschaftliche Methode in der Forschung

In der praktischen Anwendung im Rahmen eines Forschungsprojekts werden die hier angeführten theoretischen Erklärungen wie folgt umgesetzt:

[THEMENFINDUNG]: Zunächst gilt es, ein Thema zu finden. Das sollte ein Phänomen sein, mit dem sich psychotherapeutische Ansätze grundsätzlich beschäftigen können. Damit sind nicht zwangsläufig psychische Störungsbilder gemeint. Denkbar wären ferner alle Verhaltensweisen und Handlungsstrukturen, die Menschen im Alltag, im kulturellen Kontext oder in besonderen Situationen ausführen, oder kognitive und emotionale Reaktionen auf Wahrnehmungen. Die meisten psychotherapeutischen Strukturen enthalten Theorien zu nicht pathologischen psychischen Vorgängen.

[DEFINITION]: Im nächsten Schritt wird der konkrete Forschungsgegenstand möglichst allgemein (im Sinne von: nicht fachspezifisch), aber exakt definiert, wie ich es im vorigen Abschnitt bei Eco-Anxiety bereits getan habe. Das Ziel ist, eine Beschreibung der zu untersuchenden Wahrnehmungsinhalte zu formulieren, die keine Fachtermini einer bestimmten psychotherapeutischen Schule beinhaltet. Das Wort *unbewusst* verweist beispielsweise, je nach Verwendungsweise, auf eine tiefenpsychologische Ausgangsbasis, die es zu vermeiden gilt, weil man dem Ansatz folgend den Forschungsgegenstand aus der Sicht einer Schule betrachten will, in der kein Konzept des Unbewussten existiert. Ist es nicht anders möglich, muss bei der Anwendung anderer Konzepte auf das untersuchte Phänomen Übersetzungsarbeit geleistet werden, um es in den Worten der jeweiligen Schule zu beschreiben. Möchte man beispielsweise das Entstehen von Covid-Verschwörungstheorien in den sozialen Netzwerken betrachten, ist es naheliegend, von einem selbstverstärkenden System auszugehen, jedoch muss der Forschungsgegenstand so formuliert sein, dass auch beispielsweise die Ein-Personen-Perspektive der klassischen Psychoanalyse oder ein existenzieller Ansatz damit arbeiten kann.

[AUSWAHL]: Ist der Forschungsgegenstand gefunden und eine Arbeitsdefinition formuliert, folgt die Forschungsfrage, für die noch ein wenig Vorarbeit geleistet werden muss. Es ist ein unmögliches und vor allem nicht sinnvolles Vorhaben, ein Phänomen aus dem Blickwinkel aller möglichen psychotherapeutischen Konstruktionen zu betrachten, weshalb eine Einschränkung getroffen werden muss. Je nach Umfang des Forschungsprojekts und der geplanten Publikation sollten zumindest drei bis maximal fünfzehn psychotherapeutische Ansätze ausgewählt werden, wobei die Prinzipien der minimalen und maximalen Unterschiede zur Anwendung kommen. Je weniger Ansätze untersucht werden, umso mehr sollte die Tendenz zum maximalen Unterschied gehen, um möglichst verschiedene Schemata und Konstrukte zu erhalten. Als Ansatz wird im Idealfall das Konstrukt (bzw. die Texte) einer einzelnen Person verwendet, das repräsentativ für eine bestimmte Schule ist und dessen Theorie auf den untersuchten Gegenstand angewandt werden kann.[28] Dies kann je nach Forschungsobjekt unterschiedlich sein, weshalb eine Recherche vorab sinnvoll ist, um solche Ansätze zu finden und festzulegen. Im Anschluss daran kann die Forschungsfrage formuliert werden, die einerseits die oben erwähnte Definition enthält, andererseits die ausgewählten Ansätze inklusive der Schriften der Personen, anhand derer die weitere Analyse vorgenommen wird.

[DURCHFÜHRUNG]: Steht die Forschungsfrage, kann mit der eigentlichen Forschung begonnen werden. Hierzu wird das Forschungsobjekt in die Konstruktion getaucht – beispielsweise transgenerationale Traumata in die Existenzanalyse und Logotherapie anhand der Werke Viktor Frankls, anschließend in die narrative Therapie nach Michael White und zuletzt in die Hypnotherapie, wie sie Milton Erickson beschreibt. Die primären Quellen der Forschung sollten dabei die Worte der jeweiligen Personen selbst

---

28 Der Ansatz, der im aktuellen Kapitel formuliert wurde, geht davon aus, dass jede Person eigene Konstrukte entwickelt, die in manchen Kernpunkten mit der von ihr repräsentierten Schule kompatibel sind, in manchen Bereichen jedoch von anderen Vertreter*innen des Ansatzes deutlich abweichen. So sind die Theorien von Heinz Kohut ebenso der Psychoanalyse zuzuordnen wie Freuds Werke, Verena Kast gehört ebenso zur Analytischen Psychologie wie Carl Gustav Jung. Die Systemische Familientherapie oder die Kognitive Verhaltenstherapie besteht aus unzähligen Ansätzen, die lediglich das zugrunde liegende Weltbild teilen. Deshalb sollte man den Ansatz einer Person wählen, aber keine ganze Schule.

sein. Zugleich kann sekundäre Literatur dabei helfen, die Schemata der Autor*innen viabel zu interpretieren und Aspekte zu berücksichtigen, an die man zunächst nicht gedacht hat, weil man selbst in einer konstruierten Welt steckt und das Hineinversetzen in andere nicht immer einfach ist – vor allem, wenn sie einen anderen Blickwinkel auf die Wirklichkeit haben.

[REFLEXION]: Nach dem Eintauchen des Untersuchungsgegenstands in mehrere Ansätze erhält man idealerweise unterschiedliche Aussagen. Diese gilt es nun, unter Berücksichtigung der eigenen Konstruktionen zu reflektieren. Das Ziel ist, neue Schemata zu schaffen, die aus sinnvollen Aussagen gebildet werden und das eigene Handlungsspektrum erweitern. Im bestmöglichen Fall finden Leser*innen ebenfalls neue Sichtweisen, die ihre eigenen Möglichkeiten erweitern und ihnen mehr Flexibilität in der praktischen Arbeit erlauben. Ein weiterer Profit ist die Reflexion der theoretischen Basis sowie der Vergleich mehrerer solcher Aussagen miteinander, die implizite gedankliche Grundlagen der Ansätze offenlegen können. Für diesen Schritt verweise ich auf Greiners umfangreichen Methodenpool, der eine wertvolle Ergänzung zu dem hier erläuterten Vorgehen darstellt (Greiner, 2012, 2020).

[VERSCHRIFTLICHEN]: In welcher Form der Ansatz und die Ergebnisse verschriftlicht werden, steht jedem frei. Je nach eigenen Vorlieben und den Vorgaben eines Publikationsmediums oder einer Universität (Richtlinien für Abschlussarbeiten) kann das Niederschreiben des Forschungsprojekts auf kreative Weise oder anhand von bewährten Strukturen geschehen. Ein möglicher Vorschlag für den Aufbau einer solchen Arbeit lautet:

- Nach der Einleitung, in der das Forschungsprojekt angekündigt und ein Rahmen gesteckt wird, folgt der Theorieteil über den Begriff oder das Phänomen, das man untersuchen möchte. Hier empfiehlt es sich, möglichst keinen schulenspezifischen Zugang zu wählen, sondern eher einen allgemeineren – beispielsweise einen psychologischen und/oder kulturwissenschaftlichen.
- Der anschließende empirische Teil beginnt idealerweise mit einer kurzen Einführung in die Forschungsmethode, gefolgt von einer Auflistung der psychotherapeutischen Ansätze, mit denen man den Forschungsgegenstand untersuchen und beschreiben wird. Eine kurze Begründung, weshalb man gerade diese Ansätze gewählt hat, ist ebenfalls hilfreich – vor allem bei der Wahl eher unkonventioneller Konstruktionen wie der *Initiatischen Therapie* nach Karlfried Graf von Dürckheim. Außerdem ist es sinnvoll, nicht immer den*die Schulengründer*in auszuwählen, sondern andere bedeutende Autor*innen zu berücksichtigen, die derselben Schule zugerechnet werden, wenn sie zum Forschungsgegenstand passende Aussagen formuliert haben.
- Die einzelnen psychotherapeutischen Ansätze werden in der Regel in jeweils eigenen Kapiteln abgearbeitet, die aus den folgenden Elementen bestehen: einer kurzen Einführung in die Schule von der Gründungsphase bis zur Gegenwart mit einigen bedeutenden Autor*innen. Unmittelbar darauf kann man eine Überleitung zu jener Person einbauen, die man für die weitere Forschung ausgewählt

hat. Anschließend folgt ein detaillierter Abschnitt zu ebenjener Person sowie zu dem Ansatz, den sie vertritt – möglicherweise in Form einer Kurzbiografie mit einer Zusammenfassung der von ihr formulierten Kerntheorien und -begrifflichkeiten. Im Hauptteil des Abschnitts werden die entsprechenden Konzepte, die zum Forschungsthema passen, vorgestellt. Daraus wird eine dem Forschungsgegenstand entsprechende Ableitung formuliert. Hier können zudem, je nach Therapieansatz, mehrere Wege beschritten werden. Im letzten Teil werden prägnante Aussagen formuliert, die den Forschungsgegenstand aus der Sicht des Ansatzes charakterisieren und (Be-)Handlungsansätze vorstellen.

- Im letzten Teil der Arbeit werden die Definitionen und Theorien gesammelt vorgestellt und aus der eigenen Sicht reflektiert. Die leitende Frage der Zusammenfassung und Reflexion lautet: Wann könnte welcher Aspekt sinnvoll (und passend im Sinne der Viabilität) eingesetzt werden? Hier geht es um hypothetische Situationen, die durch Fallberichte gestützt den praktischen Nutzen des jeweiligen Zugangs illustrieren können.

[ENDE]: Die Formulierungen der letzten Seiten sind ein möglicher Vorschlag für die Anwendung der Forschungsmethode. Sie ist nicht die Ultima Ratio und kann jederzeit sinnvoll angepasst werden, wenn man etwa keine praktischen Handlungsmöglichkeiten für die psychotherapeutische Praxis sucht, sondern Interpretationsmöglichkeiten für Texte aller Art. Um den theoretischen Ausführungen der letzten Seiten Leben einzuhauchen, wird der Prozess dieses Buchs nun in kompakter Form wiedergegeben und in den nächsten Unterkapiteln das Forschungsvorhaben praktisch umgesetzt, also Eco-Anxiety aus der Sicht unterschiedlicher Schulen vorgestellt.

[ANWENDUNG]: Auch die vorliegende Arbeit wurde nach dem vorgestellten Forschungsschema gestaltet. Am Anfang der Konzeptionsphase wurde ein Thema festgelegt, konkret war es zunächst das Phänomen Eco-Emotions. Aufgrund des Umfangs entschied sich der Autor jedoch, auf einen Teilbereich derselben zu fokussieren, nämlich auf Eco-Anxiety. Die Klimaangst ist nicht nur eines der topaktuellen Forschungsbereiche, sondern zudem noch durch einen relativen Mangel an genuin psychotherapeutischer Fachliteratur ausgezeichnet, weshalb sie sich im besonderen Maße für das Forschungsvorhaben anbot. Im nächsten Schritt wurde die entsprechende Fachliteratur umfangreich aufgearbeitet, also Artikel gelesen, Bücher gewälzt und Bibliotheken umgegraben. Die Eingrenzung der Literatur auf die Jahre 2020 und 2021 war aus pragmatischen Gründen sinnvoll, was im Kapitel 2.2 ersichtlich ist. Um weitere Informationen über Eco-Anxiety zu generieren, die möglicherweise (noch) nicht in der Fachliteratur erwähnt wurden, oder schlicht (noch) nicht wissenschaftlich reflektiertes Alltagswissen repräsentieren, wurden zudem Medienberichte (Kapitel 2.3) sowie Beiträge in Social Media (Kapitel 2.4) analysiert. Aus der Kombination jener drei Wissensbereiche respektive deren Erkenntnisse entstand letztlich die Arbeitsdefinition (Kapitel 2.5), auf der die weitere Arbeit fußt. Nach der Definitionsformulierung erfolgte die Auswahl der Methoden. Dies geschah nach den Kriterien der minimalen und maximal Kontrastierung. Zunächst wurden möglichst unterschiedliche psychotherapeutische Ansätze gewählt, kognitiv-behaviorale, existenzialistische, humanistische, systemische, transpersonale und psychodynamische, und dann in einem Teilbereich möglichst ähnliche. So kam es zu einem kleinen Schwerpunkt in den tiefenpsychologischen Verfahren, die mit den klassischen drei Methoden (Psychoanalyse, Individualpsychologie, Analytische Psychologie) sowie zwei weiteren (Autogenes Training, Bioenergetische Analyse) überproportional stark vertreten sind. Die Begründung der Auswahl der einzelnen Methoden befindet sich im anschließenden Abschnitt 3.6. Schließlich wurde noch eine leitende Forschungsfrage entwickelt, die wie folgt lautet: Wie wird Eco-Anxiety in den verschiedenen psychotherapeutischen Ansätzen betrachtet (eine Auflistung der Ansätze wird aus Gründen der Redundanz vermieden und stattdessen auf das nächste Kapitel 3.6 verwiesen), und welche praktischen Behandlungsformen bestehen innerhalb jener Ansätze? Existieren gemeinsame oder gar schulenübergreifende Behandlungsformen?

Im Hauptteil der Forschungsarbeit wird Eco-Anxiety aus den jeweiligen Perspektiven der angeführten Schulen betrachtet, was zu den einzelnen Abschnitten im Kapitel 4 führt. In diesen ansatzspezifischen Unterkapiteln befinden sich neben einer allgemeinen Einführung in die jeweiligen Theorien auch stets eine Übersicht über die fachspezifische aktuelle Literatur zu Eco-Anxiety. Die praxisnahen Kapitel, in der Regel die Abschnitte 4.X.4 und 4.X.5, versuchen, möglichst anschaulich die Handlungsmöglichkeiten des Ansatzes bei Eco-Anxiety darzustellen, wobei häufig auf kombinierte Fallbeispiele zurückgegriffen wird. Auf diese Besonderheit wird nachfolgend noch genauer eingegangen. Am Ende eines jeden Abschnitts werden die Erkenntnisse und Herangehensweisen an Eco-Anxiety zusammengefasst. Das Ende des Buchs enthält schließlich die Beantwortung der Forschungsfragen sowie eine persönliche Reflexion über den Forschungsprozess sowie der erarbeiteten Ergebnisse.

[EXKURS]: Was bedeutet es, wenn hier von *kombinierten* Fallbeispielen gesprochen wird? Ein Buch, das praxisnah psychotherapeutische Handlungsmöglichkeiten vermitteln möchte, kann auf anschauliche Fallbeispiele und Falldarstellungen kaum verzichten. In ihnen zeigt sich, wie die Theorie praktisch angewendet wird. Da jedoch die Ansätze sehr spezifisch sind und beispielsweise der später angeführte und vor Jahrzehnten verstorbene Individualpsychologe Erwin Wexberg mit Sicherheit nie einen Fall von Eco-Anxiety behandelt hat, die meisten hier vorgestellten Therapeut*innen vermutlich ebenfalls nicht, werden *kombinierte* Fälle vorgestellt. Kombiniert bedeutet in diesem Fall, dass einerseits die lebensgeschichtlichen (biographischen, sozialen, kulturellen etc.) und psychopathologischen Daten der Fallbeschreibungen auf Personen mit Eco-Anxiety basieren, die der Autor in der eigenen Praxis oder im Rahmen von Supervisionen oder ausführlichen Falldarstellungen kennengelernt hat, und hier pseudonymisiert den ersten Teil der Kombinationen bilden. Andererseits beruhen die in diesem Buch angeführten Fallberichte auf Falldarstellungen der angeführten Autor*innen, welche sie selbst in ihren Werken vorstellen. Dies schließt vor allem den Therapieverlauf, die Reaktionen der Behandelten auf Interventionen sowie die Resultate ein. Kombiniert bedeutet somit die Vereinigung von jenen Personen, die an Klimaangst leiden, mit den therapeutischen Handlungen vergleichbarer Fälle (häufig solche mit unspezifischen Ängsten), wie sie in den Texten der jeweiligen Psychotherapeut*innen geschildert werden. Dieses methodische Vorgehen ist, wie später noch gezeigt wird, notwendig, jedoch keine häufig angewandte Selbstverständlichkeit, weshalb eine ausführlichere Begründung desselben erforderlich ist.

In der Profession und Wissenschaft Psychotherapie zählen Fallgeschichten zu den Forschungsmethoden des niedrigsten Evidenzgrads, während randomisierte kontrollierte Studien den höchsten Evidenzgrad aufweisen. Letztere führen unter anderem zu Wirksamkeitsnachweisen psychotherapeutischer Interventionen bei spezifischen psychischen Störungen unter idealen Laborbedingungen, sind aber für die psychotherapeutische Praxis oftmals wenig relevant. Diesen Umstand kritisierte beispielsweise der Verhaltenstherapeut Köhlke (1992, 1993) bereits Anfang der 1990er Jahre. Er plädierte für eine psychotherapeutische Forschung, welche den therapeutischen Alltag adäquat abbildet und die Patient*innen inklusive ihrer Lebensgeschichten sowie die lebensweltlichen Einflüsse neben der Psychotherapie berücksichtigt. Fallstudien stellen dagegen ebendiesen therapeutischen Alltag in zahlreichen Facetten dar, was vor allem für approbierte praktizierende und für werdende Psychotherapeut*innen von großem Wert ist (Rieken, 2017, S. 239–240). Doch welche Aussagekraft und welchen heuristischen Wert haben sie? Und inwieweit stehen die Einzelfälle für etwas Allgemeines? Schließlich dienen Falldarstellungen auch einem wissenschaftlichen Zweck. Die Antwort von Uwe Streeck ist alles andere als ermutigend. Er publizierte 1994 einen Artikel über ein kleines Forschungsprojekt. Hierfür legte er einen Fallbericht vier renommierten Psychoanalytiker*innen vor und bat sie, diesen zu deuten. Dass hier vier unterschiedliche Interpretationen herauskamen, ist wenig überraschend. Er ging jedoch einen Schritt weiter und reichte die Interpretationen jeder Person den jeweils anderen drei weiter. Das Resultat: Sie warfen einander vor, blinde Flecken oder sogar nicht-analysierte Restneurosen zu haben (Streeck, 1994). Das spricht auf den ersten Blick nicht gerade für die Wissenschaftlichkeit von Fallberichten. Und damit nicht genug, hat der Gründer der psychoanalytischen Strömung der Selbstpsychologie, gemeint ist Heinz Kohut, einen ganzen Fall frei erfunden, noch dazu ohne zu erwähnen, dass dies ein fiktiver Fall ist. In der Fachwelt kam er jedenfalls gut an, auch wurde nicht sofort erkannt, dass es sich um eine fiktive Fallgeschichte handelt.

> „Genau genommen bedient sich Kohut gleich zweier fiktionaler Gestaltungsmöglichkeiten. Die zwei Analysen des Herrn Z., die Kohut vorstellt, betreffen nicht Herrn Z., sondern Kohut selbst als Analysand, Die erste Analyse, eine klassische Analyse, die Kohut beschreibt, hat zwar stattgefunden, aber in der Erste-Person-Perspektive und nicht, wie die Darstellung suggeriert, in der Dritte-Person-Perspektive (das ist der erste fiktionale Eingriff). Die zweite, nicht-klassische, selbstpsychologische Analyse hat es gar nicht gegeben. Wohl mag der Wunsch, sie hätte es geben sollen, ein starkes und legitimes Motiv gewesen sein, diesen Bericht zu erfinden (der zweite fiktionale Eingriff)“ (Grundmann & Kächele, 2012, S. 280).

Grundmann und Kächele führen in ihrem Aufsatz nicht nur Kohut als Beispiel für eine fiktive Fallgeschichte an, sondern auch eine Fallstudie einer Psychoanalytikerin, die einen Protagonisten eines (fiktiven) Romans analysierte, um die Abwehr eines Patienten zu umgehen. Die Erkenntnisse aus der Buchlektüre halfen ihr in der Arbeit mit dem Gegenüber. Sie erkannte zahlreiche Gemeinsamkeiten zwischen dem Patienten und dem Protagonisten und reflektierte die Verbindung in ihrem Text: „Als ich die Romanfigur kennenlerne, ist mein erster Einfall: ‚Das gibt es ja wirklich.‘“ (C. Hoffmann, 2009, S. 444). Was aber bedeutet es für Fallgeschichten, wenn auch fiktive Fälle einen wissenschaftlichen und psychotherapiepraktischen Mehrwert schaffen können? Grundmann und Kächele nehmen eine radikal-hermeneutische Position ein und formulieren eine mögliche Antwort: Im Zuge des Lesens erwerben wir neue Erfahrungen, welche mit bereits vorhandenen Erfahrungen in Einklang gebracht werden müssen. Die Kombination von Altem und Neuem geht aber über die bloße Verbindung hinaus. Sie ist vielmehr eine Neuschöpfung, die entsteht, wenn alte Erfahrungen ein neues Leben erhalten, indem sie mit dem Neuen wiederbelebt werden. Folgt man jenem Gedanken, dann verliert die Trennung zwischen Ereignisse in der äußeren Welt und solche in den Vorstellungen an Bedeutung, denn in beiden Fällen kann es zu Veränderungen im Erleben der Menschen kommen. Dass Kohut eine fiktive Fallgeschichte verfassen konnte, bedeutet, dass eine solche Therapie möglich gewesen wäre und vielleicht irgendwo sogar in der Form stattgefunden hat oder noch stattfinden wird. In jedem Fall könnte sich Kohut hierdurch eine Erfahrung angeeignet haben, die ihm in der äußeren Welt verwehrt geblieben ist (Grundmann & Kächele, 2012, S. 283–284).

Eine solche radikal-hermeneutische Argumentation ist auch mit einer radikalkonstruktivistischen Perspektive, wie sie im vorliegenden Buch vertreten wird, kompatibel. Wird radikal-hermeneutisch formuliert, dass neue Erfahrungen an alten anknüpfen und ihnen neues Leben einhauchen, dann sagt der Radikale Konstruktivismus, dass neue Erfahrungen in bestehende Schemata assimiliert werden und ggf. zur Anpassung bestehender Strukturen oder zur Entwicklung neuer Schemata führen können. Wenn neue Erfahrungen von anderen Menschen stammen, unmittelbar oder über den Weg von Texten, und das aufnehmende Subjekt diese als viabel betrachtet, wird hier von der Viabilität zweiter Ordnung gesprochen. Im Kapitel 3.3 wurde bereits erörtert, dass werdende Psychotherapeut*innen viable Schemata im Rahmen ihrer Ausbildung erwerben, sei es durch Vorträge oder beispielsweise durch Fachliteratur. Hierzu gehören auch Falldarstellungen, die eine Möglichkeit bieten, Handlungsmuster und Schemata möglichst erlebnisnah wiederzugeben. Sie dienen dabei nicht nur edukativen, sondern auch wissenschaftlichen Zwecken. Einerseits werden von solchen Einzelfällen allgemeine Erkenntnisse und Theorien abgeleitet, und andererseits ebendiese demonstriert, also neue Schemata vermittelt, welche die Rezipient*innen auf diese Weise praxisnah kennenlernen können.

Dass hierbei auch teilfiktive und fiktive Fälle behandelt werden können, zeigen erstens die zahlreichen fiktiven Fallgeschichten in Lehr- und Übungsbüchern (Heimgartner, Rau, Allroggen & Fegert, 2020; Kriz, 2007; Sachsse, 2002), und zweitens die breite Palette an wissenschaftlichen Abhandlungen über Märchen, Comics, Romane, Filme und TV-Serien (Poltrum & Rieken, 2017; Poltrum, Rieken & Ballhausen, 2019; Poltrum, Rieken & Teischel, 2020; Poltrum, Rieken & Heuner, 2022; Raile, 2018, 2020). Diana Pflichthofer postuliert gar, dass es eigentlich keine Fallstudien gibt, die nicht teilfiktiv sind, denn in ihnen werden die subjektiven psychischen Realitäten der Behandelnden und Schreibenden wiedergegeben. „In diesen Darstellungen wird zwangsläufig, teils intentional, teil unbewusst vieles verschwiegen. Der entstandene Text enthält ungeschriebene Botschaften und Leerstellen, die der Leser auf seine Weise verstehen und mit Bedeutung füllen kann“ (Pflichthofer, 2016, S. 181).

Teilfiktive und fiktive Fallgeschichten können jedenfalls in bestehende Strukturen assimiliert werden und sogar zur Ausbildung neuer viabler Schemata beitragen. Denn sie sind, um erneut auf Grundmann und Kächele (2012) zurückzukommen, häufig Fallgeschichten, die von der mitteilenden Person in dem Zeitraum zwar nicht in der Außenwelt erfahren wurden, aber durchaus zu einem anderen Zeitpunkt von einer anderen Person erlebt werden könnten. Um die Aussage mit einem knappen Beispiel anschaulich darzustellen, soll auf eine existenzanalytische Interpretation einzelner Lebensäußerungen und Charaktermerkmale von Donald Duck zurückgegriffen werden, die der Autor im Jahr 2018 veröffentlichte (Raile, 2018). Dass hier überhaupt von *Lebensäußerungen und Charaktermerkmalen* gesprochen werden kann, bezeugt bereits das menschliche Assimilationsvermögen, dass aus Bildpunkten eine Zeichnung und aus mehreren Zeichnungen mit kurzen Texten eine Geschichte mit einer Person erschaffen kann, die darüber hinaus einen gewissen Charakter besitzt. Für das menschliche Vorstellungsvermögen ist es unerheblich, ob es Donald Duck je gab oder geben wird – die assimilierten Informationen wie Charaktereigenschaften, Handlungen oder sogar Handlungsmuster sind mit jenen „realer“ Personen vergleichbar und können auf dieselbe Weise interpretiert und erforscht werden. Ebenso kann eine Person dank früher erworbener Schemata extrapolieren, wie sich Donald Duck in einer gewissen Situation verhalten oder auf eine gewisse Intervention reagieren würde. Selbstverständlich basieren solche Vorhersagen auf den bereits erworbenen Erfahrungen bzw. Schemata einer Person, sowie der jeweiligen Weise, wie und welche Informationen der Comic-Ente assimiliert wurden. Analog dem Beispiel der vier Psychoanalytiker*innen würden auch hier vier Personen vier unterschiedliche Interpretationen produzieren.

Den Falldarstellungsmöglichkeiten im wissenschaftlichen Kontext sind, im Gegensatz zum populärliterarischen, jedoch Grenzen gesetzt. Erfundene Fälle, vor allem, wenn sie in wissenschaftlichen Texten verwendet werden, müssen einer gewissen intersubjektiven Validierung standhalten. Personen aus dem Fachgebiet, welche selbst über eine gewisse Erfahrung verfügen, bewerten die Viabilität dargestellter Fälle. In anderen Worten überprüfen sie, ob das Dargestellte nach ihrer Erfahrung plausibel wirkt. Würde eine Person mit einer chronischen paranoiden Schizophrenie durch eine einzige Aussage vollständig geheilt, so würden die meisten fachkundigen Leser*innen der Fallstudie diese wohl für wenig glaubhaft und nicht viabel halten.

In diesem Sinne wird im vorliegenden Buch einerseits der interaktive Aspekt (Buchholz, 1999, S. 208) der Fallgeschichten in den Vordergrund gerückt, also verstärkt auf die intersubjektive Nachvollziehbarkeit durch entsprechende Einleitungen und Erläuterungen geachtet. Und andererseits darauf, dass die Falldarstellungen hinreichend lang (Rieken, 2017, S. 241) sind, um ausreichend Material zu bieten, damit die Lesenden die Informationen entsprechend assimilieren können, Bestehendem neues Leben verleihen (Grundmann & Kächele, 2012, S. 283) sowie neue Schemata ausbilden.

3.6 Die Auswahl der beforschten psychotherapeutischen Ansätze

Um eine möglichst große Bandbreite abdecken zu können, habe ich folgende Ansätze aus den folgenden Gründen ausgewählt (die Reihenfolge ist alphabetisch):

- Die Analytische Psychologie nach Verena Kast

Die Analytische Psychologie wurde von Carl Gustav Jung begründet und wird heute in verschiedenen Formen weltweit vertreten. Die Wahl Verena Kasts erfolgte einerseits aufgrund ihrer Bedeutung für die Analytische Therapie im deutschsprachigen Raum, andererseits wegen ihrer umfangreichen Bibliografie. Sie hat sowohl eine Art Lehrbuch der Analytischen Psychologie geschrieben, in dem ihr Ansatz deutlich wird, als auch Bücher zur Angst, die allgemein verständlich verfasst und auf Eco-Anxiety anwendbar sind.

- Das Autogene Training nach Hartmut Kraft

Im Autogenen Training werden, ähnlich wie in der Bioenergetischen Analyse, Psyche und Physis gleichermaßen zur Behandlung mittels Autosuggestion verwendet. Das Autogene Training ist weltweit verbreitet und sehr populär, jedoch ebenso vielfältig in seiner Anwendung. Hartmut Kraft hat den Ansatz von Johannes Heinrich Schultz in die Gegenwart geholt und weiterentwickelt, ohne sich jedoch vom originalen Konzept zu entfernen, wie es zahllose populäre Ratgeber tun, die Autogenes Training im Schnellverfahren zum Selberlernen anbieten. Für die Behandlung von Eco-Anxiety eignet es sich vor allem wegen seiner Wirksamkeit, die gerade bei Ängsten bereits vielfach belegt ist.

- Die Bioenergetische Analyse nach Christine Pechtl

Die Bioenergetische Analyse ist ein Verfahren, das psychoanalytische Konstrukte mit Charakterstrukturen verbindet und dabei nicht nur die Psyche beachtet, sondern auch die Physis, also den Körper samt seinen Ausdrucksweisen. Gegründet von Alexander Lowen wird sie weltweit zwar einheitlich gelehrt, aber recht unterschiedlich weiterentwickelt. Eine der Formen vertritt die österreichische Gesellschaft für körperbezogene Psychotherapie: die Bioenergetische Analyse. Dort hat Christine Pechtl nicht nur einen Sammelband mitherausgegeben, sondern gleich mehrere wichtige Beiträge zu den Grundlagen und der Anwendung der Methode (mit-)verfasst. Ihr Ansatz steht deshalb im Zentrum des Kapitels.

- Die Individualpsychologie nach Erwin Wexberg

Im Gegensatz zu den anderen bisher beschriebenen Ansätzen geht dieses Kapitel vom Konstrukt einer bereits vor längerer Zeit verstorbenen Person aus. Die Wahl fiel auf Wexberg, weil er einer der engsten Weggefährten Adlers war und bereits 1928 die erste systemisch aufgearbeitete Übersicht über die Individualpsychologie publizierte. Alternativ bestehen modernere individualpsychologische Ansätze wie etwa das Lehrbuch von Rieken, Sindelar und Stephenson (Rieken et al., 2011), jedoch wurden bereits mehrere Texte aufbauend auf jenen neueren Herangehensweisen publiziert, die sich direkt mit Eco-Anxiety befassen (siehe Kapitel 4.4.3).

- Die Kognitive Verhaltenstherapie nach Eni Becker

Die Kognitive Verhaltenstherapie ist, ähnlich wie die Systemische Therapie, eine umfangreiche Therapieschule mit unterschiedlichen Tools, die man aus verschiedenen Bereichen mitgenommen hat. Das Hauptkriterium der Auswahl war, dass die Tools empirisch überprüfbar funktionieren. Unzählige Lehrbücher der Verhaltenstherapie sowie Fachartikel und Bücher zu den einzelnen Tools lassen das gesamte Feld nahezu unüberschaubar wirken. Ein aktuell sehr verbreitetes *Lehrbuch der Verhaltenstherapie* im deutschsprachigen Raum stammt von Jürgen Margraf und Silvia Schneider – Band 2 des dreibändigen Werks umfasst die Störungen im Erwachsenenalter. Eni Becker behandelt darin die *generalisierte Angststörung* und deren Behandlungsmöglichkeiten, die auf Eco-Anxiety umgelegt werden können.

- Die Logotherapie und Existenzanalyse nach Elisabeth Lukas

Analog zu Wexberg im Fall Adlers wird Elisabeth Lukas zuweilen als Meisterschülerin Viktor Frankls bezeichnet, des Gründers der Logotherapie und Existenzanalyse. Es sind aktuell zwei Ansätze der Schule populär: Auf der einen Seite jener, der mehr nach Frankl im Original strebt und von Lukas sowie anderen modernisiert wurde, auf der anderen Seite die Personale Existenzanalyse nach Alfred Längle, die ebenfalls auf Frankl basiert, aber, so Längle, maßgeblich erweitert wurde, um den psychotherapeutischen Erfordernissen der heutigen Zeit zu entsprechen. Die Entscheidung für Lukas fiel aufgrund der Tatsache, dass Längle und seine Werke an der SFU bekannter sind als Lukas, wodurch die Wahl für Lukas womöglich eher zu einer Erweiterung der Handlungsmöglichkeiten beiträgt.

- Die Morita-Therapie nach David Reynolds

Die sogenannte Morita-Therapie ist ein hierzulande kaum bekanntes traditionelles japanisches Heilverfahren, das eher auf Therapieformen wie Bettruhe, Meditation oder körperliche Arbeit setzt, um beispielsweise Menschen mit starken Ängsten zu behandeln. Es ist insofern für das vorliegende Werk sehr gut geeignet, als sich die Methode auf Eco-Anxiety umsetzen lässt und zugleich eine unkonventionelle Herangehensweise enthält. Die Wahl des Konzepts, das in weiterer Folge auf Eco-Anxiety angewendet wird, fiel mangels Alternativen und aus pragmatischen Gründen auf die Interpretation der Morita-Therapie nach David Reynolds.

- Die Poesietherapie nach Silke Heimes

Ein Kapitel dieser Arbeit ist der Poesietherapie gewidmet, das in den letzten Jahren immer populärer wurde. Silke Heimes verfasste hierzu ein ausführliches Praxisbuch, in dem sie die Anwendung des Schreibens als (Selbst-)Behandlungsmethode für Menschen mit psychischen Belastungen ausführlich erklärt. Der Ansatz ist problemlos auf Eco-Anxiety übertragbar und stellt damit die letzte therapeutische Intervention dar, die zur Erweiterung des Interventionsportfolios von Praktizierenden vorgestellt wird.

- Der Provokative Ansatz nach Noni Höfner und Charlotte Cordes

Noni Höfner und Charlotte Cordes, Mutter und Tochter übrigens, leiten gemeinsam das Deutsche Institut für Provokative Therapie. Höfner lernte Frank Farrelly, den Gründer der Provokativen Therapie, bei einem seiner ersten Besuche in Deutschland in den 1980er-Jahren kennen und gründete mit weiteren Personen das oben genannte Institut. Die beiden Autorinnen verfassten gemeinsam ein Lehrbuch und führen darin anschauliche Fallbeispiele zur Illustration ihres Ansatzes an. Die Wahl fiel auf sie wegen der Aktualität ihres Textes. Während das Werk des Schulengründers in den 1970ern entstand, adaptierten und erweiterten die deutschsprachigen Autorinnen den Ansatz im 21. Jahrhundert.

- Die Psychoanalyse nach Michael Balint

Die Psychoanalyse stellt die älteste hier vertretene Therapieschule dar, die bereits 1896 erstmals in einer Schrift Sigmund Freuds erwähnt wird. Im Laufe der letzten 125 Jahre haben sich unzählige Ansätze innerhalb des breiten psychoanalytischen Feldes entwickelt. Hier analysiert wird, wie in der Individualpsychologie, das Konzept eines bereits verstorbenen Autors, nämlich Michael Balint. Der einstige Schüler von Sándor Ferenczi war ein Vertreter der Objektbeziehungstheorie und zudem Vertreter der sogenannten Fokaltherapie, einer psychoanalytischen Kurzzeittherapie.

- Das Psychodrama nach Christian Stadler und Sabine Kern

Das Psychodrama ist aus seiner Geschichte heraus sehr eng mit der Gruppenpsychotherapie verbunden. Einen solchen Gruppenansatz kann das Vorhaben des Buchs gut ergänzen, bei dem die Gruppe den*die Therapeut*in sowie den*die Patient*in maßgeblich bei der Bearbeitung von Eco-Anxiety unterstützt. Das Psychodrama ist gerade im deutschsprachigen Raum bei den Publikationen sehr verbreitet. Die Wahl auf das Lehrbuch von Stadler und Kern fiel wegen der Praxisnähe, die anschaulich darstellen lässt, wie der Ansatz mit einem Phänomen wie Eco-Anxiety umgehen würde.

- Die Psychosynthese nach Ursel Neef, Georg Henkel und Sven Kerkhoff

Die Psychosynthese ist eine im deutschsprachigen Raum eher weniger bekannte psychotherapeutische Schule, die auf ihren Gründer Roberto Assagioli zurückgeht. Sie ist einer der wenigen transpersonalen Ansätze – der einzige, der in Österreich als Psychotherapieverfahren gesetzlich anerkannt ist – und allein deshalb von großem Interesse für das aktuelle Vorhaben. Nur wenige Autor*innen verfassten bisher Bücher über die Psychosynthese. Ursel Neef, Georg Henkel und Sven Kerkhoff stellen hier eine Ausnahme dar, die nicht nur gleich vier Monografien – einen Theorieband und drei Praxisbücher – veröffentlichten, sondern auch die Psychosynthese zur Systematisch-Integrativen Psychosynthese erweiterten.

- Die Systemische Therapie nach Arist von Schlippe und Jochen Schweitzer

Die Systemische Therapie ist ein höchst komplexes Konglomerat verschiedener Ansätze. In den letzten Jahren entstanden mehrere Lehrbücher, die unterschiedliche Schwerpunkte setzen und verschiedene Ansätze der Systemischen Therapie zurechnen. Die Wahl fiel auf jenes umfangreiche Werk der beiden Autoren von Schlippe und Schweitzer, weil sie aktuell in deutschsprachigen systemischen Ausbildungen die am meisten zitierten sind. Freilich wäre es möglich gewesen, einen der Ansätze selbst heranzuziehen, jedoch fiel die Entscheidung aus Überlegungen der Vielfalt an möglichen Interventionen zugunsten der gesamten Systemischen Therapie.

Kundigen Leser*innen wird nun auffallen, dass einige prominente Ansätze nicht aufgelistet sind. Das Ziel der hier vertretenen Form der Psychotherapiewissenschaft, die auch als *Handlungsmöglichkeiten-erweiternde Psychotherapiewissenschaft (HEP)* bezeichnet werden kann, ist, eine möglichst große Bandbreite an Handlungsmöglichkeiten zu erarbeiten, weshalb möglichst unterschiedliche psychotherapeutische Ansätze berücksichtigt werden sollen. Zudem geht die HEP davon aus, dass Schulen lediglich Zusammenschlüsse von Menschen sind, deren psychotherapeutische Ansätze sich in relevanten Punkten überschneiden. Deshalb ist es ganz gewusst so gestaltet, dass eine möglichst breite Vielfalt an Methoden abgedeckt wird, weshalb auch weniger bekannteren und exotischeren Ansätzen innerhalb des breiten Feldes des Psychotherapie Raum gegeben werden soll. Dies ist auch der Grund, weshalb beispielsweise die hierzulande nahezu unbekannte Morita-Therapie oder die Poesietherapie im Buch vertreten sind, die Gesprächspsychotherapie dagegen nicht. Natürlich könnte man auch diese und jene Ansätze noch hinzuziehen, doch musste aus pragmatischen Gründen schließlich ein Punkt gemacht werden. Die vom Autor ausgewählten und hier vorgestellten 13 Ansätze umfassen deshalb ein möglichst breites Spektrum innerhalb der Psychotherapie und schließen dabei sowohl sehr bekannte wie auch kaum bekannte Richtungen ein.

4 Eco-Anxiety in der HEP – 13 Herangehensweisen

4.1 Eco-Anxiety in der Analytischen Psychologie nach Kast

4.1.1 Die Analytische Psychologie und ihr Gründer Carl Gustav Jung

Die Analytische Psychologie ist eine jener psychotherapeutischen Schulen, die untrennbar mit einer Gründerfigur und deren Biografie verbunden ist: mit Carl Gustav Jung. Dieser erblickte am 26. Juli 1875 im Schweizer Kesswil am Bodensee das Licht der Welt. Der Spross eines Pfarrers und Enkel eines ursprünglich aus Mainz stammenden Medizinprofessors studierte nach dem Abschluss des Baseler Gymnasiums Medizin und spezialisierte sich auf den Fachbereich Psychiatrie. Ein Jahr nach dem Abschluss der Dissertation über die Psychologie sogenannter okkulter Phänomene heiratete er 1903 Emma Rauschenbach, die aus einer wohlhabenden Familie stammte. Bereits zwei Jahre darauf habilitierte er sich mit einer Arbeit zu seinen Assoziationsstudien und wurde Oberarzt an der damals sehr bekannten psychiatrischen Einrichtung Burghölzli in Zürich, zudem Stellvertreter des angesehenen Schizophrenieforschers Eugen Bleuler. Im Rahmen seiner Forschungen lernte er die Werke Freuds kennen, den er 1907 persönlich traf. Freud und ihn verband eine mehrjährige Freundschaft und intensive Zusammenarbeit, die 1910 mit der Wahl Jungs zum Präsidenten der damals gerade neu gegründeten *Internationalen Psychoanalytischen Vereinigung* ihren Höhepunkt fand, aber drei Jahre später bereits wieder Geschichte war. Die Hintergründe der Trennung waren theoretische Differenzen hinsichtlich des Libidobegriffs sowie persönliche Angriffe Jungs in seinen Briefen an Freud. Jung, der sich bis 1912 als Psychoanalytiker verstand und seine Theorien unter dem Namen verbreitete, begann nach der Trennung von Freud, sein Konzept als *Analytische Psychologie* zu bezeichnen. In den darauffolgenden Jahrzehnten erweiterte er seinen Ansatz und befasste sich mit Religionen, Mythen sowie fremden Völkern. Er reiste zu den Pueblo-Indianern im Süden Nordamerikas, nach Afrika sowie nach Indien, und befasste sich intensiv mit der taoistischen und westlichen Alchemie. In den 1930er-Jahren war Jung abermals der Präsident einer großen psychotherapeutischen Vereinigung: der *Internationalen Allgemeinen Ärztlichen Gesellschaft für Psychotherapie*. Nach einem Herzinfarkt im Jahr 1944 beendete er die Arbeit mit Patient*innen und konzentrierte sich in den darauffolgenden Jahren auf das Publizieren. Am 06. Juni 1961 starb er in Küsnacht bei Zürich (Bair, 2005). Er hinterließ unzählige Publikationen, die in einer nach seinem Tod herausgegebenen 20-bändigen Werksausgabe knapp 10.000 Druckseiten umfassen.

Die Kerngedanken der Analytischen Psychologie nach C. G. Jung basieren auf den Assoziationsexperimenten, von denen er die Komplexstruktur der Psyche ableitete, auf der von Freud abweichenden Annahme eines kollektiven Unbewussten inklusive Archetypen und damit verbundenen Individuationsprozessen, sowie auf seinen umfangreichen

Selbsterfahrungen und Forschungsreisen. Weitere relevante Termini sind beispielsweise Anima und Animus, Persona, Schatten, Traumarbeit oder Aktive Imagination (Kast, 2018; Vogel, 2016). *Komplexe*, genauer *gefühlsbetonte Komplexe*, sind nach Jung Bilder der aktuellen psychischen Situation, die mit starken Emotionen einhergehen und zudem mit der habituellen Bewusstseinslage nicht kompatibel sind. Er umschreibt sie als abgesplitterte Teilpsychen, die infolge von Traumata, Schockzuständen oder Ähnlichem entstehen können. Sie enthalten verdichtete konflikthafte Beziehungserfahrungen und stellen die lebendigen Einheiten des Unbewussten dar, mittels derer man auf die Existenz und die Verfassung des Unbewussten schließen kann. Werden komplexhafte Themen oder Gefühle angesprochen, löst das eine emotionale Überreaktion und damit in Verbindung stehende Abwehrreaktionen aus (C. G. Jung, 1948). Das *Unbewusste* ist bei Jung ein Teil der *Psyche*, die er als Gesamtheit aller psychischen Prozesse (bewusst wie unbewusst) definiert und von der *Seele* differenziert. Letztere charakterisiert er als Funktionskomplex, den er am ehesten als *Persönlichkeit* bezeichnen würde. Im Gegensatz zu Freud, der ausschließlich von einem Unbewussten innerhalb der Psyche einer Person ausgeht, beschreibt Jung neben diesem persönlichen Unbewussten ein *kollektives Unbewusstes*, das er als Gesamtheit der *Archetypen* definiert. Archetypen sind überindividuelle menschliche Grundmuster, die vor jeder Erfahrung präsent sind (C. G. Jung, 1954) – beispielsweise das Konzept der versorgenden Mutter, die Heldenreise, *Anima* (das Konzept des Weiblichen im männlichen kollektiven Unbewussten) und *Animus* (das Konzept des Männlichen im weiblichen kollektiven Unbewussten) (C. G. Jung, 1931). Träume, Mythen und Märchen würden diese Archetypen enthalten, die in der praktischen analytischen Psychotherapie im Rahmen der *Amplifikation* in die therapeutische Praxis eingebaut werden. Damit stellt Jung eine Erweiterung der freien Assoziation Freuds vor, die den aktuellen Inhalt in einen größeren Rahmen stellt – jenem der Mythen, Märchen, also archetypischen Motiven.

Zusätzlich beschreibt er Methoden wie die *Traumdeutung* bzw. *Traumarbeit* oder die *Aktive Imagination*. Letztere ist eine Methode zur Erforschung des Unbewussten, indem man frei assoziativ Bilder oder Fantasien erschafft bzw. aus sich heraus erschaffen lässt, mit denen man sich dialogisierend befasst. Nach Jung kann sich auf diese Weise das bewusste Ich mit dem unbewussten Archetyp des Selbst austauschen. Das Ziel nach Jung ist, eine Einheit von Bewusstsein und Unbewusstem zu schaffen (C. G. Jung, 1958). Ähnlich wie die Seele definiert Jung die *Persona* als Funktionskomplex, jedoch unterscheidet er die beiden Termini anhand der Funktion. Während die Seele in etwa der Persönlichkeit entspricht, handelt es sich bei der Persona um eine Art Maske, die wir tragen, um uns an die Außenwelt anzupassen. Sie ist ein Ausschnitt aus der Kollektivpsyche und ermöglicht uns, entsprechend den kulturellen Normen mit anderen zu interagieren (C. G. Jung, 1960, §800-802). Sie stellt zudem das Gegenteil des *Schattens* dar, der nach Jung jene verdrängten unbewussten Anteile repräsentiert, die man nicht wahrhaben oder zu sich gehörig wahrnehmen möchte. Sich mit dem eigenen Schatten auseinanderzusetzen und ihn bewusst werden zu lassen, ist eines der Ziele der Analytischen Psychologie. Neben dem persönlichen Schatten geht Jung von der Existenz eines archetypischen Schattens aus, der in Mythen und Märchen oft von Satan oder anderen dunklen Bedrohungen repräsentiert wird (C. G. Jung, 1976).

Die Analytische Psychologie veränderte und institutionalisierte sich während Jungs Lebzeiten und nach seinem Ableben in erheblichem Maß. Bereits 1914 spaltete sich die *Züricher Psychoanalytische Vereinigung* von der *Internationalen Psychoanalytischen Vereinigung* ab und wurde in *Vereinigung für Analytische Psychologie* umbenannt. Diese fusionierte im Jahr 1918 mit dem von Jung, seiner Frau und einigen weiteren Personen gegründeten *Psychologischen Club Zürich.* Jungs Frau war ebenso zeitweise Präsidentin des Clubs wie eine enge Mitarbeiterin Jungs, Toni Wolff (Schweizer & Schweizer-Vüllers, 2017). Letztere hielt Vorträge am C. G. Jung-Institut, das 1948 in Zürich gegründet wurde. Dort wurde die Analytische Psychologie gelehrt. 1955 folgte die Gründung der *Internationalen Gesellschaft für Analytische Psychologie,* die Institute und Vereine an vielen Standorten weltweit unter einem Dach vereinigte. Im 20. Jahrhundert entstanden Organisationen in England, New York, Kalifornien, Deutschland, Italien, Russland, Asien, Südamerika, Israel und in vielen weiteren Regionen. Die Hauptvertreter*innen der Standorte prägten dabei nicht selten die jeweilige standortspezifische Sicht bzw. den Fokus auf die Analytische Psychologie.

Mit der Zeit entstanden zahlreiche Konzeptionen, die alle mit jener von Jung verwandt sind, jedoch andere Akzente setzen. Aktuell bestehen zwei Einteilungsmöglichkeiten, wie man die sogenannten Jungianer in Strömungen einteilen kann: einerseits in eine klassische, eine entwicklungspsychologische und eine archetypische Strömung (Samuels, 1985), andererseits anhand der Parameter Individuation, Kausalität, Container, Übertragung und Träume (Kirsch, 2000). Elemente aus Jungs Theorien wurden und werden in den verschiedenen Strömungen jeweils unterschiedlich gewichtet, betrachtet und weiterentwickelt (Heydwolff, 2007; Kirsch, 2007). Im 21. Jahrhundert hat die Analytische Psychologie eine gewisse Bekanntheit erlangt, wozu einige Autor*innen und ihre Werke maßgeblich beigetragen haben: Jean Shinoda Bolen, Clarissa Pinkola Estés, James Hillman, Linda Leonard, June Singer und Robert Moore in den Vereinigten Staaten; Marion Woodman in Kanada; Aldo Carotenuto and Umberto Galimberti in Italien; Hayao Kawai in Japan und Verena Kast im deutschsprachigen Raum (Kirsch, 2000, S. 252). Letztere veröffentlichte unzählige Bücher über verschiedene psychologische und psychotherapeutische Themen, die allgemeinverständlich verfasst und für Lai*innen gut lesbar sind. Kast und vor allem ihr analytisch-psychologisches Konstrukt stehen nun im Mittelpunkt der folgenden Seiten.

4.1.2 Kast und die Grundbegriffe der Analytischen Psychologie

Nur 30 Kilometer von Jungs Geburtsort entfernt, allerdings knapp sieben Jahrzehnte später, konkret am 24. Jänner 1943, kam Verena Kast im Schweizer Wolfhalden zur Welt. Nach einer Lehrer-Ausbildung studierte sie in Basel und Zürich Psychologie, Philosophie und deutsche Literatur. Gleichzeitig absolvierte sie eine Ausbildung in Analytischer Psychologie am C. G. Jung-Institut Zürich, die sie 1970 abschloss. Unmittelbar darauf therapierte sie in freier Praxis und lehrte ab 1973 an der Universität Zürich. Dort promovierte sie zum Thema Kreativität in der Psychologie Jungs und habilitierte acht Jahre später über die Bedeutung der Trauer im therapeutischen Prozess. Sie war Präsidentin der Schweizerischen Gesellschaft für Analytische Psychologie, Vizepräsidentin und Präsidentin der Internationalen Gesellschaft für Analytische Psychologie, Vizepräsidentin und Präsidentin des C. G. Jung-Instituts, Mitglied der Leitung der Lindauer Psychotherapiewochen, Vorsitzende der Internationalen Gesellschaft für Tiefenpsychologie und nicht zuletzt mehrere Jahrzehnte Professorin an der Universität Zürich (Kast, 2021b). Nebenbei veröffentlichte sie unzählige Bücher und weitere Fachtexte. Die Publikationsliste auf ihrer Webseite, hauptsächlich bestehend aus Monografien, umfasst 85 Einträge (Kast, 2021a). Bereits vor 20 Jahren galt sie als bedeutendste Vertreterin der Analytischen Psychologie im deutschsprachigen Raum und wurde in Thomas Kirschs Werk zur Geschichte jener Schule zwölfmal genannt (Kirsch, 2000).

2007 veröffentlichte Kast ein schmales Buch mit dem Titel *Die Tiefenpsychologie nach C. G. Jung* im Kreuz Verlag, das einige Jahre darauf im Patmos Verlag neu aufgelegt wurde. Das Besondere an diesem Werk ist die anschauliche und allgemeinverständliche Zusammenstellung von Kasts Ansatz der Analytischen Psychologie, der auf Jungs Werken basiert, aber auch ihre Handschrift trägt. Einerseits ist darin ihre Interpretation der Werke Jungs inklusive der Gewichtung der Theorien erkennbar, andererseits ergänzt sie die Ausführungen mit neueren Theorien wie den Spiegelneuronen sowie mit Fallbeispielen aus ihrer eigenen psychotherapeutischen Praxis.[29]

Kast beginnt in ihrem Werk mit dem Assoziationsexperiment Jungs, das ihn zur Komplextheorie und, so Kast weiter, zur Aussage führte, dass Affektivität die wesentlichste Grundlage der Persönlichkeit ist. Zentrales Anliegen jeder Psychotherapie, die sich mit dem Unbewussten beschäftigt, ist deshalb die Verarbeitung von zu starken stressenden Emotionen sowie von zu schwachen, die ihre Funktion als Orientierungshilfe nicht erfüllen können. Gefühle sind von größter Bedeutung bei Erfahrungen, Erinnerungen, Veränderungen und Wandlungen – deshalb auch in der Psychotherapie. Dort kommen sie vor allem in verarbeiteter Weise innerhalb von Träumen und Fantasien vor, beeinflussen damit das Bewusstsein, was sich wiederum auf Träume und Fantasien auswirkt. Werden Komplexe so stark, dass sie das Ich-Bewusstsein emotional überfordern, reagiert dieses mit Verdrängung oder Abspaltung, was psychisch krank macht. Wird ein solcher Komplex durch ein Erlebnis aktiviert, das den ursprünglichen traumatischen Erlebnissen ähnelt, können Menschen nicht mehr adäquat reagieren, vielmehr *überreagieren* sie emotional. Kast verbindet Jungs Aussagen mit dem heutigen Konzept der Dissoziation, bei dem traumatische Erfahrungen abgespalten werden und dem Bewusstsein nicht mehr zugänglich sind. Kast führt eine weitere Komplexdefinition Jungs an, nach der Komplex-

29 Ralf Vogel führt in der Einleitung seines Werks *C. G. Jung für die Praxis* eine Reihe von Büchern an, die ebenfalls Einführungen in die Analytische Psychologie darstellen. Auch das Buch von Kast erwähnt er, jedoch wird rasch klar, dass die verschiedenen Monografien unterschiedliche Interpretationen und Schwerpunktsetzungen der Theorien Jungs enthalten. Kast stellt hier keine Ausnahme dar, was in Anbetracht der konstruktivistischen Perspektive wenig überrascht. Siehe auch Vogel (2016, S. 17-20).

episoden über konflikthafte Beziehungserfahrungen in der Kindheit entstehen, und verbindet diese mit dem Konzept der *Representations of Interactions that have been Generalized* von Daniel Stern. Ein anschauliches Fallbeispiel illustriert die Bedeutung des Konstrukts für die psychotherapeutische Praxis. Fallen in der Therapie überschießende Reaktionen bei bestimmten Themen auf, sucht man in der Vergangenheit nach diesen und versucht dabei, das Erleben des Kindes in solchen Schlüsselsituationen zu rekonstruieren. Durch das verstärkte Bewusstwerden des Komplexes und dessen Hintergründe gelingt es den Patient*innen, sich in den entsprechenden Situationen selbst zu regulieren und zunehmend besser zu steuern. Nach Kast ist die Komplextheorie zugleich eine Entwicklungstheorie. Wo ein Komplex entstanden ist, herrscht Stillstand. Die Arbeit an den Komplexen bewirkt einerseits, dass Menschen in sozialen Situationen wieder adäquater reagieren können, andererseits dass Aspekte in ihr Leben reintegriert werden können, wodurch es reichhaltiger wird (Kast, 2018, S. 7–17).

Die Komplextheorie verbindet Kast mit den Symbolen. Nach Jung sind Komplexe die Akteure der Träume und zugleich Ausgangspunkte unserer Fantasien und Symbolbildungen. Förderlich ist es, wenn man dieser schöpferischen Kraft der Komplexe folgt, dabei die Träume und Fantasien sowie ihre Symbole wahrnimmt und verarbeitet. Symbole basieren auf lebensweltlichen Objekten, verweisen jedoch zugleich auf etwas Dahinterliegendes, Unbewusstes oder Nichtgewusstes und können deshalb niemals erschöpfend erklärt werden. Sie sind mentale Prozesse, die sich in Bildern und Zeichen ausdrücken, und können zudem in ihren Bedeutungen wie in ihrem Erscheinungsbild variieren. Vor allem kollektive Symbole regen uns an, bewegen uns und geben den Emotionen eine Form. Die Form der kollektiven Symbole wird vom kollektiven Unbewussten geprägt. Der Terminus bezeichnet eine angeborene überindividuelle biologische und psychische Grundlage des Menschen, eine universale psychische Struktur der Menschheit über alle Kulturen und Epochen hinweg. Teilstrukturen davon werden Archetypen genannt. Eine Person erlebt Archetypen als Vorstellungen oder innerer Bilder, die sich in Träumen, Fantasien oder Mythen zeigen und Emotionen in eine bestimmte Form bringen. Archetypische Bilder sind beispielsweise moderne Superhelden, der antike Ödipus in seiner Neudeutung durch Freud oder der zeitlose Amor – Urbilder, die in der jeweils kulturspezifischen Ausdrucksweise der Menschen vermittelt werden. Kast zieht an der Stelle eine weitere Verbindung zu den Komplexen, denn „Archetypen stehen auch hinter den Komplexen“ (Kast, 2018, S. 25).

Um ein solches Urbild, einen Archetypus, in eine aktuelle Sprache zu übersetzen, ist der schöpferische Prozess unerlässlich, der aus dem (kollektiven) Unbewussten schöpft und die Inhalte auf kreative Weise in eine moderne Ausdrucksweise übersetzt – beispielsweise im Rahmen eines Kunstwerks oder einer neuen Erzählung. Diese kann andere Menschen tief berühren und bewegen, also den unbewussten Archetypus in uns beleben. Eine schöpferische Haltung zu gewinnen ist, so Kast, das zentrale Wirkprinzip der Analytischen Psychologie und hilft den Patient*innen, ihre Selbstheilungskräfte zu aktivieren (Kast, 2018, S. 26–32).

> „Grundidee und Grunderfahrung der Analytischen Psychologie nach C. G. Jung ist es, dass die Psyche sich schöpferisch verändert im Sinne der Selbstregulierung, also schöpferisch

> ist, um aus einem Ungleichgewicht heraus immer wieder in ein Gleichgewicht zu gelangen, Anpassung an die Anforderungen von Außenwelt und Innenwelt zu finden. Dieser schöpferische Prozess ereignet sich zwischen dem Unbewussten, den archetypischen Strukturen und den Komplexen, und dem Bewusstsein – im Dialog des Bewusstseins mit dem Unbewussten“ (Kast, 2018, S. 32).

Hierzu eignet sich nach Kast die Imagination. Die Patient*innen können durch Imaginationen Mythen, Märchen und Rituale lebendig werden lassen, Konflikte und Komplexe bearbeiten, an Emotionen arbeiten sowie vieles mehr. Das Ziel ist die aktive Belebung des Unbewussten. Ein knappes Kapitel widmet Kast der Aktiven Imagination, in der man sich mit den Fantasien dialogisch auseinandersetzt, also man selbst (das Ich-Bewusstsein) mit den Traum- bzw. Fantasiefiguren (Repräsentationen des Unbewussten) spricht. Kast ergänzt, dass diese Methode vor allem dazu geeignet ist, am Ende einer Psychotherapie den Patient*innen ein Werkzeug mitzugeben, mit denen sie sich nach der Therapie weiter aktiv mit dem Unbewussten beschäftigen können (Kast, 2018, S. 32–38).

Kast verbindet die schöpferische Haltung zudem mit dem Individuationsprozess. Kurzgefasst besagt das Konzept, dass Menschen sich von der Geburt bis zum Tod entwickeln: in Richtung mehr Autonomie, Freiheit und Echtheit, um jene Person zu werden, die man als Potenzial in sich hat. Das Ziel ist, sich mit den eigenen Komplexen auseinanderzusetzen, alles zu bearbeiten, was einen daran hindert, so zu sein, wie man sein möchte, und schließlich zu erkennen, dass man ein Mensch unter vielen ist. Zwar ist man von anderen abhängig, doch können diese einen zugleich inspirieren und als Individuum wahrnehmen, das, was er*sie *selbst* ist. Das Selbst ist nach Kast stellvertretend für den Archetypus der Ganzheit und entsteht infolge des Individuationsprozesses. Es enthält alle Anteile und Splitterpsychen einer Person, es ist Grund und Ursache der Gesamtpersönlichkeit eines Individuums. Manche Menschen haben jedoch die Eigenart, sich etwas besser darzustellen, als sie sind, und unliebsame Eigenschaften zu verdecken oder nicht wahrhaben zu wollen. Diese nennt Kast den Schatten. Er enthält alles, was unseren (Selbst-)Idealen und Werten diametral entgegensteht. Verhalten wir uns schattenhaft, kann uns das peinlich sein oder verärgern. Kann man die eigenen Schattenanteile wahrnehmen, hilft das dagegen im täglichen Leben und vor allem in Konfliktsituationen. An der Stelle kritisiert Kast Jungs Aussage, nach der Menschen in der Psychotherapie auch Schattenarbeit leisten sollten. Patient*innen haben jedoch oftmals kein ausreichend stabiles Selbstwertgefühl, weshalb das Wahrnehmen oder gar Anerkennen des eigenen Schattens sie leicht aus dem Gleichgewicht bringen kann. Die Auseinandersetzung mit dem eigenen Schatten ist vielmehr eine lebenslange Aufgabe, die sich mit jeder Veränderung der eigenen Werte und Ideale ändert (Kast, 2018, S. 39–57).

Auch das Gegensatzpaar Anima und Animus behandelt Kast in ihrem Werk. Darüber hinaus geht sie näher auf die Übertragung und die therapeutische Beziehung aus Sicht der Analytischen Psychologie ein. Weitere Kapitel widmet sie der praktischen analytischen Behandlung, wobei sie vor allem Traumdeutungsfallbeispiele aus der Praxis sowie aus dem *Menschenbild der Jung'schen Psychotherapie* anführt. Den Abschluss bildet der Abschnitt *Weiterentwicklung*, worin sie einen Konnex zur Neurobiologie herstellt, auf die (Wirksamkeits-)Forschung eingeht und die Möglichkeiten zur Ausbildung thematisiert

(Kast, 2018, S. 58–105). Jene Inhalte sind für das theoretische Konstrukt der Analytischen Psychologie nach Kast im Kontext von Eco-Anxiety allerdings wenig relevant und werden allenfalls in den folgenden Unterkapiteln zitiert. Bevor nun Eco-Anxiety im Detail betrachtet wird, folgt ein kurzer allgemeiner Abschnitt mit Gedanken über die möglichen Wege, wie Eco-Anxiety aus Sicht der Analytischen Psychologie erforscht werden kann.

4.1.3 Eco-Anxiety aus Sicht der Analytischen Psychologie – Allgemeines

Die Ausführungen der letzten Seiten, insbesondere zum Konstrukt der Analytischen Psychologie nach Verena Kast, sollen nun beleuchtet werden, um mögliche Ansätze zu finden, wie Psychotherapeut*innen mit dem Phänomen Eco-Anxiety in der psychotherapeutischen Praxis viabel umgehen können. Als ich die Theoriekonzepte Kasts möglichst nah am Original formulierte, kamen mir spontan zwei potenzielle Wege zur Klimaangst in den Sinn. Einerseits kann, so die ersten Gedankengänge, der Weg wohl über die Komplexe zur Klimaangst führen, andererseits existiert womöglich eine Straße, die über Archetypen zu Eco-Anxiety verläuft. Bevor diese möglichen Routen vertieft werden, soll noch ein Blick in die Fachliteratur eventuell bereits existierende Herangehensweisen von Vertreter*innen der Analytischen Psychologie zur Klimaangst aufzeigen.

Es existieren tatsächlich mehrere Publikationen, in denen die Analytische Psychologie – im englischen Sprachraum zumeist als *Jungian Psychology* oder *Jungian Approach* bezeichnet – im Zusammenhang mit der Klimakrise oder der Ökotherapie erwähnt wird. Hier stechen vor allem die Texte von Dennis Merritt hervor, der nicht nur ein Buch veröffentlichte, sondern auch eine Webseite betreibt, die unter ecojung.com aufrufbar ist. Er hat die Ausbildung zum Analytischen Psychologen in Zürich absolviert und beschäftigte sich vor allem in den 1990er-Jahren vorwiegend mit Trauminterpretationen, dem chinesischen Buch der Wandlungen (I Ging) sowie mit der Ökopsychologie und der Verbundenheit zur Landschaft. 2011 erschien sein Buch *The Dairy Farmer's Guide to the Universe – Jung, Hermes, and Ecopsychology. Volume 1: Jung and Ecopsychology.* Darin verbindet er primär Jungs Theorien[30] mit der Ökopsychologie, die Wahrnehmungen und Verhaltensweisen der Menschen in Bezug auf deren natürliche Umgebung erforscht. Das erklärte Ziel lautet: Wege zu finden, den Menschen dabei zu helfen, eine tiefere Verbindung mit der Umwelt einzugehen, um sie zu einem umweltfreundlicheren Lebensstil zu motivieren (Merritt, 2011, S. 17). Eine solche Herangehensweise ist interessant und von größter Bedeutung, jedoch handeln seine Texte primär von diesem Thema, nicht von Eco-Anxiety oder anderen Eco-Emotionen. Dennoch weckte eine seiner Aussagen mein Interesse, denn Merritt schreibt über die Verwendung von Träumen, um sich mit einem Ort zu verbinden bzw. verbunden zu fühlen. Wenn man den Ansatz etwas anpasst, nämlich Fantasien oder Aktive Imaginationen dazu verwendet, um sich mit der Natur verbunden

30 Merritt fokussiert hier vorwiegend die Archetypen und das Postulat Jungs, dass es für die psychische Gesundheit optimal sei, wenn nicht gar unerlässlich, sich mit einem Ort tief verbunden zu fühlen.

zu fühlen und unbewusste Anteile diesbezüglich aufzudecken, lohnt es sich in jedem Fall, den Gedanken später im Rahmen eines Gesamtkonzepts näher zu betrachten.

Einen weiteren interessanten Gedanken formuliert Mary-Jayne Rust in ihrem Buch *Towards an Ecopsychotherapy*. Als Vertreterin der Analytischen Psychologie betrachtet sie zahlreiche aktuelle Themen inklusive Eco-Anxiety und Eco-Grief aus Jungs ökopsychotherapeutischer Sicht. Auch sie fokussiert primär auf die Beziehung zwischen Menschen und ihrer Umwelt im Rahmen einer Ökotherapie, spricht jedoch im sechsten Kapitel über das ökologische Selbst und das ökologische Unbewusste:

> „Arising from this ecological reality is a sense of self that is embedded in the land and interwoven with the web of life. Ecopsychotherapy recognizes the ecological self and ecological unconscious and is developing a language to describe their relationship to other parts of the self" (Rust, 2020, Kap. 6).

Die Grundthese lautet: Die Industriegesellschaft verdrängte das ökologische Bewusstsein ins Unbewusste. Analog zu herkömmlichen tiefenpsychologischen Verfahren, in denen verdrängte Inhalte des Unbewussten aufgedeckt werden sollen, ist das Ziel der Ökopsychotherapie, das ökologische Unbewusste zu erforschen und den darin enthaltenen Sinn für Umweltschutzthemen aufzudecken. Es wird noch zu zeigen sein, ob der Gedanke mit Kasts Konzept kompatibel ist. In jedem Fall ist er potenziell relevant.

Viele Texte, in denen einerseits Jung, andererseits die Wörter *Öko, Klima* oder *Umwelt* vorkommen, drehen sich um die bereits angesprochenen Themen Ökopsychologie und die Verbindung der Menschen zur Umwelt. Auch sind einige bekannte Autor*innen von Texten, die Eco-Anxiety behandeln, Vertreter*innen der Analytischen Psychologie. Hierzu zählen beispielsweise die Psychotherapeut*innen Caroline Hickman und Craig Chalquist, die bereits in Kapitel 2.2 erwähnt wurden. Sie verwenden allerdings kaum fachspezifische Begriffe oder Konzepte aus der Analytischen Psychologie zur Beschreibung der Klimaangst. Hickman verweist in einem 15-seitigen Artikel lediglich einmal auf Jung. An der Stelle meint sie, dass man Eco-Anxiety als Schatten der Eco-Empathie bezeichnen könnte (Hickman, 2020, S. 417). Auch andere Autor*innen, die sich des Themas Eco-Anxiety annehmen, beschreiben es eher allgemein und ohne fachspezifische Konstrukte. Ein Beispiel ist Sally Gillespie, die im Zusammenhang von Eco-Anxiety und der Analytischen Psychologie lediglich vom Ziel der Bewusstwerdung des Unbewussten in der Gruppe spricht. Wenn etwas, so Gillespie, das unbewusst gefühlt wurde, bewusst gemacht und mitfühlend mit anderen erforscht werden könne, befreie es den Geist, das Herz und die Vorstellungskraft für Veränderungen und kreatives Handeln. Dies erreicht sie durch reflektierende Gespräche, respektvolles Zuhören und offene Fragen (Vu, 2020). Aber nicht alle halten es so. Ein Gegenbeispiel ist Jeffrey Kiehl, der in dem Fachartikel *A Jungian Perspective on Global Warming* die Fachtermini Schatten, Komplexe, das Selbst, Individuation und Archetypen aufgreift. Er geht zwar nicht explizit auf Eco-Anxiety ein, dennoch weist Kiehls Text aus dem Jahr 2012 mehrere interessante Textstellen auf, die Konzepte der Analytischen Psychologie mit dem Klimawandel verbinden. Eine im Folgenden möglicherweise bedeutende Textstelle handelt von Komplexen im Zusammenhang mit umweltschützendem Verhalten. Kielt meint, dass Umweltschützer oft einen Retterkomplex hätten, in dessen Kern entweder der Archetyp der guten Mutter oder jener des Selbst stecke (Kiehl, 2012, S. 189). Im Rahmen einer Metastudie zu den Interventionen bei Eco-Anxiety werden Ansätze der Analytischen Psychologie nüchterner zusammengefasst:

> „Jungian authors recommended dreamwork as a tool to connect personal myth and collective myth“ (Baudon & Jachens, 2021).

Neben der erwähnten Traumarbeit als Werkzeug, um eine Verbindung zwischen persönlichen und kollektiven Mythen (gemeint ist wohl auch das Unbewusste bzw. der Archetypus) herzustellen, habe die Analytische Psychologie, so scheint es zumindest im betreffenden Artikel, nichts weiter zum Phänomen Eco-Anxiety beizusteuern. Das ist, wie hier gezeigt wurde, keinesfalls zutreffend. Um dieses Bild in Schräglage geradezurücken, soll in den folgenden beiden Unterkapiteln versucht werden, die beiden am Anfang des Kapitels vorgestellten Wege über die Komplexe sowie über die Archetypen anhand der Konzepte und Werke Kasts detailliert auszuformulieren. Außerdem sollen gegebenenfalls das ökologische Unbewusste, die Aktive Imagination im Sinne Merritts sowie Kiehls Postulat über den Retterkomplex und den Archetypus der guten Mutter berücksichtigt werden, sofern sie in das Gesamtkonstrukt passen.[31]

4.1.4 Eco-Anxiety – Zugang über Komplexe

Kast greift bei ihrer Betrachtung des Komplexes auf ein Zitat Jungs zurück, in dem er den gefühlsbetonten Komplex als Bild einer bestimmten psychischen Situation charakterisiert, die lebhaft emotional betont und zudem mit der Bewusstseinslage inkompatibel ist. Sie fasst in eigenen Worten zusammen, dass generalisierte schwierige Erfahrungen in den Komplexen zu einer emotional belastenden Erfahrung verbunden sind, die zunächst kaum kontrollierbar ist und mit dem heute gebräuchlichen Begriff Dissoziation umschrieben werden kann. Erleben die Menschen Ereignisse, die der generalisierten schwierigen Erfahrung des Komplexes ähneln, werden sie im Sinne des Komplexes gedeutet und verstärken ihn bzw. die damit verbundene Emotion. Die Menschen überreagieren in der Situation, weil sie emotional besonders stark (komplexhaft) reagieren. Komplexe bewirken einerseits eine Hemmung des Lebens, weil die Menschen in solchen Situationen stereotyphaft überreagieren, andererseits liegen in ihnen Keime neuer Lebensmöglichkeiten. Sie können zeitlebens entstehen und haben zudem im Kern ein jeweils archetypisches Thema. Nach Kast ist es für die praktische Psychotherapie jedoch bedeutender, dass Komplexe stets mit Beziehungen zu tun haben. Komplexe entstehen demnach im Zusammenstoß einer Anpassungsforderung mit der hinsichtlich der Forderung ungeeigneten Beschaffenheit des Individuums. Anpassungsforderungen sind häufig Thema in der Beziehung zwischen Eltern und Kindern. Treten nun mehrere negative/traumatische

31 Hier gilt es beispielsweise zu prüfen, ob die Definitionen des Worts Komplex bei Kiehl und Kast miteinander kompatibel sind. Kiehl baut auf Jungs Definition auf, geht aber im Gegensatz zu Kast, die sich auf den Beziehungsaspekt persönlicher Komplexe konzentriert, darüber hinaus vor allem auf die Theorie kultureller Komplexe ein, zu der T. Singer und Kimbles (2004) einen Sammelband veröffentlichten.

Beziehungsepisoden auf, etwa Situationen, in denen die Eltern das Kind spüren lassen, dass es nichts wert ist, weil es etwas Bestimmtes getan oder nicht getan hat, können diese zu einer generalisierten Beziehungserfahrung verdichtet und zum Auslöser eines Komplexes werden, der dieses Thema betrifft. Werden im späteren Leben vergleichbare Situationen erlebt, treten die damals gefühlten Emotionen in besonders starker Weise erneut auf – der Komplex *konstelliert* sich – und führen zu dem, was Kast in Anlehnung an Jung als *Reaktion mit lebensgeschichtlichem Überhang* bezeichnet. Werden in der Psychotherapie solche Konstellationen wahrgenommen, kann daran gearbeitet werden. Konkret suchen Psychotherapeut*innen und Patient*innen in Erinnerungen und Träumen nach Episoden, die den komplexhaften Erfahrungen ähneln. Wenn diese Situationen möglichst lebendig erzählt werden, fällt es leichter, sich sowohl in die Lage des Kindes zu begeben als auch in jene der beteiligten Beziehungspersonen. So kann man das Leiden des damaligen Kindes besser verstehen, aber auch die Verhaltensweisen der Beziehungspersonen. Der schwierige Teil, so Kast, liege im Anerkennen der eigenen Anteile der Beziehungspersonen in einem selbst (Kast, 2018, S. 12–15).

> „Sich über diese Identifikation bewusst zu werden und dafür Verantwortung zu übernehmen, ist außerordentlich schwierig, aber eine notwendige Voraussetzung dafür, dass sich komplexhaftes Verhalten und damit auch die Komplexe verändern können“ (Kast, 2018, S. 15).

Werden mehrere solcher Episoden bearbeitet, kann man schließlich Rückschlüsse auf Interaktionsformen im Komplexbereich wie auf die daran beteiligten Emotionen ziehen. So gelingt es schließlich, in alltäglichen Situationen komplexhafte Reaktionen zu erkennen und aktiv gegenzusteuern. Auch kann man mit Träumen und Imaginationen arbeiten. In solchen werden Komplexe, Kast bezeichnet sie nach Jung als Splitterpsychen oder kleine eingeschlossene Psychen, zumeist von Symbolen und/oder Akteur*innen repräsentiert. Symbole haben sowohl bewusste wie unbewusste Anteile. Sie referieren auf Bekanntes, aber auch auf lebensgeschichtliche sowie kulturgeschichtliche Hintergründe. Sich auf die Fantasien und die Symbole einzulassen, kann dabei helfen, die unbewussten Anteile des Komplexes bewusster zu machen (Kast, 2018, S. 15–19).

Kast spricht in mehreren Büchern über Komplexe – etwa über Elternkomplexe (Kast, 2012), aber auch über Scham- und Schuldkomplexe.[32] Sie schildert den Fall eines 75-jährigen Mannes, dessen Vater ihn in Situationen, in denen er sich nicht so verhalten hat, wie es von ihm verlangt wurde, fragte, was wohl der Herr Pfarrer oder der Herr Lehrer dazu sagen würde. Er sollte sich schämen – und das tat er. Diese allgemeingehaltene Situation ist eine generalisierte verdichtete Beziehungserfahrung, die sein Leben viele Jahrzehnte prägte. Auch später schämte er sich oft, fragte sich, was wohl andere zu seinem Verhalten sagen würden, und traute sich nicht, seine Wünsche zu realisieren, was sich in depressiven Episoden niederschlug. Im Fall des Schuldkomplexes schreibt Kast etwas allgemeiner Folgendes: Wenn Menschen in ihrer Kindheit häufig eine

32 Kast erwähnt allerdings nirgends Helden- oder Retterkomplexe. Auch ist das Konzept der kulturellen Komplexe nicht mit Kasts Sichtweise kompatibel, weil es hier vor allem um Archetypen und um die von ihnen ausgelösten Verhaltensweisen geht, weniger um verdichtete Beziehungserfahrungen, die sich in starken Emotionen ausdrücken.

Schuldzuschreibung erfahren, die sie traurig oder wütend macht, können sie in ihrem späteren Leben in ähnlichen Situationen ebenfalls rasch traurig oder wütend werden, was sich auf ihre Beziehungen auswirkt. Sich imaginativ in die damaligen Situationen zurückzuversetzen, hilft manchmal, um Zusammenhänge zu erkennen, die man als Kind nicht erkennen konnte. Dadurch ist es leichter, eine neue Perspektive zu gewinnen, was sich auch auf den Komplex und die damit zusammenhängenden Emotionen auswirken kann. Es kann dann weiterhin belastend sein, aber nicht mehr überwältigend und unkontrollierbar (Kast, 2010).

Auch beim Thema Angst formuliert Kast ähnliche Worte. Das Kapitel *Aspekte der Angst* ihres Buchs *Vom Sinn der Angst* beginnt Kast mit einer allgemeinen Charakterisierung. Angst setzt demnach dann ein, wenn etwas in Gefahr ist, was für die betreffende Person von großem Wert ist. Sie reagiert dann entsprechend und versucht, das, was bedroht ist, zu schützen bzw. zu retten. Hier geht es nicht nur um Objekte – so kann beispielsweise jemand Selbstbeherrschung als wichtig erachten und Angst empfinden, wenn er*sie von unkontrollierbarer Wut erfasst wird. Angst ist, so Kast weiter, ein sinnvolles biologisches Reaktionsmuster. Besonders unangenehm wird sie jedoch, wenn sie als komplexes Reaktionsmuster erscheint, bei dem eine adäquate Reaktion nicht mehr möglich ist (Kast, 1999, S. 31–33). Kast im Original:

> „Die Tiefenpsychologie [konkret: die Analytische Psychologie] regt an, die Ungewissheit zu ertragen, ja sie schafft mit ihren Methoden sogar sehr oft Ungewissheit, die dann zu ertragen ist. Weil diese Ungewissheit in den Rahmen einer therapeutischen Beziehung eingebettet ist, ist sie leichter auszuhalten. Dabei wird man auch das Problem von verschiedenen Seiten ansehen, von Träumen, von Fantasien her, man wird sich fragen, wie die Situation vom Unbewussten her, wie sie auch vom Bewusstsein her aussieht. Dadurch lichtet sich die Situation. Zudem ist aus der Sicht der Tiefenpsychologie anzumerken, dass uns dann etwas als ungewiss oder als verwirrend erscheint, wenn wir es nicht wagen, der Wahrheit ins Auge zu blicken. Mit Methoden, die das Unbewusste berücksichtigen, versucht man daher in der tiefenpsychologischen Perspektive herauszufinden, was wirklich ängstigt, und festzustellen, ob Angstsituationen vielleicht aus der Kindheit auf aktuelle Lebenssituationen übertragen werden und diese Angstsituationen daher eine Überreaktion hervorrufen, weil sie komplexhaft besetzt sind“ (Kast, 1999, S. 33–34).

Starke Angst kann also mit Komplexen zu tun haben, die das Gefühl in der erlebten Situation verstärken. Kast verwendet in ihren Büchern explizit die Wörter Schamkomplex und Schuldkomplex, bezeichnet sie also nach den jeweiligen Emotionen. Naheliegend wäre demnach der Begriff Angstkomplex, wenngleich dieser bei Kast nicht in der Form vorkommt, obwohl sie Komplexe in Verbindung mit Angst ähnlich wie in ihrem Werk zur Analytischen Psychologie C. G. Jungs definiert und damit indirekt von Angstkomplexen spricht (Kast, 1999, S. 81–82). Dagegen spricht Susanne Gabriel im Jung-Journal vom Oktober 2021 von Angstkomplexen und ergänzt, ebenfalls angelehnt an Jungs Definitionen und durchaus kompatibel mit Kasts Interpretation, dass vergleichbare Erlebnisse im Sinne des Angstkomplexes gedeutet werden, was wiederum den Komplex und das damit verbundene Gefühl stärkt. Der Angstkomplex strukturiert zudem die Wahrnehmung der Welt – angstauslösende Objekte stehen eher im Zentrum der Aufmerksamkeit (Gabriel, 2021, S. 35–36). Was hat das nun mit Eco-Anxiety zu tun?

Clayton betont in ihrem Fachartikel zu Eco-Anxiety, dass die Klimaangst nicht per se pathologisch sei und man es deshalb vermeiden solle, sie grundsätzlich als Krankheit aufzufassen. Das würde implizieren, dass die (Angst-)Reaktion auf die globale Klimakrise unangemessen wäre. Sie kann allerdings klinisch relevant werden, wenn sie schwer zu kontrollieren ist und dazu führt, dass die Betroffenen Probleme mit dem Schlafen, dem Arbeiten oder in sozialen Situationen haben (Clayton, 2020, S. 3). Ähnlich beschreibt es Grose in ihrem Buch *A Guide to Eco-Anxiety*. Angst sei eine natürliche und gesunde Reaktion, doch wird sie zu stark, könne das rasch negative Konsequenzen für die Psyche und die Physis haben (Grose, 2020). Differenzierter geht Pihkala auf die Unterscheidung zwischen Angst als psychopathologische Störung und Angst als natürliche Reaktion im Kontext von Eco-Anxiety-Forschung ein. Er fasst dies so zusammen:

> „However, eco-anxiety is actually not defined by scholars as an official disorder, although it is pointed out that strong forms of eco-anxiety can require mental health care. As climate psychologist Thomas Doherty points out, the relationship between psychopathology and eco-anxiety is complex, and requires contextual, case-specific analysis. […] To summarize: there is a need for more research about pathological forms of eco-anxiety, but case examples show that ecological concerns may at least partly shape many kinds of mental health issues. Pathological eco-anxiety should be differentiated from 'healthy' eco-anxiety, and as a whole eco-anxiety should not be pathologized" (Pihkala, 2020a, S. 7–8).

In der psychotherapeutischen Praxis werden wir vermutlich Patient*innen mit stärkerer oder extrem starker Angst vor den Auswirkungen der anthropogenen Klimakrise haben. Wie Pihkala bereits unterstrich, kommt es häufig auf den Einzelfall an. Es lohnt sich aber sicherlich, Kast zu folgen und die starke Angstreaktion mit einem analytischen Blick zu betrachten. Denn vielleicht ist die starke Reaktion jener lebensgeschichtliche Überhang, der auf einen dahinterliegenden Komplex verweist. Was könnte nun dahinterstecken? Ein Fallbeispiel soll das illustrieren.

> Anna A., 26 Jahre alt und wegen depressiver Episoden seit einigen Monaten in Therapie, spricht in der 28. Sitzung über die globale Klimakrise. Das Thema hatte sie bereits früher immer wieder erwähnt, jedoch eher in Form von Nebensätzen, die klarstellen, dass sie wegen der fortschreitenden klimatischen Veränderungen sehr besorgt ist und deshalb bei einer Klimaschutzorganisation und vor allem bei deren Demonstrationen aktiv mitwirkt. Jedes Mal, wenn Anna diese Themen anspricht, wirkt sie kurzzeitig sehr wütend, traurig und/oder ängstlich. Sie stoppte sich jedoch in der Regel nach wenigen Sekunden wieder und wechselte anschließend das Thema. In der 28. Einheit war die Klimakrise das Hauptthema. Im Laufe eines Monologs über untätige Politiker*innen und umweltzerstörende Großkonzerne steigt spürbar ihre Erregung. Extreme Wut ist offensichtlich, dahinterliegend spürt die Psychotherapeutin eine zumindest ebenso starke Angst. Die Patientin schließt den Monolog mit dem Hinweis auf die bevorstehende klimabedingte Vernichtung des Lebensraums Erde, was mit einem Massenaussterben ungeahnten Ausmaßes einhergehen wird. ‚Und dann sind alle weg', sind die letzten Worte, bevor sie sichtlich erschöpft verstummt.

Diese Reaktionsmuster können auf einen Komplex hinweisen, worauf die Psychotherapeutin in den nächsten Einheiten besonders achtete.

> Kurz vor der 33. Stunde waren die großen Buschbrände in Australien Thema in allen Medien. Von einer Million verendeter Tiere war die Rede. Die Patientin, die am darauffolgenden Tag in die Praxis kam, sprach die Therapeutin auf die Nachrichten an und brach unter

> Tränen zusammen. Im darauffolgenden Gespräch ging es um den Verlust der Lebewesen, aber vor allem um die Überlebenden. Sie beweinte die vielen Koalababies, die nun ohne ihre Eltern aufwachsen mussten. In den folgenden Sitzungen kam immer wieder das Thema des Verlusts oder vielmehr des Verlassenseins auf. Sie schilderte auch einen Traum, in dem sie sich in einem leeren Haus befand, in dem das gesamte Inventar nach und nach verschwand, ohne dass sie sehen konnte, wie oder wohin. In der 45. Stunde erinnerte sich Anna an eine Situation in ihrer frühen Kindheit. Sie spielte im Wohnzimmer mit ihren Sachen, sah auf und sah ihre Mutter am Tisch sitzen, die gerade eine Zeitung las. Sie widmete sich ihren Spielsachen und sah nach wenigen Minuten wieder auf. Der Stuhl war leer, die Zeitung lag noch am Tisch, die Mutter war allerdings verschwunden. Sie rief nach ihr, weinte, aber niemand kam. Nach der lebensnahen Erzählung ergänzte Anna, dass ihre Mutter in solchen Situationen – das kam also öfters vor – nach etwa 20 bis 30 Minuten wiedergekommen sei. Sie wusste aber nicht, wo ihre Mutter in der Zeit war, oder was sie tat.

Die Patientin schilderte hier möglicherweise eine generalisierte verdichtete Beziehungserfahrung, also eine Art Prototyp, stellvertretend für viele solcher Szenarien, in denen ein kleines Kind massive Ängste aussteht. In Anlehnung an Kast können wir die Teilpsyche, die sich daraus bildete und ins Unbewusste verdrängt wurde, Verlassenheitskomplex nennen (Kast, 1999, S. 174–175). Der Komplex wurde dann durch das Thema der Klimakrise und insbesondere des Massensterbens in Australien konstelliert, also durch das Thema Verlust bzw. Verlassensein reaktiviert und ausgelöst. In späteren Einheiten konnten die Psychotherapeutin und die Patientin an dem Thema arbeiten. Eine unbewusste Fantasie der Patientin war es, im Fall eines Massensterbens die letzte Überlebende zu sein – Verlassen von allen Menschen (und Tieren). Ein möglicher Behandlungsansatz wäre nun, durch aktive Imagination mit diesem Anteil Kontakt aufzunehmen, sich in die Position der Mutter einzufühlen und die Ängste des Kindes, die sie damals erfuhr, wahrzunehmen. Mit der Zeit wird sie sich in solchen Situationen aktiv sagen können, dass sie nicht verlassen wird, dass ihre Mutter, zu der sie mittlerweile eine gute Beziehung hat, für sie da ist. Damit kann sie es schaffen, dass die Angstgefühle sie nicht mehr überwältigen. Verschwinden wird die Angst dadurch nicht, was auch Kast klar vermittelt:

> „Angst zu bewältigen, heißt psychologisch, mit der Angst leben zu können. Angst zu bewältigen, heißt in keinem Fall, die Angst nicht mehr zu haben, denn Angst gehört zum menschlichen Leben. Sie bewirkt Konfrontation mit uns selbst, sie ist ein Signal dafür, dass wir jetzt bedroht sind und in irgendeiner Weise Abhilfe zu schaffen haben“ (Kast, 1999, S. 32).

Die Bedrohung ist schließlich real und Anna wird weiterhin demonstrieren und sich für den Klimaschutz einsetzen. Sie kann aber mit ihrer Klimaangst nun besser umgehen, die sie nicht mehr so überwältigt, sondern vielmehr anspornt, etwas zu tun.

4.1.5 Eco-Anxiety – Zugang über die Archetypen

Das Konzept der Archetypen ist untrennbar mit jenem des kollektiven Unbewussten verbunden. Letzteres versteht Kast als ein Konstrukt, das auf eine überpersönliche biologische sowie psychische Grundlage des Menschen verweist. Das kollektive Unbewusste ist, so Kast in Anlehnung an Jung, nicht nur die Grundlage des seelischen Funktionierens von uns Menschen der Gegenwart, sondern erstreckt sich vom Anbeginn der Menschheit bis in die unmittelbare Gegenwart. Es ist zugleich die schöpferische Basis aller kulturellen Symbolik. Wie das persönliche Unbewusste kann das kollektive Unbewusste über die Bilder und Symbole erschlossen werden, die sich in Träumen und Fantasien ausdrücken, die Menschen niedergeschrieben, künstlerisch gestaltet oder auf andere Art verarbeitet haben. Sie sind, so Kast weiter, die Voraussetzung und die primären Inhalte der Kulturgeschichte. Sie sind außerdem der Grund für universelle Emotionen, die wir beim Betrachten von Kunstwerken oder beim Vernehmen von Geschichten erleben, die Bilder des kollektiven Unbewussten ausdrücken (Kast, 2018, S. 22–25).

> „Das kollektive Unbewusste zeigt sich auch in archetypischen Bildern, wie etwa dem Kreis, der Kugel, der Spirale, dem göttlichen Kind, dem alten Weisen, dem geheimnisvollen Fremden, in Helden und Heldinnen, aber auch in Tieren, Farben usw. Was versteht Jung unter Archetypen? Es handelt sich selbstverständlich nicht um vererbte Vorstellungen, sondern um eine angeborene Disposition zu parallelen Vorstellungsbildern beziehungsweise um universale, identische Strukturen der Psyche, welche ich später als das kollektive Unbewusste bezeichnet habe. Diese Strukturen nannte ich Archetypen“ (Kast, 2018, S. 25).

Nimmt ein Mensch einen solchen Archetypus wahr, erfährt es ihn als Erlebnis fundamentaler Bedeutung, das von Bildern und Emotionen begleitet wird. Gefühle werden durch archetypische Bilder und in diesen strukturiert. Kast führt hier ein Beispiel an: In unsicheren Zeiten, in denen Angst vorherrscht, werden Menschen oft an runden Tischen versammelt, um sich zu beraten. Der Kreis ist ein archetypisches Symbol der Ganzheit, der Geschlossenheit und des Schutzes. Ein anderer Archetyp ist jener der Mutter bzw. jener des Vaters. Bereits von Geburt an haben wir eine archetypische Vorstellung von der Mutter oder dem Vater, ganz unabhängig davon, welche Erfahrungen wir mit den eigenen Eltern gemacht haben. Archetypen werden zu jeder Zeit von Menschen reproduziert und neu ausgedrückt. Sie faszinieren die Individuen, treiben sie zum Handeln an und/oder ergreifen sie emotional. Sie bieten zudem Halt, denn archetypische Bilder und Symbole erlauben nur bestimmte Formen der Fantasie und der Emotion (Kast, 2018, S. 25–28).

In weiterer Folge werden hier zwei bestimmte archetypische Bilder behandelt, die für Eco-Anxiety relevant sind und in der Geschichte der Menschheit unzählige Male reproduziert wurden: die versorgende Mutter Natur und der Weltuntergang bzw. das Ende jedweder Existenz. Ersteres erwähnt Kast selbst. Sie schreibt in ihrem Buch *Vom Sinn der Angst* über die archetypische Mutter, die Natur-Mutter, die in einem Traum durch einen Apfelbaum repräsentiert wird (Kast, 1999, S. 137). Der Baum schützt und ernährt, er hält am Leben und versorgt die Menschen – wie Mutter Natur es stets tat. Sie ist das Symbol für den versorgenden und schützenden Aspekt der Umwelt, der unzählige Generationen von Menschen am Leben hielt, mit allem Notwendigen versorgte und vor dem frühzeitigen Tod bewahrte. Der zweite Archetyp, wir können ihn Apokalypse, Weltuntergang oder Endzeitkatastrophe nennen, verweist auf das Gegenteil der versorgenden Mutter Natur: auf die endgültige Vernichtung allen Lebens. Auf einer Achse des Lebens und Lebenserhaltens stellen diese beiden Archetypen, Gegenstand zahlloser Mythen, Texte und Kunstwerke (kurz: kultureller Schöpfungen), die zwei Pole/Extreme dar.

Betrachtet man die klimawandelbezogenen Medienberichte aus Kapitel 2.3 sowie die Social-Media-Beiträge der letzten Jahre (Raile & Rieken, 2021, S. 168–181) aus einer archetypischen Perspektive, kommt man kaum umhin, festzustellen, dass sie sich mehrerer archetypischer Bilder bedienen, die eine entsprechende Wirkung auf die Rezipient*innen haben.

1.) Das Bild der bedrohten Mutter Natur, die uns Menschen nicht mehr oder deutlich schlechter schützen und ernähren wird. Das Bild enthält zwei Elemente: Einerseits wird Mutter Natur bedroht, also jene, die uns alles gibt und beschützt, ist nun selbst in Gefahr und benötigt Versorgung sowie Schutz. Andererseits kann sie uns nicht mehr oder in deutlich geringerem Ausmaß schützen und versorgen. Das Bild entsteht durch Nachrichten, in denen die Folgen der globalen Klimakrise für das Ökosystem verdeutlicht werden, also beispielsweise die geringeren Ernten aufgrund der klimatischen Veränderungen, Extremwetterlagen oder des Bienensterbens, oder die fortschreitende Wüstenbildung oder die drohende Wasserknappheit.
2.) Das Bild des nahenden Weltuntergangs. In den Medien, noch häufiger in Social Media, werden oftmals die Konsequenzen der globalen Erwärmung genannt, allen voran das Massenaussterben der Tierwelt oder die für viele Lebewesen nicht längere Bewohnbarkeit der Erde bei einer globalen durchschnittlichen Erwärmung von über sechs Grad Celsius.
3.) Das Bild der archetypischen Held*innen oder Retter*innen in Form von Greta Thunberg und anderen Klimaaktivist*innen, die sich selbstlos für die Rettung des Klimas, und damit von Mutter Natur einsetzen, und zugleich die drohende Apokalypse abwenden wollen. Diesen Archetyp findet man zuweilen sehr anschaulich in unsere Ausdrucksweise der Gegenwart übersetzt in den sozialen Netzwerken – in diesem Beispiel auf Twitter (Abbildung 3).

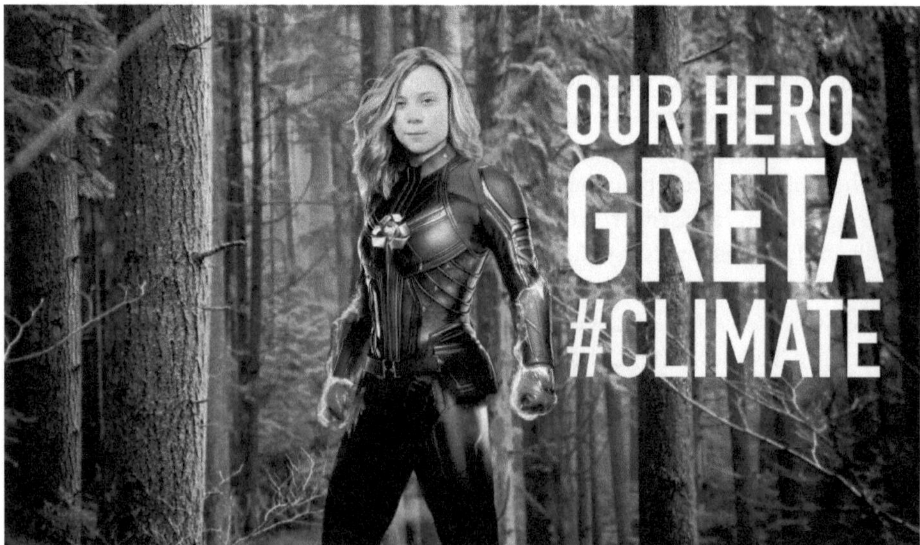

Abbildung 3: Greta Thunberg als Superheldin dargestellt (Kieri, 2019)

Dass die Archetypen in den medialen Darstellungen einen großen Einfluss auf die Emotionen einzelner Menschen haben, wird implizit sowohl von Eco-Anxiety-Forscherin Clayton sowie vom klimawandelkundigen Analytischen Psychologen Kiehl bestätigt. Clayton meint, dass emotionale Reaktionen auf den Klimawandel in den meisten Fällen nicht oder nur in geringem Maß auf eigenen Erfahrungen, sondern vielmehr auf medialen Berichterstattungen basieren und zudem in einem sozialen und kulturellen Kontext stehen. Wie die Menschen die Klimakrise in der medialen Berichterstattung vermittelt bekommen, prägt maßgeblich ihre emotionale Reaktion hierauf (Clayton, 2020, S. 3).

Kiehl betont dagegen die Archetypen, die mit dem Klimawandel in Verbindung stehen. Darunter nennt er den Archetypus der schrecklichen (oder negativen) Mutter, die verschlingt, verführt sowie vergiftet, und der man nicht entkommen kann. Ein weiteres Beispiel ist der Helden- oder Retterkomplex, den vor allem Klimaaktivist*innen haben, wobei er zwar von einem Komplexkonzept ausgeht, der nicht mit Kast kompatibel ist, jedoch auch auf einen entsprechenden archetypischen Kern des jeweiligen Komplexes (der Archetypus der guten Mutter sowie der Archetypus des Helden) verweist, der als archetypisches Bild sehr wohl mit dem aktuellen Konstrukt vereinbar ist (Kiehl, 2012, S. 188–189).

Dass wir Angst empfinden, wenn wir die archetypischen Bilder der bedrohten Mutter Natur oder des nahenden Weltuntergangs sehen, liegt auch an der strukturierenden Eigenschaft von Archetypen, die nach Kast nur bestimmte Emotionen erlauben – in dem Fall die Angst. Es ist schließlich eine existenzielle Bedrohung, wenn die schützende und versorgende Mutter nicht mehr schützen oder versorgen kann, sondern vielmehr unsere Hilfe benötigt, weil das Ende aller Existenz schlechthin im Raum steht. Der Helden- oder Retter-Archetyp vermittelt dagegen Hoffnung und Zuversicht, dass jemand etwas gegen die Bedrohung unternehmen kann. Kast formuliert es so:

> „In der Jungschen Theorie geht man davon aus, dass es archetypisch helfende Gestalten in der Psyche gibt, die, wenn die Selbstregulierung der Psyche noch funktioniert, in Krisenzeiten erfahrbar sind, etwa in Träumen, in Fantasien, im Angesprochensein durch Ideen aus der Literatur etc., vorausgesetzt, sie sind durch Beziehungen im Laufe des Lebens auch evoziert worden" (Kast, 1999, S. 210).

Zu fantasieren oder zu träumen, man kann selbst, ähnlich wie Superheldin Thunberg in Abbildung 3, die Welt retten, könne, so Kast, Ängste lindern. Diese Formen der Angstbewältigung im Traum und in der Fantasie können auf die alltäglichen Formen der Angstbewältigung übertragen werden, wenn man sich beispielsweise mehr Heldengeschichten mit Klimabezug ansieht, weniger Weltuntergangsszenarien – oder anders ausgedrückt: mehr positive als negative Nachrichten zum Klimawandel. Eine alternative und mit Kast kompatible Vorgehensweise bei stärkeren Angstgefühlen ist die Nutzung der aktiven Imagination in Anlehnung an Merritt, um sich eine sichere Mutter Natur vorzustellen, die nicht bedroht ist, sondern uns weiterhin versorgt und schützt und mit der wir uns verbunden fühlen. Erleben wir in unserer Fantasie, dass die Natur in Ordnung ist, können wir besser mit den überwältigenden Ängsten umgehen, das ökologische Unbewusste im Sinne Rusts erforschen und im Wachzustand zu den Retter*innen und Held*innen werden, die Mutter Natur derzeit braucht.

4.1.6 Fazit – Eco-Anxiety aus Sicht der Analytischen Psychologie

Der Ansatz der Analytischen Psychologie, gegründet von Carl Gustav Jung und in diesem Abschnitt vertreten von Verena Kast, bietet einige Möglichkeiten, in der psychotherapeutischen Praxis mit dem Phänomen Eco-Anxiety umzugehen. Eine Möglichkeit ist das Aufdecken von Komplexen, die hinter den starken Ängsten stehen und diese verstärken. In bestimmten Situationen können sie wie ein Trigger verdrängte traumatische Beziehungserfahrungen reaktivieren und zu jenen starken emotionalen Überreaktionen führen, die Kast beschrieb. Durch das Bewusstwerden der unbewussten Anteile und durch das Einfühlen in die damaligen Szenarien werden die Überreaktionen kontrollierbarer. Die Angst verschwindet zwar nicht, wird jedoch bewältigbarer, was gerade bei einer starken Form von Eco-Anxiety, die schließlich einen realen Hintergrund hat, das primäre Therapieziel darstellt. Ein weiterer Ansatz erschließt sich über das Betrachten der archetypischen Bilder und Symbole, welche in der medialen Präsenz der Klimakrise vermittelt werden. Vor allem die Bilder der bedrohten Mutter Natur und der Apokalypse können starke Ängste auslösen. Ein Gegenpol wäre der Helden- oder Retter-Archetypus, den man in den Berichterstattungen verstärkt suchen, sich aktiv vorstellen oder selbst leben kann. Auch das Imaginieren einer nicht bedrohten, gesunden Mutter Natur, die versorgt und schützt und mit der wir eng verbunden sind, kann die Ängste reduzieren und abermals bewältigbarer werden lassen.

4.2 Eco-Anxiety im Autogenen Training nach Kraft

4.2.1 Über das Autogene Training und Johannes Schultz

Im Gegensatz zu vielen anderen Psychotherapieformen des 20. Jahrhunderts hat das Autogene Training in der sogenannten *Oberstufe des Autogenen Trainings* zwar Parallelen zur Psychoanalyse, entstand jedoch nicht aus oder in Abgrenzung zu ihr, sondern ursprünglich aus der Hypnose und ist ein (auto-)suggestives Verfahren. Neben der Bioenergetischen Analyse ist es der zweite Ansatz im Rahmen dieses Buchs, der auf der Idee der Einheit von Körper und Seele basiert. Das Autogene Training wurde ursprünglich von Johannes Heinrich Schultz entwickelt, der am 20. Juni 1884 als Sohn eines Theologen und einer Schweizer Sarazenin in Göttingen zur Welt kam. Nach dem Abschluss eines humanistischen Gymnasiums begann er, in Lausanne, Göttingen und Breslau Medizin zu studieren. 1907 promovierte er und arbeitete in Chemnitz in einer Psychiatrie, anschließend im Fach Innere Medizin, dann Dermatologie und schließlich erneut in einer Nervenheilanstalt in Chemnitz. 1909 nahm er Kontakt zu Sigmund Freud auf, den er in weiterer Folge mehrfach traf, wechselte 1912 zur psychiatrischen Klinik in Jena und habilitierte dort im Jahr 1915 im Fach Psychiatrie. Bereits zu der Zeit befasste er sich intensiv mit der Psychotherapie und veröffentlichte beispielsweise 1919 ein ausführliches Buch mit dem Titel *Die seelische Krankenbehandlung* (J. H. Schultz, 1919). Ab 1920 begann er schließlich, seine eigene Methode zu entwickeln: das Autogene Training. 1924 übersiedelte er nach Berlin und veröffentlichte 1932 das erste Lehrbuch zum Autogenen Training (J. H. Schultz, 1932). Ab 1936 war er Vizerektor des von Matthias Heinrich Göring geleiteten Deutschen Instituts für psychologische Forschung und Psychotherapie. Erst ab 1950 begann eine zweite intensive Schaffensperiode für Schultz, in der er maßgeblich an der Etablierung der Lindauer Psychotherapiewochen beteiligt war, Zeitschriften wie *Wege zum Menschen* oder die *Vierteljahresschrift für aktivklinische Psychotherapie* gründete und in mehreren Organisationen wichtige Positionen innehatte. Auch publizierte er wieder Texte zum Autogenen Training. 1955 gründete er die *Deutsche Gesellschaft für Ärztliche Hypnose und Autogenes Training*. Er arbeitete bis zu seinem Tod am 19. September 1970 als Psychiater in eigener Praxis, veröffentlichte Schriften und unterrichtete sowohl in Berlin als auch bei den Lindauer Psychotherapiewochen (Husmann, 2016, 2018; Wallnöfer, 2005; Wormer, 2007). Er hinterlässt ein umfangreiches Werk, bestehend aus zahlreichen Fachpublikationen und einer psychotherapeutischen Schule, die mittlerweile weltweit bekannt und angewandt wird. Am Ende des Abschnitts wird auf die aktuelle Verbreitung der Methode eingegangen.

In seinem Hauptwerk *Das autogene Training – konzentrative Selbstentspannung* formuliert er die grundlegende Annahme des Verfahrens, das er als psychophysiologische Psychotherapie bezeichnet. Diese besagt, dass psychische Funktionen nicht unabhängig von physiologischen Prozessen oder organischen Strukturen auftreten können und dass diese sich wechselseitig beeinflussen. Das Autogene Training berücksichtigt in der Behandlung deshalb sowohl psychische als auch physische Aspekte gleichermaßen. Er ist hier freilich weder der Erste noch der Einzige, der einen solchen Weg beschritten hat. Wie bei jedem psychotherapeutischen Ansatz hat auch die Entwicklung des Autogenen Trainings gewisse Vorläufer. Schultz selbst nennt hier vor allem Oscar Vogt, der in den 1890er-Jahren über die Autohypnose schrieb (J. H. Schultz, 1932, S. 1–2). Jener postulierte, dass Menschen, die längere Erfahrung mit der Hypnosebehandlung gemacht hatten, lernten, sich selbst in diesen Zustand zu versetzen und damit die Vorteile eines echten suggestiven Zustandes hatten – beispielsweise Erholung, die Möglichkeit der Autosuggestionen, Beeinflussung normalerweise automatisch ablaufender Funktionen oder Gedächtniserweiterungen. Damals sei die Hypnose noch als rein psychische Angelegenheit verstanden worden, so Schultz weiter, doch mit der Zeit habe man die wechselseitige Beziehung zwischen Körper und Psyche verstanden. Psychisch erlebten die Patient*innen Gefühle von Schwere und Wärme während solcher Autohypnose-Sitzungen. Das physiologische Korrelat, von Schultz auch mittels Wärmemessverfahren bestätigt, besteht in der Entspannung der Muskeln und der Blutgefäße. Über diesen Ansatz, eine solche Entspannung herzustellen, geht Schultz den Weg zu einem echten Suggestivzustand (J. Schultz, 1928, S. 1200).

> „Während die Versuchspersonen von Oscar Vogt eine gewisse, ihnen selbst nicht ganz klare, Umschaltung vornahmen, um in den hypnotischen Zustand zu kommen, führt das autogene Organtraining schrittweise und systematisch unter klarer eigener Leitung zum Ziele. […] Neuartig an der Verwendung dieser Technik ist besonders die Möglichkeit, durch selbsttätige (autogene) völlige Entspannung der Muskeln und Blutgefäße Affektwellen abzustellen“ (J. Schultz, 1928, S. 1200–1201).

Für eine solche *Umschaltung* sind, analog zum Einschlafen, viele Faktoren relevant – so etwa die Einwilligung und das Loslassen, die Körperhaltung, die Verarmung der Außenreize sowie die Abwendung von der Außenwelt, die Monotonie auf verschiedenen Sinnesgebieten als begünstigender Faktor sowie das innere Sammeln und Hinwenden auf das Körpergeschehen (Johannes H. Schultz, 2003, S. 11–12). Was die Körperhaltung betrifft, so sollen rein mechanische Spannungsmomente vermieden und stattdessen das Entspannen und das Hineinkommen in einen passiven Zustand erleichtert werden. Schultz beschreibt zwei Sitzhaltungen relativ detailliert: die passive Sitzhaltung als entspanntes Sitzen in einem Lehnstuhl sowie die sogenannte Droschkenkutscherhaltung, in welcher der Kopf bei aufrechter Sitzhaltung entspannt nach vorn gebeugt wird. Auch eine entspannte Liegeposition ist freilich möglich (siehe Abbildung 4). Wichtig ist überdies, dass die Kleidung nicht stört, der Kragen nicht zu eng sitzt, der Stoff nicht zu dicht ist, um einen Wärmestau zu vermeiden, etc. Nach dem Einnehmen einer entsprechenden Körperhaltung wird der*die Patient*in gebeten, die Augen zu schließen. Dabei wird auf eine möglichst reizarme Umgebung geachtet. Anschließend beginnt die Ruhephase mit der Formel *Ich bin ganz ruhig* (Johannes H. Schultz, 2003, S. 16–21).

Dass die Außenwelt möglichst reizarm ist, liegt nach Schultz an der Betonung der *auto-Anteile* des Autogenen Trainings im Gegensatz zu den von außen kommenden Heterosuggestionen. Tatsächlich enthält eine Therapie stets beides: sowohl von außen kommenden Suggestionen, die durch eine in sich selbst stehende Suggestion verwirklicht werden, als auch Autosuggestionen, die gewöhnlich eines von außen kommenden Anreizes bedürfen. Manche Therapieverfahren fokussieren auf Heterosuggestionen.

> „Auf der anderen Seite stehen Verfahren, die nur durch sparsame Außenreize die eigenen Reaktionen des Übenden anregen wollen, damit er dann, weitgehend von den Außenanregungen abgelöst, selbst üben kann. In dieser Endausprägung entspricht das dann dem ‚Autogenen'. So wird dann durch geistige Schulung jeder Art das gesamte Verhalten des Organismus beeinflusst" (J. H. Schultz & Schultz, 2010, S. 13).

Die vorhin genannte Ruheformel *Ich bin ganz ruhig* dient der Entspannung, ist aber selbst noch keine Übung. Entspannung ist, so Schultz, Mittel und Weg zu dem, was er Versenkungsruhe nennt. Das Leben besteht stets aus Spannung und Entspannung. Häufige oder übermäßig starke Spannung führt zum Verkrampfen, zu Erschwernissen von körperlichen Funktionen wie Atmung oder Verdauung, aber auch zu Beeinträchtigungen von seelischen Funktionen.

Der Gegenpol, die Entspannung, ist notwendig, um Körper und Geist heilen zu können. Die Übungen des Autogenen Trainings fördern in einer aufeinander aufbauenden und steigernden Weise das Entspannen. Er spricht davon, dass man mit der Zeit und dem Üben einen Zustand erreicht, als läge man in einem behaglich warmen Bad mit angenehm kühlem Kopf. So kann man sich passiv lösen und sich den Übungen *hingeben*. Die Übungen sollen also die Patient*innen zunehmend innerlich lösen und versenken, also eine von innen kommende *Umschaltung* erreichen, in der gesunde Anteile des Menschen gestärkt und ungesunde geschwächt oder gar abgestellt werden können (J. H. Schultz & Schultz, 2010, S. 15–19).

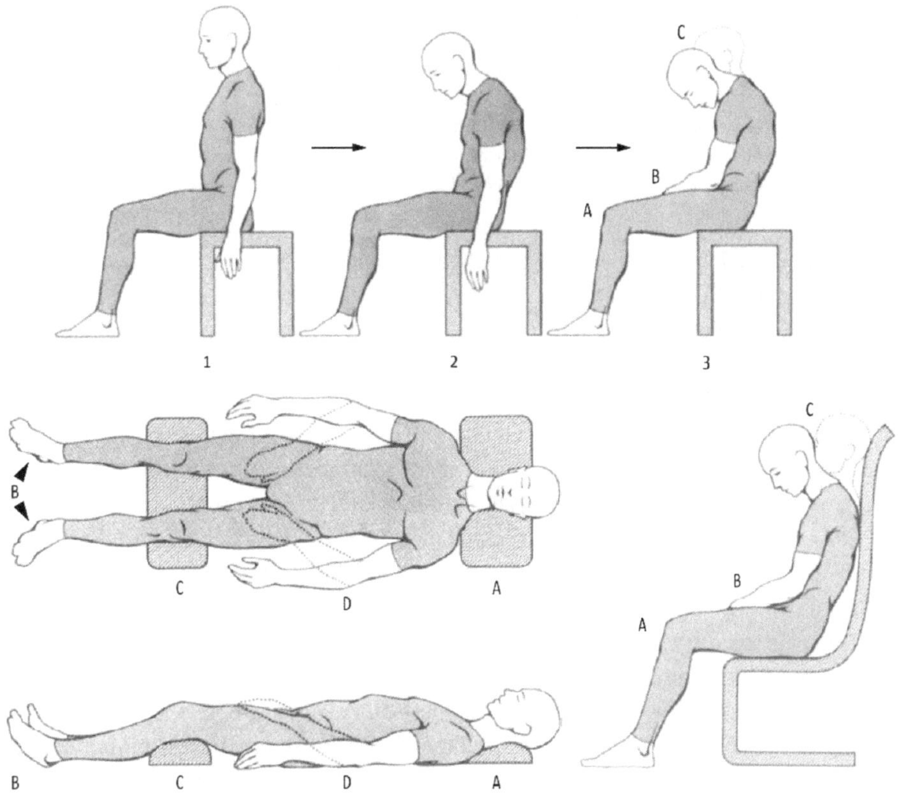

Abbildung 4: Die Haltungen im Autogenen Training (Kraft, 2014, S. 72–73)

In weiterer Folge stellt Schultz sechs Übungen der konzentrativen Entspannung vor, die in sechs Bereichen des Körpers wirken: *Empfinden von Schwere in den Gliedern* (Muskeln), *Empfinden von Wärme in den Gliedern* (Blutgefäße), *Ruhige Atmung* (Atmung), *Strömende Wärme* (Leiborgane), *Kühler Kopf* (Kopf) und *Ruhiger Herzschlag* (Herz). Das Vorgehen ist dabei stets ähnlich. Zunächst begibt man sich in einem ruhigen, kühlen, abgedunkelten Raum in eine der drei Ruhepositionen, beispielsweise das entspannte Sitzen im Lehnstuhl. Dann schließt man die Augen und konzentriert sich auf den Satz *Ich bin ganz ruhig* oder alternativ *Die Ruhe wird immer tiefer* oder *Ich bin in Ruhe*. Anschließend konzentriert man sich auf die Formel *Der rechte Arm ist schwer*, wobei man die Ruheformel später nach Bedarf wiederholen kann. Etwaige Gedanken, Vorstellungen oder Erinnerungen, die während des Übens auftauchen, sollen nicht abgewehrt werden, da dies eine Verkrampfung wäre, stattdessen sollen die Übungsformeln im Geist monoton mantraartig wiederholt werden. Die Übung sollte zunächst über sechs Wochen mehrmals täglich etwa drei Minuten lang andauern. Nach den drei Minuten erfolgt das sogenannte Zurücknehmen, das ebenfalls in monotoner Weise geübt werden muss.

> „Das ‚Zurücknehmen‘, das ja beim Autogenen Training der Desuggestion entspricht, soll in folgender und gleichbleibender Weise geschehen: 1. Der Übende beugt und streckt beide Arme mit geballten Fäusten ein paarmal mit energischem Ruck. 2. Er atmet tief ein und aus.

> 3. Er öffnet die Augen. Als kurzes Formelkommando: 1. Arme fest! 2. Tief ein- und ausatmen! 3. Augen auf! […] Ursprüngliche Form […]: Ich zähle von sechs bis eins; wenn ich ‚eins' sage, fühle ich mich ganz wach und wohl und frisch und frei; alle Glieder gehorchen dem Willen, und alle Sinne nehmen die Wirklichkeit richtig wahr: sechs – die Beine sind leicht; fünf – die Arme sind leicht; vier und drei – Atmung und Herz sind ganz normal; zwei – die Stirn hat die normale Temperatur und eins – Arme fest, tief Luft holen, Augen auf" (J. H. Schultz & Schultz, 2010, S. 32–34).

Nach einigen Übungstagen wird das Schweregefühl im Übungsarm deutlicher und tritt rascher ein. Zugleich kann man die Formel auf den linken Arm erweitern und schließlich auf beide Arme – *Beide Arme sind schwer*. Im Normalfall sollten die Patient*innen nach sechs bis zehn Tagen so weit sein, dass sie beide Arme und später beide Beine durch einen Augenblick innerer Konzentration entspannen können. Analog zur Schwereübung arbeiten die Wärmeübung, die Atemeinstellung und die anderen Übungen mit bestimmten Formeln, die einige Minuten lang im Geist monoton ablaufen. Nach etwa zwei Monaten haben die meisten die sechs Übungen vollständig verinnerlicht, sollten sie aber weitere vier bis sechs Monate zwei- bis dreimal täglich üben. Dadurch erlernt der Organismus, sich tief zu entspannen und beim Zurücknehmen wieder anzuspannen. Fortgeschrittene können die Formeln verkürzen und erreichen ein rasches Umschalten und späteres Zurücknehmen mühelos.

Ist dies geschafft, können im nächsten Schritt meditative Übungen angewendet werden – etwa die spontane Erfahrung von Farben, das Wahrnehmen bestimmter Farben, die Visualisierung konkreter Objekte, die Visualisierung abstrakter Objekte, die Erfahrung bestimmter Gefühle, die Visualisierung anderer Personen sowie die letzte Methode, die Schultz Antworten vom Unbewussten nennt (J. H. Schultz, 1932, S. 95–119).

Während Schultz damit die im nächsten Kapitel ausführlicher thematisierte sogenannte Oberstufe beschreibt, von manchen auch als Autogene Imagination bezeichnet, existieren manche Ansätze des Autogenen Trainings, in denen auch eine Mittelstufe besteht, die Schultz im Rahmen der Unterstufe mitbehandelt (Kraft, 2014, S. 151). Das in Kapitel 4.2.2 vorgestellte Konzept von Hartmut Kraft ist beispielsweise ein solches. Andererseits gibt es Varianten, die sich stark von Schultz unterscheiden und beispielsweise Tonbänder einsetzen, die jene Formeln in monotoner Weise vortragen. Dadurch ändert sich jedoch das autosuggestive Element des Autogenen Trainings zur Heterosuggestion. Wirft man zudem einen Blick auf Publikationen zum Autogenen Training, so findet man unzählige Bücher mit Übungen, die nicht immer seriös sind oder eine Kenntnis des Verfahrens erkennen lassen (Wallnöfer, 1990, S. 237–238). Das Autogene Training ist zwar weltweit bekannt, aber nicht gleichermaßen verbreitet. In den USA ist es beispielsweise kaum vertreten, in Europa und insbesondere im deutschsprachigen Raum dagegen sehr stark (Brenneke, 1994, S. 53). Hier existieren eben jene vorhin erwähnten Organisationen und Ausbildungseinrichtungen wie die *Deutsche Gesellschaft für ärztliche Entspannungsmethoden, Hypnose, autogenes Training und Therapie* oder das *Zentrum für Autogenes Training* im Westen Österreichs. Das Autogene Training wird allerdings kaum als reine Psychotherapieform angewendet, sondern in der Regel in bestehende Systeme als wirksame Technik integriert – vor allem die Unterstufe. Dadurch entstehen zahllose Unterformen von Autogenen Übungen im Rahmen anderer psychotherapeutischer Verfahren

(Kraft, 2014, S. 140–148). Nachfolgend soll nun das Konzept von Hartmut Kraft vorgestellt werden.

4.2.2 Kraft und das Konzept des Autogenen Trainings

Hartmut Kraft erblickte 1949 das Licht der Welt und studierte Medizin in Köln sowie Göttingen, wo er 1975 zum Facharzt für Nervenheilkunde promovierte. Er absolvierte eine psychoanalytische Ausbildung und ist seit 1984 als ärztlicher Psychotherapeut sowie seit 1986 als Psychoanalytiker in freier Praxis in Köln tätig. Neben seiner praktischen Tätigkeit verfasste und publizierte er eine größere Zahl an Büchern und anderen Fachtexten, die sich mit den Themen Medizin, Psychoanalyse, Kunst und Ethnologie befassen. Wie Schultz trug er regelmäßig auf den Lindauer Psychotherapiewochen vor und unterrichtet zudem seit 2014 als Honorarprofessor an der Alanus Hochschule für Kunst und Gesellschaft. Neben seinen Büchern zur Psycho- und Gruppendynamik verfasste er bereits 1982 ein Lehrbuch zum Autogenen Training[33], das nun im Zentrum der Aufmerksamkeit stehen wird (Klinkhammer, 2014; Kraft, 2022).

Darin geht er zunächst auf die Geschichte und die theoretischen Grundlagen des Autogenen Trainings ein, erweitert diese jedoch um einige neuere Erkenntnisse der Hirnforschung, die Schultz damals mangels wissenschaftlicher Möglichkeiten nicht zur Verfügung standen. Auch verbindet Kraft die autogene Theorie mit der kognitiv-behavioralen Lerntheorie, da sich durch Übungen ein gewisser gewollter Lerneffekt einstellt. Der Psychosomatik widmet er ebenfalls ein eigenes Kapitel und führt sowohl moderne Forschungsfelder derselben als auch Einflussmöglichkeiten des Autogenen Trainings bei bestimmten Faktoren und Dispositionen an. Kraft nennt bei den Grundlagen weiters tiefenpsychologische Konzepte wie die Verdrängung oder das Konzept des Ich sowie des Selbst und hebt die Verbindung der beiden Konzepte hervor (Kraft, 2014, S. 1–48).

> „Wenn wir vom A. T. ausgehen, so genügt es aus dieser Sicht nun nicht, lediglich von einem ‚standardisierten Lernprozess' auszugehen, und Methodik und Didaktik unabhängig vom interaktionellen Geschehen zu reflektieren. Entsprechend einem psychoanalytischen Ansatz als ‚Zwei-Personen-Psychologie' sollen deshalb nun die Interaktionen zwischen Therapeut und Patient bei der Vermittlung des A. T. dargestellt und damit die offene, analytisch orientierte Vermittlung des A. T. näher charakterisiert werden. Als Leitlinie sollen dabei die aus der psychoanalytischen Therapie geläufigen Begriffe Arbeitsbündnis, Übertragung sowie Gegenübertragung, Widerstand und Deutung dienen" (Kraft, 2014, S. 48).

Der zweite große Abschnitt in Krafts Buch befasst sich mit der Unterstufe und den Übungen, von denen er ebenfalls sechs nennt: die Schwereübung, die Wärmeübung, die Atemübung, die Herzübung, die Sonnengeflechtsübung und die Stirnkühleübung. Da sich Kraft hier sehr eng an Schultz orientiert (Kraft, 2014, S. 65–148), wird jener Bereich hier nicht

---

33 Im Lehrbuch beschreibt Kraft nicht nur das Autogene Training, dessen Grundlagen sowie dessen Umsetzung, sondern auch die Didaktik. Das Lehrbuch ist zumindest teilweise für Gruppenleiter*innen konzipiert, da er auf bestimmte Aspekte eingeht, die im Vermitteln der Methode relevant sind – beispielsweise die Sitzungsfrequenz oder die Motivierung der Gruppe, das Verfahren regelmäßig zu üben.

erneut besprochen. Vielmehr soll der Fokus der folgenden Abhandlung auf die Mittel- und vor allem auf die analytische Oberstufe gelegt werden, die Kraft aufgrund seines psychoanalytischen Hintergrunds relativ ausführlich bespricht. Zunächst folgt die Mittelstufe.

Beherrschen die Anwendenden die Grundstufe des Autogenen Trainings (siehe Kapitel 4.2.1), kann es in manchen Fällen sinnvoll sein, auf die formelhafte Vorsatzbildung zu verweisen. In Österreich gilt die Autogene Psychotherapie als eigenständiges tiefenpsychologisches Verfahren, in dem die Mittelstufe eine zentrale Position bei der Behandlung einnimmt. Kraft betont, dass die Grundstufe im Grunde ein abgeschlossenes Konzept ist und nicht zwingend einer Ergänzung oder Erweiterung bedarf. Ich manchen Fällen kann es allerdings durchaus sinnvoll sein, das eingeengte Bewusstsein während des autosuggestiven Zustandes auf bestimmte Zielvorstellungen zu leiten. Der Effekt tritt dabei im Posthypnotischen ein, die Suggestionen wirken also über die Übung und die Rücknahme hinaus. Der Autor warnt jedoch davor, vorschnell mit neuen Übungen zu beginnen, denn oftmals lösen sich körperliche sowie psychische Störungen bei längerer Anwendung der Unterstufe, wenn sie zumindest vier bis sechs Monate lang angewendet wird. Sollte dies nicht geschehen, kann man die verbleibenden Probleme aktiv bearbeiten, wobei zunächst geklärt werden muss, welches konkret behandelt werden soll. Dann wird eine einzige formelhafte Vorsatzbildung erstellt und verwendet, nach mehrwöchigem Training allenfalls eine zweite und später bei Bedarf eine dritte. Sollte der Bedarf nach mehreren Formeln bestehen, sollte man, so Kraft, eine andere Psychotherapieform in Erwägung ziehen. Je nach Indikation und Schwere der Störung gerät die Autogene Psychotherapie hier an ihre Grenzen. Ist das Problem allerdings klar umrissen und nicht zu komplex, enthält also beispielsweise keine schwerwiegenderen Konflikte im Hintergrund wie einen starken Konflikt auf der Achse Individuation und Abhängigkeit, kann daran gearbeitet werden. Daraus resultiert, dass neben der intrinsischen Motivation der Patient*innen auch ihre maßgebliche Mitarbeit beim Entwickeln der Formeln notwendig ist. Eine solche Formel muss sich für Patient*innen stimmig anfühlen, eine Ich-Perspektive einnehmen, kurz und prägnant sein, keine Verneinungen enthalten, im Präsens formuliert und, sofern möglich, rhythmisch oder reimend (z. B. Stabreim) klingen. Ein Beispiel für eine solche Formel ist der Satz *Schmerz ganz gleichgültig* beim konkreten Problem chronischer Schmerzen. Die Schmerzen selbst können nicht behandelt werden, aber der Umgang mit ihnen. Bei einem Fall von Tinnitus wird es noch deutlicher, denn die Formel lautet hier *Ich habe meinen Tinnitus – und es geht mir von Tag zu Tag besser*. Bei einer Allergie hilft dagegen mehr eine Formel wie *Die Nase bleibt ruhig, trocken und kühl*. Bei primär psychischen Beschwerden werden dagegen verstärkt Formeln angewendet wie *Ich mache es, Ich schaffe es, Ich brauche nicht, Ich gewinne Abstand* und dergleichen mehr (Kraft, 2014, S. 149–162).

Die Mittelstufe ist übrigens keine Voraussetzung, um die Techniken der Oberstufe anzuwenden. Wenn die Unterstufe sechs bis zwölf Monate regelmäßig geübt wurde, kann man auch die Oberstufe erlernen und anwenden – bei manchen als *Analytische Oberstufe*, als *Autogene Meditation* oder als *Autogene Imagination* bezeichnet. Konnten Unter- und Mittelstufe nach Kraft in Gruppen erlernt werden, so kann die Oberstufe auch mit einzelnen Personen durchgegangen werden – eben im Sinne einer psychotherapeutischen Behandlung im Einzelsetting. Das Ziel benennt er wie folgt:

> „Findet in der Grundstufe eine Selbsterfahrung durch Hinwendung auf die psychophysische Ganzheit des Menschen statt, so wird dies in der Autogenen Imagination/Oberstufe durch Förderung der während der Grundstufe schon gelegentlich spontan aufgetretenen bildhaften (traumhaften) Erlebnisse nun gezielt ausgebaut. Das Ziel der Autogenen Imagination ist also eine vertiefte Selbsterfahrung mit Hilfe einer speziellen Wachtraumtechnik. Dies entspricht in besonderer Weise dem bekannten Ausspruch Freuds, dass der Traum die ‚Via Regia zum Unbewussten' sei. ‚Als Behandlungsmethode kann die Oberstufe in einer Reihe gesehen werden mit allen tiefenpsychologischen Therapien, die sich der Äußerungen des Unbewussten annehmen – gleichgültig, wie sie gewonnen werden – und sie mit den 3 klassischen Schritten der analytischen Technik bearbeiten: Erinnern, Wiederholen, Durcharbeiten'" (Kraft, 2014, S. 164–165).

Kraft umschreibt sein Konzept, das er ausdrücklich als Autogene Imagination vorstellt, mit dem Terminus *spezielle Wachtraumtechnik* und greift hier auf die psychoanalytischen Theorien zum Traum und zu dessen Mechanismen zurück. Unterschiede zum Nachttraum sind indes, dass Wachträume lückenlos erinnert sowie wiedergegeben werden können und dass man in gewisser Weise steuernd in das Traumgeschehen eingreifen kann. In der Praxis wird hierfür keine Formel mehr benötigt. Bei den ausgiebigen Übungen der Grundstufe werden, so Kraft, die meisten Patient*innen bereits aufsteigende und oft gefühlsintensive Bilder erlebt haben. Nun gilt es, sich hierfür zu öffnen, was in der Regel das Aufkommen solcher Bilder intensiviert. Die Übungsdauer wird hier auf 20 bis 30 Minuten verlängert und anfangs stets in Begleitung von Psychotherapeut*innen, die starke affektive Reaktionen beobachten und entsprechend damit umgehen können, durchgeführt. Nach der Session werden die Patient*innen gebeten, ihr Wachtraumerlebnis auf einem Papier bildnerisch darzustellen, um es danach zu besprechen. In weiterer Folge skizziert Kraft einen Ansatz der psychodynamischen Arbeit mit den Wachträumen in Kleingruppen. Da die bei psychischen Störungen häufiger praktizierte Form eine tiefenpsychologisch orientierte Autogene Psychotherapie im Einzelsetting ist, wird in der folgenden Anwendung der Methode bei Eco-Anxiety im übernächsten Kapitel von ebensolcher Einzeltherapie ausgegangen. Da Kraft hier jedoch keine konkrete Form beschreibt, sondern allgemein auf tiefenpsychologische Kernbegriffe wie das Unbewusste, Widerstände und dergleichen mehr verweist, wird auf psychoanalytische Konzepte verwiesen, deren Kenntnis vorausgesetzt wird, zumal sie aus platztechnischen Gründen nicht erörtert werden können (Kraft, 2014, S. 165–175).

Bevor wir nun das Autogene Training in der praktischen Anwendung bei Eco-Anxiety betrachten, folgt ein kurzer Überblick über etwaige Fachliteratur hierzu.

4.2.3 Eco-Anxiety im Autogenen Training – Allgemeines

Der Überblick über die Fachliteratur zu Autogenem Training im Kontext von Eco-Anxiety beginnt und endet hier. Der Grund hierfür ist vermutlich, dass das Autogene Training (hier als Bezeichnung für die Unterstufe gebraucht) weniger häufig von

Psychotherapeut*innen zur Behandlung psychischer Störungen eingesetzt wird und die Autogene Psychotherapie (hier als Benennung der Oberstufe) häufiger eine Technik im Rahmen einer umfassenderen tiefenpsychologischen Psychotherapie darstellt als eine eigene Behandlungsmethode.

Der Ansatz, der in den kommenden zwei Abschnitten zur Behandlung von Eco-Anxiety angewendet wird, basiert auf zwei grundlegenden Annahmen. Erstens ist die Unterstufe eine Entspannungsmethode, was bedeutet, dass sie gegen Angstzustände wirkt. Die Mittelstufe ergänzt den Effekt und erlaubt ein differenzierteres Vorgehen gegen die konkreten Ausprägungen der Klimaangst. Zweitens besteht die Möglichkeit, über die Oberstufe, über die Autogene Imagination nach Kraft, zu Eco-Anxiety zu gelangen, was im Grunde eine eigene tiefenpsychologische Therapieform repräsentiert.

4.2.4 Eco-Anxiety – Zugang über die Unter- und Mittelstufe

Patient*innen mit Eco-Anxiety, die zu Psychotherapeut*innen kommen, die Autogene Psychotherapie anbieten, werden nach der Anamnese ausführlich über die psychophysischen Aspekte der Angst und der Wirkweise des Autogenen Trainings aufgeklärt. Der Fokus in der ersten Stunde liegt auf der Motivation der Patient*innen, eine solche Therapie nicht nur zu beginnen, sondern auch langfristig zu absolvieren, sowie auf der Abklärung etwaiger Kontraindikationen für das Autogene Training – beispielsweise eine aktive Psychose oder eine kognitive Beeinträchtigung, sowie erschwerende Faktoren wie eine zwanghafte strukturierte Persönlichkeit, eine Hypochondrie oder ein übersteigertes Leistungsbedürfnis (Kraft, 2014, S. 14–19). Weiters muss geklärt werden, ob eine Einzeltherapie oder ein Gruppenkurs die sinnvollere Möglichkeit des Erlernens ist. Nicht immer ist die Gruppe angebracht, zumal die Anwendung des Autogenen Trainings im Rahmen einer tiefenpsychologisch fundierten Psychotherapie indiziert sein kann, wo kein Gruppenunterricht möglich ist. In einem Fallbeispiel soll eine solche Behandlung und deren Wirkung skizziert werden.

Julian B. ist 49 Jahre alt und kommt wegen Einschlafproblemen und anhaltender Angstzustände aufgrund der Klimakrise in die Praxis eines Psychoanalytikers, der auch Autogenes Training bzw. Autogene Psychotherapie anbietet. Im Erstgespräch schlägt er Julian eine zehn Sitzungen in einem wöchentlichen Turnus umfassende Einführung in das Autogene Training vor, das ihm sowohl beim Einschlafen als auch bei Angstzuständen helfen soll. Er erklärt Julian die physiologischen Auswirkungen von Stress und Angst, geht auf Schlafstörungen ein und schildert die psychophysiologischen Wirkungen des Autogenen Trainings in der Grundstufe. Er betont die Notwendigkeit des regelmäßigen Übens über mehrere Monate bis zu einem halben Jahr lang zwei- bis dreimal täglich für jeweils zwei bis drei Minuten – und das möglichst zur selben Tageszeit. Julian ist anfangs etwas skeptisch, stimmt jedoch zu, dass er es versuchen möchte. In der zweiten Sitzung, für die Julian gebeten wurde, bequeme Kleidung zu tragen, werden die Grundlagen erklärt. Dabei hilft der Therapeut dem Patienten, die richtige Haltung einzunehmen. Da er Psychoanalytiker ist und ein bequemes Sofa in der Praxis stehen hat, darüber hinaus Julian wegen der Schlafprobleme kommt, beschließen sie, primär die Haltung im Liegen zu verwenden, wenngleich alle drei Haltungen erklärt und ausprobiert werden. Julian legt sich mit leicht gespreizten ausgestreckten Beinen gerade auf das Sofa, steckt ein kleines Kissen unter seinen Nacken, positioniert eine zusammengelegte Decke unter seine Kniekehlen und lässt die Arme locker neben seinem Körper liegen, die Ellenbogen leicht angewinkelt und die Fußspitzen leicht nach außen zeigend.

Der Autogene Psychotherapeut erklärt Julian das weitere Prozedere. Er soll möglichst in einem ruhigen, abgedunkelten und kühlen Raum üben. Er fragt Julian, ob dieser Links- oder Rechtshänder ist, woraufhin jener erwidert, er sei Rechtshänder. Dann, so der Therapeut, soll er wie folgt beginnen. Nachdem sich Julian in die vorhin gezeigte Position begeben hat, schließt er die Augen und konzentriert sich ein bis zwei Minuten lang auf den rechten Arm und den Satz: *Der rechte Arm ist schwer!* Dieser Ruhe- und Schwereübung, die ausdrücklich in der Gegenwartsform gehalten ist, soll er sich, die einzelnen Konzentrationen monoton wiederholend, ein bis zwei Minuten lang hingeben. Am Ende jeder Übung muss die Autohypnose aktiv beendet werden, selbst wenn kein Erfolg eingetreten ist und nichts zu spüren war. Dies ist für den psychophysischen Lerneffekt und vor allem für spätere Übungen relevant. Das aktive Beenden, die sogenannte Rücknahme, erfolgt mit dem energisch gedachten Kommando: *Arme fest! Atmung tief! Augen auf!* Dabei werden die Arme kräftig gestreckt und gebeugt, die Fäuste geballt, dann mehrmals schnell sowie tief ein- und ausgeatmet und schließlich die Augen geöffnet. Die einzige Ausnahme davon ist, wenn Julian die Übung zum Einschlafen verwendet. Dann soll er sich nach der Übung direkt in die gewünschte Schlafposition drehen. Sollten gröbere Störungen auftreten, die ihn sehr beängstigen, soll er sofort die Rücknahme einleiten. Julian bestätigt, die Instruktionen verstanden zu haben.

Die Schwereübung zielt auf die Entspannung der Muskeln ab, denn entspannte Muskeln werden als schwer wahrgenommen, und wird nach der Instruktion einmal geübt. Nach der Übung meldet Julian zurück, dass sich sein Arm nicht schwer angefühlt hat, woraufhin der Therapeut erwidert, dass dies nicht selten ist, sich das Gefühl aber zumeist bereits nach wenigen Übungen einstellt. Zur Unterstützung kann sich Julian während der Übung verstärkt in den Arm hineinfühlen und sich vorstellen, wie die Muskeln ganz entspannt an den Knochen hängen. Zur Verdeutlichung des Schweregefühls, das sich einstellen sollte, kann er bei einem entspannten Vollbad die Arme lockerlassen, wodurch sie an die Wasseroberfläche treiben, und dann einen davon leicht über die Oberfläche heben. Das Gewicht, das hier zu fühlen ist, ist jenes, das während der Übung eintreten sollte. Am Ende der Stunde wird Julian mit dem Hinweis entlassen, dass er bis zur nächsten Einheit dies regelmäßig üben soll. Darüber hinaus soll er etwaige Störungen oder Nebenwirkungen notieren, selbst wenn sie nur einmal auftreten. Solche können in der nächsten Stunde ausführlich besprochen werden.

In der nächsten Einheit berichtet Julian, dass er während des Übens ein Gefühl der Leichtigkeit erlebt hat, als würde er schweben. Der Therapeut erklärt daraufhin, dass ein solches Gefühl durchaus auftreten kann, wenn unsere Rezeptoren längere Zeit keine neuen Informationen an das Gehirn weiterleiten, weil die Muskeln andauernd entspannt und unbewegt bleiben. Das kann sich als Leichtigkeit manifestieren. Im Verlauf des weiteren Übens kommt es aber in der Regel zu einem Gefühl der Schwere. Eine Woche später berichtet Julian, dass sein Arm mittlerweile schwer ist, aber nun beide schwer sind. Und manchmal fühlen sie sich selbst nach der Übung noch schwer an. Der Therapeut geht zunächst auf die Bedeutung des Zurücknehmens bei den Übungen ein, da der Zustand ansonsten bleiben könnte. Julian meint, dass er hierauf wohl wirklich zu wenig Wert gelegt habe, aber darauf achten werde. Was das Phänomen betrifft, dass beide Arme schwer sind, so der Therapeut weiter, weist dies bereits in die richtige Richtung. Denn nun soll sich Julian auf den Satz *Beide Arme sind angenehm schwer!* konzentrieren. Julian berichtet außerdem, dass er während des Übens einmal eingeschlafen sei, was er als großen Erfolg werte.

Als nächste Übung folgt die Wärmeübung. Julian soll sich nun nach dem Schweregefühl zunächst auf den Satz *Ich bin ganz ruhig* konzentrieren und anschließend auf die folgende Formel: *Der rechte Arm ist angenehm warm!* Analog zur Schwere kann er sie später umformulieren, um beide Arme gleichermaßen anzusprechen. Die Gesamtdauer der Übung entspricht demnach bereits circa drei Minuten. Zur Vorstellung des Wärmegefühls, das sich einstellen sollte, hilft es, sich ein warmes Vollbad vorzustellen, bei dem der Kopf aber angenehm kühl bleibt.

Nach der Wärmeübung folgt die Atemübung, die abermals nach der Ruheformel die Übung um den folgenden Satz erweitert: *Atmung ruhig und regelmäßig!* Nach einer weiteren Woche kommt die Herzübung dazu, die folgende Formel enthält: *Das Herz schlägt ruhig und kräftig!* Die vorletzte Übung, die Sonnengeflechtsübung, ergänzt das Konvolut um einen weiteren Spruch: *Bauch strömend warm!* oder *Das Zentrum ist strömend warm!* Und zuletzt folgt die Stirnkühleübung mit dem Satz *Stirn angenehm kühl!* Am Ende enthält eine Übung in etwa das folgende Prozedere:

> Etwa sechsmal: Beide Arme sind angenehm schwer. Einmal: Ich bin ganz ruhig. Etwa sechsmal: Beide Arme sind angenehm warm. Einmal: Ich bin ganz ruhig. Etwa sechsmal: Atmung ruhig und regelmäßig. Einmal: Ich bin ganz ruhig. Etwa sechsmal: Das Herz schlägt ruhig und kräftig. Einmal: Ich bin ganz ruhig. Etwa sechsmal: Bauch strömend warm. Einmal: Ich bin ganz ruhig. Etwa sechsmal: Stirn angenehm kühl. Einmal: Ich bin ganz ruhig. Rücknahme: Arme fest, Atmung tief, Augen auf.

Nach zwei Monaten gelingt Julian bereits die Schwere-, die Wärme-, die Atem- und die Sonnengeflechtsübung. Das Herz ist nicht immer ruhig, vor allem, wenn er einen anstrengenden Tag hinter sich hatte oder in den Nachrichten etwas über die Klimakrise hörte. Die Stirnkühle hat sich bisher noch nicht eingestellt. Der Therapeut ermutigt Julian, weiterzuüben. Nach etwa vier bis sechs Monaten werden alle Übungen funktionieren.

Julian berichtet einige Monate später von deutlichen Fortschritten. Es gelingt ihm nun, in fast jeder Situation das Geübte umzusetzen. Er kann sich oft innerhalb weniger Sekunden in eine tiefe Ruhe und Entspannung versetzen. Die Schlafprobleme sind kein Thema mehr für ihn, jedoch macht ihm noch etwas anderes zu schaffen. Er kann sich selbst beruhigen, wenn er wieder von der Klimaangst übermannt wird, hätte aber gern einen anhaltenderen Effekt. Außerdem schafft er es nicht, sich aufzuraffen und endlich den Müll richtig zu trennen oder anderes zu tun, das für das Klima sehr wichtig wäre. Der Therapeut rät ihm daraufhin zur sogenannten formelhaften Vorsatzbildung, die sich bestens mit den Übungen verbinden lässt. Er erklärt ihm, dass das Konzentrieren auf eine bestimmte Formel in dem Zustand der völligen Entspannung eine Suggestivwirkung hat, die über das Ende der Übung hinausgeht. Gemeinsam erarbeiten sie, dass hier zunächst die Formel *Ich mache es!* sehr gut passt. Julian soll sich während des Ausübens darauf konzentrieren, was für ihn mit dem Aktivwerden im Sinne des Klimaschutzes verbunden ist. Nach mehreren Wochen des Ausübens mit jener Formel erarbeiten sie gemeinsam eine weitere: *Ich bin ruhig und sicher!* Dieser Satz bezieht sich auf das Erleben von Angst, was mit der Zeit an Intensität verliert.

Nach etwa einem Jahr berichtet Julian, dass er mit dem Autogenen Training wieder besser einschlafen kann, zwar noch Angst vor den Folgen der Klimakrise hat, aber nicht mehr so stark. Weiters gibt er an, dass er sich jederzeit beruhigen und entspannen kann und dass er sich nicht zuletzt endlich aufraffen konnte, ein paar Änderungen an seinem Lebensstil vorzunehmen, damit sein ökologischer Fußabdruck kleiner wird. Er trennt den Müll, fährt mehr mit der Bahn und achtet darauf, stets nur recyclebares Material zu verwenden bzw. zu kaufen.

4.2.5 Eco-Anxiety – Zugang über die Autogene Imagination

Nach etwa zwei Jahren kommt Julian erneut in die Therapie und klagt über wiederkehrende Schwierigkeiten in seiner Beziehung, die mit seiner erneut wachsenden Angst vor den Folgen der Klimakrise zu tun haben. Seine Freundin ist eine Klimawandelleugnerin und er hält es kaum noch aus, mit ihr über irgendein Thema zu sprechen, ohne sie zu beschuldigen, für die katastrophale Lage mitverantwortlich zu sein, weshalb sie sich schon mehrfach heftig gestritten haben.

Der Therapeut rät Julian zur sogenannten Autogenen Imagination, einer tiefenpsychologisch fundierten Psychotherapie, die sich das bereits erlernte Autogene Training zunutze macht. Sinn und Zweck des Ganzen ist es, sich in die Tiefenentspannung zu begeben und den Geist zu nutzen. Er fragt Julian, ob er während des Übens oder Ausübens Bilder, Farben, Objekte, Töne oder gar Filmszenen wahrgenommen hat, was dieser bestätigt. Häufig sieht er Bilder oder bewegte Bilder vor seinen Augen auftauchen. Anfangs hat ihn das irritiert, mittlerweile ignoriert er sie. Der Therapeut meint, dass es genau hierum geht. Er bittet Julian, während des Ausübens bzw. Umschaltens in die Tiefenentspannung solche Bilder zuzulassen und anzunehmen. Sie sind wie Wachträume. Er kann darin längere Zeit verweilen, ganze Traumsequenzen verfolgen und sie entwickeln lassen. Wichtig ist dabei, dass er sich merkt und möglichst genau und umfassend aufschreibt und/oder zeichnet – am besten beides –, was im Wachtraum passiert ist, wer wie wo wann warum was getan oder nicht getan hat, welche Objekte vorhanden oder nicht vorhanden waren, welche Gefühle den Traum begleitet haben und was im Zentrum bzw. eher am Rand des Geschehens war. Die Notizen und Bilder werden in den folgenden Sitzungen besprochen, wobei sie aus einer tiefenpsychologischen Perspektive betrachtet und mittels Assoziationen und Deutungen interpretiert werden.

Im weiteren Verlauf der Therapie bringt Julian zu jeder Stunde neue Traumsequenzen mit, die sie gemeinsam auf tiefenpsychologischer Basis analysieren. Das konkrete Vorgehen wird hier allerdings nicht näher erläutert, sondern es wird auf die tiefenpsychologische Traumdeutung bzw. Psychotherapie verwiesen. Die Autogene Imagination stellt hier in gewisser Weise nur die *Via Regia* zum Unbewussten dar. Im Laufe der Therapie erkennt Julian jedenfalls, dass seine Freundin im Traum häufig als dämonische oder als andere böse und vor allem beängstigende Macht vorkommt und dass seine Beziehung zu ihr dazu beiträgt, dass er Angst davor hat, wieder verstärkt Eco-Anxiety zu fühlen. Außerdem stellt sich heraus, dass er eine Trennungsangst hat und sich nicht von ihr lösen kann, weil er sich sonst minderwertig (siehe Kapitel 4.4.4) fühlt. Mit zunehmender Therapiedauer kann er dies bearbeiten und sein Selbstwertgefühl stärken, bis er sich schließlich von ihr trennt, um nicht wieder in eine Phase der starken Klimaangst und der Schlafstörungen zu rutschen.

4.2.6 Fazit – Eco-Anxiety aus Sicht des Autogenen Trainings

Angst ist Anspannung, Herzrasen, Schweißproduktion, Muskelverspannungen und vieles mehr. Ein Therapieverfahren, dessen erstes und wesentlichstes Ziel das Antrainieren eines Zustandes der schlafähnlichen Tiefenentspannung über das Regulieren der oben genannten Manifestationen ist, der von Patient*innen quasi jederzeit ausgelöst werden kann, arbeitet daher in erster Linie gegen Angstgefühle. Wird das Verfahren von einer Fachperson im Rahmen einer Therapie fundiert vermittelt, kann sie entsprechend wirken. Die Gefahr bei der Methode besteht in der unsachgemäßen Anwendung oder in dem Problem des Aufhörens bei Störungen oder ungenügenden Fortschritten, was beides im Rahmen einer Autogenen Psychotherapie besprochen werden kann. Nach einer gewissen Übungsdauer, wir sprechen hier von mehreren Monaten mehrmals täglichen Übens, kann sie allein durch die Entspannung zur Linderung von Ängsten beitragen. Einen zusätzlichen Effekt kann die formelhafte Vorsatzbildung erzielen, deren autosuggestive Wirkung selbst nach Beendigung der Übung anhält. Und nicht zuletzt kann die Technik im Rahmen einer tiefenpsychologisch fundierten Psychotherapie eingesetzt werden, in der das Umschalten in einen tiefenentspannten Zustand zur Förderung von Wachträumen genutzt werden kann, welche anschließend in der Therapie entsprechend bearbeitet und analysiert werden.

4.3 Eco-Anxiety in der Bioenergetischen Analyse nach Pechtl

4.3.1 Die Bioenergetische Analyse und ihr Gründer Alexander Lowen

Die Bioenergetische Analyse, manchmal auch Bioenergetik, ist das neben dem Autogenen Training ein primär körperorientiertes Psychotherapieverfahren, das im Rahmen des vorliegenden Buchs behandelt wird. Es ist maßgeblich mit dem Namen Alexander Lowen verbunden, der am 23. Dezember 1910 als erstgeborener Sohn jüdischer Einwanderer in New York zur Welt kam. Er studierte in den späteren 1920er-Jahren zunächst am City College of New York, wo er den Bachelor-Grad nur wenige Monate nach dem sogenannten Schwarzen Freitag erhielt, dem massiven Börsencrash und der einsetzenden großen Depression. Den Master machte er an der Brooklyn Law School. Ab 1934 arbeitete er als Rechtsanwalt und nebenbei als Turnlehrer bei Sommercamps (Good & Rabinowitz, 1992, S. 3). In den 1930er-Jahren entwickelte er ein größeres Interesse an der Verbindung zwischen der psychischen Gesundheit und der physischen Fitness. Er experimentierte mit Yoga sowie mit der Progressiven Muskelrelaxation und lernte 1940 schließlich den aus Europa kommenden Wilhelm Reich kennen, bei dem er von 1942 bis 1945 eine Lehrtherapie absolvierte. Reich war ursprünglich ein Psychoanalytiker, der auf Freuds Grundlage die Charakteranalyse schuf, welche er zur körperorientierten *Vegetotherapie* weiterentwickelte und schließlich die umstrittene sogenannte *Orgontherapie* vertrat (Friedman & Glazer, 2009, S. 376; Miller, 2010, S. 198).[34] Lowen arbeitete nach dem Abschluss seiner Analyse für zwei Jahre als Therapeut und ging anschließend für einige Jahre in die Schweiz, wo er Medizin studierte (Hofer-Moser, 2005, S. 295). Nach seiner Rückkehr in die USA gründete er mit den ebenfalls von Reich ausgebildeten Therapeuten John Perrakos und William Walling im Jahr 1956 das *Institute for Bioenergetic Analysis*. Lowen distanzierte sich zunehmend von Reichs Orgontheorie und -therapie. In den darauffolgenden Jahrzehnten widmet er seine Lebenszeit der Vermittlung seines Ansatzes als Präsident des mittlerweile in *International Institute for Bioenergetic Analysis* umbenannten Instituts, als Autor mehrerer fach- und populärwissenschaftlicher Bücher zum Thema sowie als Vortragender und Ausbildender, der bis ins hohe Alter weltweit tätig war (Good & Rabinowitz, 1992, S. 3; Hofer-Moser, 2005, S. 295). Am 28. Oktober 2008 verstarb er knapp 98-jährig in Connecticut (Sollmann, 2008) und hinterlässt zahlreiche Fachartikel sowie 14 Bücher, darunter *The Language of the Body* (Lowen, 1978) und *Bioenergetics* (Lowen, 1975).

Die Bezeichnung *Bioenergetische Analyse* beinhaltet bereits zwei Kernaspekte des psychotherapeutischen Verfahrens: das Postulat einer Bioenergie sowie der Verweis auf die Psychoanalyse inklusive ihrer Konzepte des Unbewussten, der Abwehr sowie des Begriffspaars Übertragung und Gegenübertragung. Lowen sagt, dass die Bioenergetik eine therapeutische Technik sei, um die Menschen wieder ihren Körpern anzunähern und sie

34 Reich postulierte die Existenz mehrerer Charaktertypen sowie eines Charakterpanzers, der das Ich gegen innere und äußere Gefahren schützt. Diesem Panzer stellte er ein physisches Äquivalent zur Seite, eine muskuläre Panzerung, die auf der Basis von Anspannung und Entspannung arbeitet und mit den Emotionen Angst und Lust verbunden ist. Er behauptet, dass stets ganze Muskelgruppen betroffen sind und geht von sieben Ringen aus: okular, oral, zervikal, thorakal, diaphragmatisch, abdominal und pelvikal. Sein therapeutischer Ansatz war es, diese Muskelgruppen durch Anspannung, Entspannung, Atmung, Massage und weiteren Techniken zu beeinflussen, was zu plötzlichen affektiven Ausbrüchen oder dem Aufkommen von Verdrängtem führen konnte. Die Orgontherapie ist demgegenüber die Erweiterung der Therapie um einige Geräte, die eine universale Energie zu beeinflussen, die Reich Orgon nannte, deren Existenz aber wissenschaftlich nie nachgewiesen werden konnte und in Fachkreisen kritisiert bis ignoriert wird. Siehe auch Reich (1985, 1987a, 1987b).

dabei zu unterstützen, das Leben mit dem Leib bestmöglich zu genießen. Das Ziel ist es, die Menschen dabei zu unterstützen, wieder ihren natürlichen Zustand zu erreichen, konkret den Zustand der Freiheit, der Anmut und der Schönheit. Die primäre Natur des Menschen ist es außerdem, dem Leben und der Liebe gegenüber offen zu sein. Die sekundäre Natur, die Kultur, bewirkt, dass wir verschlossen, misstrauisch, verteidigend und abwehrend sind, dass wir uns vor Verletzungen schützen. Wenn sich jene Schutzmechanismen jedoch dauerhaft im Charakter manifestieren, erzeugt dies noch größere Verletzungen. Um die Menschen für Leben und Liebe zu öffnen, müssen solche Abwehrmechanismen analysiert werden – und zwar sowohl ihre psychischen als auch ihre physischen Manifestationen (Büntig, 1994, S. 67; Lowen, 1975, S. 43–44). An der Stelle wird der (psycho-)analytische Teil der Methode betont, also das Ziel des Aufdeckens unbewusster Inhalte, Abwehrmechanismen und das Arbeiten mit Übertragung und Gegenübertragungsgefühlen, auf die Lowen in seinen Werken regelmäßig hinweist (Lowen, 1993, S. 319). Im Gegensatz zur Psychoanalyse geschieht das auch anhand des Körpers. Hier, also im Körper, befindet sich die Bioenergie, die Lowen nicht konkret ausformulieren kann und will. Er führt mehrere Theorien zur Lebensenergie an, beispielsweise biochemische, physikalische oder auch fernöstliche, und meint am Ende, dass es seiner Ansicht nach unwichtig sei, was die Lebensenergie wirklich ist. Unstrittig und für die Bioenergetik von Bedeutung ist letztlich nur, dass in allen lebendigen Prozessen wie Bewegen, Denken und Fühlen Energie involviert ist, und dass die Abläufe gestoppt oder ernsthaft beeinträchtigt werden, wenn die Energie aufhört zu fließen oder in ihrem Fluss deutlich behindert wird. So hängen auch psychische Störungen maßgeblich mit dem Energiefluss zusammen, was der Autor anhand der Depression klar beschreibt:

> „Although the depressive reaction and the depressive tendency result from the interplay of complicated psychological and physical factors, one thing is abundantly clear. The depressed individual is energetically depressed. Cinematic studies show he makes only about one-half the spontaneous movements usual in the nondepressed individual. In a severe case, he might sit quietly, hardly moving at all, as if he didn't have the energy to move actively. His subjective state often corresponds to this objective picture. He generally feels that he lacks the energy to get moving. He may complain of feeling enervated without, however, being tired. The depression of his level of energy is seen in the decrease of all energetic functions. His breathing is depressed, his appetite is depressed, and his sexual drive is depressed. In this state he could not possibly respond to our exhortations that he interest himself in some pursuit; he literally doesn't have the energy to develop an interest" (Lowen, 1975, S. 74).

Auf der anderen Seite kann gerade ein Rückstau an Energie aufgrund von Abwehrmechanismen zu Problemen wie Verspannungen und in weiterer Folge Schmerzen führen (Lowen, 1975, S. 53). Die körperlichen Ausdrucksweisen sind somit ein relevanter Teil der Diagnostik. So achten die bioenergetischen Therapeut*innen auf die Atmung, das allgemeine Energieniveau, die Vitalität, die Stimme, den Blick, die Mimik, die Gestik sowie die charakteristischen Haltungs- und Bewegungsmuster (Dietrich, 2007, S. 54; Lowen, 1978, S. 119–129). Neben der Analyse des Körperausdrucks ist die Analyse der Lebensgeschichte ein bedeutender Aspekt der Bioenergetik, denn diese spiegelt sich im Charakter einer Person wider, der sich wiederum auf den Körper auswirkt – ein Aspekt, der bei

Reich und Lowen als *Charakterpanzer* bezeichnet wird (Lowen, 1975, S. 57–58, 1978, S. 135).

Lowen beschreibt in weiterer Folge mehrere Charakterstrukturen, die in seinen Werken teilweise unterschiedlich bezeichnet und charakterisiert werden. Ich orientiere mich an seinem Werk *Bioenergetics*, in dem er den schizoiden, den oralen, den psychopathischen, den masochistischen und den rigiden Charakter anführt, wobei er klarstellt, dass ein Mensch nicht einen einzigen Charakterzug zu 100 % besitzt, sondern stets eine Mischung aus mehreren aufweist.

Den schizoiden Charakter nach Lowen kennzeichnet das Dissoziieren und das Aufteilen der funktionierenden Einheit der Persönlichkeit. So ist beispielsweise das Denken vom Fühlen abgeschnitten, ebenso der Körper von der Psyche. Bioenergetisch fällt auf, dass der Energiefluss zu jenen Körperteilen stockt, die den Kontakt zur Außenwelt herstellen, also die Hände, das Gesicht, die Genitalien und die Füße. Sie sind mit dem Kern nicht vollständig energetisch verbunden bzw. der Energiefluss ist durch chronische Muskelverspannungen im Nacken, an den Schultern oder der Hüfte eingeschränkt. Psychisch ist die Charakterstruktur beispielsweise darin erkennbar, dass sich die Betroffenen nicht mit ihrem Körper identifizieren und sich nicht verbunden oder integriert fühlen. Sie weisen ein schwaches Ich auf und tendieren zur Vermeidung intimer Beziehungen (Lowen, 1975, S. 151–155, 1978, S. 368–392).

Der orale Charakter ist an Freuds Bezeichnung der oralen Phase angelehnt und meint eine Charakterstruktur, die mit infantilen Aspekten einhergeht, etwa im Bereich der Abhängigkeit von anderen Personen, eine gehemmte Aggressivität oder ein starkes Bedürfnis danach, gehalten und versorgt zu werden. Bioenergetisch ist ebenfalls eine Mangelversorgung erkennbar. Der Energiefluss in die Peripherie des Körpers ist nicht eingefroren wie beim schizoiden Charakter, aber schwach. Am stärksten fällt bei Betroffenen der Energiemangel, der Mangel an Stärke sowie ihr langer, dünner Körperbau mit unterentwickelter Muskulatur auf. Psychisch wirkt sich das ebenfalls durch Gefühle der Schwäche, der Leere und durch die fehlende Unabhängigkeit aus (Lowen, 1975, S. 155–158, 1978, S. 161–193).

Der psychopathische Charakter wird dominiert von der Verleugnung der Gefühle. Das Ich wendet sich gegen den Körper und die Gefühle, vor allem gegen sexuelle Gefühle. Betroffene zeigen einen starken Willen zur Macht und wenden viel Energie zur Pflege ihres Images auf. Grundsätzlich beschreiten sie zwei Wege zur Macht: entweder über das Tyrannisieren und Unterdrücken oder über das Stilisieren als Opfer. Bioenergetisch fokussiert der Unterdrückende seine Energie im Oberkörper und im Kopf, während der untere Teil des Körpers unterversorgt wird. Der obere Teil des Körpers wirkt in der Regel dominanter und größer als der untere. Die Augen strahlen zudem ein Misstrauen aus und beobachten ständig alles. Beziehungen nehmen sie dagegen nicht wahr. Auf psychischer Ebene benötigt eine solche Person jemanden, den sie kontrollieren kann, ist aber auch von ihr abhängig. Kontrolle dominiert die psychische Charakterstruktur, auch und vor allem in der Sexualität (Lowen, 1975, S. 158–162, 1978, S. 287–338).

Der masochistische Charakter hat wenig mit dem Masochismus, sondern mehr mit der Unterwürfigkeit, Weinerlichkeit und dem häufigen Klagen zu tun. Obwohl eine solche Person nach außen hin unterwürfig ist, brodelt es energetisch in ihr drinnen. Machtstreben, Rachegelüste, destruktive Begehren bleiben in der emotionalen Tiefe des Charakters und werden dort eingesperrt aus Furcht, man könnte explodieren und gewalttätig werden. Bioenergetisch enthalten solche Personen sehr viel Energie, die im Zentrum gehalten wird, weshalb die Peripherie trotzdem nur schwach versorgt ist. Bei länger anhaltender Blockade kann der Überschuss an Energie nachhaltige Schäden am Körper verursachen. Psychisch kennzeichnen den Charaktertyp die Aggressionshemmung sowie die Eigenheit, ständig zu jammern und zu klagen. Statt dem Ausleben von Aggressionen wird provoziert, was eine starke Antwort des Gegenübers herausfordert (Lowen, 1975, S. 163–166, 1978, S. 194–238).

Der rigide Charakter leitet sich von der Eigenheit ab, dass die Betroffenen steif bleiben und stolz darauf sind. Sie haben Angst davor, nachzugeben und ausgenutzt oder in die Falle gelockt zu werden. Zurückhaltung, im englischen holding back, wird hier beinahe wörtlich als holding in the back interpretiert, also im Rücken behalten, was zu einer gewissen Steifheit im Rücken führt. Bioenergetisch kennzeichnet den Charakter die Verfügbarkeit großer Mengen von Energie, die in alle Körperregionen geleitet wird, um zunächst einen Realitätscheck durchzuführen, bevor tatsächlich gehandelt wird. Im Aspekt der Psyche schreibt der Autor, dass die Betroffenen nach außen orientiert sind, ambitioniert, konkurrierend und aggressiv. Sie können auch sehr stur sein, was auf ihren übermäßigen Stolz zurückzuführen ist (Lowen, 1975, S. 166–169).

Die Charakterstruktur umfasst charakteristische Abwehrstrukturen auf mehreren Ebenen. Im Zentrum befindet sich der Kern (engl. core von lat. Cor, bedeutet auch Herz) mit der Liebe und um den Kern herum existieren drei Abwehrschichten (siehe Abbildung 5). Die praktische Umsetzung der Bioenergetischen Analyse ist freilich sehr körperorientiert und auch Berührungen im Rahmen der Therapie sind in dieser Schule kein Tabu. Neben der Beobachtung des körperlichen Ausdrucks der Patient*innen und der Einschätzung der Charakterstruktur werden unbewusste Blockaden und Abwehrmechanismen erforscht, Übertragungsangebote und Gegenübertragungsgefühle analysiert. Alles wird mit der Lebensgeschichte der Patient*innen in Verbindung gebracht (Büntig, 1994, S. 92–93).

Zur Exploration sowie zur Therapie werden Körperübungen angewendet, derer Lowen über 100 anführt (Lowen & Lowen, 1977). Hierzu hat er speziell die Methode *Grounding* geschaffen, die im nächsten bzw. übernächsten Abschnitt detaillierter erläutert wird. Zuletzt noch ein paar Worte zur heutigen Lage der Schule. Das von Lowen gegründete *International Institute for Bioenergetic Analysis (IIBA)* ist die zentrale Dachorganisation, der weltweit (mit Stand 2010) 54 Ausbildungsinstitute angehören mit insgesamt 1500 Mitgliedern. Hinzu kommt ein eigenes jährlich erscheinendes Journal, *Bioenergetics*, sowie ein Verlag, *Bioenergetics Press*. Mittlerweile existieren zahlreiche Bücher anderer Autor*innen, die Lowens Ansatz in ihrer Interpretation oder Erweiterung verbreiten. Konzepte wie das interaktive Selbst, die affektive Beziehung und Körperprozesse oder der Resonanzkörper zeugen von der beständigen Weiterentwicklung des Ansatzes seit den 1990er-Jahren (Miller, 2010, S. 200; Pechtl & Nagele, 2019a, S. 18).

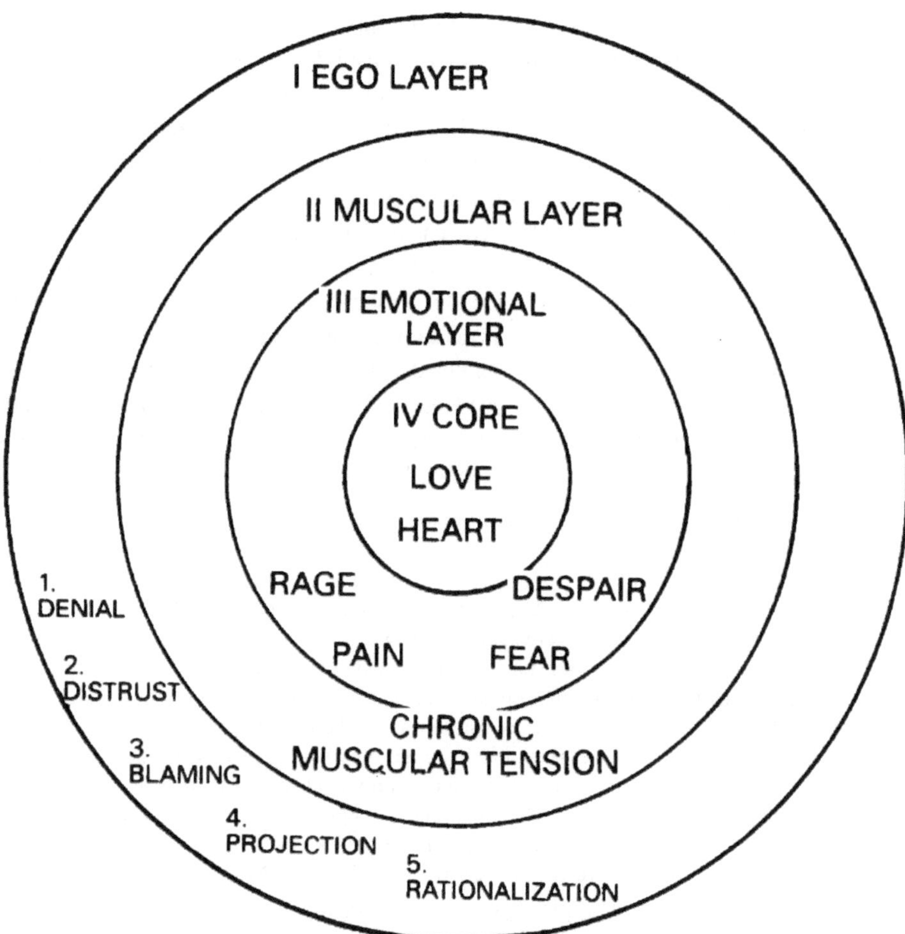

Abbildung 5: Das Schichtenmodell der Bioenergetik (Lowen, 1975, S. 119)

In Österreich etablierten Waldefried Pechtl, Albin Hofer-Moser und Rainer Frank die Bioenergetik im Jahr 1976 in Form der Österreichischen Gesellschaft für körperbezogene Psychotherapie – Bioenergetische Analyse (DÖK), die seit ihrer Gründung Teil der IIBA ist. Christine Pechtl setzt die Tradition fort und ist Mitherausgeberin des Sammelbandes *Körper im Dialog* (Pechtl & Nagele, 2019a, S. 17).

4.3.2 Pechtl und das Konzept der Bioenergetischen Analyse

Christine Pechtl, Jahrgang 1966, studierte Soziale Arbeit und arbeitete viele Jahre in dem Bereich. Sie absolvierte zusätzliche Aus- und Fortbildungen im Bereich Mediation, Supervision und in verschiedenen Methoden wie dem sozialtherapeutischen Rollenspiel. Nach einer psychotherapeutischen Ausbildung wurde sie im Dezember 2008 als Psychotherapeutin mit der Zusatzbezeichnung Dynamische Gruppenpsychotherapie in die österreichische Psychotherapeut*innenliste eingetragen. Sie ist Lehrtherapeutin in jener

Methode im österreichischen Arbeitskreis für Gruppentherapie und Gruppendynamik (ÖAGG). Zusätzlich absolvierte sie die offizielle Ausbildung des IIBA und ist Lehrtherapeutin in der österreichischen Gesellschaft für körperbezogene Psychotherapie – Bioenergetische Analyse (DÖK). Sie praktiziert aktuell in Innsbruck und brachte gemeinsam mit Renate Schwenk im Jahr 2019 einen Sammelband zur Theorie und Praxis der Bioenergetischen Analyse heraus, in dem sie sechs Beiträge zu den Grundlagen und der Anwendung (mit-)verfasste (Pechtl, 2022; Schwenk & Pechtl, 2019).

Darin erwähnen die Autorinnen im Vorwort, dass sie nicht (mehr) von einer österreichischen Bioenergetik sprechen würden, der Ansatz im Buch aber aufgrund der Interessen und Spezialisierungen der vorwiegend aus Österreich stammenden Beteiligten gewisse Schwerpunkte aufweist, etwa im Bereich der Beratung, durch die er sich von anderen unterscheidet (Schwenk & Pechtl, 2019, S. 9–10). Dennoch basiert der Ansatz auf Lowens Konzept, der wiederum auf Reich basiert und sich gleichzeitig von ihm distanziert. Im ersten Kapitel über die Grundlagen der Bioenergetischen Analyse heißt es:

> „Mit seinen neuen Konzepten geriet Lowen auf unterschiedlichen Ebenen mit den Theorien von Reich in Konflikt: So konzentrierte er sich bei seiner Arbeit nicht so sehr auf die genitale Sexualität als vielmehr auf das Beziehungsgeschehen zwischen Eltern und Kindern bzw. Therapeut*in und Patient*in. Mit der Beschreibung kindlicher Grundbedürfnisse in seiner Fassung der Charakterstrukturen gelang ihm eine Erweiterung des entwicklungspsychologischen Konzepts. Dazu kam Lowens eigenständige Entwicklung des Groundings, mit dem er Reichs Energiekonzept auf das therapeutische Setting übertrug. Er zog die Arbeit im Stehen der Arbeit auf der Couch vor und stellte die Patient*innen de facto auf die Füße. Der Fokus wurde auf das Hier und Jetzt, auf die aktuelle therapeutische Situation gelenkt, was wiederum korrigierende Erfahrungen ermöglichte. Das hatte aber auch eine aktivere Haltung des*der Therapeut*in zur Folge. Humanistische Ideen und das in den 1960er Jahren herrschende Paradigma von Freiheit, Entwicklung, Experiment und Katharsis wirkten sich auf das Selbstverständnis der BA aus" (Pechtl & Nagele, 2019a, S. 17).

Im Anschluss vertiefen die Autor*innen die philosophischen Grundlagen der Methode: das Postulat der dreifachen Positionalität nach Plessner, die besagt, dass der Mensch selbst Körper ist, in seinem Leib lebt und zugleich sich und seinen Körper reflektiert – er lebt damit nicht zentrisch, sondern exzentrisch –, oder die Body-Mind-Unity-Theorie nach Aviel Goodman, nach der der Mensch als psychophysische Einheit betrachtet wird, in der Geist und Körper nicht voneinander getrennt werden können (Pechtl & Nagele, 2019a, S. 21–23).

Aufbauend auf jenen Theorien definieren Pechtl und Trotz die Gesundheit aus der Sicht der Bioenergetischen Analyse des Menschen als Zustand ausreichender Handlungsmöglichkeiten sowie als Fähigkeit, sich an die ständig verändernden Umweltbedingungen anzupassen. Eine gesunde Persönlichkeit ist demnach von Flexibilität, Beweglichkeit, freiem Gefühlsausdruck, Konfliktfähigkeit und uneingeschränkter Realitätstauglichkeit geprägt. Bei neurotischen Verarbeitungsmustern sind dagegen Verfestigungen, Blockierungen, Verspannungen, eingeschränkte Handlungsmöglichkeiten und ausgeprägte Abwehrstrukturen gegen liebevolle und lebendige Impulse dominant. Gesundheit und Neurotizismus sind allerdings keine fixen Größen, denn die Persönlichkeit und jene Funktionen verändern sich im Laufe des Lebens. So können sie beispielsweise durch eine

Traumatisierung zusammenbrechen oder durch eine Psychotherapie gestärkt und entwickelt werden (Pechtl & Trotz, 2019, S. 25–27). Hierzu passt das Konzept des Groundings, das die Autorinnen wie folgt beschreiben:

> „Grounding meint in der bioenergetisch-analytischen Theorie die Fähigkeit eines Menschen, sich mit seiner Umgebungswirklichkeit auseinandersetzen, realitätsangemessen reagieren, Entscheidungen treffen und eigene Bedürfnisse umsetzen zu können. Grounding ist Arbeit an Selbstbild, Selbstgefühl, Selbstsicherheit und Selbstständigkeit (Autonomie). Ganz konkret sicht- und spürbar wird das Grounding eines Menschen in seinem Kontakt zum Boden" (Pechtl & Trotz, 2019, S. 27).

Grounding, das bedeutet wörtlich Erdung, wird aber im Kontext der Bioenergetik oft als Geerdetsein übersetzt, besteht dabei in einer modernen Lesart aus mehreren Aspekten. Einerseits ist der Kontakt zum Boden bedeutsam, häufig im Stehen oder beim (aufrechten) Gang, er symbolisiert die Standfestigkeit und Eigenständigkeit einer Person. Weiters geht es um das Fühlen der eigenen Körperlichkeit und um die Verwurzelung in der Wahrnehmung des physischen Selbst. Drittens steht das Verbundensein mit der eigenen Biografie im Fokus der Methode. Die Fähigkeit, Beziehungen einzugehen und zu lieben, zählt ebenfalls dazu, genauso wie die Fähigkeit, Selbstentfremdungen durch die Verbundenheit mit einer höheren Macht oder einer spirituellen Dimension auszuhalten. Und das Geerdetsein ist nicht zuletzt eine wesentliche Voraussetzung für das Containment im Sinne Bions, also der emotionale Halt. Die gute etablierte Verbindung zum Boden ist, so die Autorinnen weiter, Voraussetzung für eine erfolgreiche Persönlichkeitsentwicklung und Therapie. Aber auch die Beziehung zu den Therapeut*innen spiegelt sich im Geerdetsein wider und dient der Diagnostik, denn jene Haltungen, Verhaltensweisen und Illusionen können im Rahmen der therapeutischen Beziehung beobachtet und gedeutet werden. Im Originalton:

> „Das Üben und Vertiefen der Wahrnehmung des Bodens, der Atmung, der eigenen Körpersensationen, Impulse und Wirkungen in Kontakt mit einem sich beziehenden Gegenüber ermöglichen einen Zugang zur Erforschung früher Beziehungserfahrungen, aber auch deren Erweiterung" (Pechtl & Trotz, 2019, S. 28).

Die frühen Beziehungserfahrungen leiten direkt zu einem weiteren zentralen Konzept der Bioenergetik: zum Unbewussten. Aufbauend auf der psychoanalytischen Konzeption desselben wird es um körperliche Aspekte erweitert – beispielsweise Mikropraktiken oder körperliche Ausdrucksweisen, die auf der biografischen Geschichte basieren, insbesondere der frühkindlichen, und die in der Regel unbewusst sind. Aus der Tiefenpsychologie stammen die Termini *Übertragung* und *Gegenübertragung*, die in der Bioenergetik körperliche Prozesse einschließen und unter dem Begriff *Resonanz* als Wahrnehmung körperlicher Übertragungsphänomene bekannt sind (Pechtl & Trotz, 2019, S. 28–34). In der Kindheit werden überdies das Selbst sowie die Persönlichkeit bzw. die Charakterstruktur gebildet. In Anlehnung an Lowen formulieren Pechtl und Angerer ebenfalls fünf Charakterstrukturen, die als idealtypische Formen jeweils unterschiedlichen Entwicklungsstufen und Lebensthematiken zugeordnet werden. Die fünf Strukturen – also die schizoide (denkorientierte und auf Sicherheit bedachte), die orale (bedürfnisorientiert und auf Abhängigkeit fokussierte), die psychopathische (kontrollorientierte und auf Authentizität basierte), die masochistische (belastungsorientierte und auf Freiheit getrimmte) sowie rigide (leitungsorientierte und auf den Wert zentrierte) – wurden bereits im vorherigen Abschnitt angeführt und deshalb hier nicht erneut erörtert. Soweit es notwendig ist, wird im späteren Abschnitt zur Behandlung von Eco-Anxiety erneut darauf zurückgegriffen (Pechtl & Angerer, 2019, S. 49–59).

Am klarsten von Lowen unterscheidet sich die theoretische Formulierung der Bioenergetischen Analyse von Pechtl und Trotz in den Bereichen der Energie und der Bewegung. Während Lowen keine konkrete Aussage zur Natur der Lebensenergie formulieren konnte und wollte, geht die aktuelle Bioenergetik von einem physikalischen Verständnis der Energie aus, wobei die Autorinnen die Relativitätstheorie und die Quantenmechanik erwähnen. Auch die Bewegung, die Lowen als unerlässlich für die Therapie bezeichnet hat, ist zwar unverändert wichtig, jedoch nicht ausschließlich. Vielmehr ist es notwendig, dass Menschen Halt und Containment entwickeln, um sich nachhaltig verändern zu können (Pechtl & Trotz, 2019, S. 35–39).

Im letzten Theoriekapitel von Pechtl, das sie gemeinsam mit Joachim Nagele verfasste, erläutert sie die praktische Anwendung der Methode. Grundsätzlich gilt, dass Bioenergetiker*innen in der Praxis stets sowohl die sprachlichen Ausdrucksformen als auch die körperlichen berücksichtigen und in ihrer Arbeit einbauen. Im Idealfall sollte das Verhältnis ausgewogen sein, wobei es durchaus vorkommen kann, dass eine Ebene stärker gewichtet wird, wenn etwa die Patient*innen auf einer Ebene verharren und somit im Widerstand sind, eine verbale Integration von körperlichen Erfahrungen angestrebt wird oder korrigierende Erfahrungen bzw. Erweiterung und Intensivierung der Ausdrucksmöglichkeiten ermöglicht werden sollen. Das Intervenieren auf der Körperebene erfolgt zudem erst nach einem klaren Vorschlag der Therapeut*innen und nach der ausdrücklichen Einwilligung des Gegenübers. Die Bioenergetik ist grundsätzlich prozessorientiert und basiert auf Dialog, Kooperation und Kontakt. Die konkrete Vorgehensweise haben die Autor*innen sehr komprimiert und dennoch gut verständlich in Worte gekleidet:

> „Im Wesentlichen beginnt die*der Klient*in damit, zu erzählen, was sie*ihn emotional beschäftigt; parallel dazu werden körperliche Regungen, Empfindungen oder Handlungsimpulse der*des Klient*in wahrgenommen. Darauf aufbauend und gemeinsam mit den zur Verfügung gestellten Resonanzen der Bioenergetischen Analytikerin*des Bioenergetischen Analytikers ergibt sich eine diagnostische und als Hypothese angedachte Szene: Darum könnte es gegangen sein und könnte es im Hier und Jetzt gehen. Bioenergetische Analytiker*innen haben dabei auch die Möglichkeit, eigene Empfindungen von Spannung, Druck, Kontraktion, die aus der Resonanz resultieren könnten, bei sich selbst zu verstärken, um dem emotionalen Hintergrund den Weg zu ebnen und sich das Konfliktthema des Übertragungsgeschehens zuerst selbst in die körperliche Wahrnehmung und anschließend ins Bewusstsein zu bringen. Daraus resultieren für die*den Bioenergetische*n Analytiker*in Ansatzpunkte für Interventionen und Handlungsangebote. Durch die Erprobung bestimmter Handlungen oder Aktionen können unbewältigte Entwicklungsschritte bzw. körperliche Konflikt- und Beziehungsthemen inszeniert werden. Hierbei entstehen körperlich fundierte Einsichten bzw. neue Erfahrungen, die in einer reflexiven Nachbearbeitung mit kognitiven Einsichten verknüpft werden und in eine Phase der Neuorientierung und Neuerprobung münden können. Einer Intervention geht immer ein Prozess des Körperlesens, sowohl des Körpers der*des Klient*in als auch des eigenen, voraus. Dabei steht die Beobachtung körperlicher Ausdrucksformen innerpsychischer und interpsychischer Vorgänge im Vordergrund“ (Pechtl & Nagele, 2019b, S. 68).

Der Ansatzpunkt für Interventionen richtet sich einerseits nach den Beobachtungen und diagnostischen Schlussfolgerungen, die daraus gezogen werden, andererseits nach den verfügbaren Methoden für den jeweiligen Fall. Die zahlreichen Interventionen ordnen Pechtl und Nagele nach einer klaren Struktur. Zunächst existieren Techniken zur Vertiefung des Körperbewusstseins mit dem Ziel, Probleme, Ressourcen und Potenziale zu erkennen. Hierzu zählen beispielsweise erkundende Berührungen, Handlungserprobungstechniken, szenisches Probieren, Fallübungen, Aggressionsübungen oder auch körperbezogene Diagnostik mittels Medien wie Körperbild oder Tonarbeit. Weiters sind Sensibilisierungstechniken mit dem Ziel der Aufmerksamkeits- und Achtsamkeitsschulung verfügbar – beispielsweise das Fokussieren der Selbstwahrnehmung auf das Körperliche durch Haltungsveränderungen sowie auf Empfindungen und Regungen, oder das Aufgreifen körperbezogener Symbolik wie der Ausspruch, etwas auf dem Herzen zu haben. Drittens bestehen Verkörperungsübungen mit dem Ziel, Konflikte zu erkennen bzw. bewusstzumachen. Das können beispielsweise Mikrobewegungen oder Gesten sein, die die Patient*innen aufgreifen und zum Ausdruck bringen können, ebenso die Arbeit mit Körperinseln zum Fokussieren von Körperbereichen, das Verstärken einer Haltung oder Bewegung sowie das Setzen von Berührungsangeboten. Andere Interventionen dienen der Förderung des Gefühlsflusses, dazu gehören beispielsweise Atemtechniken oder expressive Körperbewegungen. Strukturbildende Techniken sind unter anderem das Schulen von Körperwahrnehmungen, Grounding-Übungen, das Üben zur Entwicklung von Mikropraktiken, das Arbeiten mit rhythmischen Elementen oder das bewusste Anspannen von Muskelgruppen. Und nicht zuletzt haben Stressübungen einen großen Nutzen, wenn es um das Erkennen und Behandeln von Stressmustern geht. Übungen wie das Einnehmen von Stresspositionen, Aggressionsausdrucksübungen oder zum Erforschen von Belastungsgrenzen können hierbei unterstützend wirken (Pechtl & Nagele, 2019b, S. 68–72).

Auf jenem hier dargestellten Ansatz von Pechtl und anderen basiert der im aktuellen Kapitel gewählte körperpsychotherapeutische Zugang zu Eco-Anxiety. Zunächst gilt es jedoch, einen Startpunkt zu finden, von dem aus wir auf die Klimaangst zugehen können.

4.3.3 Eco-Anxiety in der Bioenergetischen Analyse – Allgemeines

Eine ausgiebige Recherche zu Texten jedweder Art, in denen Eco-Anxiety aus der Sicht der Bioenergetischen Analyse betrachtet wird, ergab keine Resultate. Ein bioenergetisch-analytischer Zugang zur Klimaangst muss daher auf einem anderen Weg gefunden werden. Hierzu existieren zwei Möglichkeiten: Die erste Variante ist das Entwickeln eines Fallbeispiels auf der Basis von Pechtls Bioenergetik-Konstrukt, die zweite Möglichkeit ist das Finden eines passenden Ansatzes, der entsprechend adaptiert werden kann – beispielsweise die Behandlung einer generalisierten Angststörung oder Ähnliches. Beide Varianten haben in der Praxis jedoch einen Haken. Zwar existiert ein Buchkapitel von Jörg Clauer über die bioenergetische Herangehensweise bei Angsterkrankungen, allerdings ist der Zugang nicht ohne Weiteres mit Eco-Anxiety kompatibel und das verwendete Konzept auch nicht mit Pechtls ident (Clauer, 2011). Auf der anderen Seite erwähnt

Pechtl wohl ein paar Falldarstellungen im Kontext der Angstbehandlung, bleibt dabei jedoch eher allgemein und geht nicht auf konkrete Interventionen oder Strategien bei Angststörungen ein (Pechtl, 2019).

Im Folgenden wird der zweite Weg verfolgt, denn Pechtl formuliert ihr Konzept sowohl theoretisch fundiert als auch ausreichend praxisnah, um eine Behandlung der Klimaangst daraus abzuleiten. Das folgende Kapitel enthält deshalb keinen spezifischen Ansatz, sondern ein ausführliches Fallbeispiel.

4.3.4 Eco-Anxiety – Eine bioenergetisch-analytische Fallvignette

Eine ausführliche Fallvignette soll nun die Anwendung der Bioenergetischen Analyse bei einer Person, die an starken Ängsten bezüglich des Klimawandels, der Covid-Pandemie und vor einem russischen Einmarsch in die Ukraine leidet, illustrieren. Die Patientin heißt Manuela Z., ist 26 Jahre alt und arbeitet in einer Umwelt-NGO als Projekt- und Wissenschaftskommunikationsleiterin. Sie meldet sich per E-Mail, um einen Termin für einen Erstkontakt zu vereinbaren. Darin schreibt sie, dass sie etwas sucht, bei dem auch der Körper berücksichtigt wird, da viele ihrer Symptome vor allem physischer Natur sind. Sie ist wegen ihrer Beschwerden bereits zu einer Physiotherapeutin gegangen, die ihr wegen der starken psychophysischen Komponente allerdings zu einer ergänzenden Psychotherapie geraten hat.

Das Erstgespräch findet eine Woche darauf statt. Manuela betritt die Praxis und ist vom ersten Moment an allein wegen ihrer Größe (ca. 1,85 m) im Raum sehr präsent. Zugleich wirkt ihre Körperhaltung so, als wäre sie winzig und müsste zu allen hinaufschauen, selbst zur Therapeutin, die mit 1,65 m deutlich kleiner ist. Die Patientin sieht kräftig bis massig aus, was hier konkret bedeutet, dass ihre Statur etwas fester/breiter ist, aber nicht im Sinne von dicklich, sondern eher dahingehend, dass ihre Muskeln stark ausgebildet sind. Der Hals wirkt verhältnismäßig kurz, was vor allem wegen der hochgezogenen Schultern und des gesenkten Kopfs so wirkt. Beim Stehen und Gehen fällt zudem auf, dass sie das Becken weit nach vorn schiebt, was die Last auf den Rücken zusätzlich erhöht. Die Therapeutin begrüßt sie freundlich und bietet ihr den Platz auf dem Stuhl schräg gegenüber von ihr an. Zunächst besprechen die beiden Allgemeines zur Therapie und zu den Modalitäten. Anschließend bittet die Therapeutin ihr Gegenüber, zu erzählen, weshalb sie kommt und was sie derzeit besonders beschäftigt. Manuela erzählt, dass sie seit ihrer Jugend phasenweise Probleme mit ihrem Rücken und ihrem Nacken hat, die sogar dazu führen können, dass sie extrem starke Kopfschmerzen bekommt. Auch passiert es ihr immer wieder, dass sie plötzlich das Gefühl hat, keine Luft zu bekommen, als würde etwas im Hals stecken und ihr die Luft abschnüren. Das passiert selbst dann, wenn sie nichts gegessen oder getrunken hat. Manchmal sogar mitten in der Nacht, weshalb sie dann schweißgebadet und voller Angst erwacht. Das führt wiederum zu Problemen beim Einschlafen, weil sie sich vor solchen Situationen fürchtet und deshalb nicht traut, einzuschlafen. In den letzten Jahren haben ihre Beschwerden zugenommen und Angstgefühle sowie Gedanken, die sich um aktuelle Krisenthemen drehen, sind hinzugekommen.

Aktuell sind es vor allem die Covid-Pandemie und ihre Folgen, noch mehr die aktuelle Ukraine-Krise und am allermeisten die Klimakrise. Wenn sie Medienberichte über eines der Themen sieht, kann sie nicht mehr aufhören, darüber nachzudenken, und malt sich schlimme Szenarien aus, in denen es primär darum geht, wie sich die Krise auf sie selbst auswirkt – zumeist handeln ihre Gedanken von sehr negativen Folgen, die letal enden können. Sie berichtet weiter, dass sie lange Zeit keine Verbindung zwischen ihren physischen Beschwerden und ihren psychischen sah. Erst ihre Physiotherapeutin, die sich zwar viel Zeit für eine ausführliche Anamnese genommen hat, aber ansonsten so inkompetent war, dass sie ihr nicht helfen konnte, äußerte den Verdacht, dass es sich um ein psychophysiologisches Problem handelt, also um körperliche Zustände, die von seelischen beeinflusst werden und umgekehrt. Der Gedanke war nicht uninteressant, so die Patientin weiter, und sie hat begonnen, sich darüber zu informieren. Dann hat sie beschlossen, eine solche Therapie in Anspruch zu nehmen. Nach einigen Recherchen ist sie auf die Therapeutin gestoßen und bittet sie, ihr endlich zu helfen.

Während des Monologs nimmt die Therapeutin auch Gegenübertragungsgefühle sowie die körperlichen Ausdrucksweisen von Manuela wahr. Das erste Gefühl, das die Therapeutin bei sich wahrgenommen hat, ist aufsteigende Wut über eine nur im Übertragungsgeschehen wahrgenommene aggressive Abwertung bei gleichzeitigem Verantwortlichmachen für den Heilungserfolg. Zudem fühlt sie sich von der Patientin auf Distanz gehalten. Die Erzählungen klangen überdies sehr rational. Zum Körper: Die Atmung ist relativ schnell, aber nicht tief. Das Energieniveau dagegen spürbar hoch, aber gleichzeitig im Inneren eingesperrt. Die Patientin wirkt so, als würde sie vor Energie gleich platzen, kann sie aber nicht nach außen tragen. Das gilt auch für die Ausdrucksformen. Mimik und Gestik sind zwar vorhanden, aber in ihrer Intensität reduziert. Auch die Stimme ist eher dünn und hoch, was in den Augen der Therapeutin nicht zum Erscheinungsbild des großen Resonanzkörpers passt. Manuela hält kaum einen längeren Blickkontakt mit ihr aus und weicht dem Blick oft aus, häufig ist er während des Erzählens auf die Bücherwand oder auf den Boden gerichtet. Auffällig ist außerdem die charakteristische Haltung, die durch hochgezogene Schultern, unentspanntes aufrechtes Sitzen und einen generell hohen Muskeltonus im oberen Körperteil ausgezeichnet ist – so sind beispielsweise die Arme häufig angespannt, was sich in stockendem Gestikulieren bemerkbar macht. Der Therapeutin fällt darüber hinaus auf, dass sich der gesamte Ausdruck selbst bei Schilderungen von starken Angstgefühlen nicht verändert hat. Sie hat generell den Eindruck, dass die Patientin nur wenig Kontakt zu ihrem Körper und zu ihren Gefühlen hat.[35] Deshalb gibt sie Manuela zunächst ein Feedback über die eigenen Wahrnehmungen und fragt ihr

35 Exkurs zur Einschätzung der Charakterstruktur: Die Therapeutin hat den Körperausdruck sowie die Erzählungen herangezogen und geht davon aus, dass die Patientin eine Persönlichkeitsstruktur aufweist, die gemäß Lowens bzw. Pechtls Schema eine Mischung aus masochistisch und schizoid ist, auch ein paar rigide Elemente sind wahrscheinlich vorhanden. Primäre Indikatoren sind der Eindruck, dass sie vor Energie innerlich platzt, während der Energiefluss in die Peripherie nur schwach ist. Außerdem dürfte eine Abspaltung des Körpers sowie der Gefühle von den Gedanken bestehen. Psychodynamisch ergibt sich hier die Vermutung, dass sie Aggressionen nicht nach außen, sondern nach innen richtet, welche sich auch in Verspannungen und Angstzuständen ausdrücken.

Gegenüber anschließend, wie sie sich wahrnimmt. Manuela wirkt etwas überrumpelt und meint, dass sie noch nicht so darüber nachgedacht hat. Daraufhin schlägt die Therapeutin ein paar Achtsamkeitsübungen vor, um ihr zu helfen, ein wenig mehr in ihren Körper hineinfühlen zu können. Sie erklärt Manuela das Vorgehen und fragt, ob sie einverstanden ist, was sofort bejaht wird. Anschließend beginnt die Übung:

B. P.: Stellen Sie sich bitte ganz normal hier im Raum hin, die Füße sollen etwa schulterbreit stehen. Fühlen Sie sich wohl? Ist die Haltung natürlich für Sie?

M. Z.: Mhm … [schaut konzentriert auf ihre Füße]

B. P.: Achten Sie nicht zu sehr auf die Füße. Stehen Sie ganz natürlich. Und stehen Sie sicher. Beugen Sie ganz leicht die Knie – wie ich. [Stellt sich hin und beugt leicht die Knie, schaut dabei stets zur Patientin]

M. Z.: So? [beugt auch leicht die Knie, wirkt aber etwas steif dabei]

B. P.: Ja, noch ein klein wenig mehr. [Patientin beugt noch etwas mehr, wodurch der Eindruck der Steifheit etwas reduziert wird.] Ja, genau, so. Und nun stehen Sie eine Weile so da und sagen Sie mir, was Sie fühlen und über Ihren Körper wahrnehmen.

M. Z.: Also ich fühle … den Boden unter meinen Füßen.

B. P.: Mhm … Was noch?

M. Z.: Ich fühle einen leichten Luftzug an meinen Armen. Und ich rieche Lavendel. Und ich glaube, da bellt ein Hund draußen. Und …

B. P.: Und was geht in Ihnen vor? Was macht Ihr Körper? Gehen Sie Ihre Körperteile von oben nach unten durch. Achten Sie auf Wahrnehmungen von außen, aber auch und vor allem auf innere Wahrnehmungen. Sind die Bereiche ganz ruhig oder zittern sie ein wenig? Sind sie entspannt oder angespannt? Fühlen sie sich stark oder eher schwach? Sind sie in einer natürlichen Haltung? Wie geht es Ihrem Herz? Ihrem Magen? Ihrem Bauch? Stehen Ihre Beine fest am Boden? Sie können auch einzelne Teile etwas bewegen, wenn Sie mit Ihrer Aufmerksamkeit dort sind. Leicht nach vorn und wieder zurück, rauf und wieder runter, anspannen und wieder loslassen und so weiter.

M. Z.: Puh … also der Kopf ist ruhig. Das Gesicht entspannt und natürlich. Er ist aber, glaube ich, nicht ganz gerade, sondern nach vorn gebeugt, oder?

B. P.: Ich werde am Ende dann etwas dazu sagen. Halten Sie den Fokus auf Ihrem Körper.

M. Z.: Na gut, also … Der Kopf ist leicht nach vorn gebeugt, was ich im Nacken spüre. Der ist angespannt. Fühlt sich aber trotzdem irgendwie natürlich an, oder soll ich lieber sagen normal? … Äh … Ja, also die Schultern sind auch angespannt und etwas nach oben gezogen [zieht die Schultern etwas nach oben und wieder hinunter, wobei sie am Ende weiter unten sind als zuvor]. Ich glaube, auch meine Arme sind etwas angespannt [spannt sichtbar die Oberarmmuskeln an und entspannt sie wieder]. Mein Herz ist schwer … ich weiß nicht, wie ich es anders beschreiben kann, aber es fühlt sich an, als würde es eine Tonne wiegen. Das spüre ich bei jedem Schlag. Manchmal tut es richtig weh. Der Bauch ist normal, also da tut sich eigentlich überhaupt nichts. Meine Hüfte tut mir weh, das ist aber seit ein paar Tagen so. Da habe ich mich wohl einmal blöd bewegt. Außerdem wirkt sie etwas steif. Die Beine beginnen langsam zu zittern. So zu stehen ist anstrengend. Kann ich mich wieder hinsetzen?

B. P.: Versuchen Sie, stehen zu bleiben. Versuchen Sie vielleicht, eine bessere Haltung einzunehmen, die nicht so anstrengend ist. Ich möchte gern mit Ihnen hier weiter in die Tiefe schauen.

M. Z.: Können wir zumindest eine kurze Pause machen?

Die Therapeutin erkennt in Manuelas Aussage einen Widerstand gegen die Therapie, was bedeutet, dass sie es offenbar unbewusst vermeiden möchte, weiter in die Tiefe zu schauen. Sie teilt ihr den Gedanken mit, woraufhin die Patientin eine Weile still nachdenkt und schließlich meint, dass sie bereit ist, weiterzumachen.

B. P.: Ich nehme bei Ihnen unverändert einen relativ flachen Atem wahr. Versuchen Sie, ganz bewusst und aktiv tief in Ihren Bauch zu atmen. Atmen Sie tief durch die Nase ein und durch den Mund aus. Achten Sie dabei auf die rhythmische Bewegung Ihres Bauchs im Takt der Atmung.

M. Z.: [Manuela atmet tief ein und aus, zittert sichtlich immer stärker, plötzlich hustet sie heftig und ringt nach Luft.] Ich bekomme … keine Luft!

B. P.: [Macht einen Schritt nach vorn] Stellen Sie sich wieder gerade hin. Konzentrieren Sie sich auf meine Stimme, achten Sie auf Ihre Verbindung zum Boden. [Die Therapeutin geht zur Patientin und legt die Hand auf ihren Rücken.] Spüren Sie meine Hand auf Ihrem Rücken. Atmen Sie ruhig und bleiben Sie auf meine Stimme fokussiert. [Sie hält mit beiden Armen die Patientin.] [Manuela legt sich auf den Boden in Embryo-Stellung, hält die Hand der Therapeutin fest und beginnt, heftig zu weinen.]

Lowen hat in seinen Werken solche Situationen beschrieben. Gerade Personen mit einer masochistischen Charakterstruktur blockieren ihre Impulse und bestimmte Gefühle wie Wut im Hals, was dazu führen kann, dass sie dort wie ein Kloß sitzen und die Luftzufuhr blockieren (Lowen, 1975, S. 163–165). Das Zittern und das Atmen haben Gefühle ausgelöst, die blockiert worden sind. Dass die Therapeutin die Patientin berührt und gehalten hat, führte in Kombination mit dem Zittern dazu, dass sich die Schleusen im Hals geöffnet haben und der aufsteigende emotionsgeladene Energiefluss bis zum Kopf und nach draußen gelangen konnte. Eine solche Wirkung wird in der Fachterminologie als *Katharsis* beschrieben, als Spannungsabbau durch emotionales Abreagieren.[36] Die Übertragung bzw. die Gegenübertragungsgefühle haben sich im weiteren Verlauf der Therapie deutlich verändert. Von der anfänglichen Abwehr und dem Distanzierten ist nichts mehr zu spüren, die unterschwellige Abwertung und Aggression ist allerdings noch präsent. Auch kamen nun vermehrt Themen aus Manuelas Kindheit zur Sprache, beispielsweise ihre Eltern, die ihr regelmäßig vermittelten, dass sie ein braves Kind sein müsse und schließlich auch so viel bekomme – Essen, Kleidung, Spielzeug, ein Bett etc. Sie fühlte sich schuldig, wenn sie nicht genau das tat, was sie von ihr wollten. Ihre Kindheit beschreibt sie rückblickend als Gefängnis des guten Benehmens mit goldenen Gitterstäben, bestehend aus köstlichem Essen und viel Spielzeug, aber wenig Liebe und wenig Aufmerksamkeit.

---

36 Die Katharsis kann auch durch sogenanntes neurogenes Abzittern ausgelöst oder beschleunigt werden. Dabei werden einige Körperübungen durchgeführt, die ein Zittern tiefliegender Muskelgruppen hervorrufen. Siehe auch Trotz (2019, S. 145).

Die Therapeutin passt ihre Arbeitshypothese im Laufe der Therapie ständig an, beobachtet die Veränderungen auch im Ausdruck der Patientin und ist zu dem Zeitpunkt der Ansicht, dass es primär drei Ansätze braucht, um Manuela unterstützen zu können. Erstens helfen ihr wahrscheinlich Übungen, um das Wahrnehmen und den Ausdruck von Gefühlen – sowohl verbal als auch körperlich – zu verbessern. Zweitens sollte die innen angestaute Energie nach außen geleitet werden. Hierzu helfen körperlich anstrengende Übungen sowie Aggressionsübungen – beispielsweise bei entsprechend stabilem und geerdetem Stand mit einem Tennisschläger auf einen großen Schaumstoffwürfel einschlagen –, da Aggressionen ausschließlich in der Gegenübertragung fühlbar sind, jedoch von der Patientin stets unterdrückt werden. Und drittens greift sie auf das Konzept des Nachnährens zurück, das auch Pechtl in ihren Texten erwähnt, also das Stillen von Selbstbedürfnissen. Dies kann durch das Stärken körperlicher Mikropraktiken erreicht werden (Pechtl & Nagele, 2019b, S. 67). Ein gutes Beispiel dafür beschreibt Pechtl in einem Fallbeispiel, das auf Manuela übertragen werden kann:

> „Frau S. liegt auf meinem Schoß wie ein Säugling und ich blicke sie an. Sie schaut kurz her, dann wieder weg, schaut immer länger her. Ich merke, dass es mir schwerfällt den Blick zu halten, liebevoll zu bleiben, denn in meinem Empfinden schaut sie mich sehr böse an. Erst langsam gelingt es uns, den Blick immer mehr ineinander zu versenken und den Blick der anderen zu genießen. Im Gespräch danach meint Frau S.: ‚Ich konnte fast nicht hinschauen. Es war so viel Grauen in Deinen Augen, in den Augen meiner Mutter'" (Pechtl, 2019, S. 110).

Im weiteren Verlauf der Therapie werden mehrere solche Interventionen angewendet. Vor allem die Übungen zur Stärkung des emotionalen Ausdrucks helfen der Patientin sehr. Trotz des massiven anfänglichen Widerstandes gegen das Schreien konnte Manuela mit der Zeit lernen, ihren Frust herauszuschreien. Auch das Ausagieren von Aggressionen kostete sie viel Überwindung, hilft ihr aber langfristig, ihre überschüssigen Energien abzubauen, die sie in ihrer Jugend durch exzessives Training selbst ausleitete. Auch steigen beim Ausagieren der Aggressionen dann und wann neue Erinnerungen aus der Kindheit hoch, die anschließend besprochen werden. Durch das verstärkte Hineinfühlen in ihren Körper lernt Manuela, Verspannungen und Hinweise auf Gefühle wahrzunehmen – sie entwickelt mit der Zeit ein Gespür für ihre Physis und ihre Psyche. Ihre Körper-Seele-Einheit wird damit zusätzlich gestärkt. Dank des zusätzlichen Fokus auf die Emotionen kann sie schließlich Gefühlsregungen besser aufnehmen und ausdrücken. Insbesondere die Aggressionen kann sie nun besser nach außen tragen, wodurch sich ihre ständigen starken Verspannungen lockern. Sie ist zwar nicht vollkommen entspannt, hat aber zumindest nicht mehr jene Beschwerden, die sie eingangs geschildert hat. Durch das Ausagieren der Gefühle bessern sich die Angstzustände. Mittlerweile kann sie Berichte zur Klimakrise sehen, ohne danach stundenlang darüber nachdenken zu müssen. Und wenn sie sich dabei ertappt, wie die Angst in ihr hochsteigt, dann beginnt sie selbstständig mit schweren körperlichen Übungen, um sie wieder abzureagieren. Ein Beispiel für eine solche Übung ist das schulterbreite Stehen mit leicht gebeugten Knien und nach vorn gebeugtem Oberkörper, sodass die Finger einen Teil des Gewichts beim Boden abstützen. Die Knie werden sanft ein Stück weit nach hinten gedrückt. Bei der richtigen Haltung beginnen die Oberschenkel zu zittern. Der Effekt kann noch verstärkt werden, wenn man dabei darauf achtet, dass die Füße weiterhin guten und vollständigen Kontakt zum Boden halten.

4.3.5 Fazit – Eco-Anxiety aus Sicht der Bioenergetischen Analyse

Die Bioenergetische Analyse kennzeichnet das Verbinden von Psyche und Physis in einem tiefenpsychologisch orientierten Behandlungskonzept. Dabei werden psychophysische Ausdrucksformen in der Diagnose ebenso berücksichtigt wie Abwehr, Widerstände sowie Übertragungs- und Gegenübertragungsphänomene. Die Methode kennzeichnet zwar eine Diagnostik, die auf verschiedenen Charakterstrukturen beruht, dabei wird jedoch betont, dass jeder Mensch eine eigene Charaktertypen-Mischung hat. Entsprechend individuell und bedürfnisorientiert gestalten sich die Interventionen. Im hier dargestellten Fall von Eco-Anxiety liegt der Fokus einerseits auf die Katharsis, also das Entladen von Spannungen durch Abreagieren, andererseits auf das Wahrnehmen und Ausdrücken der körperlichen und der emotionalen Anteile, drittens auf das Nachnähren der unerfüllten Bedürfnisse in einer Kindheit, die von massivem Druck zur Konformität und wenig Liebe geprägt war. Hierzu stellt die Methode eine Reihe von Techniken zur Verfügung, die sowohl dialogorientiert sind, also eher einer klassischen tiefenpsychologischen Therapie mit Berücksichtigung des Körpers entsprechen, als auch Körperübungen enthalten, deren Fokus das Anspannen und Entspannen von Muskelgruppen, das Atmen sowie der Ausdruck jedweder Art ist. Je nach Person, die in die Therapie kommt, können andere Schwerpunkte und andere Übungen gesetzt werden, weshalb das Kapitel nur einen Weg von unzähligen darstellt. Ziel des Abschnitts war es vielmehr, den Ansatz, der sich nachdrücklich von allen vorhergehenden unterscheidet, zu verdeutlichen und vor Augen zu führen, dass auch der Körper in der Behandlung von Eco-Anxiety relevant sein kann.

4.4 Eco-Anxiety in der Individualpsychologie nach Wexberg

4.4.1 Über die Individualpsychologie und ihren Gründer Alfred Adler

Die Individualpsychologie ist ein tiefenpsychologischer Ansatz, der untrennbar mit dem Namen Alfred Adler verbunden ist. Adler wurde am 07. Februar 1870 in Wien geboren und wuchs vorwiegend am Stadtrand und im jüdischen Viertel im zweiten Wiener Gemeindebezirk auf. Die Behandlung einer Rachitis beinhaltete viel frische Luft, was dazu beitrug, dass er einen großen Teil seiner Kindheit auf der Straße mit anderen Kindern und Jugendlichen verbrachte. Er war zudem eher schwächlich und litt an Stimmritzenkrämpfen, die so stark waren, dass seine Eltern befürchteten, er könnte ersticken, wenn er heftig weinte oder schrie. Ihm machte dies solche Angst, dass er sich mit drei Jahren schwor, nie wieder zu weinen oder zu schreien. Im selben Zeitraum starb sein jüngerer Bruder im Bett neben ihm. Mit fünf hatte er zudem eine Lungenentzündung, die so schwer ausfiel, dass der Arzt ihm keine Heilung einräumte (Kluy, 2019). Jene Ereignisse in Adlers Kindheit ließen ihn nicht nur eine ärztliche Laufbahn einschlagen, sondern prägten zudem die Kerntheorien seiner Individualpsychologie.

Er studierte Medizin, ließ sich als Arzt für Allgemeinmedizin nieder, heiratete Raissa Epstein und bekam mit ihr drei Kinder (Ellenberger, 2011, S. 782). Zumindest seit 1899 ist ein Kontakt zu Sigmund Freud belegt. 1902 erhielt er eine Einladung, an einer Gesprächsrunde teilzunehmen, die später als Psychologische Mittwochs-Gesellschaft bekannt war, aus der sich schließlich die Wiener Psychoanalytische Vereinigung entwickelte (Bruder-Bezzel, 2011, S. 9–27). In den folgenden neun Jahren nahm er an den Gesprächsrunden teil und verstand sich selbst als Psychoanalytiker, der regelmäßig Vorträge hielt und Fachartikel publizierte. Seine theoretischen Ansichten entfernten sich ab 1906 und vor allem ab 1908 zunehmend von Freud. Ab 1910 gesellten sich organisations- und machtpolitische zu den inhaltlichen Differenzen, die schließlich im Frühjahr 1911 zu einem offenen Disput und zum Austritt Adlers aus der Wiener Psychoanalytischen Vereinigung im Juni führte (Handlbauer, 2010). Anschließend gründete er eine eigene Vereinigung, die er wenig später Verein für Individualpsychologie nannte. Bis zu seinem Tod am 28. Mai 1937 war Adler überaus produktiv und entwickelte nicht nur eine eigene tiefenpsychologische Theorie, die er in unzähligen Vorträgen und Publikationen einem großen Publikum vermittelte, sondern gründete auch eine internationale individualpsychologische Organisationsstruktur, die er inoffiziell leitete (Handlbauer, 1984; Kluy, 2019; Raile, 2022).

Adler entwickelte die individualpsychologische Theorie während seiner gesamten Schaffensperiode. Bedeutende Begrifflichkeiten und Konzepte wie das *Gemeinschaftsgefühl* entstanden teilweise erst viele Jahre nach der Trennung von Freud, während er andere wie die *Organminderwertigkeit* bereits Jahre davor geprägt hatte. Sein Konstrukt basiert auf mehreren grundlegenden Begriffen wie *Minderwertigkeitsgefühl*, *Sicherungsstreben*, *Gemeinschaftsgefühl*, *Fiktion/fiktives Endziel*, *Lebensstil* oder *Machtstreben*, die zu unterschiedlichen Zeitpunkten jeweils andere Stellenwerte im gesamten Gefüge haben. Chronologisch am Anfang seiner Konzeptionierung steht das Minderwertigkeitsgefühl. Ursprünglich von einer Organminderwertigkeit ausgehend (siehe auch seine Lebensgeschichte z. B. Stimmritzenkrampf), erweitert er diese in den Jahren 1909 und 1910 um eine psychische Dimension (Adler, 1910c/2007, S. 125). In seinem 1912 publizierten Hauptwerk *Über den nervösen Charakter* ist jenes Gefühl bereits ein Grundgefühl eines jeden Kindes wegen dessen relativer Minderwertigkeit der Organe gegenüber Erwachsenen. Jene von allen Menschen am Beginn ihres Lebens erlebte Minderwertigkeit wird durch das *Machtstreben* kompensiert (Adler, 1912a/2008b, S. 22), das er später mit geringen inhaltlichen Modifikationen als *Streben nach Überlegenheit* oder als *Streben nach Entwicklung* bezeichnet. Bis zum Ersten Weltkrieg basiert der Terminus auf Nietzsches *Willen zur Macht* – Adler meint damit ein grundlegendes menschliches Streben nach der Überwindung des Minderwertigkeitsgefühls (Adler, 1912a/2008b, S. 328–329). Nach dem Ersten Weltkrieg setzt er dem nunmehr als destruktiv charakterisierten Streben nach Macht das *Gemeinschaftsgefühl* als Gegenpol entgegen und behauptet, dass es nicht angeboren sei, sondern dem Kind anerzogen werde (Adler, 1918e/2009, S. 115). Und in den späteren 1920er- und den 30er-Jahren ersetzt Adler das Wort *Machtstreben* zunehmend durch *Vollkommenheitsstreben* beziehungsweise *Streben nach einer Plus-Situation*, um den Entwicklungsaspekt des Strebens zu betonen (Adler, 1931g/2010, S. 12–13).

Ebenfalls 1912 hat Adler den Fiktionsbegriff in umfassender Weise in die individualpsychologische Theorie aufgenommen. Basierend auf der *Philosophie des Als Ob* von Hans Vaihinger bringt er diese mit psychischen Krankheiten in Verbindung:

> „Ich folge hier gerne der geistreichen Anschauung Vaihingers, der zur Geschichte der Ideen geltend macht, dass sie, historisch betrachtet, eine Neigung zeigen, aus einer Fiktion (einer unwahren, aber praktisch wertvollen Hilfskonstruktion) zu Hypothesen und später zu Dogmen zu werden. Dieser Intensitätswandel charakterisiert im Allgemeinen in der Individualpsychologie das Denken des Normalen (Fiktion als Kunstgriff), des Neurotikers (Versuch, die Fiktion zu realisieren) und des Psychotikers (unvollständiger aber sichernder Anthropomorphismus und Realisierung der Fiktion: Dogmatisierung)“ (Adler, 1912a/2008b, S. 148).

Die sogenannte leitende Fiktion ist Adlers teleologischer Entwurf einer zukunftsorientierten Tiefenpsychologie. Die leitende Fiktion ist jene unbewusste Hilfskonstruktion, die den Menschen hilft, ein Ziel persönlicher Sicherheit oder Überlegenheit anzustreben. Sie beeinflusst die Wahrnehmung, das Erinnern, das Handeln und das gesamte Weltbild einer Person. Die leitende Fiktion sei, so Adler, das Mittel, ein Kunstgriff im Sinne Vaihingers, durch den sich das Kind seines Minderwertigkeitsgefühls zu entledigen suche (Adler, 1912a/2008b, S. 32). Als ethisches Moment bringt Adler schließlich das Gemeinschaftsgefühl als erstrebenswertes Ziel in die Individualpsychologie. Es bezeichnet ein Gefühl der Zusammengehörigkeit und stellt die Grundlage für menschliche Kooperation sowie Fürsorge dar. Wenn Menschen ihr Minderwertigkeitsgefühl nicht überkompensieren, sondern im Sinne des Gemeinschaftsgefühls kompensieren und damit füreinander sowie insbesondere für die nächste Generation da sind, dann haben wir, so Adler, die ideale Gemeinschaft (Adler, 1927a/2007b, S. 46).

Kombiniert man die Faktoren und betrachtet das Gesamtwerk, also die von der leitenden Fiktion beeinflussten Handlungen, die zur Kompensation des Minderwertigkeitsgefühls idealerweise in Richtung Gemeinschaftsgefühl führen sollen, nähern wir uns dem Terminus Lebensstil, der bereits in Kapitel 3.1.1 näher erläutert wurde (Adler, 1931l/2010, S. 485).

Die heutige Individualpsychologie basiert zwar auf den knapp zusammengefassten Theorien Adlers, ist aber keineswegs eine homogene Schule – und war es auch nie. Bereits in den 1930er-Jahren postulierte Otto Müller-Main die Existenz von vier Richtungen innerhalb der Individualpsychologie: die Biologistische, die Marxistische, die Religiöse und die Philosophische (Müller-Main, 1930, S. 257–259). Heute gilt eine solche Aufteilung als veraltet, dennoch vertreten Individualpsycholog*innen unterschiedliche Interpretationen und Schwerpunktsetzungen innerhalb des umfangreichen Theoriegebäudes. So setzen manche einen stärkeren Fokus auf den Lebensstil sowie die Lebensstilanalyse und erweitern die therapeutischen Strukturen in jenem Bereich, während andere den tiefenpsychologischen Aspekt und die psychoanalytischen Wurzeln des Ansatzes betonen und moderne psychoanalytische Theorien integrieren. Wiederum andere sehen darin eine psychotherapeutische Schule, die durch Ermutigung wirkt oder mit der man das Gemeinschaftsgefühl fördern kann und soll. In den USA wird zudem zwischen klassischer Adlerianischer Psychotherapie und den Contemporary Techniques unterschieden, wobei sich Letztere auf Rudolf Dreikurs beziehen (Bruder-Bezzel, 1999). Namhafte Vertreter*innen sind neben Alfred Adler beispielsweise seine Tochter Alexandra Adler, sein Sohn Kurt Adler, Erwin Wexberg, Phyllis Bottome, Rudolf Dreikurs, Oskar und Walter Spiel, Heinz und Rowena Ansbacher, Almuth Bruder-Bezzel, Erwin Ringel, Karl Heinz Witte, Reinhard Brunner, Gisela Eife, Bernd Rieken oder Wilfried Datler.

Die meisten Individualpsycholog*innen befinden sich, unabhängig von ihrem Ansatz bzw. ihrer Interpretation, unter dem Dach der *International Association of Individual Psychology* (IAIP). Die internationale Vereinigung enthält zahlreiche Mitglieder, unter denen sich überregionale Dachorganisationen, Länderorganisationen, einfache Vereine und Institute befinden. In Adlers Geburtsstadt besteht bis heute der von ihm gegründete Verein, der mittlerweile Österreichischer Verein für Individualpsychologie (ÖVIP) heißt, und seit 2011 zusätzlich das individualpsychologische Fachspezifikum der Sigmund-Freud-PrivatUniversität Wien. In Deutschland ist die Lage ungleich komplexer. Hier existieren die Deutsche Gesellschaft für Individualpsychologie (DGIP), die wiederum mehrere Landesverbände, Fachgruppen, Arbeitsgruppen und Berufsgruppen umfasst, sowie weitere eigenständige Einrichtungen wie das Alfred-Adler-Institut in München oder andere individualpsychologische Ausbildungseinrichtungen, die allerdings weder bei der DGIP noch bei der IAIP als Mitglied angeführt sind (Raile, 2022, S. 102–104). Im nächsten Kapitel steht die Individualpsychologie im Zentrum, wie sie von einem bedeutenden Schüler Adlers, Erwin Wexberg, aufgefasst und beschrieben wurde.

4.4.2 Wexberg und die Grundbegriffe der Individualpsychologie

Erwin Wexberg erblickte am 12. Februar 1889 in Wien das Licht der Welt. Er hatte ein schlechtes Verhältnis zu seinen Eltern und versuchte sich, mit 15 Jahren das Leben zu nehmen, nachdem ihm seine Eltern verboten hatten, seine spätere Frau Lili Deutsch zu treffen. Er studierte ab 1908 Medizin und interessierte sich für Freuds Vorlesungen. Ein Aufnahmegesuch in die Wiener Psychoanalytische Vereinigung Ende 1910 wurde abgelehnt, weshalb er sich Adler nach dessen Austritt anschloss (Kümmel, 2010, S. 12–29). 1913 promovierte er und arbeitete zunächst als Feldarzt und nach dem Ersten Weltkrieg in freier Praxis (Lévy, 2002, S. 311). Er engagierte sich für die Individualpsychologie und verfasste zahlreiche Texte – Fachartikel, Sammelwerke und Monografien. Wexberg war ein Vertrauter Adlers und vertrat diesen im Verein. 1934 floh er wegen des erstarkten Nationalsozialismus in Deutschland und Österreich in die Vereinigten Staaten von Amerika, heiratete dort 1936 seine zweite Frau und unterrichtete zunächst an der Louisiana State University, danach an der Social Workers School der Xavier University (Kümmel, 2010, S. 112–134). Er meldete sich freiwillig für das United States Army Medical Corps und ging 1945 nach Washington, um die Stelle des Direktors des Bureau of Mental Hygiene des Health Department anzunehmen. Bis zu seinem Tod am 10. Januar 1957 gründete er in den USA zahlreiche individualpsychologische Programme, Initiativen und Organisationen, denen er teilweise auch vorstand (Kenner, 2007, S. 211–212). Im aktuellen Kapitel liegt der Fokus auf Wexbergs individualpsychologischem Ansatz, wie er ihn in den 1920er-Jahren vertrat – insbesondere auf seine Texte im Sammelband *Heilen und Bilden* in der zweiten Ausgabe von 1922 (Adler, Furtmüller & Wexberg, 1922), seine Texte im Sammelband *Handbuch der Individualpsychologie* (Wexberg, 1926b) sowie seine Monografie *Individualpsychologie – eine systematische Darstellung* (Wexberg, 1928).

Mit Carl Furtmüller verfasste Wexberg den Aufsatz *Zur Entwicklung der Individualpsychologie*, der 1922 in *Heilen und Bilden* abgedruckt wurde. Darin unterscheidet er die Individualpsychologie von der Psychoanalyse und führt bereits als erstes wesentliches Unterscheidungsmerkmal an, dass Adler, im Gegensatz zu Freud, nicht von einander widerstrebenden Anteilen der menschlichen Psyche ausgeht, sondern diese als Einheit betrachtet. Im Zusammenhang mit psychopathologischen Störungen schreiben sie:

> „Für ihn [Adler] sind Bewusstes und Unbewusstes nicht gänzlich wesensverschiedene psychische Gebilde, sondern für ihn kommt im Unbewussten nur das klar und eindeutig zum Ausdruck, was sich auch im Bewusstsein, wenngleich versteckt, verzerrt und verfälscht, nachweisen lässt. Daher ist ihm auch die Neurose nicht ein plötzlicher Einbruch dunkler Gewalten in die Persönlichkeit, sondern sie wächst aus dem Boden einer ganz spezifisch geformten Persönlichkeit hervor. Daher ist für Adler die neurotische Disposition wichtiger als die Neurose. Sie ist die bleibende Grundlage, die Krankheit hingegen unter Umständen etwas Vorübergehendes. Das Zurückgehen der Krankheitssymptome an sich stellt daher auch keine eigentliche Heilung dar, weil der Patient dann noch immer die große Wahrscheinlichkeit einer neuen Erkrankung in sich trägt. Wirkliche Heilung liegt nur in der Behebung oder bedeutenden Herabsetzung der neurotischen Disposition, also in einer Umformung der Persönlichkeit, in einer Wandlung ihrer Zielsetzung und ihres Charakters“ (Furtmüller & Wexberg, 1922, S. 221).

Das Ziel der individualpsychologischen Behandlung ist es demnach, sämtliche Lebensäußerungen einer Person als zusammenhängende Funktion einer Persönlichkeit zu verstehen und diese umzuformen. Die Heilung geschieht schließlich durch die

> „Freilegung des durch das Minderwertigkeitsgefühl und seine Kompensationen, durch Ichsucht, Geiz, Habsucht, Neid, Misstrauen, Eitelkeit verschütteten Gemeinschaftsgefühls, Erziehung zum Menschen in diesem, durch seine biologischen Bedingungen definierten Sinne der Sozialität, Erziehung zum Leben in der Gemeinschaft; nicht Richter zu sein über andere, sich auszusöhnen mit der Welt und mit den Menschen, so wie sie sind, Sachlichkeit in der Arbeit und in der Beziehung zur Umwelt, Hilfsbereitschaft, freundschaftliche Beziehung zum Leben, zu den Menschen und der Arbeit“ (Furtmüller & Wexberg, 1922, S. 227–228).

Kurzgefasst bedeutet Heilung also das Freilegen und Stärken des Gemeinschaftsgefühls im Zusammenhang mit der Umformung der Persönlichkeit. In seiner systematischen Darstellung meint Wexberg, dass der Mensch eine unteilbare Einheit von Psyche und Physis ist, und dass alle Lebensäußerungen auf ein Ziel ausgerichtet sind. Handlungen haben also nicht nur eine Kausalität, sondern auch eine Finalität (Wexberg, 1928, S. 12–53). Konkret spricht Wexberg von drei Finalitäten: einer biologischen, einer rationalen und einer personalen. Beim Neugeborenen existiert beispielsweise nur die biologische Finalität, denn jede Lebensäußerung dient ausschließlich dem biologischen Zweck der

Selbsterhaltung. Mit der zunehmenden Erkenntnis, dass das Kind ein *Du* bzw. ein Gegenüber benötigt – ein Wesen, das wie es selbst ist, nur mächtiger –, um die meisten eigenen Wünsche und Bedürfnisse erfüllen zu können, erkennt es mehr und mehr, dass Schreien und Weinen eine Wirkung auf das Gegenüber haben. Die Gefühlsausdrücke sind dann keine rein biologischen Reflexe mehr, sondern seelische Ausdrucksweisen. Sie dienen nunmehr der personalen Finalität, die sich nach Wexberg als auf ein bestimmtes Ziel gerichtete Handlungen der gesamten Persönlichkeit äußern (Wexberg, 1928, S. 21). Das Angewiesensein des Kindes auf eine mächtigere Person, konkret die Gefühle des Schwächerseins, der Hilflosigkeit und der Abhängigkeit sind es, die in der Individualpsychologie als Minderwertigkeitsgefühl bezeichnet werden (Wexberg, 1928, S. 62–63).

Auf das Gefühl des Untenseins folgt das Streben nach oben, von Wexberg als Geltungsstreben bezeichnet, dessen Ziel die (illusionäre) absolute Geltung der Person ist.

> „Dahinter steht der Geltungswille der Persönlichkeit, die unablässig bemüht ist, auf allen ihr zu Gebote stehenden Wegen den Vorsprung der überlegenen Erwachsenen aufzuholen. Nachahmung und Training sind dazu die richtigen Methoden“ (Wexberg, 1928, S. 67).

Wird das Minderwertigkeitsgefühl durch den Geltungswillen bzw. durch Training und Nachahmung nach und nach kompensiert, entwickelt sich das Gemeinschaftsgefühl, das unter anderem die wechselseitige Bezogenheit der Menschen aufeinander umfasst. Wexberg fasst seine Gedanken in einer vereinfachten Formel zusammen: Je stärker das Minderwertigkeitsgefühl ist, desto egozentrischer ist der Mensch. Je sicherer er sich fühlt, desto mehr kann sich das Gemeinschaftsgefühl entfalten, wodurch der Mensch mehr im Sinne der Gemeinschaft handelt (Abbildung 6).

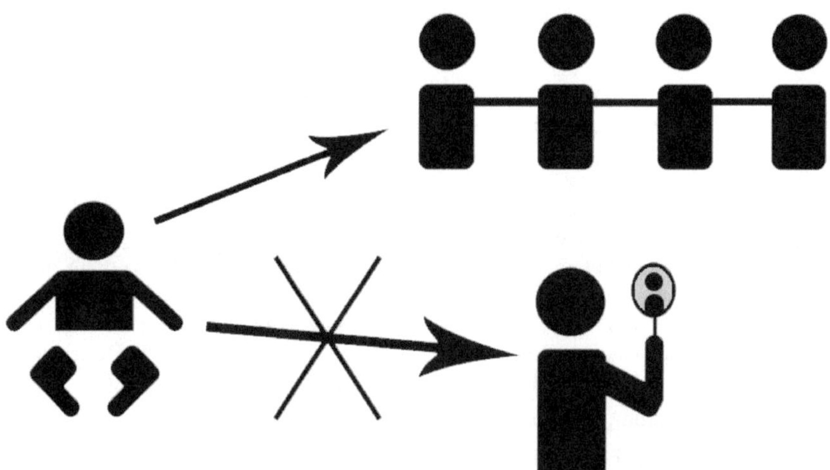

Abbildung 6: Die Kompensationsformen des Minderwertigkeitsgefühls

Das Gemeinschaftsgefühl bedeutet aber nicht nur Mitmenschlichkeit, sondern auch Sachlichkeit – also die Dinge und Beziehungen so zu sehen, wie sie sind und nicht, wie sie aufgrund verschiedener Gefühle wie Minderwertigkeit und Angst scheinen –, Logik im Denken – nur wer den Mut hat, auch ungünstige Resultate zur Kenntnis zu nehmen, wird unbefangen logische Schlussfolgerungen ziehen können –, Bereitschaft zur Leistung – diese ist nach Wexberg nur bei ausreichend großer Sicherheit möglich, die es den Menschen ermöglicht, so weit aus sich herauszugehen, um etwas leisten zu können –, Hingabe zur Natur und zur Kunst sowie das Übernehmen von Verantwortung für das eigene Tun, Denken, Vorstellen und Empfinden. Das Gemeinschaftsgefühl ist zudem wesentlicher Teil der drei Lebensaufgaben:

1.) die *Aufgabe der Arbeit*, womit nicht nur die Ergreifung und Ausübung eines Berufs gemeint ist, sondern auch das Leisten für die Gemeinschaft;
2.) die *Aufgabe der Mitmenschlichkeit*, also Freundschaften zu schließen, empathisch zu sein, hilfsbereit und mehr;
3.) die *Aufgabe der Geschlechtsliebe*, die auch in letzter Konsequenz dem Erhalt bzw. Fortbestand der Gemeinschaft dient (Wexberg, 1928, S. 77–80).

Die Erfüllung der Lebensaufgaben kann durch ein neurotisches Symptom beeinträchtigt werden. Wexbergs Definition des *neurotischen Symptoms* dazu im Original:

> „Ein neurotisches Symptom ist ein im Dienste der persönlichen Zielsetzung stehendes seelisches oder körperliches Verhalten, das durch die Fiktion der Unwillkürlichkeit und der Krankhaftigkeit gekennzeichnet ist und das in seiner Auswirkung die teilweise oder vollkommene Nichterfüllung einzelner oder sämtlicher Lebensaufgaben mit sich bringt“ (Wexberg, 1928, S. 207).

Der Autor verwendet hier einen Begriff, der in Adlers frühen individualpsychologischen Texten eine weitaus gewichtigere Rolle einnimmt: die Fiktion. Wexberg verwendet das Wort nur wenige Male in seinem Werk und setzt die Kenntnis von dessen Bedeutung offenbar voraus. Eine Definition der Fiktion ist nur implizit herleitbar. Kurzgefasst meint Wexberg, je stärker das Minderwertigkeitsgefühl ist, desto mehr flüchtet die Person vor der Realität in eine Fiktion.

> „So verhält sich jeder Neurotiker so, als wäre sein Reich nicht von dieser Welt, als wäre er zu gut für sie, für das Leben in der Gemeinschaft und in der sachlichen Leistung nicht geschaffen. Nie ist er bereit, mit andern zum gleichen Start anzutreten. Seine Minderwertigkeitsposition dient ihm als ‚Handicap‘: geht es schlecht, so war sein Anders- und Minderwertigsein Schuld, nicht er; geht es aber gut, so ist der Erfolg umso höher zu bewerten. So ist alles darauf gerichtet, sein überempfindliches Persönlichkeitsgefühl vor Schaden zu bewahren“ (Wexberg, 1928, S. 221).

An einer anderen Stelle verbindet er es mit dem Geltungsstreben:

> „Woher stammt dieses Streben nach Gottähnlichkeit? Im individuellen Leben wissen wir seit Alfred Adler die Antwort: aus dem menschlichen Minderwertigkeitsgefühl, das, je tiefer es ist, um so stärkere Kompensation im Reiche der Fiktion, des grenzenlosen Geltungsstrebens sucht“ (Wexberg, 1928, S. 315).

Was aber die Neurose betrifft, also die psychische Erkrankung einer Person,[37] so führt er diese auf einen Konflikt mit der Realität zurück. Wenn die Patient*innen eine starke innere Unsicherheit erleben, die mit einer egozentrischen Orientierung und mit stark erhöhtem Ehrgeiz einhergeht, dann taucht dort die Entmutigung auf sowie der Rückzug in die Fiktion (Wexberg, 1928, S. 205).

Die psychotherapeutische Behandlung beschreibt Wexberg als mehrphasiges Unterfangen. Im ersten Teil soll Klarheit über die Symptome geschaffen sowie der*die Patient*in (und vor allem die Lebensäußerungen) gut kennengelernt werden. In jener Phase können individualpsychologisch fundierte Deutungen, also Erklärungsversuche der finalen Zwecke der Symptome, wohldosiert den Patient*innen angeboten werden. In der zweiten Phase überwiegt eine ausführliche Diskussion, die er als Einführung in die Individualpsychologie bezeichnet. Erläutert wird hier die individualpsychologische Theorie anhand der Lebensgeschichte des Gegenübers. Ist dies abgeschlossen, folgt die dritte Phase, in der Wexberg meint, dass die Patient*innen vorrangig eine persönliche Beziehung aufbauen (wollen), um die schmerzhafte individualpsychologische Erklärung durch die Personifizierung zu entwerten. Umso wichtiger ist es, so der Autor, dass sich der*die individualpsychologische Psychotherapeut*in nicht darauf einlässt und die professionelle Distanz wahrt. Ziel der Therapie ist in jedem Fall nicht nur die Symptombeseitigung, sondern auch die Einsicht der Patient*innen in die eigene Charakterstruktur sowie die Veränderung derselben durch Umfinalisieren und das energische Bearbeiten der drei vorhin geschilderten Lebensaufgaben (Wexberg, 1928, S. 302–312).

Wexbergs Ansatz soll nachfolgend die Grundlage für die individualpsychologische Interpretation von Eco-Anxiety sowie für mögliche Behandlungsansätze sein. Bevor dies jedoch im Detail betrachtet wird, folgt ein allgemeiner Abschnitt, in dem bereits existierende individualpsychologische Herangehensweisen an die Klimaangst untersucht werden sollen.

4.4.3 Eco-Anxiety aus Sicht der Individualpsychologie – Allgemeines

Einleitend muss vorweggenommen werden, dass die Hypothesenbildung, also das Bilden von möglichen individualpsychologischen Zugängen zum Phänomen Eco-Anxiety, in diesem Fall nicht unvoreingenommen erfolgen kann. Der Autor dieser Zeilen ist selbst Individualpsychologe und zudem Autor, Mitautor sowie Mitherausgeber mehrerer Texte zum Thema Eco-Anxiety, in denen individualpsychologische Konzepte angewendet werden. Der Ansatz von Wexberg ist zudem stark auf die Achse Minderwertigkeitsgefühl – Gemeinschaftsgefühl fokussiert und vernachlässigt andere individualpsychologische Aspekte wie die Fiktion, die vor allem in Adlers Hauptwerk *Über den nervösen Charakter*

37 Wexberg unterscheidet, wie es in den 1920er Jahren üblich war, bei den psychischen Erkrankungen primär zwischen Neurose und Psychose. Die Neurose bzw. das neurotische Symptom wurde im Text bereits definiert. Die Psychose beschreibt er wie folgt: „Die Psychose ist gegenüber der Neurose durch Verschwinden der Krankheitseinsicht und durch Beseitigung des richtigen Kontaktes mit der Außenwelt gekennzeichnet“ (S. 257).

eine zentrale Position einnimmt, oder den Lebensstil, den Adler vor allem in den 1930er-Jahren als zentrales Element der Individualpsychologie beschreibt. Naheliegend ist es deshalb, Eco-Anxiety im Spannungsfeld der oben genannten Achse zu untersuchen und mögliche Behandlungsansätze zu formulieren. Zunächst sollen aber bereits existierende relevante Texte kurz beleuchtet werden, um den aktuellen Forschungsstand adäquat abbilden zu können.

Ein Beitrag zur individualpsychologischen Betrachtung von Eco-Anxiety stammt vom Zukunftsforscher und adlerianischen Psychotherapeuten Reinhold Popp. Sein Beitrag fokussiert vor allem auf den Aspekt Zukunftsangst, der ein wesentlicher Teil von Eco-Anxiety ist, da die meisten Betroffenen die Auswirkungen der Klimakrise in der Zukunft fürchten, nicht in der Gegenwart. Passend zu den im vorigen Abschnitt angeführten Erläuterungen zum Minderwertigkeitsgefühl und zur Neurose formuliert Popp ebenfalls klare Worte:

> „Die Verwendung des Begriffs ‚Eco-Anxiety' im Zusammenhang mit psychotherapeutischen oder klinisch psychologischen Diagnosen und Interventionen ist nur dann angebracht, wenn sich die reale Sorge um eine Verschlechterung der klimatischen Bedingungen mit starken neurotischen Ängsten verbindet. In diesen Fällen wird zielgerichtetes Handeln im Hinblick auf eine bessere ökologische Zukunft durch psychodynamische Abwehrmechanismen wie etwa Projektion, Regression, Verdrängung, Verleugnung oder Verschiebung (Freud) bzw. durch die Kompensation von Minderwertigkeitsgefühlen mit Hilfe der neurotischen Fiktion der Überlegenheit (Adler) erheblich eingeschränkt" (Popp, 2021, S. 326).

Weiterführende theoretische Erklärungen oder Hinweise auf eine Behandlungsstrategie gibt es nicht. Diese finden sich dagegen bei den Texten von Bernd Rieken und dem Autor des vorliegenden Buchs. Allerdings sind die angeführten Therapie- bzw. Gegenmaßnahmenvorschläge nicht spezifisch individualpsychologisch. Wexbergs Ansatz ergänzend wird im Buch Eco-Anxiety die Sicherungstendenz zur Erklärung der Angst vorgestellt. Gemeint ist damit der Rückzug des Individuums bei einer gefühlten Bedrohung aus der Gemeinschaft und die vollständige Egozentrierung mit dem ausschließlichen Ziel des Überlebens. Je größer die gefühlte Bedrohung ist, desto stärker die Angst und desto zurückgezogener und egozentrierter die Person (Raile & Rieken, 2021, S. 146). Dies passt insofern zu Wexbergs Text, als die wahrgenommene Bedrohung wiederum mit dem neurotischen Charakter zusammenhängt, der aufgrund des Minderwertigkeitsgefühls Bedrohungen stärker wahrnimmt.

Am Ende des Buchs wird auf einen individualpsychologischen Ansatz verwiesen, der das Gemeinschaftsgefühl zum Umweltgefühl erweitert und damit eine moderne adlerianische Behandlungsmethode beschreibt (Raile & Rieken, 2021, S. 191). Gemeint ist hier vor allem das Werk der US-amerikanischen Individualpsychologin Katherine Wessinger, die ihre Abschlussarbeit an der Adler Graduate School im US-Bundesstaat Minnesota dem Thema Eco-Anxiety widmet (Wessinger, 2019). Eine vom Autor dieser Zeilen übersetzte deutschsprachige kürzere Fassung der Arbeit wurde im Sammelband Eco-Anxiety veröffentlicht. Wessinger geht dabei von moderneren individualpsychologischen Interpretationen aus und berücksichtigt Konzepte, die nach Adlers Tod entstanden oder entscheidend umformuliert wurden. Sie verbindet den psychotherapeutischen Ansatz auf zwei Arten mit Eco-Anxiety: einmal als theoretische Reflexion, basierend auf den Termini Holismus und Zugehörigkeit, ein weiteres Mal mittels Auflistung einiger schulenspezifischer Interventionen, die bei Eco-Anxiety angewendet werden können. Die Autorin betont, dass eine moderne Auffassung des individualpsychologischen Konzepts der Ganzheitlichkeit, des Holismus, nicht nur die Person in seiner unteilbaren Ganzheit betrachtet, sondern als unteilbare (individere) Person in einem umfassenden Kontext, der die Umwelt einschließt. Damit verbunden ist der Begriff Zugehörigkeit, der darauf verweist, dass Menschen, die sich zu anderen Menschen und ihrer nichtmenschlichen Umwelt zugehörig fühlen, weniger Minderwertigkeitsgefühle erleben und vielmehr als Teil des Ganzen. Der Lebensentwurf enthält dabei in der Regel die Idee der Teilhabe bzw. des Lebens mit oder zumindest innerhalb der Umwelt. Wessinger verbindet dies mit der Bindungstheorie und postuliert, dass Menschen in Industriegesellschaften beispielsweise eine ambivalente Bindung zur Natur hätten.

Nach der theoretischen Erklärung führt sie einige praktische Interventionsmöglichkeiten bei Eco-Anxiety an. Zunächst die Lebensstilanalyse, ein teilstrukturiertes tiefenpsychologisch-anamnestisches Interview, das den Patient*innen mit Eco-Anxiety durch Aufdecken und Bewusstmachung ihres Lebensstils hilft, ihre unbewussten Überzeugungen hinsichtlich der Natur und ihrer Beziehung zu derselben bewusst zu machen. Die nächste Technik zielt auf die drei im vorherigen Abschnitt formulierten Lebensaufgaben, die in den USA durch Selbstverwirklichung und spirituelle Erfüllung erweitert wurden. Eco-Anxiety kann sich hierbei in einer neurotisch verstärkten Weise als Ausdruck der Unzufriedenheit mit oder Angst vor der Erfüllung der Lebensaufgaben manifestieren. Individualpsycholog*innen würden in dem Fall unterstützend eingreifen und entsprechend beraten. Im vorletzten Punkt führt sie die Methode Ermutigung an, mittels der man Patient*innen helfen kann, aktiv mit ihrer Klimaangst umzugehen. Und der letzte Abschnitt behandelt das Gemeinschaftsgefühl respektive das auf die nichtmenschliche Umwelt erweiterte und sogenannte Umweltgefühl. Wessinger in der deutschsprachigen Übersetzung:

> „Interventionen, die darauf abzielen, das Umweltgefühl zu fördern, um Eco-Anxiety zu behandeln und die Auswirkungen des Klimawandels jetzt und in Zukunft umzukehren, spiegeln die traditionellen individualpsychologischen Interventionen zur Entwicklung des Gemeinschaftsgefühls und die häufig empfohlenen Strategien wider, die hinsichtlich der Ökotherapie diskutiert werden. Dazu gehören die freiwillige Unterstützung von Opfern von Naturkatastrophen oder jenen, die unmittelbar vom Klimawandel betroffen sind, die Rückgabe oder Spende von Ressourcen in Form von Recycling, die Erziehung von Kindern in einer demokratischen Atmosphäre unter Einbeziehung umweltbasierter Werte, die Anerkennung des Mutes, unvollkommen zu sein, um Veränderungen im Bereich des Umweltschutzes zu erkennen, die im täglichen Leben vorgenommen werden müssen, sowie die Identifizierung und Umsetzung sinnvoller Möglichkeiten, einen Beitrag zu leisten“ (Wessinger, 2021, S. 216).

Der Text von Wessinger ist in jedem Fall ein wertvoller Beitrag zur Eco-Anxiety-Behandlungsliteratur und zur Erweiterung der Handlungsmöglichkeiten für Praktizierende, für das aktuelle Vorhaben jedoch leider nur begrenzt brauchbar. Viele Termini basieren auf einer modernen US-amerikanisch-individualpsychologischen Behandlungstradition, die sich in mehreren Punkten von der europäischen unterscheidet. Zum Beispiel werden direktive Beratungen in den österreichischen Ausbildungseinrichtungen eher negativ behandelt. Vor allem aber ist Wessingers Text in vielen Bereichen nicht mit Wexbergs Ansatz kompatibel. So spricht dieser zwar vom Holismus, jedoch an keiner Stelle von einem Zugehörigkeitsgefühl. Auch ist der Terminus Lebensstil in den 1920ern, auf die sich das aktuelle Kapitel beschränkt, noch nicht in der später von Adler geprägten Form geläufig – eine Lebensstilanalyse existiert überhaupt nicht. Auch die Erweiterung der Lebensaufgaben würde kaum Wexbergs uneingeschränkte Zustimmung erhalten, zumal sich dieser eng am damaligen Adler orientiert. In einem Punkt ist die Erweiterung hingegen sehr wohl mit Wexberg kompatibel und ein durchaus spannender Anknüpfungspunkt, von dem ein Weg zu Eco-Anxiety führt: die Erweiterung des Gemeinschaftsgefühls zum Umweltgefühl. Sinngemäß lässt sich das bereits in Wexbergs Aussage hineininterpretieren, der folgende Worte formuliert:

> „Gemeinschaftsgefühl bedeutet Bereitschaft zur Hingabe an das Erlebnis der Natur und der Kunst. Die Grenzen des Ich können nicht einseitig nur den Menschen gegenüber durchbrochen werden. Wer bereit ist, aus sich herauszugehen, wird auch fähig sein, in der Natur und in der Kunst sich selbst zu vergessen. Letzten Endes besteht Gemeinschaft auch mit den Dingen“ (Wexberg, 1928, S. 78).

Bevor wir allerdings zum Gemeinschaftsgefühl im Kontext von Eco-Anxiety kommen, betrachten wir zunächst das Minderwertigkeitsgefühl und dessen Verbindung zur Angst, konkret zur Klimaangst.

4.4.4 Eco-Anxiety – Zugang über das Minderwertigkeitsgefühl

Wenn der Weg zu Eco-Anxiety über das Minderwertigkeitsgefühl beschritten wird, sind zwei zentrale Arbeitshypothesen relevant. Die Erste ist jene, die z. B. Popp (2021, S. 326), aber auch andere bereits beschrieben haben: Eco-Anxiety ist per se keine psychopathologische Störung, äußert sie sich jedoch stark übersteigert, kann man sie, so man die alte Nomenklatur verwenden mag, als neurotische Angst bezeichnen. Die zweite Hypothese behandelt die Verbindung des Minderwertigkeitsgefühls mit der Angst. Wexberg sagt dazu:

> „Angst ist, wie die Beobachtung an Kindern lehrt, der unmittelbare affektive Ausdruck des Minderwertigkeitsgefühls. Sie ist mit diesem identisch. […] Zweifellos ist, dass sich alle Neurosen als um den Kern ‚Angst – Minderwertigkeitsgefühl‘ gruppiert verstehen lassen, und zwar sowohl was den psychologischen Inhalt, als auch was das physiologische Geschehen anbelangt“ (Wexberg, 1926c, S. 428).

Das Minderwertigkeitsgefühl ist nach Wexberg also mit der Angst als dessen affektiver Ausdruck gleichzusetzen. Die Angst ist, so der Autor, ein biologischer Reflex, der primär der Sicherung des Überlebens dient. Während hier die weiter vorn genannte biologische Finalität im Zentrum steht, wird die Angst bei Menschen ab dem Kleinkindalter zunehmend dem Zweck der personalen Finalität zugeordnet. Sie sichert somit weiterhin, doch nicht mehr nur als Reflex das eigene Überleben, sondern auch vor dem Fühlen der

Minderwertigkeit. Gerade Neurotiker*innen, die sich verstärkt minderwertig fühlen, erleben häufiger starke Formen der Angst. Gemäß Wexbergs Fachartikel *Die Angst als Kernproblem der Neurose* werden Neurotiker*innen selbstzentrierter, je unsicherer und minderwertiger sie sich fühlen. Sie ziehen sich zunehmend von der äußeren Welt zurück und beeinflussen damit das Umfeld, also Familie und Freund*innen, sich um sie zu kümmern. Der Autor betont, dass sich die neurotischen Ausdrucksformen der Angst sehr unterschiedlich äußern können – beispielsweise als Panikattacken oder Schlaflosigkeit (Wexberg, 1926a, S. 275–284). Naheliegend ist auch, dass sie verschiedene Objekte zum Gegenstand der Angst machen – beispielsweise die Folgen der Klimakrise.

Kommt also ein Mensch in die Praxis, der in seiner Kindheit nicht die entsprechende Selbstsicherheit erhalten hat und sich deshalb unsicher und minderwertig fühlt, kann sich eine neurotische Angst entwickeln. Der Gegenstand der Angst ist vom jeweiligen Menschen abhängig. Je nach der leitenden Finalität und den Faktoren, in denen sich das Minderwertigkeitsgefühl besonders zeigt, wird sich die Angst auf das eine oder andere Objekt oder Szenario richten. Mit anderen Worten: Der ängstliche Mensch fühlt sich minderwertig und trachtet danach, seinen Selbstwert zu sichern. Das geschieht beispielsweise durch Egozentrierung, Rückzug und das Entwickeln von Ängsten. Wenn jemand eine Klimaangst entwickelt, dann hat dies mit der Sicherung zu tun. Die Folgen der Klimakrise könnten sich also in der Wahrnehmung der jeweiligen Person verheerend auf den Selbstwert der jeweiligen Person auswirken. Das kann nun verschiedene Gründe haben. Auswirkungen der Klimakrise bestehen beispielsweise in der Versorgung mit Nahrungsmitteln und Wasser, in der Artenvielfalt, in möglichen sozialen Unruhen und Kriegen sowie in zahlreichen weiteren Bereichen. Die Szenarien können mannigfaltig sein. Das vorherrschende Angstszenario eines betroffenen Menschen lässt dabei Rückschlüsse auf das Gebiet zu, in dem die gefühlte Minderwertigkeit besonders vulnerabel ist. Um die Worte mit einem anschaulichen Fallbeispiel zu versehen, soll abermals eine Patientin vorgestellt werden.

Berta M. ist 27 Jahre alt, hat die Handelsakademie abgeschlossen, als Buchhalterin gearbeitet und kommt seit zwei Monaten wegen anhaltender starker Angstzustände, die ihre Lebensqualität derart beeinträchtigen, dass sie derzeit nicht arbeitsfähig ist, in die psychotherapeutische Praxis. Sie ist ohne feste Beziehung und lebt aktuell wieder bei den Eltern, da sie sich die Mietkosten von der vorübergehenden Berufsunfähigkeitsrente nicht leisten kann. In den ersten Einheiten wurden eine ausführliche Anamnese durchgeführt und frühe Kindheitserinnerungen besprochen. Die Patientin schildert dabei konkrete Szenarien, vor denen sie sich fürchtet. Eines der Szenarien ist eine Sturmflut, die sie und ihre Familie überrascht und dazu führt, dass Familienmitglieder ums Leben kommen oder derart beeinträchtigt sind, dass sie auf lebenslange Pflege angewiesen sind. Ein anderes Szenario ist der Ausbruch eines Krieges infolge der Lebensmittel- und Wasserknappheit. Detailreich berichtet sie von internationalen Beziehungen und wie sie sich auf einen möglichen Dritten Weltkrieg auswirken. Im Zuge des Krieges würde außerdem ihr Bruder einrücken müssen und in Kampfhandlungen getötet werden. Ihre Eltern wären aufgrund ihrer ökonomisch gut gestellten Situation ebenfalls in Lebensgefahr, weil sie ein begehrtes Ziel von Soldat*innen sind, die den Reichtum anstreben, um sich selbst mehr Nahrung und

Wasser kaufen zu können. Über sich selbst sagt sie hierbei allerdings nichts. Auf Nachfrage, wo sie in den Szenarien ist, erwidert sie nur, dass sie kein besonderes Ziel sei.

Das Verhältnis zu den Eltern beschreibt die Patientin als sehr gut – sie seien sehr fürsorglich und unterstützen sie in ihrem Alltag –, das zum älteren Bruder als wechselhaft, aber grundsätzlich gut. Außerdem berichtet sie von sporadischen intensiven, aber kurzen Beziehungen mit Männern, die in der Regel wenige Monate hielten, bevor sie diese beendete. Sie habe auch niemals einen Mann ihren Eltern vorgestellt, da sie sich sicher ist, dass diese ihn ohnehin nicht mögen würden. Ihren Job als Buchhalterin hat sie wegen des guten Gehalts fortgeführt, ohne dass er sie jedoch erfüllt hätte. Eine Umorientierung sei bisher an pragmatischen bzw. finanziellen Bedenken gescheitert – und derzeit an der Angstproblematik.

Nach ihrer frühesten Kindheitserinnerung gefragt, ein wesentliches diagnostisches Mittel in der Individualpsychologie, erzählt sie Folgendes: Berta, etwa drei Jahre alt zu diesem Zeitpunkt, wurde vom größeren Bruder in der winzigen Abstellkammer ohne Licht im damaligen Haus der Familie M. eingesperrt. Sie versuchte vergeblich, die Türklinke zu erreichen, um wieder hinauszukommen. Der Bruder ging inzwischen vermutlich weg, zumindest reagierte er nicht auf ihr Schreien und Weinen. Sie musste eine gefühlte Ewigkeit in der Kammer verbringen. Sie glaubt, es waren zumindest vier Stunden, ehe die Eltern heimkamen, sie hörten und befreiten. Anschließend habe sie so viele Süßigkeiten bekommen und gegessen, dass sie Bauchschmerzen hatte.

Wir haben nun genügend Informationen, um ihr eine individualpsychologische Interpretation ihrer starken Klimaangst näherzubringen. In ihrer Kindheitserinnerung ist Berta in einer (erst recht für ein dreijähriges Kind) bedrohlichen Lage, aus der sie sich nicht selbst befreien kann. Erst die Eltern können sie wieder befreien. Die erlebte Minderwertigkeit und das Angewiesensein auf die Handlungen einer klar mächtigeren Person, um sich zu schützen, sind in der Erinnerung prägende Elemente. Dieses Gefühl der eigenen Minderwertigkeit sollte weiterhin bestehen bleiben. Die Eltern werden als sehr liebevoll beschrieben. In der individualpsychologischen Terminologie wird das Wort verzärtelt für Kinder verwendet, deren Eltern überfürsorglich sind und durch das ständige übermäßige Bemuttern die Eigeninitiativen und die Entwicklung zur Selbstständigkeit hemmen (Wexberg, 1928, S. 144). Das Resultat ist ein verstärktes Minderwertigkeitsgefühl infolge der herabgesetzten Fähigkeit, den Alltag und die Herausforderungen des Lebens ohne fremde Hilfe zu bewältigen. Dies zeigt sich in weiteren Lebensäußerungen – etwa darin, dass sie bisher keine Umschulung oder Neuorientierung gewagt hat, sondern auf Nummer sicher ging und ihren Job weiterhin ausübte, obwohl er sie nicht erfüllte.

Das starke Minderwertigkeitsgefühl in Kombination mit dem Gefühl des Angewiesenseins auf ihre Eltern äußert sich deutlich in ihren geschilderten Angstszenarien, diese zu verlieren. Auch der ältere und ebenfalls als mächtiger erlebte Bruder wird in den Ängsten thematisiert, spielt jedoch eine eher geringere Rolle. Interessant ist, dass es nicht nur um die Eltern als Personen geht, sondern auch um ihre versorgenden und schützenden Fähigkeiten, da sie nicht nur deren Tod fürchtet, sondern auch deren Invalidität. Hier zeigt sich der Egozentrismus der Patientin, die nicht im Sinne des Gemeinschaftsgefühls das Wohlergehen der Eltern im Auge hat, sondern vielmehr deren versorgende und schützende Eigenschaften, die ausschließlich ihr zugutekommen. Damit im Zusammenhang stehen die Lebensaufgaben, die Berta erfolgreich vermeidet. Betrachtet man die Finalität der Symptome, zeigt sich, dass die Ängste zwei Zwecke erfüllen. Einerseits bindet sie die Eltern an sich, denn diese kümmern sich intensiv um ihre kranke Tochter, die nun wieder im Elternhaus wohnt, andererseits vermeidet sie durch ihre Ängste das Lösen der Lebensaufgaben. Durch die aktuelle Berufsunfähigkeit und das Vermeiden längerer Beziehungen hat sie keine der drei Lebensaufgaben in einer Weise gelöst, die sie zufriedenstellt. Sie selbst äußert den Wunsch nach einer eigenen Familie, beruflicher Erfüllung und einem liebevollen Partner.

Dass sich die Ängste in der spezifischen Form von Eco-Anxiety äußern, liegt an den Umständen, dass sie perfekt für den oben genannten Zweck passen. Die geschilderten bedrohlichen Szenarien, der reale Hintergrund der Klimakrise und die Akzeptanz der gebildeten Eltern hinsichtlich dieser Thematik lassen Eco-Anxiety in Form einer Angsterkrankung die oben genannten unbewussten Ziele in idealer Weise erfüllen.

Nach Wexberg sieht die Behandlung von Bertas Fall ungefähr so aus: Zunächst werden die Lebensäußerungen exploratorisch sowie anamnestisch erfasst und aus individualpsychologischer Sicht analysiert bzw. interpretiert. Dies ist bereits in den vorherigen Absätzen geschehen. Anschließend wird Berta die individualpsychologische Theorie ausführlich erklärt und anhand ihrer eigenen Lebensgeschichte als Fallbeispiel anschaulich dargestellt. Ein besonderer Fokus liegt hier auf den Zusammenhängen zwischen den Lebensäußerungen und den unbewussten Zielen der Symptome. Das Ziel ist, dass sie ihre eigene Charakterstruktur und damit ihre Lebensäußerungen adäquat (individualpsychologisch) interpretieren und verstehen kann. Und nicht zuletzt dient die zusätzlich anzuwendende Technik der Ermutigung dazu, die gefühlte Minderwertigkeit durch Ermutigung und Übung zu kompensieren (Wexberg, 1926a, S. 284), um unabhängiger von den Eltern werden und die Lebensaufgaben engagiert bewältigen zu können. Dadurch wird auch das Gemeinschaftsgefühl der Patientin gestärkt, um das es im nächsten Abschnitt detaillierter geht.

4.4.5 Eco-Anxiety – Zugang über das Gemeinschaftsgefühl

Wexberg widmet in seiner systematischen Darstellung der Individualpsychologie einen größeren Abschnitt dem Gemeinschaftsgefühl, das für ihn die richtige Richtung in der Entwicklung eines Menschen repräsentiert. Damit bringt er ein ethisches Moment in die Psychotherapie, denn Wexberg legt damit fest, dass das Gemeinschaftsgefühl das gute Ziel der Entwicklung im Kontrast zum egozentrischen Geltungsstreben ist, das das schlechte Ziel darstellt. Das beginnt bereits in der Kindheit:

> „Das Ziel jeder pädagogischen Beeinflussung ist, bewusst oder unbewusst, die möglichst innige Verschmelzung der persönlichen Finalität mit der biologischen in der Form des Gemeinschaftsgefühls. Das ist gleichbedeutend mit der zunehmenden Überwindung des kindlichen Egozentrismus. Es handelt sich darum, die durch das Gefühl der Minderwertigkeit allzu eng und allzu hoch gewordenen Mauern des Ich zu sprengen, durch Ermutigung das

Kind zu bewegen, dass es die Festung seines Ich verlasse und den möglichst innigen Kontakt mit der Außenwelt suche. Sowie aber die Bollwerke dieser Festung nicht nur gegen den Mitmenschen, sondern gegen alles ‚Außen' gerichtet sind, so gewinnt, von da aus gesehen, auch der Begriff des Gemeinschaftsgefühls eine Bedeutung weit über den der Mitmenschlichkeit hinaus" (Wexberg, 1928, S. 77).

Nach Wexberg hat das Wort Gemeinschaftsgefühl noch weitere Bedeutungen. Eine davon ist *Sachlichkeit*. Der Autor meint, dass nur jemand, der nicht aus Minderwertigkeitsgefühlen und Ängsten heraus die Dinge verzerrt wahrnimmt – Ängste lassen Gefahren beispielsweise zu groß erscheinen –, sachlich und unbefangen mit der Welt umgehen kann. Ähnlich argumentiert er bei der nächsten Bedeutung, die er *Logik des Denkens* nennt. Nur jene Person, die ausreichend sicher ist und mit für sie ungünstigen Resultaten von Denkprozessen umgehen kann, ist in der Lage, unbeeinflusst logische Schlussfolgerungen zu ziehen. Eine dritte Bedeutung bezeichnet er als *Bereitschaft zur Leistung*. Er betont, dass hiermit nicht primär der Nutzen für die Gemeinschaft gemeint ist, sondern vielmehr die Bereitschaft zur Leistung und die Hingabe zur Arbeit. Denn wer etwas leistet und arbeitet, der geht in gewissem Maß aus sich heraus – und das wagt nur eine Person, die an sich und ihre Fähigkeiten, etwas zu leisten, glaubt (Wexberg, 1928, S. 77). Die vorletzte Bedeutung des Begriffs Gemeinschaftsgefühl lautet *Bereitschaft zur Verantwortung* und bezieht sich auf ebenjene hinsichtlich der eigenen Handlungen, Gedanken, Gefühle und Begehren. Wexberg konkretisiert, dass er nicht die Verantwortung gegenüber einem höheren Wesen, einem irdischen Richter oder Ähnliches meint, sondern die Akzeptanz, dass alle Lebensäußerungen inklusive ihrer Finalität und Kausalität Ausdruck einer Person sind, nicht aber das Werk einer Gottheit oder eines Schicksals. Die letzte und im aktuellen Kontext wichtigste Bedeutung weist indirekt auf Eco-Anxiety:

„Bereitschaft zur Hingabe an das Erlebnis der Natur und der Kunst. Die Grenzen des Ich können nicht einseitig nur den Menschen gegenüber durchbrochen werden. Wer bereit ist, aus sich herauszugehen, wird auch fähig sein, in der Natur und in der Kunst sich selbst zu vergessen. Letzten Endes besteht Gemeinschaft auch mit den Dingen" (Wexberg, 1928, S. 78).

Abschließend meint er zum Gemeinschaftsgefühl, das er allgemein als Mut zur Hingabe sowie Selbstaufgabe des Ich bezeichnet, dass dies das Extrem des Ziels der Menschheit und der einzelnen Subjekte darstellt, welches tatsächlich nie erreicht wird. Tatsächlich existiert in der Realität stets eine Mischung von egozentrischem Geltungsstreben und Gemeinschaftsgefühl. Von Bedeutung ist hier das Mischverhältnis, das in der Psychotherapie besonders, aber auch in der menschlichen Entwicklung allgemein stets in die Richtung des letzteren streben sollte. Wexberg weist aber auch darauf hin, dass man bei jeder noch so egozentrischen Person einen Funken Gemeinschaftsgefühl findet – jenes ist der entwicklungsfähige Keim, auf dem die Hoffnung der individualpsychologischen Therapie ruht (Wexberg, 1928, S. 81–82).

Wenn Wexberg von der Gemeinschaft mit den Dingen spricht und damit explizit die Natur meint, dann ist dies mit jenem Fachartikel von Alan Stewart durchaus kompatibel, der zur Verbindung von *Individual Psychology and Environmental Psychology* anführt, dass das Gemeinschaftsgefühl in einem größeren Kontext betrachtet zum Umweltgefühl wird.[38] Ähnlich dem Handeln im Sinne der Gemeinschaft als Ausdruck des Gemeinschaftsgefühls, also als Zeichen psychischer Gesundheit zeigt sich das Umweltgefühl in Handlungen und Gedanken, deren Inhalte die Verbesserung der Qualität der natürlichen Umgebung sowie die Steigerung der Lebensbedingungen gegenwärtiger und zukünftiger Generationen sind. Eine individualpsychologische Therapie im Zeitalter der Klimakrise muss daher, so Stewart, auch das Umweltgefühl stärken, damit die Menschen im Sinne der Umwelt handeln. Dazu gehören die freiwillige Hilfe für die Opfer von Naturkatastrophen, die durch den Klimawandel verursacht werden, das Zurückgeben oder Spenden von Ressourcen in Form von Recycling, die Erziehung von Kindern in einer demokratischen Atmosphäre, die umweltbezogene Werte einbezieht, die Anerkennung des Mutes, unvollkommen zu sein, um zu erkennen, welche Veränderungen zum Schutz der Umwelt im täglichen Leben vorgenommen werden müssen (und können), sowie die Identifizierung und Umsetzung von sinnvollen Möglichkeiten, einen Beitrag für den Klimaschutz zu leisten (A. E. Stewart, 2007, S. 77–79).

Durch das Stärken des Gemeinschafts- und Umweltgefühls wird nicht nur die individuelle psychische Verfassung besser, da das Stärken derselben mit einer Reduktion von Minderwertigkeitsgefühlen und Ängsten einhergeht (siehe Kapitel 3.5.4), sondern es profitieren darüber hinaus die Menschheit aktueller und zukünftiger Generationen sowie die Umwelt und der gesamte Planet.

4.4.6 Fazit – Eco-Anxiety aus Sicht der Individualpsychologie

Die Individualpsychologie, gegründet von Alfred Adler und in diesem Abschnitt vertreten durch Erwin Wexberg, bietet trotz ihrer Wurzeln in der Prä-Klimakrisen-Ära einige gute Ansätze für den Umgang mit Eco-Anxiety in der psychotherapeutischen Praxis. Eine Möglichkeit führt über das Minderwertigkeitsgefühl, das jeder Mensch in seiner Kindheit fühlt und durch das Streben nach Oben, nach Entwicklung und nach absoluter Geltung zu überwinden sucht. Angst ist der Ausdruck des Minderwertigkeitsgefühls und kommt gerade bei Personen, die im Laufe ihrer Entwicklung nicht die entsprechende Sicherheit erreichen konnten, verstärkt vor. Durch Aufklärung der dynamischen und zielorientierten Zusammenhänge zwischen den Symptomen/Ängsten, dem Minderwertigkeitsgefühl und den Lebensäußerungen sowie durch Ermutigung soll die Entwicklung weg vom Minderwertigkeits- hin zum Gemeinschaftsgefühl vollzogen werden. Letzteres stellt den Gegenpol zum Minderwertigkeitsgefühl dar und darüber hinaus einen eigenen möglichen Weg, um mit Eco-Anxiety adäquat umgehen zu können. Sowohl Wexberg als auch Stewart sprechen von dem Gefühl der Zugehörigkeit zur Natur als Ausdruck des Gemeinschaftsgefühls. Letzterer erweitert es sogar um den Umweltaspekt und formuliert das Umweltgefühl, in dessen Zentrum das Handeln und Denken im Sinne der Umwelt steht. Durch das Stärken des Umweltgefühls, analog dem Stärken des Gemeinschaftsgefühls (durch

38 Im englischen Sprachraum wird das Gemeinschaftsgefühl in der Regel als *social interest* bezeichnet, während das vom Autor dieser Zeilen als Umweltgefühl benannte Konzept im Original als *environmental interest* bezeichnet wird.

Ermutigung und Bestätigung, dass man ein wertvolles Mitglied der Gemeinschaft sowie darüber hinaus wichtig und wertvoll ist), wird nicht nur die psychische Stabilität und Gesundheit der Patient*innen gefördert, sondern auch ein Beitrag zum Schutz der Umwelt geleistet, der sich positiv auf die gesamte Menschheit auswirkt.

4.5 Eco-Anxiety in der Kognitiven Verhaltenstherapie nach Becker

4.5.1 Über die Entstehung der Kognitiven Verhaltenstherapie

Die Kognitive Verhaltenstherapie hat im Vergleich zur Systemischen Therapie eine deutlich längere Entstehungsgeschichte im Hintergrund. Sie entwickelte sich aus dem Behaviorismus, einer strikt naturwissenschaftlichen psychologischen Konzeptionierung. Einer der ersten Gründerfiguren ist John B. Watson, der bereits am Beginn des 20. Jahrhunderts die damals vorherrschende Psychologie sowie die Tiefenpsychologie mit ihrem jeweiligen Fokus auf das Bewusstsein sowie das Unbewusste kritisierte und demgegenüber eine rein naturwissenschaftliche Psychologie forderte, die sich ausschließlich auf das beobachtbare Verhalten konzentriert. Sein Ansatz geht davon aus, dass Menschen (und Tiere) mehr oder weniger adäquat auf ihre Umwelt reagieren – und das anhand von vererbten und erworbenen Mechanismen. Das Prinzip ist simpel: ein Lebewesen reagiert auf einen Reiz, auf einen Stimulus, mit einer bestimmten Verhaltensweise. Sein Ziel war es, von den Reizen auf die Reaktionen und umgekehrt schließen zu können (Watson, 1913, S. 158–177). Watson vertrat damit einen metaphysischen Behaviorismus – zu einem radikalen bekannte sich dagegen Burrhus Frederic Skinner, der auch kognitive und sprachliche Äußerungen als Verhalten definierte, das im Gegensatz zu unmittelbarem Verhalten mittelbar über einen anderen Menschen wirkt. Skinner formulierte eine behavioristische Lerntheorie, die sich aus zwei Quellen speist: einerseits die klassische Konditionierung nach Iwan Petrowitsch Pawlow, andererseits die instrumentelle Konditionierung nach Edward Lee Thorndike (Skinner, 1957, S. 1–32). Erstere geht von einer direkten Verbindung zwischen Reiz (Glockenläuten) und Reaktion (Speichelfluss) aus, wenn das Lebewesen davor mehrmals beim Einnehmen von Nahrungsmitteln, was mit erhöhtem Speichelfluss einhergeht, Glocken hörte. Zweitere besagt Folgendes: Wenn eine Belohnung (positive Konsequenzen) auf eine bestimmte Handlung folgt, wird eine Assoziation gebildet und bei Wiederholungen gefestigt. Die Wahrscheinlichkeit des Verhaltens steigt mit der Stärke dieser Verbindung. Folgt dagegen eine Strafe (negative Konsequenzen) auf eine Verhaltensweise, sinkt die Wahrscheinlichkeit des Auftretens derselben. Verschiedene Reaktionen können dabei verknüpft werden, um ein Ziel zu erreichen. Je öfter Aufgaben bewältigt werden, umso schneller können die situationsadäquaten Verhaltensweisen eingesetzt werden, um das Ziel (Belohnung) zu erreichen (Thorndike, 1911, S. 241–280).

Skinner formulierte darauf aufbauend die operante Konditionierung und geht darin von spontanen Handlungen aus, die erst durch eine entsprechende Rückmeldung der Umwelt verstärkt oder vermindert werden. Außerdem entwickelte er bereits praktische psychotherapeutische Anwendungsmöglichkeiten auf der Basis seines Ansatzes (Skinner, 1957, S. 359–399). Skinner arbeitete trotz allem nie psychotherapeutisch. Die vermutlich erste klinische Verhaltenstherapie beschreibt dagegen Mary Cover Jones im Jahr 1924, also bereits vor der Durchführung von Skinners Experimenten. Sie behandelte Kinder im Alter von ein bis vier Jahren, die Tierphobien (Mäuse, Hasen etc.) hatten, mittels verschiedener Techniken. Als erfolgreich beschrieb sie lediglich zwei: die direkte Konditionierung, bei denen das Angstobjekt mit einem Objekt der Begierde verknüpft und so die Angst durch eine positive Reaktion auf das Tier ersetzt werden konnte, sowie die soziale Limitierung, bei dem die Beobachtung eines positiven Umgangs mit dem Angstobjekt anderer Kinder zur Reduktion der Angst zugunsten der Neugier erfolgte (M. C. Jones, 1924, S. 382–390). Jones blieb jedoch lange Zeit im Schatten der Verhaltenstherapie und bekam kaum die Anerkennung, die ihr wohl gebührt hätte. Deutlich bekannter war dagegen Joseph Wolpe, der als praktizierender Psychotherapeut die behavioristische Angstbehandlung maßgeblich prägte. Ausgehend von der Annahme, dass Angstgefühle mit bestimmten Reaktionen wie sexuellen, selbstsicheren oder entspannenden nicht kompatibel sind, begann er, Ängste durch Selbstbewusstseinstrainings zu behandeln, was vor allem bei Sozialphobien wirksam war. Da Selbstsicherheit nicht bei allen Phobien wirkte, konzentrierte er sich auf die Entspannung und wandte die progressive Muskelentspannung von Edmund Jacobson bei gleichzeitiger Konfrontation mit schwachen und zunehmend stärker werdenden angstauslösenden Reizen in der *realen Umgebung (in vivo)* oder in der *Imagination (in sensu)* an – er prägte damit die bis heute weithin bekannte Technik der *systematischen Desensibilisierung* (Wolpe, 1958). Aber nicht nur Wolpe entwickelte eine spezifische Technik auf der Grundlage des Behaviorismus. In den 1950er- und 1960er-Jahren entstanden verschiedene Interventionen und Methoden auf derselben Basis wie verschiedene Möglichkeiten der Konfrontationstherapie (*systematische Desensibilisierung, Flooding, Habituationstraining, Reaktionsverhinderung*), die *Aversionstherapie, Token-Economy, positive Verstärkung, Löschung* oder das sogenannte *Time-Out*.[39] Maßgeblich zur Verbreitung des verhaltenstherapeutischen Ansatzes in jenem Zeitraum beigetragen hat Hans-Jürgen Eysenck mit seinem Buch *Behaviour Therapy and the Neuroses,* der Gründung der Zeitschrift *Behaviour Research and Therapy* sowie seinem Postulat,

39 In der *positiven Verstärkung* wird das Zeigen eines gewünschten Verhaltens belohnt. Die *Token-Economy* als Behandlungsmethode baut darauf auf. Tokens sind Objekte mit einem Tauschwert, die gegen Belohnungen wie Süßigkeiten, Kinobesuche oder anderes eingetauscht werden können. Für erwünschte Verhaltensweisen erhalten die Patient*innen Token. Die *Aversionstherapie* geht den umgekehrten Weg: Sie bestraft unerwünschte Verhaltensweisen. Ein Beispiel ist der Einsatz von Brechmittel bei Alkoholkonsum, wodurch das Verhalten *Alkohol trinken* reduziert wird. Die *Löschung* oder das *Time-Out* entfernt positive Verstärker bei einem unerwünschten Verhalten. In der Praxis wird das negative Verhalten schlicht ignoriert. Durch die fehlende Aufmerksamkeit wird das Verhalten von der anderen Person reduziert. Beim *Time-Out* wird sie im Fall des unerwünschten Verhaltens zusätzlich allein in einen reizarmen Raum geschickt. Unter *Flooding* versteht man, im Kontrast zur Konfrontation mit schrittweise ansteigenden Angstreizen, das Hineinversetzen der Patient*innen in die für sie schwierigste Situation – ein wahres Überfluten. Für weitere Details zu diesen und weiteren Techniken der klassischen Verhaltenstherapie siehe Maercker (2009, S. 670-678); Michael und Tuschen-Caffier (2009, S. 515-530).

dass die meisten Psychotherapieverfahren nicht wirkungsvoller als keine Therapie seien, also nicht über den Placebo-Effekt hinausgingen, während lediglich die Verhaltenstherapie überprüfbar wirkungsvoll sei (Eysenck, 1952, S. 319–324). Die mittlerweile durch zahlreiche Studien widerlegte Aussage führte zu einem weltweiten Verhaltenstherapieboom.

Die heutige Verhaltenstherapie ist weitaus komplexer und vielschichtiger, was auch auf die sogenannte *kognitive Wende* in der zweiten Hälfte des 20. Jahrhunderts zurückzuführen ist. Die kognitive Wende stellt gewissermaßen die Erweiterung der auf pures Verhalten fokussierten behavioralen Verhaltenstherapie dar, die zunehmend kognitive Variablen wie Gedanken, Emotionen oder Einstellungen berücksichtigt. Die Kombination aus den kognitiven Elementen und der Verhaltenstherapie wurde zur Kognitiven Verhaltenstherapie. Aktuell befinden wir uns in der sogenannten *dritten Welle der Verhaltenstherapie*, in der weitere Konzepte und Ansätze wie die achtsamkeitsbasierte Therapie, die Akzeptanztherapie und weitere aufgenommen worden sind (Heidenreich & Michalak, 2009, S. 570). Ebenfalls Teil der aktuellen Welle ist die Schematherapie, die einen anderen Blickwinkel einnimmt und psychodynamische Aspekte in die kognitive Therapie integriert. Schemata sind in Anlehnung an Piaget Muster aus Erinnerungen, Emotionen, Gedanken und Empfindungen, die in der Kindheit entstanden sind und dysfunktional sein können, was in weiterer Folge zu psychischen Problemen führen kann (Berbalk & Young, 2009). Jene Erweiterungen haben dazu geführt, dass die psychotherapeutische Schule, die heute als Kognitive Verhaltenstherapie bekannt ist, im Grunde ein nach empirischen Kriterien (Wirksamkeit) erfolgter Zusammenschluss von zahlreichen einzelnen Ansätzen ist, der von Margraf in seinem Lehrbuch wie folgt definiert wird:

> „Die Verhaltenstherapie ist eine auf der empirischen Psychologie basierende psychotherapeutische Grundorientierung. Sie umfasst störungsspezifische und -unspezifische Therapieverfahren, die aufgrund von möglichst hinreichend überprüftem Störungswissen und psychologischem Änderungswissen eine systematische Besserung der zu behandelnden Problematik anstreben. Die Maßnahmen verfolgen konkrete und operationalisierte Ziele auf den verschiedenen Ebenen des Verhaltens und Erlebens, leiten sich aus einer Störungsdiagnostik und individuellen Problemanalyse ab und setzen an prädisponierenden, auslösenden und/oder aufrechterhaltenden Problembedingungen an. Die in ständiger Entwicklung befindliche Verhaltenstherapie hat den Anspruch, ihre Effektivität empirisch abzusichern“ (Margraf, 2009, S. 6).

Die Kognitive Verhaltenstherapie verändert sich also laufend und passt sich stets an den jeweiligen Forschungsstand an, arbeitet zudem eklektizistisch und integriert funktionierende Konzepte aus anderen Therapieschulen in die eigene Arbeit. Im nächsten Abschnitt werden die Grundlagen der Kognitiven Verhaltenstherapie sowie ihre praktische Anwendung in der psychotherapeutischen Praxis anhand des umfangreichen, von Margraf und Schneider herausgegebenen *Lehrbuchs der Verhaltenstherapie* ausführlicher dargestellt.

4.5.2 Die Grundlagen der Kognitiven Verhaltenstherapie

Die moderne Kognitive Verhaltenstherapie (KVT), jedenfalls im Verständnis der Autoren im Lehrbuch der Verhaltenstherapie, begreift sich als naturwissenschaftlich-empirisch fundierte Behandlungsmethode, die auf der wissenschaftstheoretischen Grundlage des sozialen Konstruktionismus steht. Damit ist gemeint, dass beispielsweise das, was als psychische Störung begriffen wird, von gesellschaftlichen Konventionen abhängt, was gut anhand der Diagnoseklassifikationssysteme ICD und DSM erkennbar ist. Im Gegensatz zum radikalen konstruktivistischen Postulat der Unvorhersagbarkeit menschlichen Verhaltens und der Ableitung, dass psychotherapeutische Interventionen nicht planbar sind, gehen Vertreter*innen der Kognitiven Verhaltenstherapie davon aus, dass ziel- und zweckgerichtete psychotherapeutische Interventionen sehr wohl geplant und mit entsprechenden Resultaten eingesetzt werden können (Westmeyer, 2009). Neben der wissenschaftstheoretischen Basis steht der Ansatz ebenso auf einem spezifischen Menschenbild, das Erwin Parfy und Gerhard Lenz wie folgt charakterisieren:

> „Unsere Erfahrungen werden unter Beteiligung von emotionalen und kognitiven Verarbeitungssystemen nach kausalen Zusammenhängen organisiert. Schemata richten vor diesem Erwartungshintergrund unsere Verhaltensweisen auf die aktuellen Anforderungen hin aus. Dabei spiegeln sich oft die früheren Beziehungserfahrungen: Eine feinfühlige Abstimmung zwischen Heranwachsenden und deren primären Bezugspersonen wirkt sich auf die spätere Sicherheit in sozialen Bindungen sowie bei der Explorationsbereitschaft in unbekannten Situationen positiv aus. Damit einhergehendes engagiertes Handeln gründet zwar notwendigerweise auf kulturell überlieferten Bedingungen, doch indem individuelle Werte und Bedürfnisse im Handeln realisiert werden, verändert wiederum der Einzelne die Kultur" (Parfy & Lenz, 2009, S. 81–82).

Im Vergleich zu den ersten rein verhaltenstherapeutischen Ansätzen werden also auch Kognitionen, Emotionen, der Einfluss der Kindheit (auf die uns prägenden Schemata) sowie die uns formende Kultur anerkannt und in der Arbeit mit den Patient*innen berücksichtigt.

Die Kognitive Verhaltenstherapie ist gemäß Selbstbild eine Therapieform, die stets die aktuellen Forschungsergebnisse berücksichtigt. Das bedeutet, dass Therapieforschung einen hohen Stellenwert innerhalb der Schule einnimmt. Gefragt wird dabei längst nicht mehr, ob Psychotherapie wirkt oder welche Psychotherapieschule bessere Behandlungserfolge erzielt, sondern vielmehr, welche Faktoren bei welchen psychischen Störungen zu welchen Ergebnissen führen. Das umfasst sowohl bestimmte Techniken und Interventionen, aber auch allgemeine Wirkfaktoren wie die therapeutische Beziehung oder die Motivation, die in den letzten Jahrzehnten intensiv beforscht wurden (Reinecker, 2009b). In der kognitiv-verhaltenstherapeutischen Praxis werden deshalb sowohl behandlungsrelevante Faktoren wie die therapeutische Beziehung als auch störungsübergreifende Interventionen und Basisfertigkeiten sowie störungsspezifische Techniken beachtet. Während manche Psychotherapieschule von der Individualität einer jeden Person ausgeht und bezweifelt, dass alle Patient*innen gleich behandelt werden können, wählte die Verhaltenstherapie den Weg der störungsspezifischen Behandlung. So konnten von Anfang an Therapieverfahren entwickelt werden, die speziell auf psychische Störungsbilder zugeschnitten sind, wobei diese im Bedarfsfall an individuelle Besonderheiten von Hilfesuchenden angepasst werden (müssen). Gerade jene erweisen sich in empirischen Studien in der Regel als sehr effektiv, was ein Hauptgrund für die hohe Wirksamkeit der KVT ist, die in Metastudien immer wieder bestätigt wird. Eine Grundvoraussetzung für eine solche Effektivität ist jedoch die adäquate Anwendung der störungsspezifischen Methoden bei Patient*innen. Hierfür bedarf es einer zuverlässigen Diagnostik, die in der Regel am Beginn einer Psychotherapie durchgeführt wird.

Margraf und Schneider beschreiben die Diagnostik als durchaus komplexes Unterfangen, das fünf Schritte umfasst, die sich in der Praxis jedoch oftmals überlappen. Zunächst erfolgen der Beziehungsaufbau und das Gewinnen eines ersten allgemeinen Eindrucks. Hier kann zuweilen ein allgemeiner Fragebogen eingesetzt werden, in dem die wichtigsten Informationen erfragt werden. Der zweite Schritt ist die Störungsdiagnostik im engeren Sinn. Hier können standardisierte Fragebögen, Tests und Interviews angewendet werden, mit denen ein detaillierter und tiefgehender Blick in die psychische(n) Störung(en) geworfen werden kann. Die Auswahl der Tests und Interviews orientiert sich dabei am ersten Eindruck sowie an den vorab eingeholten Informationen und Verdachtsdiagnosen. Der dritte diagnostische Schritt enthält das Abklären von organischen Differenzialdiagnosen, also von körperlichen Erkrankungen, die für eines oder mehrere Symptome verantwortlich sind. Hiermit soll auch verhindert werden, dass potenziell bedrohliche somatische Krankheiten unentdeckt bleiben, die hinter den psychischen Symptomen verborgen sind. Im vierten Schritt wird das Problemverhalten analysiert, wofür beispielsweise standardisierte Tagebücher zum Einsatz kommen können. Und der fünfte Schritt umfasst weitere diagnostische Maßnahmen, also das Erheben von weiteren Informationen, die im jeweiligen konkreten Fall noch sinnvoll und notwendig sein können – etwa frühere Therapieerfahrungen, spezifische Lebensereignisse, Therapieziele, Umwelterfahrungen und mehr (Margraf & Schneider, 2009, S. 340–341).

Die kognitiv-verhaltenstherapeutische Behandlung besteht gemäß Lehrbuch aus fünf Phasen:

Erstkontakt und Analysen – Am Anfang einer Psychotherapie steht der Erstkontakt, in dem das gegenseitige Kennenlernen erfolgt. Patient*innen haben dabei in der Regel gewisse Vorerwartungen an das Gegenüber, das Setting und ein Bedürfnis nach ersten positiven Ergebnissen. Hier kommt es vor allem darauf an, dass die Behandelnden offen und wertschätzend sind, sich nicht hinter Geheimnistuerei sowie Expertentum verbergen und vor allem das jeweilige Gegenüber als Patient*in annehmen (N. Hoffmann, 2009, S. 469–470). Auch sollten im Erstkontakt bereits alle wichtigen Informationen für eine erste Verdachtsdiagnose erhoben werden – ebenso die Symptomatik und der Therapieanlass (Frank & Frank, 2009, S. 476–477).

Zielformulierung – In der zweiten Phase geht es primär um das Formulieren von Zielen, die für beide Parteien akzeptabel sind. Überzogene oder unrealistische Erwartungen von Patient*innen können, ebenso wie Personen, die z. B. von Angehörigen in die Therapie geschickt wurden, dazu beitragen, dass bereits die Zielformulierung zu einem herausfordernden Teil der Psychotherapie wird. Wo kein gemeinsames Therapieziel gefunden werden kann, ist es zumindest möglich, kurzfristige Ziele Schritt für Schritt zu formulieren und zu vereinbaren (N. Hoffmann, 2009, S. 470–471).

Therapeutisches Angebot – Wenn Klarheit über das Ziel herrscht, kann der Weg skizziert werden. Hier gilt das Prinzip der größtmöglichen Transparenz. Jene beginnt bereits beim expliziten Vorschlag, Verhaltensmodifikationen überhaupt durchzuführen, und setzt sich bei der Ausgestaltung der weiteren Informationen fort. Nur wenn die Patient*innen umfassend und vollständig transparent über die geplanten Interventionen, deren wissenschaftliche Grundlage, deren konkreter Ablauf und den Zeitraum aufgeklärt werden, können sie entscheiden, ob sie eine solche Psychotherapie in Anspruch nehmen wollen. Klar ist, dass an der Stelle die Diagnose bereits feststehen und ein Behandlungsplan seitens der Psychotherapeut*innen verfügbar sein muss (N. Hoffmann, 2009, S. 471–472).

Einsatz therapeutischer Verfahren – Wurde das Einverständnis erteilt und sind die Hilfesuchenden bereit, an der Behandlung aktiv mitzuwirken, werden die therapeutischen Verfahren eingesetzt. Dabei kommt es häufig zu einer Mischung aus konkreten störungsspezifischen und allgemeinen Interventionen. Einige Beispiele für solche Interventionen werden nachfolgend vorgestellt (N. Hoffmann, 2009, S. 472).

Stabilisierung, Ablösung und Beendigung – Der letzte Abschnitt einer psychotherapeutischen Behandlung enthält die adäquate Lösung und Beendigung derselben. Die letzte Phase ist geprägt von der steten Zurücknahme des Einflusses der Psychotherapeut*innen auf das Behandlungsgeschehen. Gleichzeitig werden die Patient*innen ermutigt, künftige Probleme selbstständig lösen zu können, wozu es auch hilfreich sein kann, ihnen ein Repertoire an Problemlösefertigkeiten mitzugeben.

In der Kognitiven Verhaltenstherapie werden unterschiedlichste Verfahren angewendet. Im Lehrbuch der Verhaltenstherapie sind zahlreiche Ansätze vertreten. Dazu gehören:

- *Entspannungsverfahren* wie die Progressive Relaxation, die angewandte Entspannung, das Autogene Training, Meditation oder Yoga. Ihnen gemein ist das Ziel der Entspannung, nicht nur des Körpers, sondern vor allem der Psyche. Dies wird beispielsweise bei Angstzuständen eingesetzt, weil Entspannung der klassische Antagonist der psychophysiologischen Verspannung ist (Maercker & Krampen, 2009).
- *Konfrontationsverfahren* wie die Extinktion, die Abhärtung, die Habituation und einige mehr. Sie wurden bereits im vorherigen Kapitel in der Fußnote 39 detaillierter beschrieben (Michael & Tuschen-Caffier, 2009).
- *Operante Verfahren* wie die Verstärkung, die Token Economy, die Bestrafung oder die Löschung. Für sie gilt dasselbe wie für die Konfrontationsverfahren, weshalb hier abermals auf die Fußnote 39 verwiesen wird (Maercker, 2009).
- *Kognitive Verfahren* gehen auf die rational-emotive Verhaltenstherapie nach Albert Ellis sowie auf die kognitive Verhaltenstherapie nach Aaron Beck zurück. Das Ziel der Verfahren ist die Veränderung unangemessener Kognitionen wie die Grundüberzeugung, man müsse perfekt sein. Hier kommt häufig der sogenannte Sokratische Dialog (Abbildung 7) zur Anwendung (Jong-Meyer, 2009).
- Die *Schematherapie*, die ursprünglich als Ergänzung der KVT konzipiert wurde und mittlerweile eine Behandlungsmethode innerhalb derselben repräsentiert.

Der bereits im vorherigen Kapitel kurz erklärte Schemabegriff stellt die Grundlage dar, das Ziel ist hingegen die Schemaheilung. Gemeint ist damit die Befriedigung unerfüllter Kernbedürfnisse, die zu Zufriedenheit und Erfüllung führen sollte (Berbalk & Young, 2009).

- Die *Klinische Hypnose* – ein Verfahren, das bereits seit einigen Jahrhunderten bei psychischen Störungen angewendet wird und in einer modernen Abwandlung entsprechende Resultate liefert. Die Hypnose ist kein Teil der KVT im engeren Sinn, sondern vielmehr eine Technik, die in unterschiedlichen psychotherapeutischen Schulen verwendet wird. In der KVT wird sie als hypnotische Trance zur Entspannung, Imagination und Suggestion eingesetzt (Revenstorf, 2009).
- Die *Euthyme Therapie*, auch genannt die kleine Schule des Genießens, stellt das positive Erleben und Wahrnehmen, eben das Genießen, in den Vordergrund, das gerade bei Menschen mit psychischen Erkrankungen oftmals beeinträchtigt ist. Der Umgang mit bestimmten Materialien, nach einem bestimmten Programm geleitet, dient dem bewussten Wahrnehmen positiver Reize (Lutz, 2009).
- Auch die *Achtsamkeit* wird in der modernen KVT in Form unterschiedlicher Techniken eingesetzt. Achtsamkeit bedeutet, die eigene Aufmerksamkeit absichtsvoll und nichtwertend auf das bewusste Erleben des gegenwärtigen Moments zu richten. Die Akzeptanz des eigenen Erlebens meint die Bereitschaft, Ereignisse aktiv und offen anzunehmen. Das schließt sowohl angenehme wie unangenehme Erfahrungen ein, die beide gleichermaßen angenommen werden sollen (Heidenreich & Michalak, 2009).
- Das *Kommunikationstraining* dient dem Ausbau der Fertigkeiten, sich offen, aufnehmend, konstruktiv sowie in Kongruenz mit den eigenen Gefühlen und dem nonverbalen Verhalten mit anderen Menschen auszutauschen (Kaiser & Hahlweg, 2009).
- *Selbstmanagement, Selbstkontrolle und Selbstregulation* – ein Verfahren, um die Patient*innen zu befähigen, selbstständig bei auftretenden Problemen zurechtzukommen. Dazu wird das eigene Verhalten im Zuge der Selbstbeobachtung wahrgenommen, anschließend im Rahmen anhand selbst gesetzter Standards selbst bewertet und schließlich mittels Selbstverstärkung und Selbstbestrafung verändert (Reinecker, 2009a).
- *Biofeedback* bezeichnet eine Methode, um Körperfunktionen mittels Messungen bewusst wahrnehmbar zu machen. Das Ziel ist die Beeinflussung der in der Regel unbewusst ablaufenden körperlichen Prozesse durch Rückkopplung und Verstärkung (Rau, 2009).

Gerade im Bereich der Angststörungen kommt zudem die systematische Desensibilisierung als Technik seit Jahrzehnten erfolgreich zum Einsatz. Diese wird im übernächsten Kapitel ausführlicher behandelt, weshalb an der Stelle lediglich auf das Kapitel 4.5.4 verwiesen wird.

4.5.3 Eco-Anxiety – Bisherige Forschung zur CBT/KVT

Im Gegensatz zu manchen Therapieformen wie der Provokativen Therapie, zu der es keinen einzigen Text im Zusammenhang mit Eco-Anxiety gibt, wird die Kognitive Verhaltenstherapie, im englischen Sprachraum vor allem als CBT (Cognitive Behavioral Therapy) bezeichnet, in zahlreichen Fachartikeln und sonstigen Berichten erwähnt, welche die psychotherapeutische Behandlung der Klimaangst thematisieren.

In der Metastudie *A Scoping Review of Interventions for the Treatment of Eco-Anxiety* führen die Autorinnen einige kognitiv-verhaltenstherapeutische, emotionsfokussierte und achtsamkeitsbasierte Arbeiten an, erwähnen jedoch auch, dass in jenen keine spezifischen Interventionen erwähnt werden (Baudon & Jachens, S. 5). Die beiden Autorinnen beschreiben zumindest die ersten beiden Ansätze etwas detaillierter. Mit den kognitiven Interventionen soll der Katastrophenblick in einem neuen Rahmen gesetzt und die Resilienz gestärkt werden (S.6). Baudon und Jachens im Original:

> „These interventions focused on identifying and reframing clients' thoughts, beliefs, and attitudes related to eco-anxiety. Intervention examples include reprioritizing, for example through asking a client, 'What's most urgent? Are there any true emergencies? (What) are (your) skills'" (S. 8).

Den emotionsfokussierten Ansatz definieren sie wie folgt:

> „These interventions focused on making space for the processing and expression of clients' emotional experience related to their ecological concerns and on helping them develop emotion regulation skills" (S. 10).

Ebenfalls in die Richtung geht ein Fachartikel von Clayton. Sie erwähnt die Kognitive Verhaltenstherapie in einem Absatz zur Behandlung von Eco-Anxiety und meint darin, dass hierbei emotionsfokussierte Bewältigungsstrategien sowie die Technik der *kognitiven Umstrukturierung* zum Einsatz kommen. Sie relativiert unmittelbar darauf den Nutzen der zuletzt genannten Technik, da diese zwar kurzfristig helfen kann, die Ängste zu reduzieren, aber solange das Problem des Klimawandels bestehen bleibt, ist es unwahrscheinlich, dass sie auf lange Sicht wirksam ist. Eine problemorientierte Bewältigung unterstützt allerdings dabei, die eigene Fähigkeit zu individuellen Verhaltensmaßnahmen neu zu bewerten oder sich für gesellschaftliche Veränderungen einzusetzen, was auch langfristig hilft (Clayton, 2020, S. 4). Der Terminus *Kognitive Umstrukturierung* bezeichnet die Veränderung der internen Repräsentation (vor allem der Bewertung) einer externen Situation, welche hauptsächlich über die Sprache bzw. durch Selbstgespräche stattfindet. Dysfunktionale Kognitionen sollen dabei durch das Einüben funktionaler Kognitionen ersetzt werden, beispielsweise durch das täglich mehrfache Aussprechen neuer Bewertungen sowie durch Selbstverbalisationen, Rollenspiele und weitere Techniken (Reinecker, 2009a, S. 639).

Indikationsbereiche für Fragen	Mögliche Therapeuten-Hypothese	Mögliche sokratische Frage
Sammeln verschiedener Lösungsalternativen	Es gibt mehrere Möglichkeiten	Welche Möglichkeiten sehen Sie, welche könnten anderen Leuten einfallen, zunächst noch unabhängig von der Machbarkeit?
Abwägen verschiedener Alternativen	Jede hat unterschiedliche Vor- und Nachteile	Welche Vor- und Nachteile sehen Sie?
Konsequenzen von Alternativen bewerten	Der erwartete Nutzen und die erwarteten Kosten sind weniger total als vom Patienten automatisch angenommen	Was werden Sie dabei gewinnen? Was werden Sie dabei verlieren?
Aufzeigen von Verzerrungen in situationsbezogenen Gedanken/Bildern	Es liegt ein bestimmter logischer Fehler, eine idiosynkratische Sichtweise vor (z. B. Reaktionen anderer auf sich beziehen)	Aus welchen Gründen könnte X zu spät gekommen sein?
Überprüfung der Bedeutung, die der Patient einem Ereignis beimisst	Sie ist zu groß, zu weit reichend	Was wäre, wenn Sie diese Prüfung nicht bestehen, der nächste Schritt? Was bliebe davon unberührt?
Selektiv negativ oder bedrohlich gesehene Situationen/Ereignisse	Einzelheiten, die eine abgewogene oder positive Betrachtung nahelegen, wurden übersehen	Sprach der Vorgesetzte nur diesen einen Punkt und nur bei Ihnen an? Gab es auch kleine Zeichen von Anerkennung?
Verantwortungsübernahme für Situationsausgänge	Der Situationsausgang hing von verschiedenen Faktoren ab	Welche Aspekte könnten generell bei Benotungen von Prüfungen eine Rolle spielen?
Stabilitätsannahmen (»immer« bzw. »nie«)	Veränderungen sind möglich	Woran würden Sie erkennen, dass das nicht ganz zutrifft? Gab es Zeiten, in denen das nicht ganz zutraf?
Selbsteinschätzungen zu überdauernden Eigenschaften	Diese Erfahrungen reichen nicht aus, um »Wertlosigkeit« zu begründen	Wann würden Sie jemand anderen als »wertlos« bewerten?

Abbildung 7: Der angewandte Sokratische Dialog (Jong-Meyer, 2009, S. 616)

Die von Clayton geäußerte Kritik formuliert auch Taylor, jedoch in deutlich direkteren Worten, die die KVT in keinem guten Licht stehen lassen. Er meint, es wurden mehrere Programme zur Angstprävention entwickelt. Diese kognitiv-behavioralen Programme könnten nützlich sein, um die Widerstandsfähigkeit von Menschen zu stärken, die dem Risiko klimabedingter Umweltstressoren ausgesetzt sind. Leider seien die bisherigen Ergebnisse enttäuschend. Solche Präventionsstudien werden in mehreren Metaanalysen angeführt. Das Resultat lautet, dass sie nur schwache oder geringe Auswirkungen auf die Verringerung des Risikos von Angst- oder Stimmungsstörungen haben (S. Taylor, 2020, S. 3).

Eine Gegenstimme äußert Pihkala, der in seinem Text ebenfalls die CBT als Behandlungsmethode von Eco-Anxiety anführt und von Limitierungen spricht, aber ebenso von deren Stärken. Er erwähnt zwar keine konkreten Techniken oder Methoden, spricht allerdings davon, dass Praktizierende, welche die KVT oder die achtsamkeitsbasierte Psychotherapie erfolgreich anwenden, einen Ansatz wählen, in dem man nicht versucht, die Angst vollständig loszuwerden, sondern stattdessen Skills entwickelt, um mit der Angst leben und umgehen zu können (Pihkala, 2020a, S. 13).

Etwas umfangreicher, aber nicht sehr in die Tiefe gehend, thematisiert Anastasia Dailianis die KVT im Kontext der Behandlung von Eco-Anxiety in ihrer Master-Thesis. Sie erwähnt mehrfach, dass die Kognitive Verhaltenstherapie, konkret Achtsamkeitsübungen und Meditationstechniken, bei Eco-Anxiety und Eco-Distress erfolgreich eingesetzt wird. Darüber hinaus wird abermals die Kognitive Umstrukturierung explizit als Intervention bei Eco-Anxiety genannt, aber auch Emotionsregulationsstrategien führt sie mehrfach an (Dailianis, 2020). Emotionsregulation wird im zweiten Band des Lehrbuchs wie folgt erklärt:

> „Unter Emotionsregulation wird der Prozess verstanden, mit dessen Hilfe Emotionen beeinflusst werden, dahingehend, welche Emotionen gespürt, wann oder wie empfunden und

> wie sie ausgedrückt werden. Dabei geht es sowohl um negative wie auch um positive Emotionen und ihre Reduktion, ihre Verstärkung und Aufrechterhaltung. Emotionsregulation geht somit über Coping deutlich hinaus" (Becker, 2008, S. 91).

Nicht nur in Fachartikeln werden unterschiedliche Techniken der Kognitiven Verhaltenstherapie im Kontext der Eco-Anxiety-Behandlung genannt, auch in Magazinen, Blogs und anderen Onlineformaten findet man sie. Teilweise werden hier Wege beschritten, die man in der Fachliteratur vergeblich sucht. William Sheate schreibt beispielsweise über Eco-Anxiety auf der Webseite eines britischen Instituts für Hypnotherapie. Darin bringt er die Hypno-KVT ins Spiel:

> „As a cognitive behavioral hypnotherapist, and as an environmentalist, I find that CBT, mindfulness and Acceptance and Commitment Therapy offer some especially helpful models for working with eco-anxiety. Not least, they emphasize core beliefs, the present moment and personal values. When people clarify their values, they are more able to take useful action in service of what's important to them, rather than worry about them. Combining these with hypnosis, and a good understanding of the pertinent environmental issues, then CBH offers a uniquely relevant and powerful set of techniques and skills for helping the eco-anxious" (Sheate, 2021).

Wie das in der Praxis konkret aussieht, wird leider nicht erwähnt. Auf anderen Seiten ist es ähnlich. In einem Beitrag in der Scientific American erwähnt Isobel Whitcomb die Kognitive Verhaltenstherapie lediglich in einem Satz, der aussagt, dass sie ungesunde Denkweisen identifiziert und modifiziert, um so Menschen mit Eco-Anxiety zu helfen. Weiterführende Informationen sucht man hier vergebens (Whitcomb, 2021). Etwas konkreter und in verständlicherer Sprache versucht Glynis Ratcliffe die KVT-Behandlung bei Eco-Anxiety wiederzugeben. Sie schreibt, was eine Behandlungsform wie die Kognitive Verhaltenstherapie bieten kann, ist eine Verbesserung der Vorstellung davon, wie sie vorgehen würden, wenn eines der befürchteten Klimaszenarien einträte. Dies führt zu mehr Selbstvertrauen, was die Angst verringern kann. Darüber hinaus werden die Patient*innen ermutigt, das Leben zu genießen, vernünftige Schritte zu unternehmen, um sich auf die Zukunft vorzubereiten, wo immer dies möglich ist, und die Einstellung zu entwickeln, die Brücke zu überqueren, wenn es so weit ist (Ratcliffe, 2019). Im Kontrast hierzu bedient sich Maggie Morrow mehr der Fachsprache. Auf ihrer Webseite befindet sich ein Artikel über Eco-Anxiety, in dem sie auf die KVT bei Angststörungen verweist. Auf der entsprechenden Seite wird die Kognitive Verhaltenstherapie ausführlicher dargestellt:

> „CBT uses two main therapeutic components to bring about a reduction in anxiety levels. The cognitive aspect of cognitive behavioral therapy will examine negative thoughts that contribute to feeding your anxiety, whilst the behavioral aspect enables you to look at how you react in situations that trigger anxiety and explore alternative behaviors you can engage in to reduce anxious symptoms. The idea is to increase awareness and change your perception of situations in order to reshape thinking and yield more effective behaviors and positive emotions. CBT is generally a short-term therapy, which aims to equip you with actionable solutions to present issues. It does not address issues from your past in great depth so it's not the best therapy for working with issues such as trauma or abuse. Other therapies can be more effective in these areas" (Morrow, 2019).

Zum Abschluss soll eine Webseite angeführt werden, auf welcher der Weg zur Klimaangst, der im aktuellen Abschnitt beschritten wird, bereits vorweggenommen wird:

www.ecoanxiety.com. Dort steht, dass man, wenn Eco-Anxiety die Charakteristika einer generalisierten Angststörung annimmt und den Alltag spürbar beeinträchtigt, Professionist*innen aufsuchen soll. Diese könnten die Kognitive Verhaltenstherapie anbieten, bei der Gedanken und Überzeugungen über den Klimawandel und die Umwelt diskutiert sowie persönliche Copingstrategien entwickelt werden. Die meisten Formen von Eco-Anxiety können durch persönliche Maßnahmen und Anpassungen des Lebensstils behandelt werden (YoungUpstart, 2022). Ebenjener Zugang zur Klimaangst über die generalisierte Angststörung soll im nächsten Abschnitt detaillierter erörtert werden. Auch wird den konkreten Interventionen hier mehr Raum geboten, um sie möglichst praxisnah vermitteln zu können.

4.5.4 Eco-Anxiety – Zugang über die generalisierte Angststörung

Im ersten Buch der Reihe Eco-Anxiety haben Raile und Rieken bereits unterschiedliche Formen von Eco-Anxiety herausgearbeitet. Besonders ein Unterscheidungsmerkmal ist für den aktuellen Abschnitt relevant: zwischen Angst und Furcht. Letzteres bezieht sich auf konkrete Situationen bzw. bestimmte Folgen der Klimakrise, beispielsweise eintretende Naturkatastrophen, Extremwetterereignisse oder ein Krieg aufgrund einer Nahrungsmittel- und/oder Wasserknappheit. Daneben existieren allgemeine Ängste, die mehr oder weniger diffus sind und am treffendsten als Zukunftsängste bezeichnet werden können (Raile & Rieken, 2021). Da jedoch selbst bei starker Eco-Anxiety die diagnostischen Kriterien für eine Phobie, also die psychopathologische Furcht, nicht erfüllt sind,[40] wird weiterer Folge die generalisierte Angststörung im Mittelpunkt stehen.

> „Wer an einer generalisierten Angststörung, kurz GAS, leidet, der fürchtet die Zukunft“ (Becker, 2008, S. 88).

Im ICD-11 wird die generalisierte Angststörung wie folgt beschrieben: Die generalisierte Angststörung ist gekennzeichnet durch ausgeprägte Angstsymptome, die mindestens mehrere Monate lang an mehr als einem Tag anhalten und sich entweder in allgemeiner Besorgnis (d. h. „frei schwebende Angst“) oder in übermäßiger Besorgnis äußern, die sich auf mehrere alltägliche Ereignisse konzentrieren, die meist die Familie, die Gesundheit, die Finanzen und die Schule oder den Beruf betreffen, zusammen mit zusätzlichen Symptomen wie Muskelverspannungen oder motorische Unruhe, sympathische autonome Überaktivität, subjektives Erleben von Nervosität, Schwierigkeiten bei der Aufrechterhaltung der Konzentration, Reizbarkeit oder Schlafstörung. Die Symptome führen zu erheblichem Leidensdruck oder zu deutlichen Beeinträchtigungen in persönlichen, familiären, sozialen, schulischen, beruflichen oder anderen wichtigen Funktionsbereichen.

---

40 Gemäß ICD-11 würde eine solche Form von Eco-Anxiety am ehesten zu den spezifischen Phobien gezählt (Code 6B03). Dort heißt es, die spezifische Phobie ist eine übermäßige Angst vor bestimmten Objekten oder Situationen, die in keinem Verhältnis zur tatsächlichen Gefahr steht. Dies trifft nicht auf Eco-Anxiety zu, denn die befürchteten Situationen können tatsächlich lebensbedrohlich sein. Die Angst ist lediglich insofern übertrieben, als Betroffene die Auftretenswahrscheinlichkeit solcher Szenarien deutlich höher einschätzen.

Die Symptome sind nicht Ausdruck eines anderen Gesundheitszustands und sind nicht auf die Wirkung einer Substanz oder eines Medikaments auf das zentrale Nervensystem zurückzuführen (WHO, 2022).

Die Beschreibung hat einige Ähnlichkeiten mit der in Kapitel 2.5 formulierten Arbeitsdefinition von Eco-Anxiety. In beiden Fällen geht es um eine längere Zeit überdauernde Angst, die sich nicht auf konkrete Situationen oder Objekte bezieht, sondern mehr auf die Zukunft, und sich auf den Alltag in Form von Konzentrationsproblemen, Schlafstörungen bzw. erheblichen Beeinträchtigungen in wichtigen Funktionsbereichen auswirkt. Eco-Anxiety unterscheidet sich von der GAS darin, dass die eher unspezifische Angst einen mehr oder weniger konkreten Auslöser hat, der durchaus bedrohlich ist: die Klimakrise und ihre Auswirkungen. Allerdings ist sie insofern unspezifisch, als sich Betroffene nicht vor bestimmten Objekten oder Szenarien fürchten, sondern vielmehr allgemein die ungewisse Zukunft. Wie bereits auf der Webseite ecoanxiety.com betont wird, kann Eco-Anxiety, wenngleich nicht mit der generalisierten Angststörung ident, die Form einer solchen annehmen, woraufhin sie wie eine GAS behandelt wird.

Eni Becker ergänzt die Diagnostik um den bedeutenden Hinweis, dass auch Menschen ohne GAS regelmäßig Ängste und Sorgen haben. Sie erleben diese jedoch selten über mehrere Monate hinweg in einer Intensität, die sich nicht nur als Reizbarkeit, Müdigkeit, Verspannungen und dergleichen mehr manifestiert, sondern als unkontrollierbar erlebt wird. In einer kognitiv-verhaltenstherapeutischen Psychotherapie würde man zur Absicherung einige diagnostische Messinstrumente anwenden: das strukturierte Interview, das Beck-Angstinventar, den Fragebogen für Sorgen und so weiter (Becker, 2008, S. 92). Im Fall von Eco-Anxiety ist es darüber hinaus sinnvoll, das in Kapitel 2.2 bereits vorgestellte Eco-Anxiety-Inventar einzusetzen (Clayton & Karazsia, 2020).

Ist die Diagnose gesichert, sind etwaige Komorbiditäten ausgeschlossen (oder entsprechend berücksichtigt) und alle relevanten Informationen erhoben, gilt es, einen Behandlungsplan festzulegen und mit den Patient*innen zu besprechen. Becker betont an der Stelle, dass es sinnvoll ist, je nach vordergründigen Beschwerden die Behandlung individuell aus einzelnen Therapiebausteinen zusammenzusetzen. Sie nennt in dem Zusammenhang konkret die Konfrontationsbehandlung, kognitive Verfahren und die angewandte Entspannung. In keiner Behandlung fehlen sollte die Informationsvermittlung, in der allgemeine Informationen über Angst sowie spezielle Informationen zur GAS (bzw. in diesem Fall Eco-Anxiety) den Patient*innen mitgeteilt werden, und die Empfehlung, ein Sorgentagebuch zur Selbstbeobachtung zu führen. Die voraussichtliche Therapiedauer schätzt Becker bei der GAS auf 15 bis 20 Sitzungen (Becker, 2008, S. 93–94), was sich wohl auch auf Eco-Anxiety umlegen lässt.

Anschließend geht er auf die einzelnen Verfahren genauer ein und beginnt bei der Informationsvermittlung: Die Psychoedukation sollte ein grundlegender Bestandteil jeder (Angst-)Therapie sein. Das Ziel der Intervention ist das umfassende Aufklären der Patient*innen über Ängste allgemein, den biologischen Mechanismus, die grundsätzlich schützende Funktion, die psychophysiologischen Auswirkungen auf den Menschen sowie über Eco-Anxiety im Besonderen. So können die Betroffenen erfahren, dass sie eine grundsätzlich natürliche Reaktion auf eine reale Bedrohung empfinden. Anhand des

Vulnerabilität-Stress-Modells werden die Bedingungen für die Entstehung und die Stärke der Ängste erklärt. Es ist wichtig, dass die Hilfesuchenden verstehen können, was mit ihnen los ist, warum sie die Ängste so erleben und welche Faktoren welche Auswirkungen darauf haben. Nicht zuletzt hilft eine derart umfassende Aufklärung den Patient*innen, zu verstehen, warum welche Behandlungsmethode durchgeführt wird. In der Psychoedukation geht es aber nicht ausschließlich um das Aufklären. So wird beispielsweise das Führen eines Ängstetagebuchs empfohlen, um die Problematik besser verstehen zu können. Becker meint dazu:

> „Unabhängig von den geplanten Interventionen ist es sinnvoll, ein Sorgentagebuch zu führen. In diesem werden Sorgenzeiten und -inhalt, erlebte Angst und Anspannung sowie Aktivitäten und Situationen erfasst. Es gibt standardisierte Vorbilder; aber auch mit dem Patienten gemeinsam entwickelte Tagebuchvarianten haben sich als hilfreich erwiesen. In solchen individuellen Tagebüchern kann die Komplexität der Sorgen besser auf den Patienten abgestimmt werden" (Becker, 2008, S. 94).

Neben der Psychoedukation wird häufig eine *Konfrontationstherapie in sensu* durchgeführt. Der Zusatz *in sensu* verweist darauf, dass die Konfrontation nicht in der Außenwelt stattfindet, sondern in der Imagination. Nach Becker beginnt die Technik bereits in der gründlichen Aufarbeitung und Erklärung, warum eine solch unangenehme Intervention für Patient*innen von besonderer Bedeutung ist. Immerhin ist das bewusste Auslösen von Ängsten mit der Absicht, sich ihnen zu stellen, kein einfaches oder angenehmes Unterfangen. Die ausführliche Vermittlung der Hintergründe und Wirkweisen hilft den Betroffenen, zu verstehen, welchen Nutzen sie daraus ziehen werden, was sie im Idealfall zusätzlich motiviert, aktiv daran teilzunehmen.

Im ersten Schritt der Vorbereitung werden aufrechterhaltende Mechanismen besprochen. Das Tagebuch stellt hierbei eine Unterstützung dar, mit der Vermeidungs- und Verringerungsstrategien aufgedeckt werden können. Solche können beispielsweise Kontrollversuche sein, um einen beginnenden beängstigenden Gedanken zu stoppen oder sich abzulenken, das Denken in Sorgenketten – damit ist das Ersetzen einer Sorge/Angst durch eine andere gemeint, was sich mit der Zeit in regelrechten Sorgenketten manifestiert –, das Vermeiden von Visualisierungen oder das Vermeiden von Situationen, in denen Befürchtetes eintreten könnte. Vermeidungen, Ablenkungen oder Kontrollversuche wirken kurzfristig, helfen aber nicht, die Sorgen und Ängste langfristig zu reduzieren. Statt jenen ineffektiven Strategien soll die Konfrontation als Alternative zur Anwendung kommen, die auch langfristig wirkt. Im zweiten Schritt der Vorbereitung werden Befürchtungen der Patient*innen besprochen. Dabei wird verdeutlicht, dass intensive Gefühle auftreten werden, aber auch die Abschwächung wird thematisiert. Es soll vermittelt werden, dass das *Zu-Ende-Denken* der Sorgen und Ängste die einzige sinnvolle Strategie zur langfristigen Verringerung derselben ist. Ist dies soweit geklärt, kann mit der Vorbereitung der eigentlichen Konfrontationsübung begonnen werden. Das Gegenüber soll ein Szenario auswählen, das entweder gerade besonders aktuell ist oder aus einem anderen Grund vorrangig behandelt werden soll. Die Szene wird gemeinsam entwickelt, niedergeschrieben und verlesen. Sie sollte möglichst viele Sinnesqualitäten (Hören, Sehen, Tasten, Riechen, Schmecken etc.) ansprechen, um eine möglichst detailreiche und intensive Vorstellung erzeugen zu können. Bereits dieser Teil der Intervention kann längere Zeit dauern und einen therapeutischen Effekt haben. Einerseits wurden solche Ängste und Sorgen in der Regel niemals zuvor zu Ende gedacht, andererseits löst die Vorbereitung unter Umständen bereits starke Gefühle aus, ist somit vor dem eigentlichen Beginn eine Konfrontation. Achtzugeben ist laut Becker hier im Besonderen auf Vermeidungsstrategien, mit denen die Betroffenen versuchen, der Konfrontation zu entgehen (Becker, 2008, S. 94–97). Die Durchführung selbst beschreibt der Autor wie folgt:

> „Für die eigentliche Konfrontation wird der Patient gebeten, sich das erarbeitete Sorgenszenario so lebhaft wie möglich vorzustellen. Bei auftretender Angst soll er sich nicht ablenken, sondern sie zulassen und sie aushalten. Die Konfrontation ist erfolgreich, wenn starke Emotionen auftreten und der Patient ihnen nicht ausgewichen ist. Im Allgemeinen tritt keine Habituation während der ersten Übung auf. Aber es kommt auch nicht zur Katastrophe. Die vorher gehegte Befürchtung wird mit dem real Erlebten während der Konfrontation verglichen. War es unerträglich so intensiv zu fühlen? Hat das intensive Sorgen geschadet? So kann der Teufelskreis der Vermeidung durchbrochen werden und die Motivation für weitere Durchgänge gelegt werden. Zur Habituation kommt es dann erst bei weiteren Übungen, die der Patient täglich zu Hause durchführt. Dazu ist es sinnvoll, die Vorstellungsübung während der Therapie aufzunehmen und das Band dem Patienten nach Hause mitzugeben“ (Becker, 2008, S. 96–97).

Das geschilderte Vorgehen kann so bei vielen Formen von Ängsten und Sorgen angewendet werden – auch bei Eco-Anxiety. Neben der Konfrontationstherapie können aber auch kognitive Interventionen zur Behandlung eingesetzt werden. Becker führt hier eine speziell auf die GAS zugeschnittene Methode an, in der er zwei Arten von Sorgen voneinander unterscheidet. Typ-I-Sorgen sind die alltäglichen bzw. im aktuellen Fall auf die Klimakrise bezogenen Sorgen. Typ-II-Sorgen sind demgegenüber Sorgen über die Sorgen, also Meta-Sorgen, wie sie im folgenden Beispielsatz ausgedrückt werden: *Wenn ich meine Sorgen nicht unter Kontrolle bekomme, werde ich krank.* Da die vorhin angeführten Bewältigungsstrategien, hier im Beispiel die Kontrollversuche, langfristig nicht wirken, werden die Meta-Sorgen bestätigt und verstärkt. Der kognitive Ansatz fokussiert auf jene Meta-Sorgen, die gezielt hinterfragt und auf ihre Funktion geprüft werden. Dazu wird in der Praxis zunächst das Modell von Typ-I- und Typ-II-Sorgen erklärt, Letztere anhand der Aussagen der Patient*innen erarbeitet und auf ihre Funktion hin analysiert (Becker, 2008, S. 97–98). Becker führt einige Beispielfragen an, mit denen solche Meta-Sorgen identifiziert werden können – darunter Strategien, um ihren Zweck zu überprüfen:

> „Warum müssen Sie die Sorgen kontrollieren? Was kann passieren, wenn Sie aufhören sich zu sorgen? Was kann passieren, wenn Sie gegen Ihre Sorgen nicht vorgehen? Glauben Sie, dass es normal ist, sich Sorgen zu machen? Denken Sie, dass Sorgen oder sich viel sorgen, schaden? Sind die Metakognitionen bestimmt, können folgende Strategien weiterhelfen: Hinterfragen vorliegender Beweise für negative Metakognitionen. Hinterfragen der Mechanismen, mit denen Typ-II-Sorgen schädigen. Hinterfragen der Annahmen über Unkontrollierbarkeit. Mini-Umfrage über Sorgen bei anderen“ (Becker, 2008, S. 98).

Anschließend soll mit den Patient*innen erarbeitet werden, dass es unmöglich ist, Gedanken zu unterdrücken – ein Beispiel kann anhand des Versuchs, *denken Sie nicht an einen rosa Elefanten*, vermittelt werden. Somit sind die vielen Sorgen und Ängste vielmehr ein

Resultat aus dem Versuch, sie zu verdrängen. Eine Gegenstrategie kann es nun sein, das Gegenüber anzuweisen, sich so viel zu sorgen und zu ängstigen, wie es ihm*ihr möglich ist. Eine andere Strategie kann darin bestehen, alternative Meta-Kognitionen über Sorgen zu entwickeln sowie durch regelmäßiges Vorsagen und andere Techniken einzuüben. Eine dritte genannte Möglichkeit ist das Zuweisen von Aufgaben, sich über bestimmte Dinge mehr Sorgen zu machen als über andere, um dann zu überprüfen, ob sich dadurch etwas in dem Bereich verändert. Alle Strategien sind mit Meta-Sorgen kompatibel, die sich bei einer starken Form von Eco-Anxiety bilden können. Die Sorgen und Ängste hinsichtlich der Klimakrise sind in dem Modell die Typ-I-Sorgen, während Ängste und Sorgen über die Ängste und Sorgen hinsichtlich der Klimakrise die Typ-II-Sorgen sind. Das Vorgehen ist damit direkt übertragbar.

Die letzte Intervention, die Becker in seinem Kapitel nennt, ist die angewandte Entspannung, die auf der progressiven Muskelrelaxation nach Jacobson basiert. Der Autor verweist hierbei auf das entsprechende Kapitel im ersten Band des Lehrbuchs, in dem das Vorgehen erörtert wird (Becker, 2008, S. 98). Dort wird zunächst der Unterschied zur Methode Jacobsons erklärt. Die angewandte Entspannung hat das über die progressive Relaxation hinausgehende Ziel, dass die Patient*innen durch die Therapie lernen, frühe Signale der Angstsymptomatik zu erkennen und durch die Entspannung zu lernen, damit besser umzugehen. Im Folgenden werden vier Behandlungsphasen angeführt. Zunächst die Selbstbeobachtung, in der die Patient*innen mithilfe von Selbstbeobachtungsbögen Anzeichen von Angst kennen und unterscheiden lernen. Das kann nun beispielsweise zunehmender Herzschlag, An- bzw. Verspannungen oder Ähnliches sein. Anschließend wird ein Entspannungszustand durch Instruktion angestrebt, der sich von der progressiven Muskelrelaxation darin unterscheidet, dass keine Anspannungsanweisungen gegeben, sondern ausschließlich Entspannung von der Stirn bis zu den Zehen aufgetragen werden. Im dritten Schritt wird der Entspannungsvorgang konditioniert, also mit bestimmten selbst festgelegten Signalen verknüpft. Hier liegt der Schwerpunkt auf den Atemübungen. In der letzten Phase geht es um die differenzielle Entspannung, mit der die Patient*innen lernen, sich auch außerhalb der therapeutischen Situation mittels der erlernten Techniken entspannen zu können. Nach ausreichenden Übungen kann die neue Entspannungsfähigkeit selbst in Angstsituationen angewendet werden, was das Gefühl deutlich mindert (Maercker & Krampen, 2009, S. 502–503). Die hier dargelegte Methode kann ohne Weiteres auf die Behandlung von Eco-Anxiety übertragen werden.

4.5.5 Fazit – Eco-Anxiety in der Kognitiven Verhaltenstherapie

Die Kognitive Verhaltenstherapie verfügt über ein reichhaltiges Kompendium an empirisch überprüften Methoden, Techniken und Interventionen, die bei zahlreichen Störungen wirksam zum Einsatz kommen. Darunter fallen klassische Verfahren wie die Konfrontationstherapie, kognitive Therapieansätze sowie solche aus der dritten Welle wie die Achtsamkeit. Für die Behandlung von Eco-Anxiety kann auf die Behandlung der generalisierten Angststörung zurückgegriffen werden. Dort wird zunächst betont, dass gerade die Aufklärung im Rahmen einer Psychoedukation ein bedeutender Aspekt ist, der in keiner Psychotherapie fehlen sollte. Das Vermitteln ausführlicher Informationen über Ängste, ihre Zwecke und psychophysiologischen Auswirkungen sowie insbesondere das Phänomen Eco-Anxiety hilft den Betroffenen, sich und ihre Problematik besser verstehen und die Behandlungsansätze annehmen zu können. Was die Behandlung selbst betrifft, so wird einerseits empfohlen, die Angst mit einer Konfrontationstherapie in sensu, also das geleitete Versetzen in Angstsituationen in der Imagination, zu therapieren. Andererseits weisen die Studien auf eine gute Wirksamkeit von kognitiven Verfahren hin, die nicht die Sorgen, sondern vielmehr die Meta-Sorgen ins Visier nehmen und mittels Gegenstrategien verändern. Und nicht zuletzt helfen Entspannungsverfahren bei Angstzuständen, in denen die Patient*innen erlernen, sich selbst bei akut gefühlter Angst entspannen zu können. Aber auch abseits der empirisch überprüften Methoden hat die KVT ein reichhaltiges Angebot an therapeutischen Verfahren, aus dem Praktizierende schöpfen können.

4.6 Eco-Anxiety in der Logotherapie und Existenzanalyse nach Lukas

4.6.1 Über die Logotherapie und Existenzanalyse und Viktor Frankl

Die Logotherapie und Existenzanalyse ist eine weltweit bekannte psychotherapeutische Schule, die auf ihren Gründer Viktor Frankl zurückgeht. Er wurde am 26. März 1905 als zweites von drei Kindern in Wien geboren und wuchs in der sich stark wandelnden Stadt zwischen Kaiserreich, Erstem Weltkrieg und Erster Republik auf. Er interessierte sich schon während der Schulzeit für psychologische Themen inkl. der Psychoanalyse und korrespondierte sogar mit Sigmund Freud (Kenner, 2007, S. 104). 1923 schloss er die Schule mit der Matura ab und begann unmittelbar darauf mit dem Studium der Medizin in Wien, das er 1930 abschloss, wobei er sich auf Depressionen und Suizidalität spezialisierte. Er hatte nicht nur Kontakt zu Freud und publizierte in der Zeitschrift für Psychoanalyse, sondern auch zu Adler und wurde Mitglied des Vereins für Individualpsychologie (Alfred Längle, 2005, S. 154). Die Mitgliedschaft währte jedoch nicht lange, denn in einem Disput innerhalb des Vereins im Jahr 1927, welcher mehrere Mitglieder betraf, wurde er formal ausgeschlossen (Bruder-Bezzel, 1999, S. 75; Raskob, 2005, S. 18–22). Frankl gründete daraufhin Jugendberatungsstellen und leitete zudem ab 1933 den Selbstmörderinnenpavillon des psychiatrischen Krankenhauses im Westen Wiens. In den Jahren entwickelte er bereits seinen eigenen psychotherapeutischen Ansatz. 1926 prägte er den Begriff *Logotherapie* und 1939 *Existenzanalyse* (Frankl, 2007, S. 351).

Nach der Machtübernahme der Nationalsozialist*innen wurde ihm die Behandlung arischer Patient*innen untersagt und er wechselte zum Rothschildspital. 1942 wurde er wegen seiner jüdischen Herkunft deportiert und verbrachte bis zur Befreiung im Jahr 1945 die folgenden Jahre in verschiedenen Konzentrationslagern. Seine Frau, die er erst kurz zuvor geheiratet hatte, kam im KZ um, ebenso sein Bruder und seine Eltern. Frankl überlebte und verarbeitete seine traumatische Zeit im Buch ... *trotzdem Ja zum Leben* *sagen* (Frankl, 2018). Ab 1946 leitete er die Wiener Neurologische Klinik, habilitierte 1947 an der Universität Wien, heiratete 1949 seine langjährige Vertraute Eleonore Katharina Schwindt, gründete 1950 die Österreichische Ärztegesellschaft für Psychotherapie und wurde 1955 zum ordentlichen Professor für Neurologie und Psychiatrie an der Universität Wien ernannt (Kenner, 2007, S. 105–107; Rattner, 2011, S. 726–728). Die folgenden Jahrzehnte widmete er der Arbeit an der psychiatrischen Klinik, dem Schreiben von über 30 Büchern und 400 Fachartikeln sowie zahllosen Vortragsreisen zu insgesamt 208 Universitäten auf der ganzen Welt (Frankl, 2014, S. 110). Er erhielt außerdem 29 Ehrendoktorate von Universitäten, gilt neben Freud und Adler als der bedeutendste Wiener Psychotherapeut und ist zudem Begründer der sogenannten dritten Wiener Psychotherapieschule – die Logotherapie und Existenzanalyse (Alfred Längle, 2005, S. 154).

In einem knappen humoristischen Beitrag definiert Frankl die Logotherapie:

> „‘Können Sie mir in einem Satz sagen, was man unter Logotherapie versteht‘, fragte er, ‚oder zumindest, worin der Unterschied zwischen Psychoanalyse und Logotherapie besteht? ‘ – ‚Ja‘, sagte ich, ‚aber zuerst müssen Sie mir in einem Satz sagen, worin Ihrer Meinung nach das Wesen der Psychoanalyse liegt.‘ Seine Antwort war: ‚Bei einer Psychoanalyse muss sich der Patient auf eine Couch legen und Dinge sagen, die auszusprechen manchmal sehr unangenehm ist.‘ Woraufhin ich ihm umgehend antwortete: ‚Sehen Sie, in der Logotherapie darf der Patient aufrecht sitzen bleiben, aber dafür muss er sich Dinge anhören, die zu hören manchmal sehr unangenehm ist‘“ (Frankl, 2015a, S. 11–12).

Eine ernster gemeinte kurze Erklärung der Logotherapie und Existenzanalyse liefert er dagegen in seinem Buch *Ärztliche Seelsorge*:

> „In ihrer Spezifikation als Psychoanalyse bemüht sich die Psychotherapie um Bewusstmachung von Seelischem. Die Logotherapie bemüht sich demgegenüber um Bewusstmachung von Geistigem. Wobei sie in ihrer Spezifikation als Existenzanalyse darum bemüht ist, im Besonderen das Verantwortlichsein – als Wesensgrund der menschlichen Existenz – dem Menschen zum Bewusstsein zu bringen. Verantwortung heißt jeweils: Verantwortung gegenüber einem Sinn. Die Frage nach dem Sinn des Menschenlebens hat sonach an den Anfang dieses Abschnittes gesetzt zu werden und muss in seinem Mittelpunkt verbleiben“ (Frankl, 2007, S. 66).

Frankl stellt somit den Sinn, sowie den Willen zum Sinn als primäre Motivationskraft (Frankl, 2012), ins Zentrum seines psychotherapeutischen Ansatzes und postuliert vier Qualitäten: der Sinn des Lebens, der Sinn des Leidens, der Sinn der Arbeit und der Sinn der Liebe. In Ersterem unterscheidet Frankl drei Wertkategorien: die schöpferischen Werte, also die Verwirklichung des Sinns in unseren Handlungen, die Erlebniswerte, damit meint er den Sinn in besonderen Situationen, die wir erleben, und zuletzt die Einstellungswerte, mit denen er die Wege meint, wie wir mit Unveränderlichem umgehen, das uns widerfährt. Es geht also nicht nur darum, in schönen Erlebnissen einen Sinn zu finden, sondern auch im Leiden (Frankl, 2007, S. 156–157). Mit Sinn der Arbeit meint Frankl jedwede menschliche Arbeit, die erfüllend ist. Er spricht im selben Atemzug von einer Arbeitslosigkeitsneurose, die eintritt, wenn die Arbeit zur Gänge fortfällt – aber auch eine nicht erfüllende Arbeit kann krankmachen (Frankl, 2007, S. 166–174). Der Sinn der Liebe bezeichnet das Erleben eines anderen Menschen in dessen Einmaligkeit und

Einzigartigkeit, sowie im Besonderen die Zweisamkeit als enge Verbindung des Ich mit einem Du (Frankl, 2007, S. 178).

Ist der Sinn nicht erkennbar, leidet man also darunter, dass man keinen Sinn im Leben sieht – Frankl spricht von einer *noogenen Neurose*. Frankl greift beim Wort *noogen* auf das griechische Wort *nous* zurück, das Geist bedeutet, und beschreibt damit eine Erkrankung des Lebenssinns, wobei er es jedoch vermeidet, diese Leidenszustände als Krankheiten zu bezeichnen. Er unterscheidet zudem die noogenen Neurosen von den psychogenen Neurosen und den somatogenen Pseudoneurosen. Letztere haben ihre Ursachen in der Physis oder in der Psyche – die noogenen Neurosen dagegen im Geist (Frankl, 2007, S. 20 & 117).

Frankl geht grundsätzlich vom freien Menschen aus, der nicht nur auf biologischer und/oder psychologischer Basis auf Gegebenheiten reagiert, sondern auch agieren und eigenverantwortlich gestalten kann. Der Gestaltungsfreiraum des eigenen Lebens ist eine existenzielle Grundannahme in Frankls Methode. Die Freiheit des Menschen ist gerade für die praktische Umsetzung der Logotherapie relevant, weil beispielsweise mit den Methoden der *Paradoxen Intention* oder der *Dereflexion* durch die Differenzierung von Symptom und Person den Patient*innen ein Großteil ihrer Selbstbestimmungsfähigkeit zurückgegeben werden soll. Konkret verweist der Terminus *Paradoxe Intention* auf eine Technik, bei der die Patient*innen angewiesen werden, das neurotische Verhalten absichtlich zu zeigen. Das Ziel ist das Abziehen der besonderen Aufmerksamkeit von der Angst. Die Technik der *Dereflexion* wird bei sogenannter Hyperreflexion eingesetzt, womit die übermäßige Selbstbeobachtung (Reflexion) gemeint ist. In der Dereflexion wird die Aufmerksamkeit auf positive Sinnmöglichkeiten umgelenkt (Frankl, 2007, S. 244–259, 2015b, S. 120–122). Eine erfolgreiche logotherapeutische Psychotherapie hilft dem Menschen also nicht nur, die *Selbsttranszendenz*[41] im Blick zu halten, sondern auch gleichzeitig die *Selbstdistanzierung* zu verwenden, um sich beispielsweise von den eigenen Ängsten zu distanzieren (Frankl, 2015b, S. 119). Zur Selbstdistanzierung hilft auch zuweilen der Humor:

> „Tatsächlich ist der Humor ein wesentlich menschliches Phänomen und ermöglicht als solches dem Menschen, sich von allem und jedem und so denn auch von sich selbst zu distanzieren, um sich vollends in die Hand zu bekommen“ (Frankl, 2015b, S. 125).

Der Humor kann und soll auch in die vorhin genannten Techniken integriert werden. Diese haben in der heutigen Logotherapie und Existenzanalyse, die mittlerweile weltweit verbreitet ist, einen fixen Platz. Die Entwicklung begann vor etwa 50 Jahren.

Trotz missglückter Versuche der institutionellen Etablierung der Logotherapie und Existenzanalyse in verschiedenen Ländern in den 1950er-, 60er- und 70er Jahren – das Kernproblem war, dass nach der nominellen Gründung Aktivitäten und eine Entwicklung weitgehend ausblieben – verbreitete sich die Methode dank Frankls Vorträge auf der ganzen Welt. Selbst im deutschsprachigen Raum konnten sich Organisationen nicht

---

41 Frankl meint mit *Selbsttranszendenz* „den grundlegenden anthropologischen Tatbestand, dass Menschsein immer über sich selbst hinaus auf etwas verweist, das nicht wider es selbst ist, – auf etwas oder auf jemanden: auf einen Sinn, den da ein Mensch erfüllt, oder auf mitmenschliches Sein, dem er da begegnet“. Siehe Frankl (2007, S. 213).

durchsetzen und blieben mangels Mitglieder(-initiativen) überwiegend inaktiv. In den 1970er-Jahren konnte sich die Methode schließlich dank Joseph Fabry und anderer engagierter Mitglieder in den USA durchsetzen. In den darauffolgenden Jahren entstanden auch in Mittel- und Südamerika logotherapeutische Institute, die teilweise an Hochschulen verankert waren. Zu dem Zeitpunkt konnte die Schule im deutschsprachigen Raum Fuß fassen. Die Schülergeneration, gemeint sind die Anhänger aus den 1970er-Jahren, kamen hauptsächlich aus Deutschland, die zwei bedeutendsten jedoch aus Österreich: Elisabeth Lukas und Alfried Längle. Jener Generation ist es zu verdanken, dass Ausbildungsinstitute entstanden und sich die Logotherapie und Existenzanalyse im deutschsprachigen Raum institutionell etablieren konnte. Es folgten Vereinsgründungen in Süddeutschland (Elisabeth Lukas), Hamburg (Uwe Böschermeyer), Berlin (Günter Funke) sowie weiteren Orten. 1985 wurde die Gesellschaft für Logotherapie und Existenzanalyse (GLE) in Wien vereinsbehördlich anerkannt. Maßgeblich beteiligt war neben Frankl auch Längle, der als Vorsitzender die treibende Kraft der Vereinigung war. Inhaltliche Differenzen, insbesondere hinsichtlich des Stellenwerts des Wortes Existenzanalyse im Vergleich zum Begriff Logotherapie sowie bezüglich der Annäherung an andere Psychotherapieverfahren führten schließlich zu einer Distanzierung Frankls von Längle und der GLE. Längle hat in weiterer Folge sein Konzept erweitert und postuliert eine moderne Existenzanalyse, die er als zeitgemäßes psychotherapeutisches Verfahren versteht.[42] Otmar Wiesmeyr hat in Kooperation mit Lukas dagegen das Ausbildungsinstitut für Logotherapie und Existenzanalyse (ABILE) gegründet, in dem Frankls Lehre möglichst originalgetreu wiedergegeben wird (Raskob, 2005, S. 53–96).

Die Logotherapie und Existenzanalyse in der Interpretation von Elisabeth Lukas steht in den folgenden Abschnitten im Zentrum der Betrachtungen und soll zunächst allgemein erklärt und anschließend auf Eco-Anxiety angewendet werden. Trotz der Absicht, Frankls Lehre möglichst originalgetreu wiederzugeben, dürfte auch Lukas‘ Interpretation der Logotherapie von Frankls Ansatz abweichen, denn gemäß dem Klappentext ihres Buchs *Distanz zur Angst* hat sie Frankls Logotherapie *entscheidend weiterentwickelt* (Lukas, 2022a).

4.6.2 Lukas und die Grundbegriffe der Logotherapie und Existenzanalyse

Elisabeth Lukas wurde am 12. November 1942 in Wien geboren und studierte in den 1960er-Jahren an der hiesigen Universität Psychologie. Dort lernte sie Viktor Frankl und dessen psychotherapeutisches Konzept kennen, auf das sie sich noch während des Studiums spezialisierte. So entwickelte sie ein auf diese Methode zugeschnittenes psychologisches Testverfahren, das sie *Logo-Test* nannte, und verfasste ihre Dissertation über die Logotherapie. Nach dem Abschluss ihres Studiums übersiedelte sie mit ihrer Familie nach Deutschland und begann im Frühjahr 1973, als klinische Psychologin und Psychotherapeutin zu praktizieren. 1986 gründete sie mit ihrem Mann das Süddeutsche Institut für

42 Siehe hierfür auch Alfried Längle (2016, 2021).

Logotherapie und Existenzanalyse, in dem neben der praktischen Arbeit in einer eigenen Ambulanz auch eine zweijährige Ausbildung angeboten wurde. Lukas leitete das Institut knapp zwei Jahrzehnte und begann in den 1980er-Jahren, Bücher zu schreiben sowie Vorträge und Referate zu halten. Im Jahr 2000 habilitierte sie und verbrachte die nächsten beiden Jahrzehnte mit dem Schreiben zahlreicher Bücher sowie dem Halten von Vorlesungen an über 50 Universitäten weltweit. 2003 übersiedelte sie nach Österreich und wirkte an der ABILE mit, deren Gründung sie unterstützte. Aktuell ist sie im Ruhestand, publiziert jedoch unverändert Bücher wie *Distanz zur Angst*, das im Februar 2022 erschien (Lukas, 2014, S. 286–287, 2022b).

Eines ihrer bedeutenderen Bücher ist das *Lehrbuch der Logotherapie*, das 2014 in der vierten aktualisierten Auflage erschien. Darin kommt auffällig häufig die Zahl drei vor, denn die Logotherapie und Existenzanalyse gilt nach Freuds Psychoanalyse und Adlers Individualpsychologie als *Dritte Wiener Schule der Psychotherapie.* In den USA ist der Ansatz als Teil der existenzialistischen Psychotherapieverfahren der *dritten Kraft* zuzurechnen – die erste betrifft tiefenpsychologische Verfahren und die zweite kognitiv-behaviorale. Lukas prägt hier den Merksatz, dass der Mensch in tiefenpsychologischen Schulen als (Triebe) *abreagierendes* Wesen verstanden wird, in der KVT als *reagierendes* und in der Logotherapie und Existenzanalyse als *agierendes*. Die Zahl drei spiegelt sich außerdem in den drei Säulen von Frankls Schule wider. So ist die *Freiheit des Willens* das zugrunde liegende anthropologische Menschenbild und besagt als Grundannahme, dass der menschliche Wille grundsätzlich frei ist, jene Willensfreiheit aber durch Krankheit, Unreife, Senilität oder andere Faktoren eingeschränkt sein kann. Die Logotherapie ist demnach eine nichtdeterministische Psychotherapie. Die zweite Säule ist der *Wille zum Sinn*, die unter der Überschrift Heilkunde das grundlegende psychotherapeutische Konzept bezeichnet. Kurzgefasst bedeutet dies, dass jeder Mensch von einem Streben nach einem Sinn beseelt ist. Lukas unterscheidet hier weiters zwischen dem inneren Anteil, also dem Streben selbst, und dem äußeren Anteil, womit Sinnangebote in Situationen gemeint sind. Auch hier kann der Wille zum Sinn durch Krankheit und anderes eingeschränkt sein, wobei es sich um eine Beeinträchtigung der Wahrnehmung des äußeren Anteils handelt. Und die dritte Säule, *Sinn des Lebens*, stellt das logotherapeutische Weltbild dar, welches davon ausgeht, dass das Leben einen Sinn hat, den es unter keinen Umständen verliert (Lukas, 2014, S. 12–17). Die Zahl drei findet sich ferner in der sogenannten *Dimensionalontologie*, die besagt, dass der Mensch drei Dimensionen des Seins hat: das *Physische* (den Leib bei Pflanzen, Menschen und Tieren), das *Psychische* (Gedanken, Gefühle etc. bei Tieren und Menschen) und das *Geistige* (Noetische bei Menschen). Jene Dimensionen sind keine aufeinander aufbauenden Schichten, sondern mehr eine Art dreidimensionales Modell der menschlichen Existenz (siehe Abbildung 8).

In der Logotherapie steht das Geistige im Fokus. Das Psychosoziale und das Somatische werden allerdings nicht ignoriert oder ausgespart, sondern vor allem unter dem Blickwinkel in die Psychotherapie miteinbezogen, wie die geistigen Kräfte zur Heilung in jenen Bereichen eingesetzt werden können. Behandlungsziele sind also nicht nur die Behandlung psychischer Störungen, sondern auch die Linderung (psycho-)somatischer Leidenszustände und die Heilung geistiger Frustrationen.

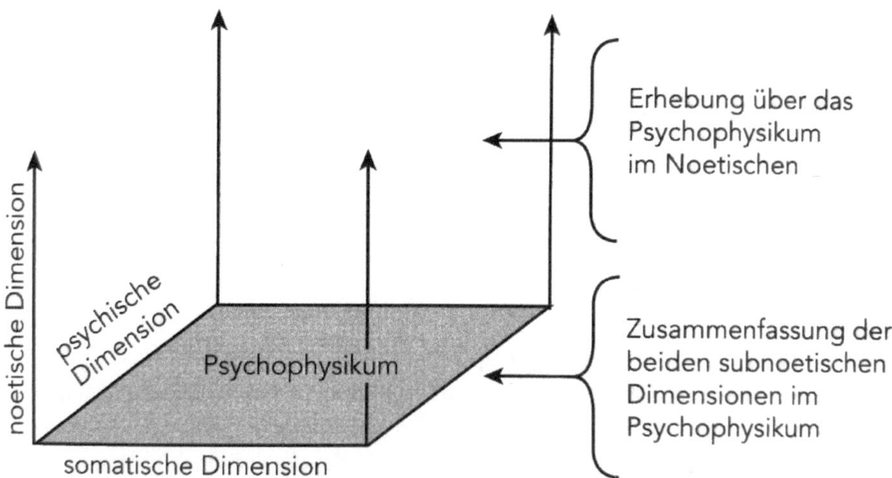

Abbildung 8: Die logotherapeutische Dimensionalontologie (Lukas, 2014, S. 19)

Dass die Logotherapie eine nichtdeterministische Psychotherapie ist, in der die Freiheit betont wird, hat Konsequenzen für die Betrachtung von psychischen und geistigen Phänomenen. Am Beispiel Angst erläutert Lukas den Unterschied. Wenn das Gefühl, durch welchen Auslöser auch immer, in einem Menschen aufkommt, dann kann er jenes nicht einfach abstellen oder sich dazu entschließen, es nicht zu fühlen – das ist die zweite Dimension, die Psyche. Er kann allerdings sehr wohl entscheiden, wie er damit umgeht – ob er das Gefühl annimmt oder ignoriert, es kleinredet oder aufbauscht, in der Situation ausharrt oder davonläuft. Das Fazit von Lukas lautet, dass der Mensch nicht frei von Angst ist, sondern frei trotz Angst (Lukas, 2014, S. 25). Mit der Freiheit geht notwendigerweise auch Verantwortung einher, die man den Patient*innen nicht abnehmen kann und soll. Vielmehr geht es darum, Hilfe und Unterstützung anzubieten, die durchaus direktiv sein können, wenngleich klar ist, dass die Verantwortung bei dem*der Hilfesuchenden bleibt.

> „Die geistige Freiheit des Menschen umfasst seine Möglichkeit, von sich selbst, seinen Neigungen, Konditionierungen und Charakteranlagen ein Stück weit abzurücken. Darin gründet die menschliche Fähigkeit zur Selbstdistanzierung, die analog zur Fähigkeit der Selbsttranszendenz in der Logotherapie für Heilungszwecke fruchtbar gemacht wird. Da es sich bei dieser Fähigkeit zur Selbstdistanzierung um ein fundamental-anthropologisches Phänomen aus der noetischen Ebene des Menschen handelt, die ihrerseits nicht krank werden kann, bietet sich für die Psychotherapie folgendes Trennungsschema an: eine Trennung zwischen dem kranken Teilbereich der Psyche eines Patienten und dem gesunden Teilbereich seiner Psyche zusammen mit seiner (nicht krank werden könnenden) Geistigkeit – dem ‚heilen' Bereich" (Lukas, 2014, S. 56).

Nach Lukas bildet sich daraus ein Schema. Es braucht zunächst das Verstehen innerer Vorgänge (Warum ist man so geworden, wie man ist?), also die Bereitschaft zur Selbstoffenbarung. Mit der Grundvoraussetzung kommt es dann darauf an, was man erreichen will. Geht es um das Erreichen innerer Kontrolle, braucht es dazu die Fähigkeit zur Selbstdistanzierung. Steht dagegen das innere Wachstum im Vordergrund, muss die Fähigkeit zur Selbsttranszendenz gestärkt werden. Erstere bedeutet, dass die Selbstheilungskräfte wie Mut, Trotzkraft, Humor oder Dankbarkeit aufgespürt und gestärkt werden, um den kranken Anteil zu heilen. Zweitere fokussiert auf die Hinwendung der hilfesuchenden Person zu einem erfüllenden Sinn in der Welt, die große Kräfte mobilisieren kann (Lukas, 2014, S. 61–62).

In der Praxis ist die Logotherapie eine Form der Psychotherapie, die hauptsächlich im Dialog stattfindet. Lukas führt hierbei vier Gesprächsstilelemente an, die häufig vorkommen: die Person aufwerten, zur Klarheit beitragen, mit Alternativen spielen und dem Sinn nachspüren. In der Praxis greifen sie ineinander und äußern sich als logotherapeutische Interventionen in einer *Rhetorik der Liebe* (Lukas, 2014, S. 95). Daneben schildert die Autorin drei Methoden der Logotherapie: die *Paradoxe Intention*, die *Dereflexion* und die *Einstellungsmodulation*. Der letzte Begriff stammt von Lukas selbst und ist eine Sammelbezeichnung für mehrere Gesprächstechniken und Vorgehensweisen wie der *Sokratische Dialog*, die *Methode des gemeinsamen Nenners* oder die *Sinnfindungsgespräche*. Zu den einzelnen Methoden:

- Die *Paradoxe Intention* wird vor allem bei Ängsten und Zwängen angewandt und hilft den Betroffenen, mittels Anweisung absichtlich jene Folgen auszulösen, die sie befürchten, sich von ihren psychogenen Auslösern, vor allem der Erwartungsangst, zu distanzieren, wodurch sie unwirksam werden. Diese Technik stärkt die Selbstdistanzierung.
- Die *Dereflexion* reduziert dagegen die Egozentrierung und die Hyperreflexion, also das übermäßige Beachten eines Problems und das Nicht-loslassen-Können von Sorgen. Sie wird vorwiegend bei Sexualstörungen, psychosomatischen Erkrankungen sowie Schlafstörungen angewandt und stärkt die Selbsttranszendenz.
- Die *Einstellungsmodulation* hilft den Betroffenen, ihre Einstellungen zu verbessern. Sie stärkt die Trotzmacht des Geistes sowie den Willen zum Sinn und wird bei Suchterkrankungen, Psychosen, schweren körperlichen Erkrankungen, Schicksalsschlägen und noogenen Neurosen eingesetzt, also das Leiden am fehlenden Sinn (Lukas, 2014, S. 99–104).

Lukas erweiterte Frankls Konzept nicht nur um die Einstellungsmodulation, sondern auch in systematischer Hinsicht. Sie beschreibt im Lehrbuch beispielsweise ein Schema, anhand dessen festgestellt werden kann, wie gefährdend oder gefährdet eine Person ist. So kann bei jemandem, der keine Orientierung am Sinn hat, das eigene seelische Wohl gefährdet sein, aber auch bei jemandem, der zwar eine Orientierung am Sinn hat, aber auch ein einseitiges Wertesystem und der darin das Prioritätskriterium, also was ihm wichtig ist bzw. sein sollte, nicht beachtet. Letztere Person würde nur für die Erfüllung einer sinnvollen Aufgabe leben und dabei alles andere, insbesondere die eigene Familie vernachlässigen. Eine Person mit einem vielseitigen Wertesystem, die das Prioritätskriterium beachtet und damit sowohl für die Familie da ist, als auch sinnvolle Aufgaben erfüllt, löst gemäß dem Schema dagegen keinen Alarm aus (Lukas, 2014, S. 212). Außerdem postuliert die Autorin drei Gesetzmäßigkeiten des Sinns: die Sinnsuche erzeugt nicht den Sinn, der Sinn ist kein Mittel zur Triebbefriedigung und der Auslöser für seelische Krankheiten schlechthin ist eine erfahrene oder begangene Sinnwidrigkeit. Und nicht zuletzt installiert die Autorin ein logotherapeutisches Update, indem sie Frankls veralteten Neurosenbegriff[43] kritisiert und die Logotherapie mit dem modernen Klassifikationssystem psychischer Störungen, ICD-10 bzw. 11, verbindet (Lukas, 2014, S. 260–277).

Lukas' logotherapeutisches Konzept soll im Folgenden auf Eco-Anxiety angewendet werden, wobei die Autorin in mehreren Büchern die Behandlung von Ängsten ausführlich darstellt. Bevor wir genauer darauf eingehen, wird zunächst der aktuelle Forschungsstand hinsichtlich der logotherapeutischen Behandlung von Eco-Anxiety in der Fachliteratur betrachtet.

4.6.3 Eco-Anxiety in der Logotherapie und Existenzanalyse – Allgemeines

Bevor hier Studien zitiert werden, in der Frankls Konzept auf Eco-Anxiety angewendet wird, muss zunächst vorweggeschickt werden, dass es im englischen Sprachraum eine kleine Begriffsverwirrung hinsichtlich der Logotherapie und Existenzanalyse gibt. Diese firmiert unter dem Namen *Logotherapy*, aber auch unter dem populäreren Terminus *Existential Analysis*. Mit Letzterem werden zuweilen auch die daseinsanalytischen Konzepte von Ludwig Binswanger oder Medard Boss bezeichnet. Erst in den letzten Jahren hat sich im englischen Sprachraum das Wort *Daseinsanalysis* durchgesetzt. Dennoch werden die verschiedenen existenziellen Ansätze (*Existenzanalyse, Daseinsanalyse* oder auch die *Existential Psychotherapy* nach Irvin Yalom) zuweilen vermischt, unklar getrennt und/oder synonym verwendet, was in der Literaturaufarbeitung entsprechend berücksichtigt werden muss.

Für den Sammelband *Eco-Anxiety* verfasste Petra Kofler-Mertens das Kapitel *Klimaangst – Hoffnung machende Impulse in unsicheren Zeiten aus der Logotherapie und Existenzanalyse nach Viktor E. Frankl.* Darin resümiert sie, dass die Umwandlung der Klimaangst in eine sinnvolle Aktivität ein wichtiger Aspekt der Behandlung von Eco-Anxiety ist, solange sie nicht zu stark ist, denn ansonsten, das wurde auch im vorliegenden Buch mehrfach erwähnt, lähmt sie. Bücher von Frankl, Lukas und Batthyany zitierend, rückt sie das Konzept der Selbsttranszendenz in den Vordergrund, das dabei hilft, Hoffnung und sinnvolles Handeln als Heilmittel einzusetzen. Gerade Hoffnung ebnet den Weg, um an der Angst vorbei im Vertrauen an den Sinn ebenjenen in der Natur und im klimaschützenden Handeln zu erkennen (Kofler-Mertens, 2021, S. 181–188).

Die Autorin ist nicht die Einzige, die Eco-Anxiety aus logotherapeutischer Sicht betrachtet. Panu Pihkala erwähnt Frankl beispielsweise im Kontext von Eco-Anxiety, denn die Logotherapie sei bestens geeignet, selbst in katastrophalen Umständen wie der Klimakrise einen Sinn zu finden (Pihkala, 2020b, S. 16). In einem anderen Text erwähnt er den existenziellen Aspekt der Klimaangst, genauer den existenzialistischen im allgemeinen Sinn. Empirische Studien zeigen deutlich, dass neben existenziellen Themen wie die

43 Sie zitiert Frankls fünfteiliges Neurosen-Schema. Er unterscheidet zwischen psychogenen Neurosen, somatogenen (Pseudo-)Neurosen, psychosomatischen Erkrankungen, reaktiven Neurosen und noogenen Neurosen (Lukas (2014, S. 97).

eigene Sterblichkeit auch der fehlende Sinn im Zusammenhang mit Eco-Anxiety thematisiert wird. Er bezieht sich zwar nicht explizit auf Frankl oder die Logotherapie, erwähnt allerdings existenzielle Psychotherapieverfahren, zu der sie zählt (Pihkala, 2020a, S. 6).

Eine ähnliche Aussage tätigen Benoit, Thomas und Martin in ihrem Papier über Eco-Anxiety-Narrative in Medienberichten. Sie betonen, dass die Sinnlosigkeit regelmäßig vorkomme, und führen Frankl an, dessen Werke einen guten Referenzrahmen zur weiteren Erforschung böten, denn er fokussiert darauf, was ein Mensch dem Leben bietet (Kreatives Potenzial), was er vom Leben bekommt (Erfahrungen) und was eine Person braucht, um mit der Absurdität des Lebens zurechtzukommen (Benoit et al., 2021, S. 56).

Deutlich ausführlicher behandelt Camille Baker den Wert der Logotherapie für die Klimaangst und bringt hier das Stichwort sinnzentriertes Coping hinein:

> „There are forms of meaning-focused coping. Again and again, throughout history, humans have demonstrated immense strength in their ability to find meaning even in the darkest of situations. For example, Viktor Frankl found meaning while living under the thumb of Nazis and concentration camps for years and was able to psychologically sustain himself by identifying that in the future he might be able to take his experiences and lecture around the world on his theory of logotherapy, which identifies human search for meaning as the most fundamental driver in our psyche. There's a lot of purpose to be found in the climate crisis, a lot of meaning to be found in how we respond to it and come together. I was talking in my newsletter about having the survivor approach to helping others and having external forms of expressing this life force, of committing to the right thing in the present moment and not giving up and trying to help others deal with an increasingly difficult situation“ (C. Baker, 2021).

Die Logotherapie wird mehrfach im Zusammenhang mit Praktizierenden erwähnt. So wird zum Beispiel Thomas Doherty in verschiedenen Medienberichten im Februar 2022 erwähnt, der nicht nur *traditionelle Techniken* wie die Kognitive Verhaltenstherapie zur Behandlung der Klimaangst einsetzt, sondern auch *unüblichere Techniken* wie die Logotherapie (Abraham, 2022).

Kurzgefasst referieren die meisten bereits existierenden Texte, die Eco-Anxiety abhandeln und im Zuge dessen Frankl und/oder die Logotherapie und/oder Existenzanalyse erwähnen, auf den hohen Stellenwert, den der Sinn im Leben (und im Leiden) für Betroffene hat. Wer keinen Sinn sieht, hat oft keine Hoffnung und leidet deutlich stärker als eine Person, die einen Sinn in der Klimakrise, ihrem Leben und/oder ihren Handlungen findet. Im Folgenden sollen nun zwei logotherapeutische Zugänge zu Eco-Anxiety eröffnet werden. Einerseits der Weg, den Lukas im Lehrbuch vorschlägt, nämlich Techniken zur Selbstdistanzierung – konkret die Paradoxe Intention und der Einsatz des Humors – zu verwenden, um mit starken Ängsten umgehen zu können (Lukas, 2014, S. 109–115), andererseits das, was in Bakers Zitat als *Meaning-Focused Coping* bezeichnet wird: das Finden eines Sinns im Leben, im Leiden, im Handeln bzw. allgemein in der Klimakrise – kurz: die Selbsttranszendenz.

4.6.4 Eco-Anxiety – Zugang über die Selbstdistanzierung

Bereits am Beginn ihres Buchs *Von der Angst zum Seelenfrieden* schreibt Lukas einige Sätze, die hervorragend zu Eco-Anxiety passen:

> „In unserer Gesellschaft werden wir mit Informationen über Negativismen überhäuft. Das Glückende und Erfreuliche, das ebenfalls ringsum geschieht, tritt eher in den Hintergrund. Die solcherart erzeugte Dominanz des Unguten im Bewusstsein der einzelnen Menschen birgt ein krankmachendes Potenzial in sich" (Lukas & Wurzel, 2015, S. 13).

Dass die Negativmeldungen in den Medien über die Klimakrise maßgeblich zur Entstehung und Verstärkung von Eco-Anxiety beitragen, wurde bereits an mehreren Stellen erörtert – beispielsweise in Kapitel 2.2. Die Autorin setzt fort, dass die Gedanken von Menschen mit einer Angstproblematik dazu neigen, sich ständig um die Schwierigkeiten, Befürchtungen und Sorgen zu drehen. Die Betroffenen haben eine gewisse Erwartungsangst und handeln entsprechend, versuchen also alles, um angstauslösende Situationen zu vermeiden. Ein beängstigendes Ereignis löst die Befürchtung aus, es könnte sich wiederholen, was eine Wiederholung begünstigt. Wenn jemand beispielsweise kritisiert wurde und vor Kritik Angst hat, wird er unsicher und zögernd, was das Auftreten weiterer Kritik begünstigt und zu einer Angstspirale führt, die Ängste nicht nur verstärkt, sondern auch ausweitet – nun wird nicht mehr nur Kritik gefürchtet, sondern beispielsweise auch das Auslachen (Lukas & Wurzel, 2015, S. 13–16). Ein Fallbeispiel aus dem Gebiet Eco-Anxiety soll zur besseren Veranschaulichung eröffnet werden und unseren Weg durch Lukas' Konzepte der Selbstdistanzierung und der Selbsttranszendenz (im nächsten Kapitel) begleiten:

> Hannah K. ist 16 Jahre alt und geht in die sechste Klasse (zehnte Schulstufe) eines Gymnasiums in Linz. In die Psychotherapie kommt sie aus eigenem Antrieb wegen Depressionen und akuter Angstzustände in sozialen Situationen. Sie hat deshalb auch Schwierigkeiten, sich in der Schule auf den Unterricht zu konzentrieren, hat im letzten halben Jahr deutlich schlechtere Noten bekommen und zieht sich mehr und mehr aus der Klassengemeinschaft zurück. In der ersten Stunde erfährt der Psychotherapeut in einem sehr ausführlichen Erstgespräch, dass Hannah sich seit etwa einem Jahr intensiv mit der Klimakrise befasst und viel dazu liest. Sie bekam zunehmend Angst vor den Folgen derselben und hat auch immer wieder versucht, mit jemandem darüber zu sprechen, doch waren solche Versuche in der Regel kontraproduktiv. Sie wurde in der Schule von (vorwiegend weiblichen) Mitschüler*innen ausgelacht und bloßgestellt, von den Lehrer*innen nicht Ernst genommen und von den Eltern nicht beachtet. Letztere wiesen sie sogar an, das Thema nicht wieder anzusprechen. Hannah fühlt sich deshalb alleingelassen. Sie berichtet, die Intensität ihrer Ängste stieg über Monate hinweg – und zwar nicht nur die Angst vor den Auswirkungen der Klimakrise, sondern auch die Angst, sie irgendeiner Person gegenüber zu erwähnen, weil sie befürchtet, wieder ausgelacht, bloßgestellt, ignoriert oder zum Schweigen gebracht zu werden. Zunehmend hatte sie solche Ängste auch bei anderen Themen und mittlerweile fürchtet sie, allgemein in sozialen Situationen kritisiert und ausgelacht zu werden. Deshalb meidet sie solche Situationen, kann sich in der Schule nicht konzentrieren, hat schon mehrere Tests und Schularbeiten in den Sand gesetzt und ist sehr verzweifelt sowie depressiv geworden.

Um aus der oben genannten Angstspirale ausbrechen zu können, schlägt Lukas Frankls Technik der Paradoxen Intention vor. Patient*innen werden dabei angewiesen, sich genau das zu wünschen, was sie fürchten. Was paradox klingt, hat eine plausible Begründung: dass sich etwas wünschen und sich ängstigen antagonistisch zueinanderstehen. Die Angst vor etwas und der gleichzeitige Wunsch danach heben einander auf. Dass sich jemand aber das wünscht, was er fürchtet, ist auch keine einfache Angelegenheit. Die Autorin meint, dass der beste Weg hierfür jener über den Humor ist. Ein solcher löst Verklemmungen und schafft eine gewisse Distanz zu den negativen Gefühlen, Gedanken und Erwartungen (Lukas & Wurzel, 2015, S. 121–125). Humor ist, neben Vergebung und Dankbarkeit, eine sogenannte *Trotzmacht des Geistes*. Sie bezeichnet jene in ihrem aktuellen Angstbuch *Distanz zur Angst* als unverzichtbaren Helfer in der modernen Gesellschaft und zieht damit eine weitere Verbindung von Frankls Konzept zur heutigen Zeit, die auch zum Phänomen Eco-Anxiety passt. Denn in der Gegenwart boomt Angst vor irrationalen Bedrohungen, Hass in Form irrationaler Verteufelungen und Ansprüche, ausgedrückt als irrationale Überheblichkeit. Der Humor wirkt gegen die Angst, Vergebung erstickt Hass im Keim und Dankbarkeit ist der Gegenspieler der Überheblichkeit (Lukas, 2022a, S. 31). Die Paradoxe Intention macht sich die Trotzmacht zunutze und persifliert auf humorvolle Weise die irrationalen Ängste.

An der Stelle sei zusätzlich betont, dass die Technik auf irrationale Ängste angewendet wird, also auf solche, die sich auf Situationen oder Objekte beziehen, von denen keine echte Gefahr ausgeht. In Hannahs Fall fokussieren wir also nicht auf den Kern von Eco-Anxiety, also auf die Angst vor den Folgen der Klimakrise, denn diese hat eine durchaus reale Grundlage, sondern auf die Angst in sozialen Situationen, konkret vor dem Ausgelachtwerden, vor Kritik und davor, bloßgestellt zu werden. Wie also wird die Technik angewendet? Lukas schickt voraus, dass die Umsetzung trotz des bestechend einfachen Prinzips eben nicht so einfach ist. Es gilt, die richtigen paradoxen Formeln für die einzelnen Patient*innen zu finden. Selbst die ernsteste Person sollte zumindest grinsen können und die ängstlichste den Mut aufbringen, paradox zu handeln. Die Autorin meint, dass es oft empfehlenswert sei, die Patient*innen in kritischen Situationen zu begleiten (Lukas, 2014, S. 110–111). Bei Hannah sieht das wie folgt aus:

> Nach der Anamnese wird mit ihr die Technik der Paradoxen Intention besprochen. Sie lächelt kaum, wirkt depressiv-matt und äußert umgehend einige Vorbehalte gegen die Intervention. Sie meint, sie könne das nicht und das würde ihr ohnehin nicht helfen, sondern nur schaden. Mit einem empathischen Zugang und der Aufklärung über die Wirkung kann der Therapeut sie dazu motivieren, es zumindest einmal zu versuchen. Er meint, dass es ihm in sozialen Situationen, die mehr als zwei Personen umfassen, auch nicht so gut geht. Er schlägt deshalb vor, dass die beiden eine Wette veranstalten. Sie gehen gemeinsam auf einen belebten Platz, beispielsweise ins Cineplexx Linz um 17:00 Uhr, und werden dort einen kleinen Wettkampf veranstalten. Wer mehr ausgelacht wird und mehr Kritik erhält, gewinnt. Nach kurzem Zögern stimmt Hannah zu, möchte aber zunächst einen Platz wählen, wo ihre Klassenkamerad*innen weniger wahrscheinlich anzutreffen sind. Der Therapeut schlägt daraufhin den Haupteingangsbereich des großen Universitätsklinikums Linz um 11:00 Uhr vormittags vor, womit sie einverstanden ist. Zur nächsten Einheit treffen sie sich am vereinbarten Treffpunkt. Der Therapeut trägt eine Clownsperücke und meint zu ihr, dass er sich schon vorbereitet hat, er will schließlich auch gewinnen. Hannah lächelt kurz. Kurz darauf geht er in den Haupteingangsbereich und rezitiert einige (schale) Witze. Sie zögert etwas, beginnt dann aber, Grimassen zu schneiden, woraufhin natürlich niemand der

> anwesenden Menschen reagiert. Der Therapeut ist dazu übergegangen, schräge Weltuntergangsprophezeiungen zu verkünden und Hannah, etwas gestärkt, verbreitet *falsche Fakten*, beispielsweise „der gemeine Grasfrosch ist von kräftiger neongelber Farbe und miaut bei Vollmond". Unverändert reagiert kaum jemand – die meisten gehen vorbei und nehmen kaum Notiz von den beiden, ein paar Menschen grinsen. Am Ende der Einheit schlägt der Therapeut vor, dass Hannah es das nächste Mal allein versuchen könnte. Er wettet, sie schafft es nicht, mehr als drei Kritiken zu bekommen und öfter als fünfmal ausgelacht zu werden. In den darauffolgenden Einheiten berichtet Hannah von Fortschritten und schließlich, dass sie die Angst in sozialen Situationen verloren hat. Wenn sie in der Schule mit anderen spricht, möchte sie die nun sogar selbst zum Lachen und zum Kritisieren bringen, was sich sehr positiv auf ihre Beziehungen ausgewirkt hat.

Die Erwartungsangst ist verschwunden und die vorhin erwähnte Negativspirale umgedreht worden. Durch Humor und positive Erfahrungen mit ebenjenen Reaktionen, die sie so gefürchtet hat, konnte sie zumindest diese Angst besiegen. In den Worten von Lukas: Aufgrund der Distanzierung von ihren eigenen Gefühlen, eben weil sie dem psychischen Gefühl der Angst auf der geistigen Ebene mit Trotz begegnet ist, konnte sie sie überwinden. Damit ist die Angst vor sozialen Situationen, also ein Teil der Peripherie von Eco-Anxiety, die eine durchaus häufige Nebenerscheinung gerade bei jüngeren Menschen darstellt (siehe Kapitel 2.3), erfolgreich behandelt worden. Den Kern der Angst begegnen wir im nächsten Kapitel zur Selbsttranszendenz.

4.6.5 Eco-Anxiety – Zugang über die Selbsttranszendenz

Kehren wir zurück zum Beginn des Buchs *Von der Angst zum Seelenfrieden.* Darin schreibt Lukas:

> „Der Angstkranke will [...] um keinen Preis leiden! Seine Leidensunwilligkeit ist zwar verständlich und nachvollziehbar, bildet aber zugleich den Nährboden für das Einnisten jener Erwartungsangst, die andauernd an der Angstschraube dreht. Mein Lehrer Viktor Frankl schrieb dazu: ‚Gerade der Neurotiker (alter Ausdruck für den Angstkranken) gehört zu den Menschen, denen es an Mut zum Leiden gebricht; die Wirklichkeit des Leidens, die Notwendigkeit des Leidens und die Möglichkeit, das Leiden mit Sinn zu erfüllen, wird nicht zur Kenntnis genommen. Der Neurotiker versagt sich dem Wagnis des Leidens.' Wann ist ein Mensch bereit, notfalls ein Leid auf sich zu nehmen? Wenn er einen Sinn darin sieht! Man nimmt eine Operation auf sich, wenn sie einem das Leben rettet. Man opfert seine Ersparnisse, damit ein Kind sein Studium vollenden kann, u. Ä. Die Hingabe an ein ‚Sinnmotiv' ist ein starkes Promotiv, wohingegen die Angst nur Kontramotive produziert, zum Beispiel Fluchtbewegungen vor etwas, Vermeidungsverhalten von etwas, etc. Sinnmotive mobilisieren Kräfte für ein persönliches Engagement, lassen Begeisterung und Freude aufkommen, wenden sich an Inhalte, die über das eigene Ich hinausweisen und als sinnvoll wahrgenommen werden. Sie sind Liebesmotive im besten und weitesten Wortsinn und regen dazu an, sich zu sagen: ‚Das finde ich wichtig, das bedeutet mir viel, das schätze ich, dafür handle ich – egal, was mir geschehen mag.' [...] Während die übermäßige Angst nur dazu verlockt, sich tunlichst eigene Unannehmlichkeiten ersparen zu wollen und Situationen aus dem Wege zu gehen, die einem nicht gefallen könnten, konzentriert sich das Liebesmotiv auf eine gute Sache, auf einen wertvollen Menschen, auf eine würdige Aufgabe,

> kurz, auf alles, was darauf warten könnte, dass man sich mit Leib und Seele, mit Mut und Überzeugung dafür einsetzt“ (Lukas & Wurzel, 2015, S. 16–17).

Worin besteht also der Sinn des Leidens an Eco-Anxiety und wie kann man ihn bzw. dieses *Promotiv* stärken? Hier könnte man Lukas‘ Methode der Einstellungsmodulation ins Feld führen. Die praktische Anwendung erklärt sie im Lehrbuch anhand von mehreren Beispielen, unter anderem: *Wert aufzeigen*, *Sinn aufzeigen*, *Rest aufzeigen* und *Perspektiven aufzeigen* (Lukas, 2014, S. 173–176). Zumindest *Sinn aufzeigen* und *Perspektiven aufzeigen* lassen sich im Fallbeispiel von Hannah umsetzen:

Im Dialog kann gemeinsam erarbeitet werden, welchen Sinn das Symptom, also die Klimaangst hat. Sie ist beispielsweise ein Warnsystem, sie kann aktivierend sein. Die grundsätzlich nützliche und lebensrettende Funktion der Angst kann hier ebenso eingebracht werden wie die positiven Auswirkungen, die sie im gerechtfertigten Fall auf den Menschen hat. Eine Person, die eine unmittelbare Gefahr wahrnimmt und aufgrund der Angst die Situation meidet sowie adäquat reagiert (Kampf, Flucht), wird eher mit der Situation zurechtkommen als eine, die keine Angst empfindet. Wenn sie Angst wegen der Klimakrise empfindet und diese eine reale Bedrohung ist, dann bedeutet das, dass die Angst, die sie fühlt, sie warnen und aktivieren möchte. Es liegt an ihr, wie sie damit umgeht. Hier kann der Therapeut nahtlos zu den Perspektiven überleiten. So können gefühlte Eco-Anxiety und eventuell vorhandene Eco-Guilt einerseits als Anstoß betrachtet werden, sich innerlich zu wandeln und *wiedergutzumachen*. Konkret ist damit gemeint, dass die Person beispielsweise die Emotionen nutzen kann, um klimafreundliche Taten umzusetzen, oder sich innerlich zu wandeln, um einen umweltschützenden Lebensstil zu führen. Andererseits bedeutet das Fühlen solcher Eco-Emotionen, dass das Klima bzw. die Natur allgemein Hannah sehr wichtig ist. Das im vorherigen Zitat angesprochene Liebesmotiv kann damit die Liebe zur Natur sein oder eine gute Sache: der Umweltschutz in all seinen Facetten. Sich für den Schutz des Klimas einzusetzen, kann eine überaus sinnvolle Tätigkeit sein, auf die vermutlich die meisten in Abschnitt 3.8.3 genannten Texte zielen.

Eine alternative Vorgehensweise stellt Lukas im *Sinn-Sensibilisierungstraining* vor. Mittels fünf Fragen soll der Sinn im Leben, im Leiden und in anderen Dingen gefunden werden (Lukas, 2014, S. 184–186). Die fünf Fragen lauten:

- **Was ist mein Problem?** – Hier muss klar und konkret ausformuliert werden, was aktuell das Hauptproblem ist. In Hannahs Fall lautet es, nicht zu wissen, wie sie mit der Angst vor dem Klimawandel umgehen kann und soll.
- **Wo ist mein Freiraum?** – Der Fokus liegt darauf, sich von den unveränderlichen Anteilen abzuwenden, beispielsweise von der Tatsache der Klimakrise, und auf die Handlungsmöglichkeiten zu legen. Hannah antwortet hierauf, dass sie selbst entscheiden kann, wie sie mit der Angst umgeht, was sie bereits in den vorherigen Einheiten gelernt hat.
- **Welche Wahlmöglichkeiten habe ich?** – Es existieren immer mehrere Möglichkeiten, zu handeln. Solche zu sammeln ist Ziel der Frage. Hannah führt hier an, dass sie sich zu Hause verkriechen und alle Medien vermeiden kann, dass sie mit anderen Menschen darüber sprechen kann (und dabei kritisiert werden will),

dass die selbst umweltbewusst leben kann, oder dass sie beispielsweise bei der Klimabewegung Fridays For Future mitmachen kann.

- **Eine davon ist die sinnvollste ...?** – Hier ist das Sinnorgan gefragt, also das Gewissen, aus den Wahlmöglichkeiten jene zu treffen, die den Werten und Einstellungen (und Sinnmöglichkeiten) der Patient*innen am meisten entsprechen. Hannah wählt hier den klimafreundlichen Lebensstil und möchte künftig auch andere Menschen über die Notwendigkeit, im Sinn des Klimaschutzes zu handeln, informieren.
- **Diese eine will ich verwirklichen!** – Den letzten Schritt müssen die Patient*innen dann selbstständig gehen. Hier tritt der Wille zum Sinn ein, der den Menschen antreibt, sinnvoll zu handeln.

Die hier geschilderte Methode dient somit der Selbsttranszendenz, dem Streben nach einem Sinn, der größer ist als man selbst. Im Fall von Eco-Anxiety wäre der Umweltschutz naheliegend, aber auch andere Bereiche können sich in der Therapie auftun. Dies hängt von der jeweiligen Person sowie von ihren Werten und Sinnmöglichkeiten ab.

4.6.6 Fazit – Eco-Anxiety aus Sicht der Logotherapie & Existenzanalyse

Die Logotherapie und Existenzanalyse nach Lukas hat zwei Ansätze, mit Eco-Anxiety umzugehen, die gewissermaßen aufeinander aufbauen. Hannah hat im ersten Schritt gelernt, sich mittels Selbstdistanzierung sowie vor allem mit Unterstützung der Paradoxen Intention und dem Humor von der irrationalen Angst vor Kritik und Auslachen zu distanzieren und sie damit aufzulösen. Im zweiten Schritt fokussiert sie auf den Sinn im Leiden sowie dem Sinn im Leben und erkennt, dass sie Angst um die Natur hat, weil sie ihr wichtig ist. Sie findet einen Sinn darin, sich aktiv für den Schutz der bedrohten Natur einzusetzen. Beide Zugänge wirken unterschiedlich auf Ängste. Der Erste löst sie durch ihren Antagonisten auf, den Humor, was aber nur bei *irrationalen Ängsten* wie der Angst vor der Kritik infolge des Sprechens über Eco-Anxiety funktioniert. Der Zweite schlägt demgegenüber einen Perspektivenwechsel auf der geistigen Ebene vor, sodass man die Freiheit, wie man mit der Emotion auf der psychischen Ebene umgeht, erkennen und wahrnehmen kann. So entscheidet man sich bewusst dafür, die Angst, die schließlich auf realen Tatsachen beruht, konstruktiv zu nutzen, wodurch sie zwar nicht verschwindet, aber bewältigbar und sogar Teil des Sinns selbst wird – eben der Sinn im Leiden.

4.7 Eco-Anxiety in der Morita-Therapie nach Reynolds

4.7.1 Über die Morita-Therapie und ihren Gründer Shoma Morita

Die Morita-Therapie ist ein Verfahren, das hierzulande kaum bekannt ist und auch im von Stumm und Pritz herausgegebenen Wörterbuch der Psychotherapie nicht erwähnt wird.

Selbst in ihrem Ursprungsland, Japan, wird die Morita-Therapie gegenwärtig vergleichsweise wenig angewendet. Im vorliegenden Buch ist sie das einzige Verfahren, das in Ostasien entwickelt wurde und Elemente der traditionellen japanischen Heilkunde enthält. Begründet wurde die Therapie vom Namensgeber des Verfahrens: Shoma Morita. Geboren am 18. Jänner 1874 – ein konkretes Geburtsdatum war nur auf Japanisch zu finden – in Noichi-cho (heute Konan) in der Provinz Kōchi, studierte Morita Medizin an der Universität in Kumamoto und wechselte nach drei Jahren, genauer im Jahr 1898, an die Universität Tokio. Während des Medizinstudiums entwickelte er eine Hypochondrie und litt an allem, was im Studium behandelt wurde. 1902 schloss er dennoch das Studium ab und interessierte sich zudem für Philosophie und Literatur (Moriyama, 1991, S. 788–789). Er spezialisierte sich auf das Fachgebiet Psychiatrie und begann nach dem Abschluss, im psychiatrischen Krankenhaus in Sugamo zu arbeiten sowie von 1906 bis 1929 als Berater des Negishi-Krankenhauses zu fungieren. Neben der Psychiatrie interessierte sich Morita für Zen-Buddhismus und praktizierte ihn ausführlich. Jene beiden Grundlagen, also Zen-Buddhismus sowie die westliche wissenschaftliche Psychiatrie und Psychotherapie, waren es, die Moritas Werdegang maßgeblich beeinflussten. In den darauffolgenden Jahren entwickelte er seine eigene Therapieform, die er erstmals 1919 veröffentlichte. 1928 folgte das Hauptwerk über die *Wahre Natur der Angststörungen – Shinkeishitsu* (Morita, 1928/1998). Morita behandelte unzählige Patient*innen nach seiner Methode und lehrte sie anderen Ärzt*innen sowie als Professor Studierenden der medizinischen Universität Jikei in Tokio. Am 12. April 1938 starb er und hinterließ eine Reihe von hauptsächlich japanisch- sowie englischsprachigen Publikationen, die 1975 in einem sieben Bände umfassenden Gesamtwerk veröffentlicht wurden (森田正馬著, 1975), sowie ein therapeutisches Konstrukt, das jedoch erst nach seinem Ableben von dessen Schüler Takehisa Kora den Namen *Morita-Therapie* erhielt (Ma, 2019).

Morita kritisierte die in den 1910er- und 1920er-Jahren zunehmende Spezialisierung der einzelnen medizinischen Disziplinen innerhalb des Wissenschaftsspektrums sowie den daraus resultierenden Effekt, dass Behandelnde sowie Behandelte ihren Fokus verstärkt auf die Störung selbst legten und den Menschen dahinter übersahen. Er, Morita, behandelt dagegen die Menschen an sich und führt ein Beispiel eines seiner Patienten an, der an einer leichten Herzklappenerkrankung, wiederkehrendem starken Herzklopfen und Schwindelgefühlen litt. Während andere erfolglos lediglich die körperlichen Symptome behandelten, diagnostizierte Morita *Shinkeishitsu*, das er als Angststörung mit Hypochondrie übersetzt (siehe auch Lebra, 1976, S. 215–231), und behandelte ihn nach seiner Methode. Obwohl die Herzklappenerkrankung bestehen blieb, fiel der Stress weg und der Patient fühlte sich deutlich besser, gesünder sowie aktiver (Morita, 1928/1998, S. XV-XVI).

Morita geht davon aus, dass eine gewisse Spannung besteht zwischen dem ideellen Wunsch, wie das Leben und das Selbstgefühl sein sollen, und wie sie wirklich sind. Die Schwierigkeit besteht bei Neurotiker*innen darin, dass sie versuchen, die Realität über das Verändern des Ideellen zu verändern, ohne den Unterschied zwischen den beiden Entitäten zu kennen. Das Ideelle, die Ideen, sind sprachliche Beschreibungen oder Erklärungen der Realität – kaum mehr als Reflektionen in einem Spiegel. Nur diejenigen, die sich auf das Reale fokussieren und sich vom fehlerhaften Denken lösen können, werden jene Schwierigkeiten lösen und die Realität schätzen. Morita nennt in weiterer Folge einige Gegensatzpaare wie Subjektivität und Objektivität, Emotionen und Wissen oder Verständnis durch Erfahrung vs. rein intellektuelles Verstehen (Morita, 1928/1998, S. 1–7).

> „The relationships between objectivity and subjectivity, and between knowledge and emotion require significant consideration in the treatment of *shinkeishitsu*. If a client's emotional base is ignored, any intellectual pursuit (by the therapist) only serves to increase the distance between the experiental mastery and therapeutic resolution. […] The same applies to people with obsessive thinking who become more trapped in their own sufferings when they try to escape from their fears and discomfort through various manipulative means. Instead, if they would persevere through the pain and treat it as something inevitable, they would not become trapped in this way" (Morita, 1928/1998, S. 7–8).

Physische, emotionale und kognitive Aktivitäten des Menschen sind natürliche Phänomene und können nicht künstlich verändert werden. Viele sitzen dem Irrtum auf und glauben, man könne solche Aktivitäten frei kontrollieren bzw. Mut oder Selbstsicherheit willentlich fühlen oder Schmerz und Leid allein durch den Willen abstellen. Morita sagt, es gibt nur zwei Wege, wie man mit Letzterem umgehen könne. Erstens ist es möglich, zum personifizierten Schmerz und Leid zu werden. Gibt man die objektive Seite auf und ist die pure Subjektivität, lösen sich die vorhin genannten Spannungen auf. Alternativ besteht die Möglichkeit, sich auf den Schmerz zu fokussieren, ihn beobachten, beschreiben und evaluieren, aber ohne ihn eliminieren zu wollen. So wird das Leid zu einem Objekt, das in die äußere Welt projiziert wird. Dadurch wird es leichter, sich von ihm zu distanzieren. Psychotherapeut*innen, die nach Moritas Ansatz arbeiten, unterstützen deshalb die Patient*innen dabei, künstliche Vermeidungstaktiken und Manipulationsversuche zu verwerfen und stattdessen der Natur zu folgen und sie zu beobachten (Morita, 1928/1998, S. 8–19).

Geist und Gedanken stehen im Verständnis Moritas niemals still, sondern sind ständig aktiv und im Fluss. Möchte man die Psyche erforschen, muss man also die Dynamik und Veränderung zwischen äußeren Ereignissen und dem Selbst berücksichtigen. Er postuliert die Bedeutung des Zustandes gesunder Achtsamkeit und Spontaneität, also das umfassende Wahrnehmen und adäquate Reagieren auf äußere Umstände und Ereignisse. Neurotische Personen sind gedanklich auf ihre Symptome fixiert, weshalb Moritas Behandlung spontane Aktivitäten fördert, welche die Aufmerksamkeit der Patient*innen wieder auf externe Situationen richtet. Außerdem fokussiert sie auf die Emotionen der Patient*innen anstatt auf deren Logik oder Willenskraft. Dazu formuliert er einige Prinzipien, von denen er ausgeht. Prinzip eins: Wenn man die Emotionen natürlich fließen lässt, nehmen sie einen parabolischen Verlauf. Sie flammen auf, erreichen einen Höhepunkt, lassen dann nach und verschwinden. Prinzip zwei: Die Emotionen nehmen rasch ab und verschwinden, wenn die Impulse befriedigt sind. Prinzip drei: Emotionen stumpfen ab und werden weniger beunruhigend, wenn sie wiederholt durch die gleiche Empfindung stimuliert werden. Prinzip vier: Emotionen werden verstärkt, wenn der Reiz unaufhörlich gegeben wird und wenn die Aufmerksamkeit auf die Emotion oder den Reiz gerichtet ist. Prinzip fünf: Emotionen werden durch neue Erfahrungen erlernt und durch Wiederholungen kultiviert (Morita, 1928/1998, S. 20–33). Sein darauf aufbauendes Verfahren, das er übrigens speziell für die Diagnose *Shinkeishitsu* entwickelt hat, charakterisiert er wie folgt:

> „My therapy does nothing other than provide experiences that educate clients about nature and their lives, behaviors, emotions, and mental attitudes. Therapy uses methods that confront clients' pretherapy experiences; they learn how to evaluate and apply their experiences in daily living. Different methods are used for different symptoms of shinkeishitsu. I have designed the following special prescription for treatment to serve as a fundamental therapy for general shinkeishitsu, regardless of certain differences in the therapeutic intervention for the specific type of shinkeishitsu“ (Morita, 1928/1998, S. 34).

Seine Behandlungsmethode besteht aus vier Phasen, die in einem stationären Setting nacheinander angewendet werden (Abbildung 9).

Phase 1: Im ersten Abschnitt werden die Patient*innen für vier bis sieben Tage vollständig isoliert und angewiesen, strenge Bettruhe einzuhalten. Am ersten Tag erleben sie dabei meistens Ruhe und Entspannung. Am zweiten Tag beginnen ihre Gedanken ruhelos umherzuwandern. Sie erleben oft Schmerzen und Ängste, woraufhin Morita ihnen rät, sie nicht abzuspalten oder zu versuchen, ihnen zu entkommen. Sie sollten vielmehr den natürlichen Lauf der Emotionen zulassen und sich selbst zu erlauben, den Schmerz zu erleben. Sie erkennen dadurch, dass Emotionen, die unbehindert ihren Geist und Körper passieren, wie von selbst verschwinden. Das Gleiche passiert bei der nächsten Welle, der übernächsten und so weiter. Morita nennt dies *unmittelbare Befreiung durch das Erleben von unverfälschtem Leiden*. Am dritten Tag verschwindet der Schmerz, den sie am Vortag erlitten haben, und tritt nicht wieder auf. Sie fühlen sich besser als zuvor – etwa so, als hätten sie einen schwierigen Aufstieg auf einen Berggipfel geschafft. Ab dem vierten Tag kehrt der Schmerz in einer anderen Form zurück und die Patient*innen erleben im Normalfall ein ausgeprägtes Stadium der Langeweile. Am darauffolgenden Tag werden sie aus der strengen Isolation geholt und in eine leichtere Form gebracht, was den Übergang in die zweite Phase markiert (Morita, 1928/1998, S. 36–42).

Phase 2: Die Behandelten dürfen weiterhin keine Konversationen führen oder sonstigen Vergnügungen (Training, pfeifen, singen, mit Hunden spielen etc.) nachgehen. Der Schlaf wird auf sieben bis acht Stunden täglich limitiert. Tagsüber dürfen sie nicht im Zimmer bleiben, sondern müssen an die frische Luft gehen. Sie werden außerdem angewiesen, abends ein Tagebuch zu führen sowie morgens und abends einige Seiten eines Buchs laut vorzulesen, um kognitive Aktivitäten zu forcieren. In den ersten beiden Tagen sind zudem Aktivitäten verboten, in denen deutliche Muskelaktivitäten notwendig sind – beispielsweise in den Himmel schauen oder Stiegen steigen. Der Zweck der Aktivitätsphase besteht darin, den Klient*innen ihre belastenden Symptome in Ruhe ertragen zu lassen sowie spontane Aktivitäten und Handlungswünsche zu stimulieren, indem der Klient dazu gebracht wird, geistige und körperliche Langeweile zu erleben. Der Therapeut soll dem Klienten keine bestimmten Aufgaben auferlegen. Die Langeweile, die durch die zweite Therapiephase hervorgerufen wird, veranlasst die Patient*innen, bereitwillig Tätigkeiten auszuführen, die ihnen früher vielleicht nutzlos erschienen.

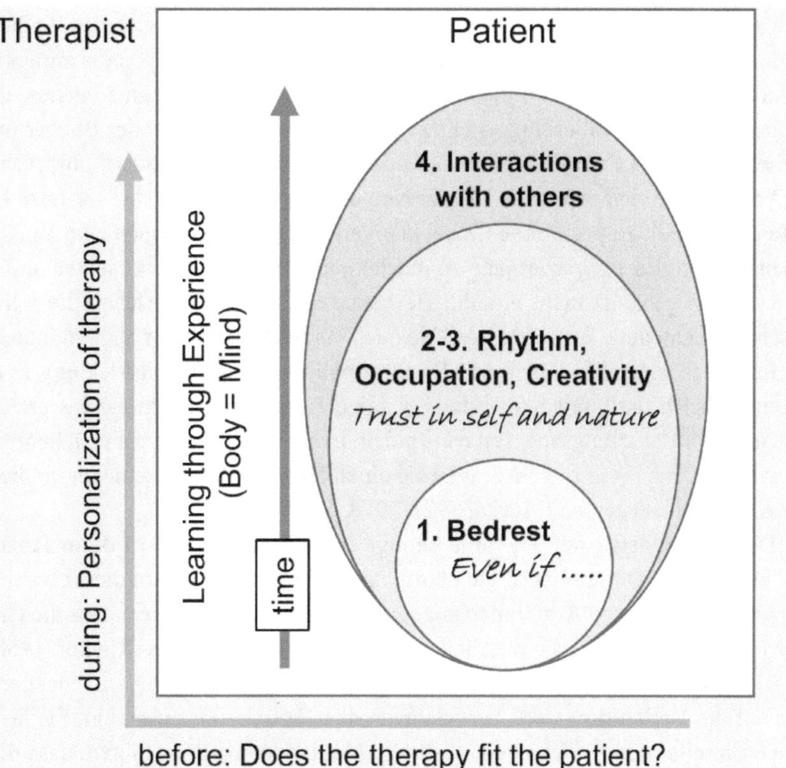

Abbildung 9: Die Phasen der Morita-Therapie (Dijkstra & Nagatsu, 2021, S. 9)

Wenn sie einen Teil eines Bodenbambus säubern, stellen sie vielleicht fest, dass der andere Teil schmutzig ist und gehen weiter, um neue Dinge zu tun – z. B. Spinnweben zu entfernen oder schädliche Insekten aus Blumenbeeten zu entfernen. Ab dem dritten oder vierten Tag dürfen sie dann leichte Arbeiten vollrichten – beispielsweise mit einem Besen aufkehren. Mit der Zeit werden sie aktiver (Morita, 1928/1998, S. 42–48).

Phase 3: Mit der Zeit werden die Arbeiten anstrengender. Nun können sie sägen, Holz hacken oder Feldarbeit verrichten. Diese Phase der Behandlung hilft den Patient*innen, Geduld zu entwickeln und die Arbeit auszuhalten, Selbstvertrauen zu entwickeln und subjektive Erfahrungen zu stärken. Sie erfahren Ermutigung durch wiederholte Erfolgserlebnisse. Sie werden ermutigt, alles zu tun, von dem sie denken, dass es „gesunde" Menschen auch tun. In der dritten Behandlungsphase, in der sie eine arbeitsintensive Tätigkeit ausüben, erleben sie das Gefühl, ununterbrochen beschäftigt zu sein. Die Therapeut*innen nehmen diese Gefühle der Klient*innen als Kriterium, um die vierte Behandlungsphase einzuleiten. Die Ziele der dritten Behandlungsphase können in der Regel in ein bis zwei Wochen erreicht werden, wobei die Dauer je nach Behandelten unterschiedlich ist (Morita, 1928/1998, S. 48–51).

Phase 4: Die Phase wird als Vorbereitung auf das tägliche Leben bezeichnet. Im Gegensatz zur dritten Phase zielt das Training in der vierten darauf ab, alle Bindungen zu lösen, einschließlich der Fixierung auf die eigenen Interessen. Die Patient*innen werden darin geschult, sich an Veränderungen der äußeren Umstände anzupassen. In dieser Phase werden sie darauf vorbereitet, zu einem natürlichen Aktivitätsrhythmus zurückzukehren. Außerdem werden sie ermutigt, Bücher zu lesen und nach draußen zu gehen, um Besorgungen zu machen – allerdings nicht zu Unterhaltungszwecken oder Bücher mit ideologischen Inhalten. Lesen sollten sie außerdem niemals allein, sondern nur, wenn sie von der Arbeit müde sind, nach den Mahlzeiten, oder schlicht, wenn sie Lust dazu haben. Sie dürfen die Klinik zu praktischen Zwecken verlassen – zum Beispiel zum Einkaufen von Lebensmitteln. Einen Spaziergang zu machen oder nach draußen zu gehen, um zu sehen, wie es ihnen geht, ist nicht erlaubt. Bei gezielten Ausflügen erleben die Klient*innen verschiedene mentale Zustände, weil sie nach langer Isolation der allgemeinen Welt wieder ausgesetzt sind. Ein Klient mit Erythrophobie ging in Arbeitskleidung in einen Lebensmittelladen und stellte fest, dass er seine Besorgungen reibungslos erledigt hatte, ohne jegliche Erwartungsangst zu empfinden. In ähnlicher Weise haben Klient*innen, die Angst hatten, ins Freie zu gehen, weil sie einen Herzinfarkt befürchteten, in dieser Phase ihre Ängste oft vergessen (Morita, 1928/1998, S. 51–52).

Die Gesamtdauer der Therapie beträgt etwa 40 Tage und wurde in Japan von der Krankenkasse übernommen sowie häufig angewendet. Heute wird die Therapie in Japan fast ausschließlich von Ärzt*innen angewendet, die jedoch betonen, dass die Grundlagen der Morita-Therapie aus den westlichen Wissenschaften stammen (Rhyner, 1988, S. 120–121). Die Herausgeberin von Moritas Hauptwerk im Jahr 1998, Peg LeVine, geht im Vorwort auf die Verbreitung der Therapie nach dem Tod des Gründers ein. Sie kritisiert die fiktive Einteilung in östliche und westliche Methoden, die dazu führen, dass die Morita-Therapie als östliche Therapie und damit als unwissenschaftlich sowie für westliche Menschen nicht effektiv anwendbar gilt. In Nordamerika haben allerdings einige Psychotherapeut*innen Elemente der Morita-Therapie extrahiert, insbesondere der Phasen drei und vier, und in ihre eigene Praxis integriert. In anderen Teilen der Welt ist das Verfahren hingegen weniger bekannt, wenngleich überall vereinzelt Behandelnde existieren, welche die Methode kennen und zumindest teilweise anwenden (Morita, 1928/1998, S. XXIII-XXV). In Japan selbst wurde die Methode im Jahr 1994 noch in 33 Krankenhäusern sowie in zahlreichen Einzelpraxen angewendet (Reynolds, 1994, S. 681). Im Laufe der vergangenen 100 Jahre seit der Gründung wurde sie in verschiedenen Bereichen verändert und angewendet (Kitanishi & Mori, 1995). Vor allem Moritas Kerndiagnose wurde entsprechend angepasst. So gilt für das moderne Japan und den Westen:

> „Following the postulate that some shinkeishitsu traits are found in everyone to some degree, we do not require our clients to display all shinkeishitsu and only shinkeishitsu characteristics. It turns out that in modern Japan, too, classic shinkeishitsu patients are becoming rare, and types mixed with depression, for example, are becoming common. More and more, both in the United States and in Japan, we see these shinkeishitsu traits mixed with neurotic depression, complaints, selfishness, impulsiveness and poor habits of living. In order to make the Moritist lifeway available as widely as possible we have eliminated any stringent requirements about treating only pure shinkeishitsu clients“ (Reynolds, 1989, S. 24).

Der Autor dieser Zeilen, David Reynolds, gilt als einer der bekanntesten Vertreter*innen der Morita-Therapie außerhalb Japans. Dessen Konzept soll anschließend auf Eco-Anxiety angewendet werden.

4.7.2 Reynolds und das Konzept der Morita-Therapie

David Kent Reynolds wurde am 28. September 1940 in Dayton, Ohio geboren und studierte an der University of California, wo er zum Doktor der Philosophie im Jahr 1969 promovierte. Er lehrte Public Health und Anthropology an verschiedenen Universitäten, verfasste zahlreiche Bücher sowie weitere Texte über japanische Heilmethoden und gründete selbst eine eigene Form, die er Constructive Living nennt. Jene Form baut auf Morita und anderen Ansätzen auf, soll aber nicht Thema des aktuellen Kapitels sein. Hier steht die Morita-Therapie im Fokus, die er in mehreren Publikationen erläutert (Prabook, 2022).

Reynolds beginnt seine Abhandlung über die Morita-Therapie im Buch über die japanischen Psychotherapien mit dem Hinweis, dass der Ansatz für eine bestimmte Gruppe von Neurotiker*innen konzipiert ist, die in der Regel jung, also in ihren 20ern oder 30ern sind, und darüber hinaus ein gewisses Selbstbewusstsein sowie einen starken Willen haben. Ihre Ängste sind solche, die wir alle in schwächerer Ausprägung haben – beispielsweise was andere Menschen von einem denken oder ob sie die eigenen Schwächen erkennen (Reynolds, 1980, S. 5–6). In Reynolds Morita-Text, den er für Corsinis Handbuch der Psychotherapie verfasste, geht er dagegen verstärkt auf die Geschichte des Verfahrens ein, also auf die Lebensgeschichte und Hintergründe der Entwicklung von Moritas Behandlungsweg sowie auf die Entwicklung nach dessen Tod. Anschließend erläutert er die Theorie, wobei er das Strömen des Bewusstseins und der Aufmerksamkeit als Grundlage für das Verständnis der Neurosen und deren Therapie betrachtet. Reynolds betont den Fluss des Bewusstseins von Gegenstand zu Gegenstand und die damit verbundenen laufend neuen Aufgaben, welche die Aufmerksamkeit und geeignete Reaktionen der jeweiligen Person erfordern. Die gesunde Person, so der Autor weiter, geht in konstruktiven Aktivitäten auf. Bei Neurotiker*innen ist der Bewusstseinsstrom dagegen von den Gegenständen weg nach innen gerichtet und fokussiert auf die eigenen Emotionen wie Angst, Trauer oder Minderwertigkeit statt auf die äußeren Umstände und etwaige geeignete Maßnahmen. Die Aufmerksamkeit hat sich damit weg vom Ist-Zustand hin zu einem Soll-Zustand bewegt, einem Zustand des *Ich wünschte* oder *Was wäre, wenn.* Realistische Veränderungen können jedoch nur auf der Grundlage der Akzeptanz des Gegebenen beruhen. Reynolds relativiert sogleich, dass hier allerdings nicht Neurotiker*innen als eine Kategorie von Menschen gemeint ist, sondern vielmehr als Periode dysfunktionalen Bewusstseins, die wir erleben, wenn wir mit uns ringen, an einem kalten Morgen aufzustehen, angestrengt versuchen, eine kreative Lösung für ein Arbeitsproblem zu finden, oder allein daheimsitzen und uns überlegen, wie wir den Abend verbringen werden. Die genannten Neurotiker*innen erleben solche Situationen lediglich häufiger und intensiver als „gesunde" Menschen, qualitativ sind ihre Erfahrungen jedoch nicht unähnlich. Der Autor fährt fort, dass in der Morita-Therapie strikt zwischen Gedanken sowie Gefühlen auf der einen Seite und Verhaltensweisen auf der anderen Seite unterschieden wird. Gedanken und Gefühle entstehen aus dem Nichts und Verschwinden mit der Zeit wieder – sie sind von der Natur Gegebenes, das wir nicht verändern können. Das Verhalten ist dagegen stets kontrollierbar. Für Handlungen ist man daher stets verantwortlich, was auf der anderen Seite mit einer gewissen Freiheit einhergeht. Man ist frei, wenn man heftigen Ärger über einen anderen Autofahrer oder Liebe fühlen kann und dennoch weiß, dass man das eigene Verhalten stets unter Kontrolle hat, unabhängig davon, was man fühlt. Umgekehrt passen sich die Gefühle an den Verhaltensweisen an. Verhält man sich liebevoll der Umwelt gegenüber, fühlt man verstärkt Liebe und Anteilnahme der Natur gegenüber (Reynolds, 1994, S. 681–683).

> „In gewissem Sinn kann man sagen, dass der Klient, der depressiven oder ängstlichen Gefühlen keine Beachtung schenkt, auch nicht depressiv oder ängstlich ist. Der größte Teil des Lebens wird nicht als glücklich oder traurig, angenehm oder einsam erlebt. Während der meisten Zeit unseres Lebens konzentrieren wir uns auf die augenblickliche Aufgabe, ohne uns unseres Gefühlszustandes im Geringsten bewusst zu sein. Dieser Umstand ist normal“ (Reynolds, 1994, S. 683).

In der Morita-Therapie versuchen die Psychotherapeut*innen zu vermitteln, dass die Gefühle erkannt und akzeptiert werden sollen und dass dann getan wird, was getan werden muss. Letzteren Umstand bezeichnet Reynolds als *Erkennen des Ziels* und meint damit, dass Gefühle zwar Informationen darüber geben können, was zu tun ist, aber dass das Erkennen der Gegebenheiten das Verhalten steuert. Die Behandlungsmethode der Morita-Therapie ist direktiv und gibt autoritäre Ratschläge bzw. Anweisungen, hat aber ein echtes Interesse an den Patient*innen und achtet auf eine gute Arbeitsbeziehung.

Anschließend geht er kurz auf die stationäre Therapieform ein, die im vorherigen Abschnitt bereits behandelt wurde. Eine alternative – im Kontext des vorliegenden Buchs bedeutendere – Behandlungsvariante ist die ambulante. Jene beginnt mit dem Berichten der Patient*innen über ihre Symptome und Beschwerden. Die Behandelnden erklären daraufhin die Prinzipien des natürlichen Prozesses von Gefühlen und Gedanken und weisen sie an, ein Tagebuch zu führen, in dem vermerkt wird, was zu bestimmten Zeiten gedacht/gefühlt wird und wie gehandelt wurde. Das Tagebuch wird in den wöchentlichen Therapiesitzungen betrachtet und entsprechend kommentiert. Das Ziel ist die Fähigkeit der Unterscheidung zwischen kontrollierbaren und unkontrollierbaren Aspekten des täglichen Lebens sowie das Erkennen, dass viele Tätigkeiten im Alltag erledigt werden, weil sie getan werden müssen, nicht weil wir das unbedingt wollen. Auch können Ereignisse aus der Vergangenheit geschildert werden, wobei Neurotiker*innen oftmals verallgemeinern. Die Therapeut*innen fragen daraufhin nach konkreten Details in den Schilderungen, nach exakten Verhaltensweisen, zum Beispiel mit welcher Hand sie die Bettdecke aufgedeckt haben oder in welcher Handlungsabfolge sie duschen. Das Ziel liegt darin, den Fokus der Schilderungen auf die äußeren Gegebenheiten und weg vom Inneren zu lenken. Weiters können Aufgaben gestellt oder Lektüren empfohlen werden. Reynolds meint, er lässt manchmal Patient*innen etwas basteln, mit dem sie anstelle des Honorars bezahlen. So erfahren sie den Wert konstruktiver Aufgaben beim Erfüllen sozialer Verpflichtungen, auch wenn sie sich schlecht fühlen (Reynolds, 1994, S. 683–686).

> „In den Therapiesitzungen geht es darum, Lebensauffassungen und -anregungen im täglichen Leben des Klienten zu realisieren. Die Anwendungsmöglichkeiten sind natürlich zahllos. Aber nach ein paar Monaten Therapie (und bei manchen sogar früher) hat der Klient eine ziemlich gute Vorstellung davon, was der Therapeut in einer bestimmten Situation sagen wird. Mit anderen Worten, der Klient erkennt, was in bestimmten Lebenssituationen zu tun ist. Nur er kann tun, was notwendig ist. Das Ergebnis der Wiederholungen in der Therapie ist eine allmählich geringer werdende Notwendigkeit für weitere Treffen. Das Interesse kann etwas länger durch Rollentausch aufrechterhalten werden, wobei der Therapeut den Klienten fragt, was er einem anderen Klienten, der mit dieser oder jener Beschwerde käme, raten würde“ (Reynolds, 1994, S. 686).

Jener Ansatz kann nun im Folgenden auf Eco-Anxiety übertragen werden, doch zunächst wird ein kurzer Blick in etwaige Fachliteratur geworfen.

4.7.3 Eco-Anxiety in der Morita-Therapie – Allgemeines

Obwohl die Morita-Therapie in psychotherapeutischen Fachpublikationen eher wenig vertreten ist, existiert zumindest ein populärer Text, der Eco-Anxiety mit dem Behandlungsverfahren verbindet. Auf der britischen Webseite Psychologies heißt es im Kontext von Eco-Anxiety:

> „There is a Japanese school of therapy, based on Buddhism, which says that it's not useful to get to the bottom of our feelings before we act. We acknowledge them and then we act – and the feelings fade naturally with time when our attention is engaged by activity. I'll give you the link to read more about Morita therapy, but don't let that get in the way of doing something, however small, right now“ (Fenwick, 2019).

Der Link führt dann zu einer Webseite, in der ein relativ ausführlicher Artikel über die japanische Psychotherapie zu finden ist.

Weitere Texte gibt es zwar nicht, jedoch zeigt das kurze Zitat bereits, in welche Richtung die Morita-Behandlung bei Eco-Anxiety führt: zur Akzeptanz der Gefühle bei gleichzeitigem Handeln. Ebendieser Ansatz soll im nachfolgenden Unterkapitel anhand eines Fallbeispiels vermittelt werden.

4.7.4 Eco-Anxiety – Ein Fallbeispiel

Die Morita-Therapie bei Eco-Anxiety soll nun anhand einer Falldarstellung veranschaulicht werden, wobei die Struktur an Reynolds Falldarstellung angelehnt ist. Jene ist dadurch gekennzeichnet, dass sie gemäß dem Morita-Stil in Form von Tagebucheinträgen gehalten ist, allerdings aus Sicht des*der Psychotherapeut*in verfasst und demnach auch Kommentare von ihm*ihr enthält, die in Klammer ergänzt werden.

Zur Person: Waltraud M. ist 29 Jahre alt und mit einem Mann in einer Beziehung in einem Haushalt lebend. Sie hat einen Master in Wirtschaftsrecht und arbeitet bei einer Anwaltskanzlei im Bereich Steuerrecht. Sie ist mit ihrem Arbeitsplatz und ihrer Berufswahl seit einigen Jahren unzufrieden und fühlt sich mehr zu sozialen Themen hingezogen.

Einen Berufswechsel zog sie aber wegen ökonomischer Bedenken, konkret wegen des Ausfalls während der Neuorientierungs- und Ausbildungsphase sowie wegen des deutlich geringeren Einkommens in der Sozialbranche, nicht in Betracht. Hinzu kommen zunehmende Ängste vor der Klimakrise und ihre Folgen, die sich vor allem in den vergangenen zwei Jahren, seit sie an einer Fridays-For-Future-Demonstration teilnahm, massiv verstärkten und ihren Alltag beeinträchtigen. Sie muss außerdem aufgrund des vermieterseitig nicht verlängerten Mietvertrags ihre Wohnung demnächst verlassen, weshalb auch ihr Freund derzeit sehr unglücklich ist und bereits androht, zu einem Freund zu ziehen, sich also zumindest räumlich von ihr zu trennen. Sie schafft es aufgrund ihrer Ängste und Sorgen nicht, sich auf die Wohnungssuche zu konzentrieren, was Thema des Erstgesprächs ist. Darin wird ihr nahegelegt, trotz ihrer Ängste und Verzweiflung eine Wohnung zu suchen.

04. August 2021: Waltraud kommt nun zum zweiten Gespräch und konnte das Wohnungsproblem lösen. Der Mietvertrag wurde gestern unterzeichnet. (Die direktiv vorgeschlagene aktive und intensive Wohnungssuche trotz ihrer überwältigenden Gefühle der Angst und Verzweiflung hat sich gelohnt.)

11. August 2021: In der dritten Einheit ist das dringende Problem der Wohnversorgung gelöst und auch ihr Freund zieht mit ihr in die neue Wohnung. Nun wird der Fokus auf die weitere Psychotherapie und ihre Ziele gelegt. Dabei wird ihr der Morita-Ansatz erklärt, nach dem wir uns auf ihr Verhalten konzentrieren müssen, anstatt ihren Gefühlen zu erlauben, sie zu überwältigen und zu kontrollieren. Es ist wichtiger, zu handeln als zu denken. (In der Morita-Therapie ist das Ziel, die eigenen Gefühle zu akzeptieren bzw. nicht zu versuchen, sie zu verändern, und dennoch produktiv und sinnvoll zu handeln.)

18. August 2021: Waltraud hat ihr Auto verkauft. Sie meinte, sie hat sich überlegt, wie sie im Sinne des Klimaschutzes handeln kann, ist dann spontan in ihr Auto gestiegen und zu einem Gebrauchtwagenhändler gefahren, der ihr ein passables Angebot gemacht hat. Ihr Freund hat sie danach für verrückt erklärt, aber das war ihr egal. Für sie ist das ein großer Erfolg. (Neurotiker*innen denken zu viel nach und handeln nicht. Sie wünschen sich oft, das Leben wäre anders – in Waltrauds Fall wohl ohne Klimakrise –, gehen aber nicht angemessen auf äußere Situationen ein, in denen sie sich befinden.) Die Patientin erhält weitere Erklärungen zur Morita-Therapie und wird angewiesen, ein Tagebuch zu schreiben. Jedes Blatt soll sie in der Mitte falten, links davon ihre Gefühle und Gedanken niederschreiben und rechts davon das, was sie getan bzw. erledigt hat. (Die klare Trennung von Gedanken/Gefühlen und Handlungen ist für die weitere Therapie grundlegend.)

01. September 2021: Letzte Woche war Waltraud in Quarantäne, sie führte aber ein ausführliches Tagebuch, das sie heute mitgenommen hat. Sie meldet zurück, dass sie es wider Erwarten hilfreich fand, eine klare Trennung zwischen Innerem und Äußerem, so nannte sie es, einzuführen. (Sie hat in ihren eigenen Worten das Grundprinzip ausgedrückt, dass Äußeres, also Handlungen, unabhängig vom Inneren, ihren Gedanken und Gefühlen, durchgeführt werden.) Ich schlage ihr ein Buch zur Morita-Therapie vor.

08. September 2021: Sie hat sich in der letzten Woche intensiv mit der Morita-Therapie befasst, das Buch dazu gekauft und auch bereits gelesen. Sie versteht das Grund-

prinzip dahinter und findet es stimmig. Sie erzählt weiters, dass sie angefangen hat, ihre traditionelle Weihnachts- und Silvesterreise aus einem klimafreundlichen Blickwinkel zu betrachten und ist gerade dabei, ihre Route anzupassen, sodass sie und ihr Freund möglichst wenig schädliche Treibhausgase erzeugen. Sie fühlt sich dadurch besser. (Es ist hilfreich, die Idee hinter der Methode zu verstehen, wenngleich nicht unbedingt notwendig. Die praktische Umsetzung, hier am Beispiel der Reiseneuplanung, ist es, die ihr ein echtes Verständnis von der Wirkung der Therapie vermittelt.)

22. September 2021: Die Patientin berichtet, dass es ihr deutlich besser geht. Sie hat Morita verstanden und erkannt, dass sie nur dann mit ihrem Leben zurechtkommt, wenn sie nicht so viel über die Zukunft nachdenkt, sondern im Hier und Jetzt lebt. (Eine gewisse Berücksichtigung der Vergangenheit und eine Vorausplanung sind natürlich wichtig, ein exzessives Grübeln dagegen kontraproduktiv und lähmend.)

06. Oktober 2021: Waltraud fühlt sich diese Woche sehr niedergeschlagen, absolviert aber alle Pflichten. Die Änderung des Urlaubs ist schwieriger, als sie dachte. Der Freund hat Vorbehalte und die Stornierung des Fluges ist offenbar nicht möglich. Sie hat den Anwalt, für den sie arbeitet, um Rat gefragt. Sie hat außerdem recherchiert, welche Möglichkeiten sie innerhalb ihres Arbeitsfeldes hat, andere Tätigkeiten wahrzunehmen, und wird dem Anwalt nächste Woche einen Vorschlag für einen Wechsel oder zumindest einen Teilwechsel ihrer Arbeit unterbreiten. (Der Wunsch nach einem erfüllteren Leben ist Quelle der Besserung, aber auch von Konflikten. Wenn die Energie auf sinnvolle Handlungen gelenkt wird, dann trägt sie zur Besserung bei.)

20. Oktober 2021: Die Patientin kommt mit einer guten Nachricht. Sie konnte den Anwalt überzeugen, Erwachsenenvertretungen zu übernehmen, die sie dann betreut. So kann sie im sozialen Bereich arbeiten, ohne die Stelle zu wechseln. Im Gegenzug gibt sie einen Teil ihrer Steueragenden an eine Kollegin ab. Sie freut sich über den Erfolg.

10. November 2021: Die Patientin fühlt sich aktuell sehr ängstlich, weil in den Nachrichten überall von der Klimakrise berichtet wird. (Gefühle schwanken. Sie ist ängstlich, das ist so. Wenn sie aber weiß, dass sie ihre Handlungen trotz der Angst unter Kontrolle hat, kann sie sich die Freiheit erlauben, sie vollständig zu fühlen.) Die Aufmerksamkeit wird wieder auf äußere Gegebenheiten gelenkt. Die Stornierung des Fluges war endlich erfolgreich. Zugtickets hat sie sogar vergünstigt bekommen und ist sehr zufrieden damit. Ihr Freund, trotz des damaligen Vorbehalts, anscheinend ebenfalls.

24. November 2021: Waltraud liest aus ihrem Tagebuch vor. Sie fühlte sich in der vergangenen Woche glücklich, traurig, ängstlich, zuversichtlich, dachte über die Klimakrise nach, über ihren Freund, über die Arbeit … Aber trotz allem ging sie zur Arbeit, erledigte den Haushalt, tat, was getan werden musste, und fühlt sich nun insgesamt sehr produktiv. Sie hat das Gefühl, dass ihr Handeln wieder sinnvoll und wichtig ist. Das gibt ihr Halt und lässt Herausforderungen einfacher bewältigbar erscheinen.

12. Jänner 2021: Die Urlaubsreise war ein voller Erfolg und zudem umweltfreundlich. Waltraud engagiert sich in der Freizeit für eine lokale Fridays-For-Future-Gruppe und berät diese in rechtlichen und wirtschaftlichen Fragen. Sie berichtet, dass sie gelernt hat, jedwede Aufgabe zu bewältigen, und kommt nunmehr mit ihren Gefühlen besser zurecht.

Sie fühlt die Klimaangst zwar, akzeptiert aber nun ihre Präsenz, die schließlich von allein wieder verschwindet.

4.7.5 Fazit – Eco-Anxiety aus Sicht der Morita-Therapie

Die Morita-Therapie ist ein Verfahren, das sowohl Elemente westlicher wissenschaftlicher Psychotherapien als auch von östlichen Einflüssen wie dem Zen-Buddhismus enthält. Der Kerngedanke bei der Behandlung ist die Akzeptanz von Gefühlen wie Eco-Anxiety als unveränderbare natürliche Erscheinungen bei gleichzeitiger Gewissheit, dass die eigenen Handlungen trotz der Gefühle stets kontrollierbar sind. Mit der Abwendung der Aufmerksamkeit von den inneren Zuständen und Konflikten sowie mit der Zuwendung zu äußeren Gegebenheiten und zum adäquaten Umgang mit denselben können Patient*innen ihr Leben wieder aktiver und produktiver führen. Auf diese Weise ändern sich nicht nur die Gefühle und Gedanken, sondern auch die Einstellungen gegenüber jenen mentalen Zuständen. Mit der Gewissheit, dass ihre Handlungen zu jeder Zeit kontrollierbar sind, erlangen sie die Freiheit, sich zu erlauben, die Gefühle vollständig erleben zu dürfen. So können sie nicht nur mit der Klimaangst zurechtkommen, sondern auch konstruktive Verhaltensmuster aufbauen und darüber hinaus das Gefühl erlangen, ihr Leben unter Kontrolle zu haben.

4.8 Eco-Anxiety in der Poesietherapie nach Heimes

4.8.1 Über die Poesietherapie und ihre Geschichte

Die Poesietherapie, manchmal auch als Therapeutisches Schreiben oder Schreibtherapie bezeichnet, nimmt gleich in mehrfacher Hinsicht eine Sonderstellung in der Reihe psychotherapeutischer Verfahren ein. Zunächst einmal ist sie (derzeit) kein Verfahren, also keine psychotherapeutische Schule im klassischen Sinn. Dass das Schreiben, vor allem das autobiografische und selbstreflexive, für die Psychotherapie relevant ist und eine therapeutische Wirkung hat, ist evident und nicht erst seit Kurzem bekannt. Autor*innen aller Epochen haben auf die eine oder andere Weise ihre Gedanken schriftlich verarbeitet – wohl nicht wenige haben dadurch eine gewisse Erleichterung verspürt. Vor allem in den letzten 20 Jahren entstand ein zunehmendes Interesse am Therapeutischen Schreiben, was sich in den jüngeren Publikationen hierzu bemerkbar macht, in denen versucht wird, eine Art therapeutisches Konzept oder zumindest eine Techniksammlung zum Ausprobieren für das Eigenstudium und die Selbsttherapie zur Verfügung zu stellen (Heimes, 2015a; Pennebaker & Evans, 2014; Winnewisser, 2010), oder verschiedene Aspekte des Therapeutischen Schreibens zu beleuchten (Bolton, Field & Thompson, 2006, 2011). Die engere Geschichte des Therapeutischen Schreibens beginnt spätestens mit der Entwicklung des Expressiven Schreibens von James Pennebaker in den 1980er-Jahren (Pennebaker, 2018; J. Singer & Singer, 2010, S. 597), doch verorten einige Autor*innen die Wurzeln des Ansatzes bereits in der Antike (Heimes, 2015a, S. 10; Winnewisser, 2010, S. 19).

So meinen beispielsweise Silke Heimes oder Sylvia Winnewisser, dass die ersten Menschen, die das Schreiben für therapeutische Zwecke nutzten, antike griechische Philosophen waren. Aber auch antike römische Philosophen nutzten das Schreiben als eine Form der Selbstreflexion und Selbstkritik. Diese Tradition setzten moderne Philosoph*innen fort, doch war dies nicht die einzige Form des heilenden Verschriftlichens von Gedanken. Das Niederschreiben von Gedanken, Sorgen und Erlebnissen, später auch in Form von Tagebüchern, wird ebenfalls seit über 1500 Jahren praktiziert. Im 20. Jahrhundert griffen schließlich Psychotherapeut*innen wie Freud, Jung oder Adler das Thema auf und brachten Selbstanalysen zu Papier, die überdies bis heute gelesen werden. Auch das psychotherapeutisch angeordnete Führen von Tagebüchern wird in verschiedenen Verfahren eingesetzt. Auch wurden verwandte Ansätze entwickelt – beispielsweise Morenos Psychodrama bzw. dessen Unterform *Psychopoetry* oder andere Formen des kreativen Ausdrucks des Inneren. Vladimir Iljine hat Patient*innen gebeten, ein Theaterstück mit eigenen Worten fortzuführen, worin sie ihre eigenen Gefühle zum Ausdruck bringen konnten. Und manche moderne Schriftsteller*innen meinten, dass ihre Texte nichts weiter als der Ausdruck ihres Inneren seien, die sie damit vor einem Aufenthalt in der Psychiatrie bewahrt haben (Heimes, 2015a, S. 10–13; Winnewisser, 2010, S. 18–25). Heute zählt Poesietherapie zu den kreativ-therapeutischen Maßnahmen (Abbildung 10). Als Gründerfiguren zählen Jack Leedy, Arthur Lerner, Rhea Joyce Rubin, Gabriele Rico und James Pennebaker in den USA sowie Hilarion Petzold, Ilse Orth, Lutz von Werner oder Jürgen Scheidt im deutschsprachigen Raum (Rechenberg-Winter & Randow-Ruddies, 2017, S. 75–76).

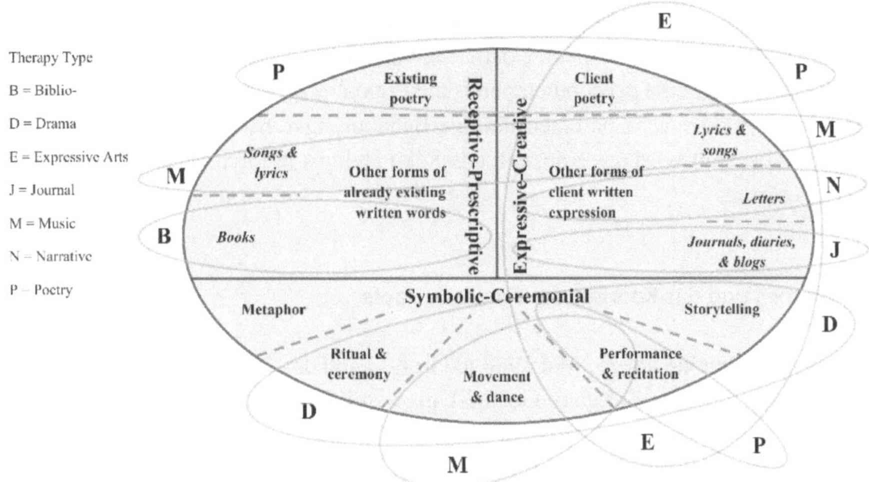

Abbildung 10: Die Poesietherapie im Therapiefeld (Mazza & Hayton, 2013, S. 58)

Eine mögliche Form der Schreibtherapie ist die *Integrative Poesietherapie*.

> „Auf einen kurzen Nenner gebracht: Integrative Poesietherapie arbeitet mit den Modalitäten der drei S. Das erste S steht für Stil, das heißt für die übungszentrierte Arbeit an literarischen Formen mit ihrer Erweiterung des Sprachstils; das zweite für Spiel, das heißt für die Improvisation als erlebniszentrierter Vorgang und das dritte S für die Selbstbegegnung, die im Prozess des konfliktzentrierten Vorgehens stattfindet" (Rechenberg-Winter & Randow-Ruddies, 2017, S. 78).

Ein anderer Ansatz ist das *Expressive Schreiben*. Die Instruktionen lauten wie folgt: Schreiben Sie in den nächsten vier Tagen über ein Trauma oder eine emotional tiefgehende Erschütterung. Schreiben Sie jeden Tag 20 Minuten. Wenn Sie mehr schreiben, ist das großartig, aber am nächsten Tag sollten Sie trotzdem zumindest 20 Minuten schreiben. Sie können an allen Tagen über dasselbe Ereignis schreiben, oder über verschiedene. Das Thema, über das Sie schreiben wollen, sollte etwas sein, das für Sie sehr persönlich und wichtig ist. Wenn Sie das Gefühl haben, dass Sie über ein bestimmtes Ereignis nicht schreiben können, weil es Sie überfordern würde, dann schreiben Sie nicht darüber. Beschäftigen Sie sich nur mit den Ereignissen oder Situationen, mit denen Sie jetzt umgehen können. Schreiben Sie kontinuierlich. Sobald Sie mit dem Schreiben beginnen, schreiben Sie ohne Unterbrechung. Machen Sie sich keine Gedanken über Rechtschreibung oder Grammatik. Ihr Deutschlehrer in der Schule wird das nie sehen. Wenn Ihnen der Stoff ausgeht, wiederholen Sie einfach, was Sie bereits geschrieben haben. Schreiben Sie nur für sich selbst. Planen Sie, das Geschriebene zu vernichten oder zu verstecken, wenn Sie fertig sind. Viele Menschen fühlen sich nach dem Schreiben oft etwas traurig oder deprimiert – vor allem am ersten oder zweiten Tag. Wenn das bei Ihnen der Fall ist, ist das völlig normal. Diese Gefühle halten in der Regel wenige Minuten, in manchen Fällen sogar Stunden an – ähnlich wie nach dem Ansehen eines traurigen Films. Planen Sie, wenn möglich, nach dem Schreiben etwas Zeit für sich ein, um über die Themen nachzudenken, mit denen Sie sich beschäftigt haben (Pennebaker, 2018, Kap. 3).

Das Therapeutische Schreiben existiert in verschiedensten Variationen und Formen, kann als Technik in eine psychotherapeutische Praxis integriert, als schriftlicheFerntherapie umgesetzt oder als eine eigenständige Behandlungsform angewendet werden. Im folgenden Abschnitt wird das Konzept, das Silke Heimes in ihren Büchern vorstellt, detaillierter erörtert.

4.8.2 Heimes und das Konzept der Poesietherapie

Silke Heimes erblickte am 25. Mai 1968 in Groß-Gerau das Licht der Welt. Sie studierte Medizin an der Johann-Wolfgang-Goethe-Universität in Frankfurt am Main sowie Germanistik an der TU Darmstadt. 1998 promovierte sie mit einer Arbeit über das Schreiben als Selbstheilung. Gemäß Selbstbeschreibung ist die Ärztin, Poesietherapeutin, Autorin und zudem Professorin für Journalistik an der Hochschule Darmstadt – von 2009 bis 2012 hatte sie eine Professur für Kunsttherapie mit dem Schwerpunkt Poesietherapie zunächst an der Internationalen Hochschule Calw, später an der Medical School Hamburg. Seit über 20 Jahren befasst sie sich nun mit dem Therapeutischen Schreiben und hat 2007 das *Institut für kreatives und therapeutisches Schreiben* gegründet, das sie seither leitet. Ihre Publikationsliste ist umfangreich und enthält neben einigen Romanen sowie Erzählungen Fach- und Sachbücher zur heilsamen Kraft des Schreibens (Heimes, 2022a, 2022b).

Heimes verwendet häufig den Begriff *Poesietherapie* mit der Begründung, dass die deutsche Übersetzung des amerikanischen Terminus *poetry therapy* am besten geeignet ist, um das Schreiben und Lesen als therapeutisches Mittel zu bezeichnen. Das Wort Poesie verweist dabei nicht nur auf eine Textgattung, also auf poetische Literatur, sondern auch auf eine Qualität des Erlebens, weshalb eine Poesietherapie das weite Denk-, Wahrnehmungs- und Erlebnisfeld der Achtsamkeit umfasst (Heimes, 2012, S. 13). Alternativ bestehen Begriffe wie Therapeutisches Schreiben, Kreatives Schreiben, Schreibtherapie oder autobiografisches Schreiben, die zuweilen synonym verwendet werden (Heimes, 2015a, S. 18–19). Die Therapieform definiert sie wie folgt:

> „Unter Poesietherapie kann jedes therapeutische oder selbstanalytische Verfahren verstanden werden, das durch Schreiben den subjektiven Zustand eines Individuums zu bessern versucht. Die Poesietherapie zählt zu den expressiven, kreativen Therapien, die über Förderung der schöpferischen Potenziale, der Wahrnehmungs- und Erlebnisfähigkeit und der Einsicht in relevante lebensgeschichtliche Konflikte zur Heilung und Persönlichkeitsentwicklung beitragen“ (Heimes, 2010, S. 85–86).

Das Therapeutische Schreiben verläuft in der Regel in bestimmten aufeinanderfolgenden Phasen, die dem kreativen Schaffen ähneln. Zunächst beginnt der Prozess mit der Inspirationsphase, in der Informationen gesammelt werden, die entweder in der Psyche oder in der Umwelt zu finden sind und notiert oder im Gedächtnis gespeichert werden. Anschließend folgt die Inkubationsphase, in der das Material spielerisch gedanklich verarbeitet wird – also erweitert, verdichtet, teilweise verworfen und dergleichen mehr. In der Phase werden an dem Rohmaterial keine Anforderungen gestellt, weshalb der Kreativität und den Verarbeitungsmöglichkeiten keine Grenzen gesetzt werden. Mit der Zeit verbinden sich gedankliche Elemente zu einem Strang, was Heimes als Illuminationsphase bezeichnet, also die Erleuchtungsphase. Im letzten Schritt, der Verifikationsphase, werden das Wissen überprüft, Ideen verifiziert und der Text ausgearbeitet.

> „Der kreative Prozess kann in Analogie zum therapeutischen Prozess verstanden werden. Die Inspiration im Künstlerischen entspräche dem Erinnern in der Therapie, die Phase der Inkubation könnte mit der des Wiederholens gleichgesetzt werden, die Illumination entspräche der Durcharbeitung, die Verifikation der Integration. Sowohl der kreative als auch der therapeutische Prozess zielen auf eine Restitution des Ich auf der Basis eines erweiterten Dialogs mit dem Unbewussten“ (Heimes, 2015a, S. 20).

Die Schreibtherapie kann in unterschiedlichen Settings angewendet werden. Einzeln, in Gruppen, ambulant, stationär, mit Anleitung oder ohne, wichtig ist in jedem Fall der intersubjektive Austausch über die eigenen Gedanken und Gefühle, der ein essenzieller Bestandteil der schreibenden Selbstreflexion ist. Es geht dabei zudem um die Orientierung und die Relativierung der eigenen Gedanken, Ideen und Ansichten, wofür externe Perspektiven sowie andere Ansichten und Meinungen notwendig sind. In der schriftlichen

Selbstanalyse können auch (imaginierte) zukünftiger Leser*innen wie Psychotherapeut*innen die Funktion übernehmen (Heimes, 2015a, S. 20–28).

Das Therapeutische Schreiben wirkt in verschiedener Hinsicht auf den Menschen. Einerseits, so Heimes, wirkt es der Entfremdung der Sprache und den begrenzten Ausdrucksmöglichkeiten entgegen. Wer schreibt, kleidet Empfindungen, Kognitionen und Emotionen in Wörter und übt gewissermaßen den Ausdruck. Zudem ist Sprache eng mit dem Handeln und damit mit dem Körper verbunden. Eine Schreibtherapie festigt diese Verbindung. Weiters stärkt die Methode die Kreativität, die vor allem im Umgang mit Herausforderungen und Problemstellungen eine wesentliche Ressource darstellt. Einen zusätzlichen und oft befreienden Effekt hat das Schreiben um des Schreibens Willen, also ohne die Absicht oder gar den Zwang, ein Kunstwerk oder auch nur einen sinnvollen Textstrang zu produzieren. Man kann stattdessen mit den Worten und Ideen spielen, wenngleich mit einer gewissen Ernsthaftigkeit. Während des Schreibens können Gedanken, Wahrnehmungen oder Empfindungen, die im Alltag unbeachtet und diffus bleiben, geordnet und in den Fokus der Betrachtungen gerückt werden. Es ermöglicht Selbstreflexion, Selbsterkenntnis, Selbstfindung und Selbstverwirklichung. Heimes verbindet das Therapeutische Schreiben zudem mit dem tiefenpsychologischen Konzept des Unbewussten und meint, dass die Arbeit am Kunstwerk eine Bewegung des Geistes von der Oberfläche bis in die Tiefen des Unbewussten und zurück darstellt. Verdrängte Inhalte können im Schreiben an die Oberfläche gelangen. Und nicht zuletzt nennt die Autorin zwei wesentliche Wirkmechanismen des Verfahrens: einerseits das Erlangen eines höheren Selbstwertgefühls durch das kreative Schaffen und das zunehmende Beachten der eigenen Stärken, andererseits die Reflexion und Distanzierung von den eigenen Gedanken und Gefühlen durch das Niederschreiben und anschließende Betrachten aus der Perspektive der dritten Person – ebenjene von Leser*innen eines Texts (Heimes, 2015a, S. 29–34).

> „Die Poesietherapie eröffnet die Möglichkeit, am Ende der Therapie ein fassbares Ergebnis mitzunehmen, einen Text, der so oft gelesen, überarbeitet und fortgeführt werden kann, wie es dem Schreibenden einfällt. Die Poesietherapie und die aus ihr hervorgegangenen Texte stellen einen konkreten und zuverlässigen Begleiter dar. Schreiben vermittelt ein Gefühl der Selbstkontrolle und bildet somit ein Gegengewicht zu den Gefühlen der Ohnmacht und Resignation, mit dem zahlreiche psychische Leiden einhergehen. Der schreibende Mensch erlebt, dass er Macht über die eigene Person und Geschichte hat; das Gefühl, eine Wahl zu haben, bleibt in der Regel nicht auf die Phantasie und das Papier beschränkt, sondern weckt oft neue Lebensgeister und den Wunsch, das Gedachte, Phantasierte und Geschriebene auf seine Alltagstauglichkeit hin zu überprüfen. […] Die in der Poesietherapie gewonnene oder wiederentdeckte Fähigkeit, sich kreativ auszudrücken, geht mit Beendigung der Therapie nicht verloren, sondern wird internalisiert, so dass sich der Schreibende die Fähigkeit, sich gestalterisch auszudrücken und seine inneren Bilder in Sprache zu übersetzen, auch nach der Therapie zunutze machen kann“ (Heimes, 2015a, S. 34–35).

Die Autorin stellt einige Übungen vor, die Patient*innen helfen können, sich achtsam wahrzunehmen und ihre Imaginationsfähigkeit zu schulen. Weiters geht sie auf Schreibübungen ein und meint, dass es sich anfangs empfiehlt, es an möglichst vielen unterschiedlichen Orten zu praktizieren, denn jede Person hat andere Orte, an denen sie am besten Worte zu Papier bringen kann. Auch ist es von Vorteil, unterschiedliche Papierformate, -farben und Stifte dabeizuhaben. Auch ist es vorteilhaft, jeden Text mit einem Datum zu versehen. Vermeiden sollte man dagegen, einem etwaigen Wunsch nach dem Zerreißen des Blatts nachzukommen. Hebt man es auf, kann man später die eigene Entwicklung besser nachvollziehen. Für die schreibtherapeutische Praxis ergänzt sie ihre Erklärungen mit Übungsanleitungen.

> „Begleiten Sie sich innerhalb der nächsten sieben Tage jeden Tag ganz bewusst zehn Minuten lang, indem Sie sich zehn Minuten achtsam mit sich und Ihrer Umgebung beschäftigen. Führen Sie die Übung an unterschiedlichen Orten und zu unterschiedlichen Zeiten durch und sammeln Sie ein Spektrum an Eindrücken. Sie können in einem Café, in der Straßenbahn oder auf einer Parkbank schreiben, achten Sie auf Geräusche und Gerüche oder beobachten die Menschen um sich herum. Wichtig ist, dass Sie sich ganz bewusst Ihren Wahrnehmungen und Gedanken zuwenden und diese notieren. Es empfiehlt sich, zu diesem Zweck ein Notizbuch und einen Stift mit sich zu führen. Verzichten Sie darauf, das Geschriebene direkt im Anschluss zu lesen, zu zensieren und zu korrigieren, sondern schreiben Sie zunächst sieben Tage lang zehn Minuten und lesen die Texte erst am Ende der Woche. Verfassen Sie dann einen Text darüber, was die Zeilen an Gedanken und Gefühlen in Ihnen auslösen“ (Heimes, 2015a, S. 96).

Die Autorin beschreibt immerhin 70 derartige Übungen sowie weitere zehn Mal- und Schreibübungen. Solche Übungen dienen dem Hineinkommen in den Schreibprozess, der dann die vorhin genannten therapeutischen Effekte auslöst, die wiederum Menschen helfen können, sich selbst besser und vor allem tiefgehender kennenzulernen. Jener Ansatz von Heimes soll nun bei Eco-Anxiety zum Einsatz kommen, doch zuvor folgt noch ein Blick in die Fachliteratur.

4.8.3 Eco-Anxiety in der Poesietherapie – Allgemeines

Es existiert kein expliziter Fachtext, in dem Eco-Anxiety aus einer schreibtherapeutischen Perspektive betrachtet wird, jedoch unzählige Beispiele für das implizite Anwenden der Methode – konkret: das Schreiben über die Klimaangst. In den Kapiteln 2.2 bis 2.4 werden zahlreiche Texte von der Fachpublikation bis zum Social-Media-Post angeführt, in denen die Autor*innen über Eco-Anxiety schreiben. Viele davon enthalten mehr oder weniger explizit und ausführlich Selbstreflexionen und behandeln die Gedanken und Gefühle der Schreibenden. Und auch wenn sie nicht bewusst oder geplant Therapeutisches Schreiben praktiziert haben, so haben viele – und vermutlich gerade jene, die ihre Texte in sozialen Netzwerken veröffentlichten – die heilende Wirkung des Schreibens wohl selbst erfahren.

Ein möglicher Ansatz für die schreibtherapeutische Behandlung von Eco-Anxiety findet sich im Buch *Schreib dich gesund* von Heimes (Heimes, 2015b), in dem sie auf die verschiedenen psychischen Störungsbilder und ihre jeweilige poesietherapeutische Behandlung eingeht. In diesem Fall werden wir in Ermangelung eines eigenen Punkts zur Klimaangst das Kapitel Angststörungen betrachten. Im nachfolgenden Praxisteil werden deshalb einige adaptierte Übungsbeispiele für das Therapeutische Schreiben bei Eco-Anxiety vorgestellt und anhand teilfiktiver Falltexte illustriert.

4.8.4 Eco-Anxiety – Zugang über die Schreibübungen

Der Untertitel von Heimes Buch *Schreib dich gesund* lautet: *Übungen für verschiedene Krankheitsbilder*. Darin präsentiert sie eine Reihe von psychischen sowie somatischen Störungsbildern wie Allergien, Borderline-Persönlichkeitsstörungen, Essstörungen, Krebserkrankungen, Schmerzstörungen oder Suchterkrankungen. Darunter befindet sich ein Abschnitt zu Angststörungen, in dem sie zunächst die Emotion und deren Funktion erklärt, auf verschiedene Formen von Angststörungen wie die generalisierte Angststörung, die Phobien oder die Panikattacken eingeht, wie sie sich auch im Körper manifestieren und welche Behandlungsformen andere psychotherapeutische Verfahren wie die Kognitive Verhaltenstherapie oder tiefenpsychologische Ansätze bieten. Am Ende der theoretischen Einführung in die Angsterkrankungen verweist sie auf weiterführende Gedanken zur Angst, die sie vor den einzelnen Übungen erklärt und die dann in jenen entsprechend umgesetzt werden können, um Linderung zu verschaffen. Danach folgen zehn Schreibübungen, die jeweils aus einem theoretischen Teil bestehen, in denen sie sagt, wie und warum die Übung wirken soll, und einer Anleitung, wie die Übung praktisch umgesetzt werden kann (Heimes, 2015b, S. 25–28).

Nicht jede Übung ist auf Eco-Anxiety anwendbar, die meisten sind jedoch universell und sollen anhand von kurzen Beispielen illustriert werden. Der Schreibende ist Peter D., 21 Jahre alt, über einen HTL-Abschluss verfügend, nunmehr Systemadministrator, mit einem Mitbewohner in einer Wohngemeinschaft lebend und seit drei Jahren in einer Beziehung. Er leidet seit geraumer Zeit an Ängsten, die mit der Klimakrise einhergehen, nimmt regelmäßig an Demonstrationen und weiteren Aktionen von Fridays For Future und Extinction Rebellion teil, lebt einen grünen Lebensstil, versucht, andere Menschen von der Bedeutung des Klimaschutzes zu überzeugen, und war bereits einmal in einer Systemischen Psychotherapie, bei der ihm der Ansatz gefiel, durch Sprache heilen zu können. Aus finanziellen Gründen und in einer Zeit, in der seine Ängste mehr in den Hintergrund gerückt sind, hat er die Therapie beendet und sucht nun eine Form, die ebenfalls auf der Sprache basiert und die er nach einer gewissen Zeit allein an sich anwenden kann. Deshalb kommt er zum Erstgespräch zu einer Poesietherapeutin, die nach Heimes Büchern arbeitet und ihm in einem Erstgespräch den Ansatz erklärt. Die Idee, durch kreatives Niederschreiben seiner Gedanken und Gefühle geheilt zu werden oder zumindest Linderung zu verspüren, begeistert Peter und sie gehen gemeinsam in den darauffolgenden Stunden einige Übungen durch, die er in den zwei Wochen zwischen den Sitzungen umsetzt.

Die erste Übung betrachtet Angst als universelles und dennoch individuelles Gefühl, das sich bei jedem Menschen anders anfühlt. Ebenso individuell, so Heimes, ist der Antagonist der Angst. Bei manchen ist es Mut, jedoch bei Weitem nicht bei allen Menschen. Deshalb lautet die Übung: Überlegen Sie sich, welches Wort für Sie persönlich das

Gegenteil der Angst am besten ausdrückt. Schreiben Sie es auf und lassen Sie sich davon zu einem ersten Satz inspirieren. Notieren Sie diesen und schreiben Sie dann so lange weiter, wie das Wort, die Inspiration und der Stift Sie treiben. Peter setzt die Übung bis zur nächsten Stunde um:

> Hoffnung, sagte Luisa, und hob ihren Kopf. Sie sah einen Weg vor sich, der bergauf führte. Er war an manchen Stellen sehr steil, gelegentlich sehr steinig, manchmal war der Verlauf nicht erkennbar, oft lagen Steine im Weg und praktisch an jeder Stelle konnte er nur mit Anstrengung überwunden werden. Sie sah aber auch das Ziel, ein wundervolles helles Plateau, auf dem viele Tiere lebten. Ihr Gesicht war aber nicht angsterfüllt, sondern strahlte Zuversicht aus. Sie sah den Weg und setzte ein Bein vor das andere. Sie stolperte, rutschte aus, fiel hin, stand auf, erlebte Rückschläge, aber trotz allem verschwand dieser Ausdruck nicht von ihrem Gesicht. Sie wusste, sie wird es schaffen, denn eines hatte sie: Hoffnung.

In der nächsten Stunde berichtet Peter begeistert, dass ihm die Übung guttut. Es hat ihm geholfen, sich auf das Positive zu konzentrieren. Allein, dass er sich solche Gedanken zur Hoffnung gemacht hat, bewirkt, dass er sie in sich fühlt. Außerdem hat er seine Zeilen immer wieder gelesen, was das Gefühl stets erneut hervorgerufen und seine Angst ein wenig gelindert hat. Er weiß nun wieder, warum er demonstriert, klimafreundlich lebt und andere aufklärt: weil er doch tief in sich daran glaubt, dass es besser werden kann. Er hat eben doch Hoffnung. Anschließend erhält er von der Poesietherapeutin eine neue Aufgabe. Ängste können sehr vage sein und gerade die Klimaangst ist oft eine diffuse Zukunftsangst. Manchmal kann es helfen, sich die Angst in einer bestimmten Gestalt vorzustellen und zu einem externen Objekt zu machen, mit dem man sich befassen kann. Überlegen Sie sich deshalb folgendes Szenario: Ihre Angst ist ein Tier. Welches wäre sie? Wie sieht es aus? Wo lebt es? Wie verhält es sich? Was bedeutet es für Sie? Wie stehen Sie zu dem Tier? Welche Erinnerungen haben Sie daran? Schreiben Sie darüber. In der nächsten Einheit hat Peter abermals einen Text mitgenommen und ihn vorgetragen.

Der Elefant, ein mächt'ges Tier,
grau und groß, der Beine vier,
der Rüssel lang, ein Schwanz dazu,
ist präsent er hier im Nu.
Gewichtig ist der mass'ge Körper,
charakterlich, doch g'wiss kein Mörder,
Sanft und ruhig er lieber ist,
isst auch viel und macht dann Mist.
Suspekt ist mir dieses Tierchen,
lieber hätt' ich jetzt ein Bierchen,
Schon im Zoo zu alten Zeiten,
sah ich sie von allen Seiten.
Doch mocht' ich's nie, weiß nicht wieso,
sie war'n wohl immer ein wen'g zu roh.

Anschließend berichtet er, dass ihm ein Gedicht vorschwebte, er aber nicht wisse, weshalb. In ihm tauchten lauter reimende Wörter auf. Er hat seiner Kreativität schließlich nachgegeben und den Elefant dichterisch verpackt, ist aber auch sehr zufrieden damit und fühlt sich, als hätte er etwas Bedeutendes geleistet. Auf jeden Fall tat es ihm gut, der Angst eine Form zu geben. Dass es der Elefant wurde, hat ihn aber etwas überrascht. Er dachte zunächst, dass seine Angst eher wie eine Raubkatze ist, also wild und anpirschend. Aber der Elefant würde sogar etwas besser passen. Die Angst ist enorm schwer und er kann sie kaum tragen, wenn sie auf ihm sitzt. Gleichzeitig hat er aber das Gefühl, dass sie ruhig und sanft ist. Und sie ernährt sich von seiner Energie in Massen, produziert dann aber auch viel Mist, also verschiedene destruktive Gedanken, unter denen er leidet. Peter und die Therapeutin besprechen den Elefanten und das Gedicht. Anschließend stellt sie die nächste Übung vor. Der Hintergrund mutet etwas tiefenpsychologisch an, denn Heimes geht davon aus, dass die Angst stellvertretend für etwas anderes, etwas möglicherweise noch Bedrohlicheres stehen kann, und dass es hilfreich sein kann, sich darüber Gedanken zu machen. Direkt leitet sie dann zur Übung über, in der sie Peter ermutigt, ein Gedankenexperiment zu wagen. Wofür könnte die Angst stehen und was könnte sie ihm mitteilen beziehungsweise was könnte sie überdecken, was er nicht sehen soll? Was verhindert sie? Peter bringt daraufhin den folgenden Text zur nächsten Einheit mit:

> Angst, Angst, Angst, Angst, Angst, Furcht, Klimakrise, Angst, Panik, Hilfe, Lernen, … Lernen? Lernen? Wieso *Lernen*? Die Angst ist da. Sie ist schon lange da. Sie ist da, seit ich aus der Schule komme. Sie war schon in der Schule da. Ein ständiger Begleiter. Damals … ich plante, zu studieren. Doch dann ging mein Vater durch die Hölle. Eine schwere Krankheit. Angst. Lernen? Ich darf nicht studieren, sonst werde ich krank. Was macht das für einen Sinn? Angst. Lernen! Nein! Aus!

Der Text ist unstrukturiert, aber aussagestark. Peter sagt, dass er sein Innerstes ausdrückt. Er hat ihn bestimmt hunderte Male gelesen und ist weiterhin ergriffen davon. Er wusste nicht, dass solche Gedanken und Gefühle in ihm schlummern. Er hätte auch nie gedacht, dass die schwere Krankheit seines Vaters, die er inzwischen vollständig überwunden hat, ein Faktor seiner Angst sein könnte. Er ist sich bis jetzt nicht im Klaren, was das eigentlich zu bedeuten hat, möchte aber weiter darüber nachdenken und schreiben. Die Therapeutin erklärt ihm daraufhin das Prinzip der freien Assoziation, die er ohne Kenntnis derselben angewandt hatte. Sie ermutigt ihn, so weiterzumachen, und schlägt ihm inzwischen eine weitere Übung vor, die damit zusammenhängt. Der Grundgedanke, der ebenfalls tiefenpsychologisch anmutet, lautet, dass sich Ängste im Laufe des Lebens verändern, aber durchaus miteinander zusammenhängen können. Hilfreich ist es deshalb, über die Ängste in der Kindheit zu schreiben und möglicherweise Listen zu schreiben, mit denen Peter die Ängste der Kindheit mit den heutigen Ängsten vergleichen kann. Zwei Wochen später nimmt Peter zwei Listen mit, die er verbindet.

Verlust der Eltern	⇔	Verlust der engsten Angehörigen
Monster unter dem Bett	⇔	Klimakrise
Schwäne	⇔	Verlust der Biodiversität
Clowns	⇔	Trump und andere Klimafeinde
Windpocken	⇔	Covid-19
Böse Mitschüler	⇔	Klimawandelleugner

Peter ist etwas erstaunt, wie sehr sich seine Ängste doch ähneln und doch verschieden sind. Die Angst vor Clowns hätte er nie mit Politiker*innen, welche klimaschädliche Maßnahmen befürworten oder gar gesetzlich stützen, in Verbindung gebracht. Die spontane Assoziation mit Donald Trump hat ihm die Augen geöffnet. Dass er Angst vor

Windpocken hatte, ist ihm allerdings erst eingefallen, als er die gegenwärtigen Ängste notierte und Covid aufschrieb. Und die bösen Mitschüler, die ihm immer wieder sagten, wie dumm er sei, erinnern ihn an die Klimawandelleugner*innen, die ähnliche Argumentationen verwenden. Peter meint, er wisse zwar nicht, ob ihm das im Umgang mit seinen Ängsten helfe, aber interessant sei die Übung allemal gewesen. Die Therapeutin schlägt daraufhin eine andere Übung vor, die ihn mehr unterstützen kann. Die Idee ist, dass es manchmal leichter ist, sich einem Thema anzunähern, wenn man es behandelt, als wäre es kein persönliches. Er kann beispielsweise einen Roman, eine Erzählung, ein Drehbuch oder einen anderen Text schreiben, in dem es um das Thema Eco-Anxiety geht. Peter ist von der Idee begeistert und setzt sie bis zur nächsten Einheit um. Dort zeigt er der Therapeutin den folgenden Text.

> Wolken ziehen auf. Silke geht eine Straße im Zentrum Manhattans entlang und betrachtet den Himmel. Die Kamera schwenkt nach oben und die vorbeiziehenden Wolken werden im Zeitraffer gezeigt. Es wird dunkel. Die Kamera schwenkt wieder zu Silke, die unverändert die Straße entlang geht. Ihr Gesicht sieht verzerrt aus, ihre Züge angsterfüllt. Szenenwechsel. In der Serengeti erschießen Wilderer verschiedene Tiere. Szenenwechsel. Stark abgemagerte Eisbären streifen durch eine karge eisfreie Landschaft. Szenenwechsel. Ein totes Korallenriff. Szenenwechsel. Eine Erdölförderanlage pumpt das sogenannte Schwarze Gold nach oben. Szenenwechsel. Ein Tanker ist leck; das Öl fließt in das Meer. Szenenwechsel. Am Strand ist der Ölteppich gut erkennbar; unzählige tote Fische liegen am Strand. Der Strand selbst ist mit Plastikmüll übersäht. Szenenwechsel. Las Vegas in voller Pracht und sich in Casinos amüsierende Menschen. Szenenwechsel. Zurück zur Frau in New York. Die Kamera schwenkt langsam in die Blickrichtung von Silke und zeigt ihre Tochter, die vorausläuft. Fade out. Eine Stimme spricht dann: Das ist nicht die Zukunft. Das ist die Gegenwart. Wie wird die Zukunft?

Peter berichtet, dass ihn der Text wachgerüttelt hat. Er hat sich noch einmal den Text der ersten Stunde angesehen und möchte jetzt allein weitermachen. Er möchte einen Text über die Klimakrise und die Hoffnung schreiben, und darüber, warum es wichtig ist, sich trotz allem aktiv für den Klimaschutz einzusetzen. Er hat zwar immer noch Eco-Anxiety, sieht aber nun klarer, was die Angst für ihn bedeutet und warum sie da ist. Das hilft ihm sehr, mit ihr besser umgehen und sie konstruktiv nutzen zu können.

Zwei Monate später erhält die Poesietherapeutin einen Link zu einem Blog, in dem Peter über seine Klimaangst schreibt.

4.8.5 Fazit – Eco-Anxiety aus Sicht der Poesietherapie

Die Poesietherapie ist ein kreatives Verfahren, das den schriftlichen Ausdruck von Gedanken und Gefühlen verwendet und dabei nicht nur die Verbindung zwischen Sprache, Handeln und dem Körper stärkt, sondern auch das kreative Potenzial des Menschen, das eine wichtige Ressource im Umgang mit Problemen und Herausforderungen darstellt. Etwas in Worte zu kleiden und niederzuschreiben, wirkt aber auch strukturierend sowie distanzierend auf die Inhalte. Auch kann es manchmal passieren, dass die Worte und Sätze einen eigenen Weg einschlagen, den die Schreibenden nicht im Sinn hatten. Gerade bei Übungen wie dem Assoziativen Schreiben können Inhalte zu Papier gebracht werden, die davor im Unbewussten geschlummert haben. Auch bei Eco-Anxiety ist dieses Tool nützlich, denn es kann beispielsweise helfen, sich auf positive Aspekte der Angst zu fokussieren, auf Antagonisten wie die Hoffnung oder den Mut, oder schlicht dabei helfen, zu erkennen, was mit der Klimaangst verbunden ist und was man bis dahin nicht so wahrgenommen hat. Über etwas zu schreiben, hilft auch im banalsten Sinn, nämlich dahingehend, dass man das Problem überhaupt einmal sprachlich anderen Personen mitteilt. Und das kann und soll auch abseits der psychotherapeutischen Praxis geschehen.

4.9 Eco-Anxiety im Provokativen Ansatz nach Höfner & Cordes

4.9.1 Vorbemerkungen zum Provokativen Ansatz

Bevor ich zur Betrachtung von Eco-Anxiety aus dem Blickwinkel des Provokativen Ansatzes komme, möchte ich eine Vorbemerkung anführen, da dieser Ansatz meines Erachtens spezieller als die meisten anderen ist – nicht wegen einer besonderen oder gar obskuren Theorie oder wegen komplexer Methoden, sondern wegen des paradoxen Vorgehens des liebevollen Beleidigens. Ich habe die Provokative Therapie bei einem Könner des Gebiets[44] selbst erlebt, was sowohl Vor- als auch Nachteile hat. Einerseits traue ich mich nur deshalb, diese hier anzuführen, andererseits sind mir die Gefahren, die dieser Ansatz in sich birgt, aus nächster Nähe bestens bekannt. Nicht jedem liegt der Ansatz. Allzu leicht wirken die humorvollen Beleidigungen nicht wertschätzend, sondern verletzend, die Herausforderungen überfordernd oder die verbal ablehnende Haltung authentisch. Die Folgen können selbst bei einer sehr gut etablierten therapeutischen Beziehung schädlich für den Therapieverlauf sowie für den*die Psychotherapeut*in und den*die Patient*in sein. Deshalb ist es mir an der Stelle besonders wichtig, zu betonen, dass nicht jede viable Handlungsalternative einer Person für andere ebenso viabel sein wird, da subjektive Faktoren eine große Rolle spielen. Und gerade jemand, der stets todernste Miene hat, wird humorvolle Karikaturen möglicherweise nicht als offensichtliche Übertreibung vermitteln können, sondern stattdessen von seinem*ihrem Gegenüber ernst genommen, was entsprechende Konsequenzen haben könnte. Im Zweifelsfall rate ich von der Anwendung des Provokativen Ansatzes ab, sofern man nicht ohnedies gern provokativ arbeitet[45] oder bereits Erfahrungen mit der Provokativen Therapie machen konnte. Bei Interesse empfiehlt es sich, Teile des reichhaltigen Videomaterials (auch von Farrelly selbst) zu

---

44 Es handelt sich um den ehemaligen Psychotherapeuten Andreas Mauerer, der wegen seiner unorthodoxen Vorgehensweise gleich mehrfach als höchst unkonventioneller Psychotherapeut gesehen werden kann. Von niemandem sonst fühlte ich mich während unzähliger Schimpftiraden mehr wertgeschätzt, während sich zugleich kaum ein Therapeut sich selbst so sehr im Weg stand wie er. Seine Begegnung mit Frank Farrelly publizierte er in einem gleichnamigen Buch, das Einblicke in seine Psyche und in die Methodik Farrellys gewährt. Siehe Mauerer (2005).

45 Meiner Beobachtung nach arbeiten nicht wenige Psychotherapeut*innen zumindest gelegentlich und bei manchen Patient*innen situationsadäquat intuitiv provokativ.

dem Ansatz anzusehen oder ein Weiterbildungs- bzw. Selbsterfahrungsseminar zu absolvieren.

4.9.2 Über die Provokative Therapie und ihren Gründer Frank Farrelly

Die Entstehung des Provokativen Ansatzes basiert auf der Provokativen Therapie, die maßgeblich auf eine Person zurückzuführen ist: Frank Farrelly. Er kam am 27. August 1931 als neuntes von zwölf Kindern zur Welt und wuchs auf einer Farm in Missouri in den USA auf. Nach einem Umweg über ein Kloster, das er vor dem definitiven Gelübde verließ, studierte er Soziale Arbeit an der Catholic University in Washington, DC. Er absolvierte den Master im Jahr 1958, heiratete eine Frau, die er während des Studiums kennenlernte, bekam mit ihr vier Kinder und arbeitete am Mendota Mental Health Hospital in Madison. Neben seiner Arbeit mit Carl Rogers, dem Begründer der personzentrierten Psychotherapie, war er ab 1960 auch in eigener Praxis tätig. Er unterrichtete Social Work an der University of Wisconsin und später am Departement of Psychiatry. Bis 1993 war er in eigener Praxis tätig. Danach widmete er seine Zeit vorwiegend den Vortragsreisen, die er 1982 begann. In den darauffolgenden Jahren reiste er jährlich für mehrere Monate nach Australien, Neuseeland und Europa und verbreitete dort in Vorträgen, Vorführungen und Seminaren die Provokative Therapie, die er 1974 erstmals als Buch veröffentlichte (Hain, 2005, S. 131–132) – 1986 auch in deutscher Sprache (Farrelly & Brandsma, 1986). Farrelly war kein Theoretiker und kein Vielschreiber, umso weniger verwundert seine relativ knappe Publikationsliste, die im Wesentlichen aus zwei Monografien besteht: aus jenem Werk zur Provokativen Therapie und aus einem autobiografischen Werk über seine Kindheit (Farrelly, 1997). Einige Fachartikel und Buchkapitel über seine psychiatrischen Erfahrungen und die provokative Therapie ergänzen die beiden Monografien, wobei vor allem der Abschnitt im großen Sammelband Handbuch der Psychotherapie von Raymond Corsini erwähnenswert ist (Farrelly & Matthews, 1994). Auffällig ist zudem, dass nahezu alle wichtigen Publikationen über die Provokative Therapie einen Zweitautor aufweisen, wobei unzweifelhaft ist, dass die Inhalte primär von Farrelly stammen. 2011 zog er sich aus Altersgründen von seiner Vortragstätigkeit zurück und starb am 10. Februar 2013 (Höfner, 2013b).

Farrelly war nach eigenen Angaben beeindruckt von Carl Rogers und dessen Ansatz, Patient*innen in ihrer eigenen inneren Welt und ihrem Bezugssystem zu verstehen. Eindrücklich schildert er seinen Weg in die Provokative Therapie im gleichnamigen Buch, verzichtet jedoch auf umfangreiche theoretische Einleitungen und Erklärungen. Stattdessen zieren unzählige Fallgeschichten und ihre Resümees, die der Autor aus ihnen zog, das Werk vom Anfang bis zum Ende. Das, was einer Theorie am nächsten kommt, ist eine Sammlung von zehn Postulaten und zwei Hypothesen. Die Postulate sind im Buch „Provokative Therapie“ und im gleichnamigen Kapitel in Corsinis Sammelband nicht ident formuliert, sagen inhaltlich jedoch das Gleiche aus. Ich zitiere die Postulate des Hauptwerks von Farrelly:

Menschen verändern sich – sie wachsen innerlich, wenn sie auf eine Herausforderung reagieren. Nach Farrelly soll der*die Psychotherapeut*in Klient*innen in ausreichendem Maß herausfordern, um neue konfrontative Verhaltensmuster zu verwenden, die vermeidende ersetzen. Im Original:

> „Wir haben die Erfahrung gemacht, dass Patienten für sich ein psychosozial positiveres Verhalten entwickeln, wenn sie mit einer sie nicht überfordernden Herausforderung konfrontiert werden, mit der sie fertigwerden müssen und die sie nicht vermeiden können. Wenn die Herausforderung einen Ärger auf sich selbst provoziert, der zu einer Entscheidung führt, sich zu verändern, kann der therapeutische Prozess beginnen und in der Tat sehr schnell voranschreiten" (Farrelly & Brandsma, 1986, S. 47–48).

Patienten können sich ändern, wenn sie wollen. Der Satz ist als Grundannahme oder als Menschenbild bedeutend. Provokative Therapeut*innen unterstützen und übertreiben Botschaften, die das Unvermögen der Patient*innen, sich zu ändern, ausdrücken, um ihnen vor Augen zu führen, dass sie sich bloß nicht ändern wollen. Wenn sie es wirklich wollen, werden sie sich ändern können.

Patienten haben weit mehr Möglichkeiten, eine schöpferische und angepasste Art des Lebens zu entwickeln, als sie oder die meisten Kliniker es annehmen. Hier übt Farrelly Kritik an den Psychotherapeut*innen, die sich als unfehlbare Heiler*innen sehen und von anderen so gesehen werden. Fazit: Es gibt keine unheilbaren Fälle.

*Die psychische Zerbrechlichkeit der Patient*innen wird in hohem Maß überschätzt – von ihnen selbst und von anderen.* Oder anders ausgedrückt: Die meisten Patient*innen sind stärker, als viele Psychotherapeut*innen es glauben. Die Provokative Therapie betrachtet vor allem die Stärken der Patient*innen und fordert sie regelmäßig heraus.

Die schlecht angepassten, unproduktiven, antisozialen Haltungen und Verhaltensweisen eines Patienten können drastisch verändert werden – selbst bei ernsten Störungen und chronischem Verlauf. Die Einstellung von Psychotherapeut*innen ihren Patient*innen gegenüber hat eine signifikante Auswirkung auf ihre Genesung.

Erfahrungen im Erwachsenenalter oder aus der Gegenwart sind mindestens so bedeutsam, wenn nicht bedeutsamer als Kindheitserfahrungen oder frühe Erfahrungen bei der Prägung von Werten, Einstellungen und Verhaltensweisen. Oder anders ausgedrückt:

> „Erwachsene haben mehr Fähigkeiten, Informationen zu verarbeiten. Sie haben mehr Erfahrung, um allgemeine Schlüsse zu ziehen und sie haben die Möglichkeit eines weniger egozentrischen Zugangs zur Welt. Wenn der Therapeut zu dem Patienten durchdringt und all die Vorstellungen, Einstellungen und affektiven Fähigkeiten nutzt, über die der Erwachsene verfügt, dann ist die Möglichkeit des Patienten für Veränderungen groß" (Farrelly & Brandsma, 1986, S. 60–61).

Der Umgang des Patienten mit dem Therapeuten spiegelt sein normales Verhalten in sozialen und zwischenmenschlichen Beziehungen wider. Die Patient*innen agieren in der Psychotherapie mit den gleichen stereotypen Mustern und Abwehrreaktionen wie in ihrer außertherapeutischen Welt, was ihnen durch ein provokatives Feedback vor Augen geführt werden kann.

Menschen machen Sinn. Das menschliche Wesen ist besonders logisch und verstehbar. Farrelly geht davon aus, dass selbst Menschen mit einer schweren Psychose verstanden werden können, wenn man sie gut genug kennt. In der Provokativen Therapie wird deshalb mit allen Mitteln versucht, diese Informationen zu erhalten.

Der Ausdruck des therapeutischen Hasses und des fröhlichen Sadismus gegen den Patienten kann für ihn sehr wohltuend sein. Statt der künstlichen Akzeptanz unausstehlicher Patient*innen sollten die Psychotherapeut*innen, so Farrelly, sie lieber ehrlich zurückweisen. Das Motto lautet: Lieber kurz grausam und unbegrenzt wohlwollend sein als kurz wohlwollend mit grenzenlosen Nachteilen.[46]

Die bedeutendsten Botschaften zwischen Menschen sind nicht sprachlicher Natur. Nicht neu ist das Postulat, dass die wichtigsten Botschaften nonverbal durch Mimik, Gestik, Sprachfluss und weitere Aspekte übertragen werden. Sie können und sollen auch bedarfsweise gezielt von den Psychotherapeut*innen eingesetzt werden.

Hypothese 1: *Wenn der Patient von dem Therapeuten provoziert wird (humorvoll, wahrnehmend und in des Patienten eigenem inneren Bezugsrahmen), tendiert der Patient dazu, sich in die entgegengesetzte Richtung zu bewegen – und zwar entgegengesetzt der Definition, die der Therapeut von dem Patienten als Person gegeben hat.*

Hypothese 2: *Wenn der Patient provokativ von dem Therapeuten dazu gedrängt wird (humorvoll und tiefblickend), seine Selbstverteidigung und sein eingeschränktes Verhalten fortzusetzen, dann wird der Patient dazu neigen, sich auf sein eigenes sich selbst erweiterndes und den anderen förderndes Verhalten einzulassen. Das führt direkter an die gesellschaftliche Norm heran.*

Das Ziel der Therapie nach Farrelly ist es, die Patient*innen zu provozieren, sich auf fünf verschiedene Verhaltensweisen einzulassen: den eigenen Selbstwert zu bestätigen, sich selbst und anderen gegenüber angemessen zu behaupten, sich realistisch zu verteidigen, die Realität differenziert wahrzunehmen sowie etwas in Beziehungen zu riskieren.

Nach Farrelly bedient sich die Provokative Therapie vieler Techniken, die sich von den meisten anderen Psychotherapieverfahren durch den Grad der Direktheit und Konfrontation sowie durch das explizite Verwenden von Humor unterscheiden. Als spezifische Techniken nennt er beispielsweise die Realitätsprüfung, die sprachliche Konfrontation, das Negativbild, das Senden widersprüchlicher Botschaften, das Auflisten und vor allem der Humor in allen Facetten. Die Methoden werden bei Höfer und Cordes ausführlicher behandelt, weshalb an der Stelle lediglich auf das Buch *Provokative Therapie* verwiesen sei (Farrelly & Brandsma, 1986, S. 71–172).

4.9.3 Höfner & Cordes und der Provokative Ansatz

Noni Höfner, geboren 1946, absolvierte Ausbildungen in der Klientenzentrierten Gesprächstherapie, der Hypnotherapie, dem NLP, diversen Entspannungstechniken und der Provokativen Therapie. Sie studierte ab 1965 Psychologie, ist seit 1976 als Psychotherapeutin in freier Praxis tätig und Mitbegründerin des 1988 ins Leben gerufenen *Deutschen*

46 Farrelly führt in dem Kapitel mehrere Beispiele von Kindeszüchtigung auf, um erwünschte Verhaltensweisen zu erzeugen. Ich distanziere mich in jeder Form von diesen Aussagen, die ich lediglich wegen der vollständigen Darstellung seiner Postulate anführe.

Instituts für Provokative Therapie. Sie hat zwei Kinder – eines davon wurde 1975 geboren und heißt (jetzt) Charlotte Cordes (man findet sie auch als Charlotte Höfner im Internet). Sie studierte Kommunikationswissenschaft, Markt- und Werbepsychologie sowie Amerikanistik, wuchs mit dem Provokativen Ansatz ihrer Mutter auf, wendet diesen in eigener Coaching- und Beratungspraxis an und hält zahlreiche Vorträge sowie Seminare zur Provokativen Therapie. Gemeinsam mit ihrer Mutter leitet sie seit bald zwei Jahrzehnten das Institut und verfasste das Buch *Einführung in den Provokativen Ansatz*. Darin stellen sie ihr Konzept vor, das auf Farrellys Provokativer Therapie basiert und mit verschiedenen Aspekten erweitert wurde. Das Ergebnis nennen sie den *Provokativen Ansatz*, der aus der *Provokativen SystemArbeit*, dem *Provokativen Coaching* und dem *Provokativen Stil* besteht (Cordes, 2022; Höfner & Cordes, 2018; Höfner, 2022a).

In ihrem Werk zur Einführung in den Provokativen Ansatz wird die wichtigste Grundlage der Therapieform mit LKW abgekürzt, was für *das liebevolle Karikieren des Weltbildes des Klienten* steht. In ihren eigenen Worten:

> „Das W – Der Berater steigt in das Weltbild des Klienten ein. Das K – Der Berater karikiert humorvoll die Symptomatik, d. h. die Stolpersteine, die der Klient sich selbst in den Weg legt, bis dieser darüber lachen kann. Das L – Der Berater vermittelt die ganze Zeit nonverbal ein uneingeschränktes Vertrauen in die Ressourcen des Klienten und seine Fähigkeiten, sich zu verändern. Das L ist die absolute, zwingende Basis. Ohne L geht nichts! Wir werden das so lange wiederholen, bis es keiner mehr vergessen kann“ (Höfner & Cordes, 2018, S. 14).

Einen eigenen Punkt widmen die beiden Autorinnen der nonverbalen Kommunikation. Während sie verbal provozieren und in übertriebener Weise aussprechen, was die Patient*innen selbst denken oder denken könnten, bleiben sie nonverbal empathisch, wertschätzend, unterstützend und liebevoll.

Sie ordnen den Provokativen Ansatz der *Emotionalen Systemischen Verhaltenstherapie* zu, weil er nicht primär die Vernunft, also die rationale Einsicht der Patient*innen in die Schwierigkeiten und damit verbundenen Bewältigungsstrategien, sondern vielmehr die Emotionen in den Fokus des Therapierens setzt. Außerdem werden das Umfeld und die wechselseitigen Beziehungen der Patient*innen zu ihren Mitmenschen in der Behandlung berücksichtigt. Des Weiteren existiert ein hypnotischer Aspekt in vielen Therapieeinheiten, in denen die Klient*innen wie weggetreten oder verwirrt wirken, teilweise wie in Trance (Höfner & Cordes, 2018, S. 13–36).

Das restliche Buch handelt von der konkreten Vorgehensweise im Provokativen Ansatz, wobei Höfner und Cordes bereits zu Beginn klarstellen, dass es mehr eine Geisteshaltung als eine Methodensammlung darstellt. Um es Einsteiger*innen jedoch leichter zu machen, in den Ansatz hineinzukommen, haben sie einige provokative Werkzeuge entwickelt, die sie als Richtungsweise verstehen, weniger als Schritt-für-Schritt-Anleitungen. Wichtig ist es zudem, sich auf das jeweilige Gegenüber einzustellen, denn bei unterschiedlichen Personen sind verschiedene provokative Interventionen angebracht. Ferner betonen sie, dass kein Ziel im engeren Sinn verfolgt wird, sondern die Interventionen vielmehr dazu dienen, die Patient*innen emotional zu berühren und aufzurütteln. Höfner und Cordes stellen aber auch klar, dass der Provokative Ansatz sehr wohl ziel- und lösungsorientiert ist, nur sind die Ziele und Lösungen ausschließlich Sache der Patient*innen (Höfner & Cordes, 2018, S. 37–47). Was die Werkzeuge selbst betrifft, führen sie aus:

> „Die hier vorgestellten Interventionsmöglichkeiten sind provokative Basiswerkzeuge, die alle die beiden wesentlichen Elemente der provokativen Arbeit enthalten: den relativierenden Humor, der den Klienten entspannt, und die provokative Herausforderung, die den Widerstand des Klienten in die »richtige« Richtung hervorruft – also gegen die Selbstschädigung und nicht gegen den Berater" (Höfner & Cordes, 2018, S. 48).

Auf den darauffolgenden Seiten ihrer Monografie führen sie neun solcher Werkzeuge an:

Differenzierungen provozieren – Das Ziel der Intervention ist das extreme Verallgemeinern einer Pauschalaussage, um einen Widerspruch seitens des Gegenübers zu erzeugen, in dem differenziert wird. Beschwert sich beispielsweise eine Patientin über Männer und ihren im Besonderen, wird die Provokative Therapeutin noch pauschalere Klischees aufwerfen und behaupten, alle Männer sind unanständig und würden stets danebenpinkeln. Auch persönliche Schwächen können hier eingebaut werden, wenn es etwa um die Fähigkeit zur Veränderung geht. Sitzt eine blonde jüngere Frau im Therapiezimmer, wird unterstellt, dass sie als blonde Frau einfach zu dumm für Veränderungen ist, oder zu alt – das geht bei jedem Alter (Höfner & Cordes, 2018, S. 48–49). Höfner und Cordes führen weiter an:

> „Wenn wir diese Globalisierungen und Stereotype verwenden, gibt das nicht unsere persönliche Meinung wieder, sondern wir vermuten, dass die Klienten in diese Richtung denken und fühlen oder so denken und fühlen könnten. Mit unseren Überzeichnungen katapultieren wir sie aus ihrem Schwarz-Weiß-Denken und provozieren sie zur Klarstellung und Differenzierung. Dabei übertreiben wir so lange und extrem, bis der Klient nicht mehr zustimmt und »ja, genau!« sagt, sondern widerspricht. Wir schaufeln also so lange Kohlen ins Feuer, bis auch der Klient unsere Behauptungen als übertrieben empfindet. Manchmal erfordert das einige Fantasie, denn die schwarz-weißen und sehr emotionalen Überzeugungen des Klienten sind oft bereits so extrem, dass ihm unsere Überzeichnungen bis zu einem gewissen Grad ganz normal vorkommen" (Höfner & Cordes, 2018, S. 49).

Am Ende betonen die Autorinnen, dass das politisch inkorrekt ist und vielen schwerfällt, aber in der Praxis funktioniert und allen Beteiligten Spaß macht.

Den Esel am Schwanz ziehen oder: Zeige Begeisterung für das Symptom – Anstatt die Nachteile der Symptomatik der Patient*innen in den Fokus zu rücken, wird hier der Spieß umgedreht und der sekundäre Krankheitsgewinn gepriesen. Neben dem Aufzählen der Vorteile wird explizit von einer Veränderung abgeraten. Wird hier ausreichend stark übertrieben, so Höfner und Cordes, entsteht rasch ein emotionaler Widerstand gegen die Symptome, also gegen das selbstschädigende Denken, Fühlen und Verhalten, und die Patient*innen werden anfangen, den Psychotherapeut*innen zu widersprechen (Höfner & Cordes, 2018, S. 51–53).

Die Sündenbocktechnik – Die Grundannahme hinter der Intervention lautet, dass viele Menschen sich als Opfer äußerer Umstände – Erziehung, System, verschiedene Schicksalsschläge oder Verhaltensweisen anderer Menschen – betrachten. Diese Umstände nehmen Provokative Therapeut*innen auf und übertreiben sie, schmücken sie aus und befreien die Patient*innen von jedwedem Eigenanteil bzw. jedweder Eigenverantwortung an ihrer Lage und ihren Problemen. Das Ziel ist abermals, einen Widerspruch zu provozieren, indem die eigenen Anteile an der Gesamtsituation erkannt und ausgesprochen werden (Höfner & Cordes, 2018, S. 53–55).

Vor- und Nachteile auf den Kopf stellen – Ähnlich wie beim vorletzten Punkt (Zeige Begeisterung für das Symptom) werden hier die Vorteile der Symptomatik hervorgehoben, allerdings auch die offensichtlichen Nachteile als unwichtig abgetan und die Nachteile der Veränderung übertrieben aufgebauscht. Das Ziel ist hier, neben dem Provozieren eines Widerspruchs, das Ansprechen der Nachteile sowohl der Symptomatik als auch der Veränderungen, die zwar heruntergespielt bzw. übertrieben werden, aber auf jene Art direkt ausgesprochen im Raum stehen, was nicht ignoriert werden kann. Ein Fallbeispiel:

> „In unserem Beispiel sagen wir der Luxusklientin im nächsten Schritt, dass sie mit gravierenden Nachteilen zu rechnen habe, wenn sie tatsächlich wieder berufstätig werden sollte: Sie müsste jeden Tag früh aufstehen, hätte keine Zeit mehr, sich um ihre Schönheit zu kümmern, käme nicht mehr zum Sport, und ihr Nagellack würde abblättern. Der kleine, unwichtige Vorteil wäre natürlich, dass sie nicht mehr das Gefühl haben müsste, ihr Leben zu verplempern. Auch ihre Depressionen würden wahrscheinlich verschwinden. Das wöge den Stress aber niemals auf, den sie sich durch einen Job aufhalsen würde" (Höfner & Cordes, 2018, S. 57).

Angemerkt sei noch, dass in jedem Abschnitt Falldarstellungen die technischen Erklärungen zur besseren Darstellung garnieren.

Das Offensichtliche ansprechen – Das Prinzip hinter dem Titel lautet schlicht, alles anzusprechen, was an den Patient*innen auffällt. Sei es etwas Äußerliches, ein bestimmtes Kommunikationsmuster, Mimik, Gestik oder etwas anderes.

> „Wir versuchen zu erfassen, was die finstersten Gedanken des Klienten zu seinem Problem sein könnten, und zerren diese an die Oberfläche. Diese dunklen und emotional aufgeladenen Glaubenssätze des Klienten spricht normalerweise niemand aus, und sie sind dem Klienten oft auch nicht voll bewusst. Wir holen dieses geheime Rumoren ans Licht, sprechen es aus und machen Vorschläge (v. a. absurde), was man damit anfangen könnte. Solange wir das wohlwollend und wertschätzend tun, nimmt uns das kein Klient übel. Im Gegenteil. Die Klienten fühlen sich sowohl ertappt als auch ernst genommen und verstanden" (Höfner & Cordes, 2018, S. 61).

Das Offensichtliche umfasst jedoch auch die eigenen Gedanken und Gefühle der Therapeut*innen, da in der Provokativen Therapie davon ausgegangen wird, dass Menschen in der Lebenswelt ähnlich wie Patient*innen mit vergleichbaren Problemen denken oder fühlen.

Bilder verwenden und ausschmücken – Provokative Therapeut*innen nutzen oftmals Metaphern oder Bilder zur Untermalung ihrer Aussagen und Provokationen. Ein weiteres Fallbeispiel zeigt die Wirkung deutlich:

> „Eine eher schüchterne Klientin mit sehr starkem Harmoniebedürfnis erträgt keine Konflikte – weder im Privatleben noch im Berufsleben. Sie ist dann überfordert und wird noch stiller. Laut werden oder mal auf den Tisch hauen kommt für sie nicht infrage, selbst wenn sie schon fast platzt. Wir beschreiben ihr ihre ideale Welt in einem übertrieben kitschigen Bild: »Ein Himmel. Alles ist rosarot. Kleine süße Ponys und Einhörner springen und fliegen

> herum. Sie versprühen Glitzer und sind alle immer nett und lieb zueinander. Es fällt kein böses Wort. Nie. Und im Hintergrund spielt zarte Harfenmusik.« Wir schmücken diese Welt weiter aus und spielen ihr vor, wie die Pferdchen herumfliegen und hüpfen, und sie hüpft mit, als eins dieser Pferdchen. Die Klientin reagiert sehr stark auf dieses Bild. Sie bekommt einen roten Kopf und windet sich auf dem Stuhl. Dabei sagt sie abwechselnd Dinge wie ‚Oh Gott, ja, so bin ich!' und ‚Oh, Hilfe, was für eine schreckliche Welt ist das denn bitte!' oder einfach nur lachend ‚Aaaah!'" (Höfner & Cordes, 2018, S. 64).

Vor allem Bilder können reichhaltig ausgeschmückt werden und enthalten das Potenzial, sowohl provozierend als auch humorvoll zu sein.

Zukunftsszenarien – Im Provokativen Ansatz wird zuweilen prognostiziert (und in Bildern reichhaltig ausgeschmückt), wie das Leben des jeweiligen Gegenübers in einem höheren Alter aussieht, wenn die Problematik/Symptomatik bestehen bleibt, wobei abermals übertrieben und möglichst drastisch geschildert wird (Höfner & Cordes, 2018, S. 66–69).

Klient*innen imitieren – Höfner und Cordes betonen, dass es im Allgemeinen als unhöflich gilt, jemanden nachzumachen. Aber wenn sich der geäußerte Inhalt und die dazugehörige Körpersprache deutlich voneinander unterscheiden, dann kann es helfen, diese Inkongruenz vorzuspielen. Natürlich nur, solange man nicht belehrend wirkt und eine gewisse Portion Humor einbaut (Höfner & Cordes, 2018, S. 70).

Pingpong – Es kann durchaus vorkommen, dass die Interventionen, die in der Regel spontan und intuitiv erfolgen, einander widersprechen. Das ist jedoch kein Problem, weil es, so die Autorinnen, die Patient*innen bei Entscheidungsschwierigkeiten unterstützen kann (Höfner & Cordes, 2018, S. 70–72).

Allgemein zu den Interventionen sei noch zu erwähnen, dass alles mit einer gehörigen Prise Humor serviert werden muss. In einem Artikel betont Höfner dessen Bedeutung:

> „Wie der Name schon sagt, ist die Provokation – die Herausforderung – ein zentrales Element der provokativen Vorgehensweise. Der provokative Berater fordert den Klienten heraus, seine eingefahrenen Denk-, Fühl- und Verhaltensschienen zu verlassen und sich auf neues, ungewohntes Terrain zu wagen. Das funktioniert am besten, wenn man den Klienten dazu bringt, sich und die eigenen Stolpersteine mit Humor zu nehmen. Die humorvolle Relativierung der eigenen Absurditäten entspannt den Klienten und schafft so die Grundlage für Veränderungen. Lachen über sich selbst ist das schwierigste aber auch zugleich das heilsamste Lachen. Sobald der Klient absurd und lustig findet, wie er sich selbst im Wege steht, ist er befreit. Das öffnet ihm die Tür zu neuem Denken und Verhalten. Es löst starre Fixierungen und Ängste und macht Veränderungen überhaupt erst möglich" (Höfner, 2013a).

4.9.4 Eco-Anxiety im Provokativen Ansatz – Allgemeines

Die erste Frage, die sich bei der Anwendung des Provokativen Ansatzes bei Eco-Anxiety stellt, lautet: Geht das überhaupt? Darf man das? Ist es sinnvoll? Höfner und Cordes sagen dazu:

> „Grundsätzlich kann man festhalten: Beim Einsatz provokativer Interventionen gibt es keine Grenzen, was die Art der Symptomatik und die Zielgruppe der Klienten angeht.

> Sobald Sie sich in die Welt Ihrer Klienten einfühlen und eindenken können, können Sie provokativ werden. Der Provokative Ansatz funktioniert bei jeder Symptomatik – ganz gleich, wie lange sie schon besteht –, und bei jedem Alter der Klienten“ (Höfner & Cordes, 2018, S. 78).

Die zweite Frage ist naheliegend: Wie arbeitet man bei Eco-Anxiety provokativ? Eine ausführliche Recherche ergibt keinerlei Fachartikel, Bücher oder sonstige Publikationen zur provokativen Behandlung von Eco-Anxiety. Und da weder Farrelly noch das Autorinnenduo in ihren Werken ausführliche theoretische oder methodische Anleitungen formulieren – und erst recht nicht bei einem so speziellen Gebiet wie Eco-Anxiety –, sondern ihren Ansatz vor allem in kurzen exemplarischen Dialogen vermitteln, werden auf den folgenden Seiten ebenfalls mögliche Fallbeispiele zur Illustration des Provokativen Ansatzes bei Eco-Anxiety eingesetzt. Außerdem darf der Hinweis nicht fehlen, dass der Provokative Ansatz, so die Autorinnen, mehr Improvisation und *ins Blaue schießen* als klares methodisches Vorgehen ist, somit auch von Patient*in zu Patient*in und von Psychotherapeut*in zu Psychotherapeut*in sehr unterschiedlich sein kann. Die nachfolgenden Beispiele zeigen also nur einen möglichen Weg von vielen. Die Fälle selbst sind teilweise fiktiv, was bedeutet, dass sie auf realen Personen basieren, die in verschiedenen Medien direkt über ihre Klimaangst berichten. Konkret handelt es sich um zwei Personen, die auf Facebook von ihren Ängsten erzählen, ein direktes Zitat eines weiteren Menschen, das in einer akademischen Abschlussarbeit zitiert wird, für die Interviews durchgeführt wurden, sowie eine Darstellung von Eco-Anxiety in Massenmedienberichten.[47] Neben der realen Grundlage beruhen die hier dargestellten Fallgeschichten auf einer Mischung aus den Reaktionen, die Höfner und Cordes in ihren Büchern als Texte aus der eigenen Praxis präsentieren, sowie auf eigenen provokativen Antworten, die in Anlehnung an die im vorherigen Kapitel erwähnten Werkzeuge formuliert werden.

4.9.5 Eco-Anxiety im Provokativen Ansatz – Vier Fallbeispiele

Fallbeispiel 1 (Pseudonym: Sandra C.) handelt von einer 28 Jahre jungen, attraktiven Frau, die aus Cancún stammt und spanischsprachig aufgewachsen ist. Sie spricht sehr gut, wenngleich nicht akzentfrei Deutsch. Mit 19 kam sie nach Wien, studierte Veterinärmedizin und ist derzeit Mitarbeiterin einer Tierklinik. Ehrenamtlich engagiert sie sich zudem im Tierschutz und hilft regelmäßig in einem Tierschutzhaus aus. In die therapeutische Praxis kommt sie wegen Angstzuständen, depressiver Verstimmungen und eines, so bezeichnet sie es selbst, Burn-outs. In der ersten Stunde, recht bald nach der Vorstellung ihrer Person und den organisatorischen Dingen, die besprochen werden, geht sie in medias res.

> S. C.: Aktuell ist es besonders schwierig. Ich fühle mich von all den schrecklichen Dingen, die in unserer Welt passieren, überfordert. Ich ergreife jede erdenkliche Maßnahme, um so

47 Die Fälle werden pseudonymisiert. Dies gilt selbst bei jenen, die in Massenmedien veröffentlicht wurden. Lediglich Alter und Geschlecht werden, soweit bekannt, übernommen.

wenig Müll wie möglich zu produzieren, alles zu recyceln, Einweg-Plastikteile abzulehnen …

Pth.: Sie sind also nicht nur Tierärztin und ehrenamtliche Tierschützerin, sondern auch noch Klimaschützerin, die einfach alles rettet, was nur irgendwie bedroht scheint. Sie sind keine Sandra, sondern eine Angela, ein, ach, was sage ich da, DER Schutzengel der Erde!

S. C.: Ich gebe mir wenigstens Mühe im Gegensatz zu den anderen. Ich weiß ja, manche Menschen helfen und tun auch etwas für die Umwelt, aber die meisten sagen, es ist eh alles sinnlos. Und viele weigern sich, ihre Gewohnheiten zu ändern.

Pth.: Die Menschen sind einfach faul. Nicht nur faul. Schon vor über 2500 Jahren schrieb mal einer, die Menschen sind böse, gottlos und faul. Ich kenne, abgesehen von Ihnen, niemanden, der nicht total eigennützig handelt, vor allem, wenn es um die Umwelt geht.

S. C.: Naja, ganz so schlimm ist es nicht. Ich habe ein paar Freunde …

Pth.: Die genauso eigennützig sind. Glauben Sie wirklich, irgendjemand schert sich um die Umwelt? Die verschmutzen sie doch bei der ersten Gelegenheit. Supermarkt ums Eck? Auto! Spaziergang im Wald? Zigarette! Ein Bad nehmen? Plastikente!

S. C.: [Etwas bestimmter] Nein, so sind die nicht. Sie kennen sie ja nicht. Die wollen wirklich etwas Gutes für den Planeten tun.

Pth.: Selbst wenn es solche Fabelwesen gibt, ich stelle mir sie gerade als Einhörner in einer rosaroten Welt vor, die mit Müllsäcken Regenbögen herunterrutschen und dabei alles Umweltschädliche einsammeln … selbst dann würde das ja nichts bringen, weil die anderen Menschen trotzdem boshaft, faul und eigennützig sind.

S. C.: Sie geben aber nicht auf. Und sie erreichen andere, überzeugen sie von der Notwendigkeit, etwas für das Klima zu tun. Und wir werden immer mehr.

Pth.: Einhörner.

S. C.: [lacht] Ja.

Durch das herausfordernde Zustimmen und Übertreiben der Gedanken Sandras wurde sie dazu angeregt, einen anderen Blickwinkel einzunehmen. Sie sah davor vor allem das Bemühen und Scheitern, das zur Hoffnungslosigkeit, zu depressiven Verstimmungen und zunehmenden Ängsten vor den Folgen des Klimawandels führte. Durch den neuen Blickwinkel gerieten mehr die Erfolge ins Zentrum der Aufmerksamkeit, was ihr Hoffnung und wieder etwas mehr Kraft gab.

Fallbeispiel 2 (Pseudonym: Agatha R.) handelt von einer 33-jährigen Angestellten aus den Vereinigten Staaten von Amerika. Sie heiratete vor zwei Jahren und gab an, schon öfters über Kinder nachgedacht zu haben, entschied sich bisher allerdings aus Klimaschutzgründen dagegen. Sie kommt über eine Empfehlung eines Kollegen in die Psychotherapie und hat schon Therapieerfahrung. Sie äußerte keine bestimmte Diagnose und war bislang bei keinem*keiner Psychiater*in. Die Gründe für ihr Kommen führt sie erst in der zweiten Stunde direkter aus.

A. R.: Mir ist fast ständig übel, weil ich mich ständig um den Zustand des Planeten sorge. Ich rede auch sehr oft darüber, was andere verärgert und mich noch trauriger macht. Sie glauben, ich liebe die Untergangsstimmung, dabei möchte ich sie eben vermeiden. Das Problem ist, dass ich mir sehr bewusst bin, wo die Dinge stehen, und mir schmerzlich bewusst ist, dass der Unterschied zwischen einer veränderten, aber immer noch machbaren Erde und einer nicht machbaren Erde davon abhängt, was wir, wir alle, jetzt tun. Ich habe festgestellt, dass ich mir weniger Sorgen mache, wenn ich etwas unternehme. Also tue ich so viel wie möglich. Ich gehe an den See, ich lege mich nicht hin und schwimme. Ich gehe herum und sammle Plastikmüll, um zu verhindern, dass er zu Mikrowellenplastik wird. Ich tue, was ich kann, aber ... das Problem ist so groß und ich bin so klein. Wie auch immer, meine Lebensqualität ist durch all das drastisch eingeschränkt. Ich weiß nicht, wie ich mich nicht darum kümmern kann. Es ist mir nicht egal. Ich sorge mich sehr. Das ist einfach Teil meines Wesens ...

Pth.: Ja, das sehe ich auch so. Sie sind einfach so. Das ist genetisch bei Ihnen. Ändern können Sie sich sowieso nicht. Dafür sind Sie nicht nur biologisch ungeeignet, sondern auch viel zu alt. Ich meine ... was wollen Sie mit Ihren 33 Jahren denn noch ändern? Freud hat einst gesagt, dass sich unsere Persönlichkeit mit sechs Jahren vollständig gebildet hat. Und er musste es schließlich wissen, er hat die Psychotherapie entwickelt. Also vergessen Sie's lieber gleich, dass wir Sie noch hinbiegen können.

A. R.: Äh ... Ja? [sieht fragend und etwas irritiert]

Pth.: Sie wissen doch sicherlich, dass Menschen mit zunehmendem Alter, sagen wir mal, stärker ausgeprägte Persönlichkeitszüge bekommen. Und ändern kann man sich eh nicht. Sie werden sich also immer stärkere Sorgen um die Erde und das Klima machen, das ist einfach so, es liegt, wie schon gesagt, in Ihren Genen. Die beginnenden Sorgenfältchen werden dann in zehn oder in 20 Jahren zu ausgeprägten Sorgenfurchen werden, zu einem regelrechten Graben der Sorge. Ihre roten Haare werden rasch ihre Farbe verlieren und das Gewicht der Erde wird so lange auf Ihre Schultern drücken, bis Sie nur noch gebückt gehen können. Dann sehen Sie aus wie die Hexe von Hänsel und Gretel, gezeichnet von den Sorgen um Ihren Wald. Aber die gute Nachricht ist, zumindest sorgt sich irgendwer um die Erde. Wenn Sie es nicht täten, wer denn sonst?

A. R.: [bekommt einen hochroten Kopf] ...

Pth.: Sie laufen ja knallrot an – nun haben Sie schon fast Ihre Haarfarbe erreicht.

A. R.: Halten Sie Ihren Mund!

Pth.: Sagen Sie nicht, Sie hätten das nicht schon alles selbst gedacht ...

A. R.: Naja ... nein, äh ... schon, aber ... nie so direkt ... und niemals ausgesprochen!

Pth.: [Mit sanfter Stimme] Na, einer musste es doch mal aussprechen, meine Liebe.

Das Aussprechen der vermuteten Denkmuster der Patientin in einer Weise, die durch eine starke Übertreibung gekennzeichnet ist, rüttelt nicht nur Agatha bzw. ihre Emotionen wach, sondern formuliert auch einen Gedanken, der in ihr stets ein implizites halbbewusstes Dasein fristete, in klaren Worten. Die Verbindung von starken Emotionen mit dem erschreckenden und schwarzmalerischen Zukunftsbild hat eine nachhaltige Wirkung. Einige Monate später berichtet sie, das Bild von ihr als alte Hexe habe sie nicht mehr losgelassen und angetrieben, etwas zu ändern. Sie lernte das Meditieren, begann mit Achtsamkeitsübungen und entwickelte mehr Gelassenheit. Sie gab ihre klimaschützenden Aktivitäten nicht auf, lernte aber, mehr auf sich zu schauen.

Fallbeispiel 3 (Pseudonym: Nina K.) handelt von einer 20-jährigen Politikwissenschaftsstudentin, die neben dem Studium bei Fridays For Future mitarbeitet und dort für

Kommunikationsagenden zuständig ist. Sie fand den Eco-Anxiety-kundigen Psychotherapeuten über das Internet und kontaktierte ihn zunächst per E-Mail. Im Erstgespräch, welches aufgrund eines Pandemie-Lockdowns digital stattfand, berichtet sie von ihren Schwierigkeiten.

N. K.: Mir ist klar, dass jetzt etwas passieren muss, und dann wird mir klar, dass ich nicht in einer Position bin, in der ich die Macht habe, die Politik zu verändern. Und jedes Mal, wenn ich merke, dass ich nicht der Chef von zum Beispiel Exxon bin, tut es sehr weh, tut es einfach weh, zu sehen, was passiert, und dass es mir so nahegeht, mir solche Angst macht, was passiert, und dass ich nicht mächtig genug bin, um wirklich etwas zu bewirken [während des kurzen Monologs lächelt Nina – es wirkt künstlich].

Pth.: Sie grinsen die ganze Zeit wie ein Honigkuchenpferd. Sind Sie sicher, dass Sie ein Problem damit haben?

N. K.: Ja, tut mir leid, wenn ich nervös bin, dann lächle ich.

Pth.: Sie haben auch allen Grund, nervös zu sein.

N. K.: Wieso?

Pth.: Na, weil Sie hierhergekommen sind, weil Sie offenbar jemanden brauchen, der Ihnen bestätigt, dass Sie nichts dafür können. Sie sind ja nicht die Chefin von Exxon. Dafür sind Sie sowieso viel zu weiblich. Da hätten Sie eh keine Chance.

N. K.: Ja, nein, darum geht's nicht. Nur … hätte ich die Macht, etwas zu ändern …

Pth.: [unterbricht mit einer Stopp-Bewegung] Haben Sie nicht. Also vergessen Sie es gleich, irgendwas ändern zu können. Sie können überhaupt nichts tun. Und es ist nicht einmal Ihre Schuld.

N. K.: Genau, das meine ich. Ich kann einfach nichts tun. Die Erde ist verdammt, wir stehen am Abgrund und ich kann nichts tun. Manchmal fühle ich mich so richtig müde und depressiv.

Pth.: [schaut plötzlich begeistert auf] Das ist doch hervorragend!

N. K.: [verwirrt] Wie bitte?

Pth.: Überlegen Sie doch mal … wenn Sie sich nicht müde und depressiv fühlen würden, wenn Sie voller Tatendrang wären, aber nichts ausrichten könnten, dann wäre doch die ganze Energie vergeudet. Sie hätten ständig das Bedürfnis, etwas zu tun, und müssten sich andauernd sagen, dass es eh keinen Zweck hat. Wissen Sie, wie anstrengend das sein kann?

N. K.: Aber … ich könnte doch einfachere Sachen machen, Demonstrationen organisieren oder andere Menschen ansprechen und von der Notwendigkeit, etwas für das Klima zu tun, überzeugen, oder …

Pth.: [unterbricht harsch] Nein! Sie können nichts ausrichten! Versuchen Sie es gar nicht erst, das habe ich Ihnen doch vorhin schon gesagt. Sie sind halt nur eine Frau und allein schon wegen ihres Geschlechts unfähig, die Welt zu beeinflussen.

N. K.: Hey … Greta Thunberg …

Pth.: [verdreht die Augen und murmelt vor sich hin] Warum reden sich immer alle auf die die Schwedin aus? Die hatte doch nur Glück …

N. K.: [protestierend] Sie hatte kein Glück, sondern eine Vision. Sie wollte etwas bewirken und hat Himmel und Erde in Bewegung gesetzt, um das zu erreichen. Ich … [verstummt]

Pth.: Sie?

An der Stelle unterbrach das Erstgespräch aufgrund eines (mutmaßlichen) Verbindungsproblems bei Nina. Sie meldete sich erst eine Woche später, um sich weitere Termine zu vereinbaren, und meinte, dass sie das Erstgespräch verdauen musste. Es hat sie zum Nachdenken angeregt und sie hat beschlossen, wie Thunberg mutig nach vorn zu schauen und etwas zu bewirken, selbst wenn sie nur, das sagte sie mit einem Augenzwinkern, eine „kleine dumme Frau" sei, die bei Exxon sowieso nie eine Chance auf den Chefposten hätte.

Fallbeispiel 4 (Pseudonym: Gregor M.) handelt von einem Mann in seinen 40ern, der in einer zu der Zeit sehr schwierigen Ehe lebt und zwei Söhne im Alter von neun und zwölf Jahren hat. Er kommt primär wegen Depressionen und Burn-out in die Psychotherapie, die er auf die schwierige Ehesituation und die Auswirkungen auf die beiden Kinder sowie auf seine Arbeit zurückführt. In der 15. Einheit spricht er zum ersten Mal über die Klimakrise – ein Thema, das er davor nicht ansatzweise erwähnte.

G. M.: Meine Frau hat mich nie verstanden. Zum Beispiel wegen der Klimakrise. Ich konnte mit ihr reden, was ich wollte, aber sie hat nie verstanden, dass die Menschheit in 30 Jahren ausgestorben sein wird. Sie hat auch keine Angst. Denkt sie nicht an unsere Kinder?

Pth.: Wann hat Ihre Frau Sie jemals verstanden? Keine Frau versteht ihren Mann. Oder irgendeinen Mann. Keiner weiß, warum sie überhaupt reden. Sie sind doch eh nur für den Spaß im Bett da.

G. M.: [lacht] Naja, etwas mehr ist es schon …

Pth.: Ja, wenn Sie nicht aufpassen, hütet sie noch Ihre Kinder …

G. M.: Die wollten wir beide!

Pth.: [schaut erschrocken und wirft theatralisch seine Arme in die Luft] Warum? Sie hätten so ein einfaches Leben haben können …

G. M.: Weil ich eine Familie mit ihr haben wollte.

Pth.: Aber sie versteht Sie doch kein bisschen.

G. M.: Naja … ganz so schwarz ist es nicht. Sie kann schon sehr einfühlsam sein, aber beim Thema Klimakrise beharrt sie darauf, dass das kein Grund zum Fürchten sei.

Pth.: Während Sie schlotternd unter der Decke sitzen.

G. M.: [grinst] Fast. Ich schlottere lieber auf der Toilette, wenn ich die Nachrichten lese. Dort habe ich allen Grund dazu, es gibt dort keine Heizung [Es ist Winter und eiskalt, Anm.].

Pth.: [lacht] Eine kalte Klobrille ist allemal ein Grund, zu schlottern!

G. M.: Meine Rede! Und deshalb lese ich dort so gern Fürchterliches.

Pth.: Und erzählen das Ihrer Frau, die Sie für total meschugge hält. Verständlicherweise. Wer sitzt freiwillig mit nacktem Hintern auf einem eiskalten Klo? Wollen Sie Hämorrhoiden, Mann?

G. M.: Warum nicht? Das macht doch eh keinen Unterschied mehr.

Pth.: Und wenn Sie nach der Klimakatastrophe einer der wenigen Überlebenden sind? Was glauben Sie, wie Sie sich ärgern werden. Da haben Sie die Apokalypse überstanden und plagen sich dann die nächsten Jahrzehnte mit Hämorrhoiden herum.

G. M.: [lacht] Tja. Pech gehabt, würde ich sagen.

Pth.: [lacht] Ja. Jedes Mal, wenn Sie dann in der postapokalyptischen Welt gerade wieder ein paar Zombies gekillt haben, mit Ihrem Camaro auf einer Spritztour durch die Wüste von Niederösterreich waren und anschließend mit Konservenfutter gemütlich am Scheißhaus sitzen, denken Sie sich: Hätte ich doch bloß auf meine Frau gehört.

G. M.: [lacht schallend] Ja, vielleicht denke ich das dann wirklich.

Gregor war, im Vergleich zu den anderen Beispielen, bereits einige Stunden beim Provokativen Psychotherapeuten, in denen sie über verschiedene Themen im Zusammenhang mit seiner Ehe sprachen. Dass er eine Form von Eco-Anxiety ansprach, war eher zufällig. Vermutlich wusste er nicht einmal, dass es dafür einen Begriff gibt, sondern tat es als lästige Nebensache wie einen Spleen ab. Die Interventionen zielten hier auf zwei Aspekte: Einerseits das Verhältnis zur Frau, das sich im Laufe der Therapie wieder besserte, weil er begann, die positiven Seiten an ihr zu sehen, die mit den Jahren nach und nach in den Hintergrund getreten waren, andererseits die Angst vor dem klimawandelbedingten Weltuntergang bzw. die Angst vor dem Tod infolge der Auswirkungen der Klimakrise. Der Humor lockerte hier ein wenig die Spannung und erlaubte es Gregor, über sich und seine Probleme lachen zu können, wodurch er ein wenig Abstand zu ihnen gewann und sie nicht mehr so bedrohlich wirkten. In einer späteren Einheit erwähnte er das Thema kurz und sprach davon, nicht mehr auf der Toilette Negativmeldungen über die Klimakrise zu lesen. Statt mit seiner Frau darüber zu sprechen, hat er sich im Internet eine Gruppe gesucht, in der er über seine Ängste und Befürchtungen offen sprechen kann. Das half auch seiner Ehe, die zwar dadurch nicht sofort optimal verlief, aber zumindest dazu führte, dass sich Gregor und seine Frau wieder etwas annäherten.

4.9.6 Fazit – Eco-Anxiety im Provokativen Ansatz

In den vier Fallbeispielen wurden die meisten der von Höfner und Cordes vorgestellten Werkzeuge angewendet. Sie zeigen, dass der Provokative Ansatz selbst bei einem eher ernsten Thema wie Eco-Anxiety fruchtbar angewendet werden kann. Das Provozieren von Differenzierungen hilft, nicht alles schwarz- oder weißzusehen, sondern genauer hinzuschauen. Die Vorteile des ungünstigen Verhaltens hervorzuheben und von einer Änderung abzuraten, dient dazu, sie klar auszusprechen und den Patient*innen als fassbares Phänomen vor Augen zu führen. Bilder auszumalen und Zukunftsszenarien lebhaft vorzustellen, kann diese Wirkung zusätzlich fördern und die Konsequenzen des Verhaltens eindringlich vermitteln. Die Sündenbocktechnik verleitet zudem zum Hinterfragen des eigenen Anteils an der Situation beziehungsweise an dem, was man selbst ändern kann. Und der Humor lockert die teils recht angespannten Situationen auf. Mir ist jedoch wichtig, abermals zu betonen, dass das *L* bei Höfner und Cordes, das *Liebevolle*, ebenso wie die bedingungslos wertschätzende und zugewandte Grundhaltung bei Farrelly, eine wesentliche Voraussetzung für die provokative Arbeit mit Patient*innen ist – unabhängig davon, mit welchem Problem sie in die Therapie kommen.

4.10 Eco-Anxiety in der Psychoanalyse nach Bálint

4.10.1 Die Psychoanalyse und ihr Gründer Sigmund Freud

Obwohl man heute ob der Vielfalt an Strömungen ebenso wenig von DER Psychoanalyse wie von DER Verhaltenstherapie sprechen kann, gehen die Bezeichnung und die Schule auf einen einzelnen Namen zurück, der untrennbar mit der Psychoanalyse verbunden ist: Sigmund Freud. Dieser wurde am 6. Mai 1856 in Freiberg in Mähren geboren, etwa 200 km nordöstlich von Wien. Freud wuchs in einer jüdischen Familie auf, in der die Religion keinen besonders hohen Stellenwert hatte. Nach der Matura im Juli 1873 in Wien begann er, Medizin zu studieren. Er lernte beim Naturwissenschafter Ernst Wilhelm von Brücke, in dessen Forschungsinstitut er sechs Jahre lang von 1876 bis 1882 tätig war, arbeitete ab 1882 im Allgemeinen Krankenhaus in Wien bei Hermann Nothnagel und habilitierte sich 1885 an der Universität Wien. Kurz darauf absolvierte er einen sechsmonatigen Forschungsaufenthalt bei Jean-Martin Charcot in Paris und eröffnete nach seiner Rückkehr eine eigene Arztpraxis in Wien. 1886 heiratete er Martha Bernays und bekam in den folgenden zehn Jahren sechs Kinder mit ihr (Lohmann & Pfeiffer, 2013, S. 53–55). Er lernte die Methode der Hypnose von Josef Breuer kennen, experimentierte später aber mit Gesprächen im Wachzustand, bei denen die Patient*innen über alles sprechen sollten, was ihnen durch den Kopf ging (freies Assoziieren) – möglichst ohne Zurückhaltung. 1895 veröffentlichte Freud gemeinsam mit Breuer das Buch *Studien über Hysterie* und erwähnte 1896 in einem Aufsatz erstmalig das Wort Psychoanalyse. 1900 (tatsächlich veröffentlicht bereits im November 1899) folgte das Werk *Die Traumdeutung* (Freud, 1925d, S. 45–54). Zwei Jahre darauf beriefen Wilhelm Stekel und er die Psychologische Mittwochsgesellschaft ein, im Rahmen derer sich Angehörige verschiedener Professionen wöchentlich trafen, um sich über die Psychoanalyse und ihre Anwendung in den verschiedenen Wissenschaften auszutauschen (Alt, 2016, S. 316–318). Aus der Gruppe entstand schließlich eine internationale Bewegung mit zahlreichen Vereinigungen und Mitgliedern. Freud selbst blieb stets die Leitperson, wenngleich er nie Präsident der Internationalen Psychoanalytischen Vereinigung war. Er blieb vielmehr dem Publizieren verpflichtet und veröffentlichte zu Lebzeiten zahlreiche Bücher sowie Aufsätze zur psychoanalytischen Theorie und Praxis. Darüber hinaus lehrte er an der Universität Wien (Gay, 2006, S. 394–422). Nach einer Krebserkrankung im Jahr 1923 zog er sich allmählich aus dem Tagesgeschäft zurück, stand jedoch weiter in engem Briefkontakt mit den Führungspersönlichkeiten der Psychoanalyse und brachte sich in Disputen wie jenen um die *Frage der Laienanalyse* – den Streit um die Zulassung zur Ausbildung sowie Ausübung der Psychoanalyse durch Personen ohne Medizinstudium – aktiv ein. In den späten 1920er- und den

1930er-Jahren übernahmen seine engsten Verbündeten wie seine Tochter Anna Freud, Ernest Jones oder Max Eitingon die Leitung der psychoanalytischen Bewegung. Vor allem seine Tochter arbeitete eng mit ihm zusammen und wurde seine persönliche Sekretärin (Alt, 2016, 651-569). Nach der endgültigen Machtübernahme der Nationalsozialist*innen in Österreich im Jahr 1938 emigrierte Freud nach London, wo er am 23. September 1939 im Alter von 83 Jahren starb (E. Jones, 1957, S. 238–241).

Freud hinterließ eine, wie er die Psychoanalyse selbst nannte, „wissenschaftliche Weltanschauung" (Freud, 1933a, S. 171), die nicht nur eine Heilbehandlung für psychisch kranke Menschen sein möchte, sondern zugleich eine Grundlagenwissenschaft, die auf verschiedenen Gebieten angewendet werden kann. Im Laufe seines Lebens veränderte er mehrfach seine psychoanalytische Theorie, während andere Autor*innen sie erweiterten und veränderten. Die heutige Psychoanalyse hat sich teilweise weit von seinem Konzept entfernt. Dennoch bestehen nach wie vor einige grundlegende Annahmen, die maßgeblich auf ihn zurückgehen. Freud selbst definierte den Kern der Psychoanalyse einst so:

> „Die Annahme unbewusster seelischer Vorgänge, die Anerkennung der Lehre vom Widerstand und der Verdrängung, die Einschätzung der Sexualität und des Ödipus-Komplexes sind die Hauptinhalte der Psychoanalyse und die Grundlagen ihrer Theorie, und wer sie nicht alle gutzuheißen vermag, sollte sich nicht zu den Psychoanalytikern zählen" (Freud, 1923a, S. 223).

Neben diesen Bestandteilen des Kerns der Psychoanalyse ist vor allem sein Instanzenmodell (Ich/Es/Über-Ich) weithin bekannt, ebenso sind es die Begriffspaare Libido und Eros bzw. Destrudo und Thanatos sowie die Technik der Traumdeutung als Königsweg zum Unbewussten. Die grundlegende Annahme lautet, dass es einen Bereich der menschlichen Psyche gibt, der unserem Bewusstsein nicht zugänglich ist, also unbewusst. Bewusstsein ist, so Freud, ein deskriptiver Terminus. Psychische Elemente sind in der Regel nicht ständig bewusst – und wenn sie es nicht sind, dann sind sie unbewusst. Er unterscheidet hier zwischen einem Bereich des Unbewussten, aus dem die Elemente jederzeit wieder ins Bewusstsein geholt werden können (das Vorbewusste), und einem Bereich, der nicht bewusstseinsfähig ist (das Unbewusste) (Freud, 1923a, S. 239–244). Damit in Verbindung stehend, aber nicht deckungsgleich, ist das Modell Es/Ich/Über-Ich (Abbildung 11).

> „Das Ich repräsentiert, was man Vernunft und Besonnenheit nennen kann, im Gegensatz zum Es, welches die Leidenschaften enthält" (Freud, 1923a, S. 253).

An einer anderen Stelle beschreibt Freud das Es wie folgt:

> „Es ist der dunkle, unzugängliche Teil unserer Persönlichkeit; das wenige, was wir von ihm wissen, haben wir durch das Studium der Traumarbeit und der neurotischen Symptombildung erfahren und das meiste davon hat negativen Charakter, lässt sich nur als Gegensatz zum Ich beschreiben" (Freud, 1933a, S. 80).

Und weiter zum Über-Ich, der Kontrollinstanz im Inneren:

> „Das Über-Ich legt den strengsten moralischen Maßstab an das ihm hilflos preisgegebene Ich an, es vertritt ja überhaupt den Anspruch der Moralität, und wir erfassen mit einem Blick, daß unser moralisches Schuldgefühl der Ausdruck der Spannung zwischen Ich und Über-Ich ist" (Freud, 1933a, S. 67).

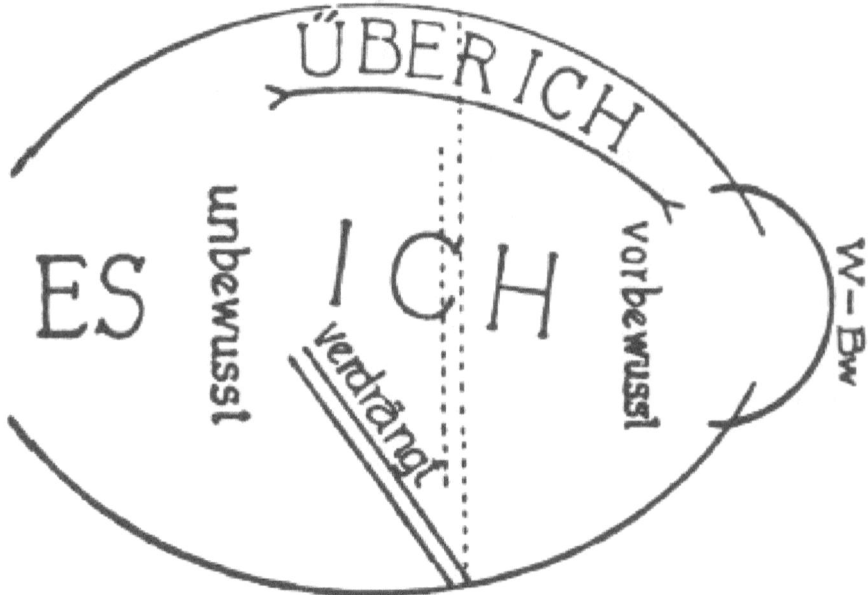

Abbildung 11: Es, Ich, Über-Ich, Ubw, Vbw, Bw (Freud, 1933a, S. 85)

Im Unbewussten befindet sich, so Freud, auch das Verdrängte, das zu gefährlich oder zu schmerzhaft für das Bewusstsein ist und deshalb verdrängt werden muss. Das Verdrängte hat einen starken Drang, in das Bewusstsein durchzudringen. Deshalb leistet das Über-Ich und/oder das gehorsame Ich Widerstand, um das Gefährliche im Unbewussten zu halten (Freud, 1933a, S. 75). Nur in bestimmten Fällen, beispielsweise in der Hypnose oder im Traum, kann das Verdrängte in verzerrter Form an die Oberfläche gelangen. Ziel der Psychoanalyse nach Freud ist es, das Verdrängte aufzudecken und dem Bewusstsein zugänglich zu machen.

Ein weiterer Kernaspekt von Freuds Theorie ist die Rolle der Libido. Das Wort bezeichnet eine psychische Energie, einen Antrieb. Freud vergleicht die Libido mit dem Hunger. Was der Hunger für den Trieb nach Nahrungsaufnahme ist, das ist die Libido für den Geschlechtstrieb. Die Libido kann sich dabei auf bestimmte Objekte und Subjekte richten und treibt den Menschen aus dem Es heraus an (Freud, 1905d, S. 33–51). Und abschließend sei kurz zum Ödipus-Komplex erwähnt, dass Freud sich auf die gleichnamige Sage des antiken Griechenlands bezieht, in der Ödipus unwissend den eigenen Vater tötet und mit seiner Mutter schläft, was, so Freud, einem unbewussten Wunsch Heranwachsender entspricht (Freud, 1900a, S. 267–270). Dieser Wunsch wird wegen der moralischen Anstößigkeit und Undenkbarkeit vom Über-Ich ins Unbewusste verdrängt.

Im Laufe seiner Schaffensperiode veränderte und erweiterte Freud seine Theorie mehrmals, aber nicht nur er trug zur Veränderung des psychoanalytischen Ansatzes bei. Aus der bereits erwähnten psychologischen Mittwochsgesellschaft ging die Wiener Psychoanalytische Vereinigung hervor, die stetig wuchs. Aber auch im Ausland wurde man auf Freud aufmerksam. In Berlin, Budapest, London, New York, Neu-Delhi und vielen anderen Städten formierten sich psychoanalytische Zusammenschlüsse. 1910 folgte die

Internationale Psychoanalytische Vereinigung und kaum ein Jahrzehnt später sogar ein eigener Verlag. Mehrere Zeitschriften und Buchreihen verbreiteten psychoanalytisches Gedankengut ebenso, wie Personen aus der ganzen Welt hierzu maßgeblich beitrugen. Nach Freuds Tod übernahmen seine engsten Weggefährt*innen, beispielsweise Anna Freud oder Ernest Jones, die Führung der psychoanalytischen Bewegung. Mit der wachsenden Größe entstand eine enorme Vielfalt an Weiterentwicklungen der psychoanalytischen Theorie. Manche wurden von der Community als nichtpsychoanalytisch betrachtet und ausgeschlossen bzw. nicht weiter beachtet oder gar zitiert, sondern allenfalls kritisiert, andere konnten sich innerhalb der Psychoanalyse durchsetzen (Raile, 2022, S. 78–92). Mit der Zeit entstanden verschiedene Strömungen – so etwa die von Anna Freud und anderen vertretene Ich-Psychologie, die von Heinz Kohut und weiteren Psychoanalytiker*innen konzipierte Selbst-Psychologie, die maßgeblich von Jacques Lacan entwickelte strukturalistische Psychoanalyse, eine Neo-Psychoanalyse, der Erich Fromm oder Karen Horney zugerechnet werden, oder die Richtung der Objektbeziehungstheorie, die von Melanie Klein und namhaften Vertreter*innen innerhalb der Psychoanalyse etabliert wurde (Roudinesco & Plon, 2004, S. 1077–1078). Das Gedankengut der letzteren Strömung geht auf einen von Freuds engsten Weggefährten zurück, den Budapester Sándor Ferenczi. Ein Schüler von Ferenczi war Mihail bzw. Michael Balint, dessen Kurzbiografie und Konzept im nachfolgenden Kapitel vorgestellt wird.

4.10.2 Bálint und die Grundbegriffe der Psychoanalyse

Am 3. Dezember 1896 kam Michael Bálint (ursprünglich Mihály Bergsmann) als Sohn eines Allgemeinmediziners in Budapest zur Welt. Nach der Schule begann er, Medizin, Mathematik, Chemie und Biochemie zu studieren. 1918 lernte er die Ethnologiestudentin Alice Székely-Kovács kennen, die ihm einige Bücher Freuds zeigte. Balint war begeistert und besuchte ein Jahr darauf Vorträge von Ferenczi über die Psychoanalyse. Im Jahr 1920 graduierte er im Fach Medizin und änderte seinen Namen auf Balint. Er heiratete Székely-Kovács und zog nach Berlin, um als Chemiker zu arbeiten. Dennoch ließ ihn die Psychoanalyse nicht los, weshalb er sich an den Berliner Psychoanalytiker Hanns Sachs wandte und bei ihm eine Analyse begann. 1922 übernahm er die ersten Patient*innen, die er unter Aufsicht von Max Eitingon selbst psychoanalytisch behandelte. Nach seiner Rückkehr nach Budapest im Jahr 1924 setzte er seine Analyse bei Ferenczi fort. Zwischen den beiden entwickelte sich eine gute Freundschaft. Während dieser Zeit begann er, einige Fachartikel über die Psychoanalyse zu veröffentlichen, die als sehr progressiv gelten. Bálint übernahm die Leitung des psychoanalytischen Instituts in Budapest und verwaltete Ferenczis Nachlass nach dessen Tod im Jahr 1933, jedoch nur bis 1939. Um der Verfolgung durch die Nationalsozialist*innen zu entgehen, floh er in jenem Jahr nach Manchester, wo er ein neues Leben aufbauen wollte, ehe es ihn schließlich nach London weiterzog. Bevor er dies umsetzen konnte, starb seine Frau unerwartet im August des Jahres, kurz darauf seine Schwiegermutter, zu der er ein sehr gutes Verhältnis hatte, sowie seine eigenen Eltern. Bálint erholte sich und heiratete später Enid Flora Eichholz, eine junge, geschiedene Mutter mit drei Kindern, die als Assistentin an der University of Manchester im Bereich Pädagogik arbeitete. 1947 erhielt er die britische Staatsbürgerschaft. Balint arbeitete die nächsten Jahre an der Tavistock Clinic in London mit vielen bekannten Psychoanalytiker*innen gemeinsam, setzte sich für den internationalen Austausch innerhalb der psychoanalytischen Community ein, verfasste zahlreiche Bücher und übernahm die Leitung der Britischen Gesellschaft für Psychoanalyse. Am 31. Dezember 1970 starb er unerwartet an den Folgen eines Herzinfarkts. Er hinterließ nicht nur eine Reihe von psychoanalytischen Fachbüchern, sondern war auch maßgeblich an der Entwicklung der Fokaltherapie beteiligt sowie an der Etablierung einer Form der Gruppensupervision, die nach ihm benannt worden ist: die Bálint-Gruppe (Ornstein, 1971, S. 1697, 2005, S. 26–28; Ricaud, 2002, S. 17–21; H. Stewart, 2002, S. 50–51).

Bálint hat seine psychoanalytische Theorie im Laufe seines Lebens in mehreren Etappen kontinuierlich weiterentwickelt und kurz vor seinem Tod ein Buch veröffentlicht, in dem er die einzelnen Aspekte in eine möglichst kohärente Form zusammenführt. Dieses Buch soll nun die Grundlage für die Darstellung von Bálints Theorie sein, wenngleich auch andere seiner Texte herangezogen werden. In seinen Werken bezieht sich Bálint regelmäßig auf die Theorien Freuds wie jene vom Ich, Es und Über-Ich, die psychosexuelle Entwicklung oder Freuds Formulierungen des primären Narzissmus, doch greift er ihn auch gelegentlich an und stellt dessen Konzepten Alternativen gegenüber. So kritisiert Bálint beispielsweise Freuds Technik der Deutung – wenn der*die Analytiker*in im Rahmen der Therapie dem*der Analysand*in einen (vermuteten) Sinnzusammenhang in dessen*deren Aussagen, Assoziationen und Träumen, der ihm*ihr zuvor nicht bewusst war, mitteilt. Eine solche Deutung ist, so Bálint, nur bei Menschen sinnvoll, welche Deutungen als solche erleben, nicht beispielsweise als Angriff, und die über eine derart gefestigte Ich-Struktur verfügen, dass sie die Deutung ohne Gefahr der Überwältigung in sich aufnehmen können. Patient*innen, die solche Voraussetzungen nicht erfüllen, werden in der Psychoanalyse oftmals als problematisch erlebt. Bálint erweitert deshalb Freuds Ansatz, der im Wesentlichen auf der sogenannten ödipalen Ebene verortet wird, welche durch Dreierbeziehungen (Subjekt + zwei Objekte) und Konflikte charakterisiert ist, um die Ebene der Grundstörung. Auf dieser Ebene existieren nur Zweierbeziehungen und keine Konflikte, sondern Störungen, die sich anfühlen, als ob etwas Bedeutendes fehlt. Er ergänzt somit jene beiden Ebenen um eine dritte Stufe, welche er den schöpferischen Bereich nennt, in dem nur das Subjekt, aber kein Objekt existiert, ein solches jedoch aus dem Subjekt heraus erschaffen werden kann (Balint, 1997, S. 11–42).

Bálint ist ein Vertreter der sogenannten Objektbeziehungstheorie, welche besagt, dass die frühen Objektbeziehungen eines Kindes dieses stark prägen. Der Begriff Objekt ist möglicherweise irreführend, da damit tatsächlich auch Subjekte gemeint sein können. Das wichtigste Primärobjekt, zu dem das Kind eine Beziehung hat, ist die Mutter. Bálint beschreibt mehrere Formen der Objektbeziehung: die ursprüngliche harmonische Verschränkung (siehe weiter unten), die Oknophilie und den Philobatismus. Die Oknophilie besteht darin, dass man sich hartnäckig an Objekte klammert und nicht bereit ist, in einem leeren Raum ohne solche Objekte zu existieren, während der Philobatismus das Gegenteil bezeichnet, also einen Geisteszustand, in dem man sich in absoluter Distanz zu Objekten befindet (Balint, 1997, S. 88, 2018, S. 37–38). Bálint kritisiert und erweitert auch andere Theorien Freuds. Hinsichtlich der Narzissmustheorie und des Ödipuskomplexes meint er:

> „Da sich die Theorie des primären Narzissmus als widersprüchlich und unfruchtbar erwiesen und mehr Probleme geschaffen als gelöst hat, und da mehr als fünfzigjähriges Nachdenken und kritisches Beobachten die inneren Widersprüche der Theorie nicht aufgelöst haben, kann ich nicht einsehen, warum man weiter an ihr festhalten soll. Mein [...] Vorschlag geht dahin, unsere klinischen Erfahrungen mit Patienten dazu zu benutzen, anstelle des primären Narzissmus eine neue Theorie aufzustellen, die durch direkte Beobachtungen entweder verifiziert oder widerlegt werden kann. Kenner meiner Schriften werden voraussehen, dass mein Vorschlag auf eine Theorie der primären Beziehung zur Umwelt abzielt: auf primäre Liebe“ (Balint, 1997, S. 80).

In einem anderen Buch formuliert er das Konzept der primären Liebe (siehe auch Balint, 1986) bzw. der primären Objektbeziehung wie folgt:

> „The third theory is that of primary object-relationship or primary love, which maintains that a healthy child and a healthy mother are so well adapted to each other that the same action inevitably brings gratification to both. Good examples are sucking—feeding, cuddling—being cuddled, and so on. Thus for some time a healthy infant feels that there is no difference of interest—in fact not much difference of any kind—between himself and his environment, that is he and his environment are mixed up“ (Balint, 2018, S. 65).

Die grundlegende Vorstellung Bálints besagt, dass ein Säugling vor der Geburt mit seiner Umwelt eins ist. Die Substanz im Mutterbauch umgibt ihn vollständig, versorgt ihn und hält ihn in einem harmonischen Zustand. Die Geburt ist ein Trauma, das dieses Gleichgewicht durcheinanderbringt. Mensch und Umwelt trennen sich voneinander und im Laufe der weiteren Entwicklung scheiden sich die Objekte inklusive des Ichs aus dieser harmonischen Substanz, erhalten Konturen und eine Eigenständigkeit. Die Libido befindet sich ebenfalls nicht mehr im Zustand der Harmonie, sondern wechselt zwischen den Objekten, begehrt dies und jenes – oder auch das Ich. Das Ziel des menschlichen Strebens ist es, so Bálint, eine allumfassende Harmonie mit der Umwelt (wieder-)herzustellen. Erwachsene Menschen können mehrere Wege zur ursprünglichen, harmonischen, ineinander aufgehenden Verschränkung gehen – die gebräuchlichste Möglichkeit ist eine harmonische Beziehung inklusive erfüllender Sexualität. Aber auch die religiöse Ekstase, der sublime Augenblick der künstlerischen Schöpfung oder die Regression im Rahmen einer psychoanalytischen Behandlung sind hierfür geeignet (Balint, 1997, S. 45–96).

Regression meint das psychische Zurückversetzen auf eine frühere Entwicklungsstufe. Nach Bálint wird in Phasen der starken Regression jene frühere Harmonie erlebt, die im Mutterleib bzw. in der primären Liebe vorhanden war. In einem solchen Zustand können Personen mit einer Grundstörung im Rahmen der Therapie das erhalten, was ihnen in der Kindheit verwehrt blieb. Hierfür bedarf es Feingefühl und einer entsprechenden Handlungsweise seitens der Behandelnden, die nicht nur erkennen müssen, was die Person braucht, sondern auch wie die vier Elemente (Wasser, Erde, Feuer, Luft) oder eben das ideale primäre Bezugsobjekt präsent, versorgend, harmonieerhaltend und unzerstörbar sein (Balint, 1997, S. 177).

Bevor nachfolgend Bálints Konzept auf Eco-Anxiety angewendet wird, soll zunächst noch eine Spezialform der psychoanalytischen Behandlung beleuchtet werden: die

Fokaltherapie. Bálint baut hier auf dem Konzept des fokalen Konflikts auf, der die folgende Struktur besitzt: Ein störendes Motiv, ein Impuls oder ein Wunsch steht in Konflikt mit einem reaktiven Motiv seitens des Ichs oder des Über-Ichs und verlangt nach einer Lösung, also nach einem Kompromiss (Balint, Ornstein & Balint, 1972/2001, S. 10–11). Die Grundidee der Kurzzeittherapie lautet, die Äußerungen der Patient*innen ausschließlich im Kontext des Fokus zu deuten. Einen solchen Fokus zu finden, ist laut Bálint allerdings nicht einfach. In einem Beispiel in seinem Buch über die Fokaltherapie werden zwei Fokusse angeführt, die als Deutung formuliert werden: *ihm zu ermöglichen, seinen Triumph über seinen Rivalen zu akzeptieren; und seine Frau symbolisch mit einem Mann zu teilen, konkret mit dem Therapierenden, wie er in der Übertragung ist.* Wichtig ist es, dass der Fokus nicht zu schwammig formuliert wird, womit Aussagen wie homosexuelle Rivalität oder das Überwinden des Minderwertigkeitsgefühls gegenüber anderen Männern vermieden werden. Das Ziel der Therapie ist auch nicht die vollständige Heilung oder ein ähnliches Anliegen, sondern lediglich das Bearbeiten und Lösen dieses Fokalkonflikts. Eine Bildmetapher veranschaulicht den Effekt: Auf einem Fluss treiben viele Baumstämme. Einer legt sich quer und blockiert damit das gesamte Treibholz, weshalb dieses rasch anstaut und der Fluss stockt. Die Fokaltherapie hat das Ziel, die Blockade fokussiert in kurzer Zeit zu beseitigen und damit den Fluss wiederherzustellen (Balint et al., 1972/2001, S. 19–125).

Im gleichnamigen Buch werden drei Phasen der Fokaltherapie beschrieben: In der Anfangsphase findet die Diagnostik statt und es wird der Fokus festgelegt. Anhand intensiver Einheiten wird versucht, ein gutes Bild vom Kernproblem des*der Patient*in zu erlangen und entsprechend zu deuten. Dies wird der Fokus, an dem im weiteren Verlauf der Therapie gearbeitet wird. Wichtig dabei ist, dass das Material ausschließlich im Hinblick auf den Fokus gedeutet und bearbeitet wird, da nur so gewährleistet werden kann, dass die Therapiedauer begrenzt wird und die Ziele im Blick bleiben. Abgrenzungen sind, so Bálint, wichtig, da das Nachgeben der Ablenkungen und der anderen Themen außerhalb der Fokusse bedeutet, die Abwehr des*der Patient*in zu unterstützen, welche eine vertiefte Arbeit am Unbewussten verhindern will. In der mittleren Phase wird aktiv an dem Fokus unter Berücksichtigung der therapeutischen Beziehung inkl. Übertragung/Gegenübertragungsdeutung sowie weiterer charakteristischer psychoanalytischer Behandlungsaspekte gearbeitet – jedoch reduziert hinsichtlich der Zeit und des Umfangs sowie inhaltlich auf die erarbeiteten Fokusse. Die letzte Phase leitet das Ende der Therapie und der Beziehung ein. Darin geht es um ein vertieftes Verständnis des ursprünglichen Problems sowie um die weitere Verbesserung hinsichtlich der Symptomatik. In den letzten Einheiten sollten dann zudem keine Deutungen mehr gemacht werden (Balint et al., 1972/2001, S. 135–144).

Bevor nun Bálints Konzept auf Eco-Anxiety angewendet wird, soll zunächst die Fachliteratur nach aktuellen psychoanalytischen Ansätzen der Behandlung der Klimaangst durchforstet werden.

4.10.3 Eco-Anxiety aus Sicht der Psychoanalyse – Allgemeines

Es existiert eine umfangreiche Fachliteratur zur Klimakrise aus psychoanalytischer Sicht. Häufig werden Formen der Abwehr, beispielsweise Verleugnung oder Verdrängung, angeführt, womit das (fehlende klimaschützende) Verhalten der Menschen im Angesicht dieser globalen Bedrohung erklärt wird. Die Palette reicht hier von Anthologien (Rieken et al., 2021; Weintrobe, 2012) über Monografien (Orange, 2016; Raile & Rieken, 2021) bis zu Fachartikeln (Kassouf, 2017; Nikendei, 2020). Eine klare Formulierung finden etwa Bernd Rieken und Anna Jank-Humann:

> „Wir könnten es hier mit dem aus der psychoanalytischen Theorie bekannten Abwehrmechanismus der Verdrängung zu tun haben, der dann einsetzt, wenn das Angstniveau zu hoch wird. Dieser dient dazu, den innerseelischen Konflikt, wie ihn auch der drohende Verlust des Lebensraumes auslöst, dadurch zu regulieren, dass die bedrohlichen Vorstellungen oder Gedanken vom Bewusstsein ferngehalten und ins Unbewusste verschoben, also unterdrückt werden. Mit einer Frage, die ebensolche Themen anspricht, könne dann nichts angefangen werden, da das Verdrängte, und mit ihm die Angst, nicht aus dem Unbewussten wiederkehren darf" (Rieken & Jank-Humann, 2021, S. 43).

Jedoch thematisieren jene Publikationen nicht explizit die Behandlung von Eco-Anxiety aus psychoanalytischer Sicht, wenngleich einige Interpretationen durchaus das Potenzial haben, in Form von Deutungen auch in der Praxis etwas zu bewirken. Allerdings existieren auch direktere Wege zum Ziel der erfolgreichen Therapie. 2021 kam eine Metaanalyse von Klimaangst-Behandlungen heraus, in der auch mehrere psychoanalytische Studien analysiert wurden. Die beiden Autorinnen des Papers stellen dabei fest, dass sich die Psychoanalytiker*innen primär auf drei therapierelevante Bereiche konzentrieren. Sie achten darauf, dass sie selbst, also die Analysierenden, ihre eigenen Erfahrungen, Gedanken und Gefühle hinsichtlich der Klimakrise entsprechend eingehend reflektieren und etwaige Abwehrmechanismen oder verdrängte Gefühle aufdecken. Darüber hinaus ist es ihnen wichtig, dass sie bereit und in der Lage sind, die größeren sozialen und systemischen Auswirkungen des Klimawandels zu diskutieren, ohne eine Partei zu ergreifen oder in einen Abwehrmechanismus zu geraten. Und nicht zuletzt ist es wichtig, dass sie die persönliche Geschichte des*der Klient*in aktiv mit seiner*ihrer Reaktion auf die Bedrohung durch den Klimawandel in Verbindung bringen. Manche Psychoanalytiker*innen achten überdies auf den verstärkten Aufbau von Resilienz, raten zur Teilnahme an weiteren Unterstützungsangeboten sowie Gruppentherapien und Gruppenselbsterfahrungen oder direkt zum Aktivwerden im Sinne des Klimaschutzes. Jedoch wird auch davor gewarnt, die Patient*innen zu schnell in Richtung Climate Action zu drängen. Dies kann rasch scheitern, wenn zuvor nicht ausreichend Zeit zur Aufarbeitung der Gefühle, des Verlustes oder der Identitätskrise zur Verfügung stand (Baudon & Jachens, 2021, S. 5–14).

Solche Behandlungsaspekte werden hier als psychoanalytisch angeführt, entsprechen jedoch nicht oder nur teilweise dem objektbeziehungstheoretischen Zugang Bálints. Ob der Vielfalt der Strömungen innerhalb des großen Felds der Psychoanalyse sowie ob der nicht übermäßig hohen Bedeutung von Bálints Theorien für die heutige praktische psychoanalytische Behandlung wäre es eher verwunderlich, wenn ein Eco-Anxiety-Behandlungsansatz aus der Sicht des frühen Objektbeziehungstheoretikers existieren würde. Die Auswertung von Texten, die mit Bálints Ansatz kompatibel sind und die sich speziell mit der Objektbeziehungstheorie im Kontext der Klimakrise befassen, schränkt die Anzahl verfügbarer Texte jedenfalls deutlich ein. Dennoch gibt es welche. Anouchka Grose fragt sich beispielsweise wegen der scheinbaren Apathie und Inaktivität vieler Menschen, ob die Objektbeziehungen jener Personen in der auf Egoismus ausgerichteten modernen Welt dermaßen entwertet wurden, dass es sie schlicht nicht mehr kümmert, was mit den anderen geschieht (Grose, 2020, Kap. 2).

Ausführlicher argumentiert Jan Baker, dass die Menschen die Erde als Mutterobjekt betrachten, das sie nicht nur unendlich versorgt, sondern bei dem sie auch ihre unerträglichen Gefühle ausstoßen können – man könnte sagen: die seelischen Belastungen. Baker geht sogar noch weiter und meint, dass der unbewusste Hass auf ödipale Rival*innen, damit meint er die zukünftigen Generationen von Menschen, die von der Mutter Erde versorgt werden, dazu führt, dass die Ressourcen aufgebraucht werden (J. Baker, 2013, S. 58–59). Die Interpretation ist erschreckend und doch nicht von der Hand zu weisen, wenn man sich den übermäßigen Ressourcenverbrauch und die Umweltverschmutzung ansieht, die jenseits aller Vernunft ausfällt.

Ein letzter Ansatz findet sich bei Rieken, der explizit auf Bálint eingeht – zwar nicht im Kontext von Eco-Anxiety, aber doch im Rahmen von Angst, die mit der Natur zu tun hat. Er bezieht sich konkret auf Bálints Konzept der Elemente und vergleicht diese mit den primären Objekten sowie den Therapeut*innen, um die Bedeutung der Natur für die Psyche des Menschen herauszustreichen (Rieken, 2005, S. 145–150, 2022, S. 155–156).

Dieser Ansatz soll nun im ersten der beiden praktischen Kapitel ausgearbeitet werden. Im darauffolgenden Abschnitt soll ein Fallbeispiel illustrieren, wie die Anwendung der Fokaltherapie bei Eco-Anxiety aussehen kann.

4.10.4 Eco-Anxiety – Zugang über die vier Elemente

Eine Form von Eco-Anxiety ist die Angst vor Naturkatastrophen und Extremwetterereignissen wie Sturmfluten, Orkane, Erdrutsche oder Flächenbrände. Es bestehen unzählige weitere Beispiele, doch haben sie etwas gemeinsam: die vier Elemente, die in der mitteleuropäischen Gesellschaft weithin verbreitet sind – Wasser, Luft, Erde und Feuer. Wenn sie zur unkontrollierbaren Gefahr werden, zur Naturgewalt, dann ist das Gefühl Angst allzu verständlich.

Bálint geht auf die Angst im Kontext der Formen der Objektbeziehungen ein und sagt, dass im Fall von Furcht oder Angst die Reaktion des Oknophilen darin besteht, sich seinem Objekt so weit wie möglich zu nähern, sich an das schützende Objekt zu lehnen oder sogar seinen ganzen Körper an es zu pressen. Parallel dazu wendet er sein Gesicht ab, schließt sogar die Augen und versucht, die Gefahr nicht zu sehen. Die Reaktion des Philobaten entspricht dem, was man gemeinhin als heroisch bezeichnet: sich der nahenden Gefahr zuzuwenden, sie zu beobachten und sich von Gegenständen fernzuhalten, die eine (scheinbar) falsche Sicherheit bieten. Nach Bálint neigen Menschen dazu, in einen dieser primitiven mentalen Zustände zurückzufallen, wenn sie mit einer starken Angst konfrontiert sind (Balint, 2018, S. 37–38).

Eine solche Reaktion kann auch in der psychoanalytischen Therapie relevant sein, wie am nachfolgenden Beispiel eines Patienten ersichtlich wird, der tendenziell ein oknophiles Muster aufweist: Siegfried R. ist 48 Jahre alt, freiberuflicher Programmierer und lebt allein in einem Haus in einer Kleinstadt in der Nähe von Bonn. In die Therapie kommt er, das berichtet er in der ersten Einheit, weil die extreme Jahrhundertflut im Juli 2021 bis in seine Stadt vorgedrungen ist, wodurch einige Häuser zerstört wurden und seine Nachbarin ums Leben kam. Sein Haus blieb weitgehend verschont, doch hinterließ diese Erfahrung seelische Spuren. Seither leidet er an Angstattacken, vor allem, wenn es gewittert oder er die Nordsee sieht, an die er bis dahin mehrmals im Jahr fuhr. Zudem kann er sich in seinem Haus nicht mehr entspannen, sondern ist ständig angespannt und hat das Gefühl, dass jederzeit eine weitere Katastrophe über ihn hereinbrechen kann. Die Jahrhundertflut schreibt er der fortschreitenden anthropogenen Klimakrise zu, weshalb er nicht nur starke Ängste, sondern auch eine enorme Wut auf die Menschen im Allgemeinen und auf die Entscheidungsträger*innen im Besonderen verspürt. Anamnestisch ist zudem das Ableben der Mutter im Jänner 2021 relevant. Der Patient berichtet, dass sie an COPD litt und bereits knapp 80 Jahre alt war. Ende Dezember 2020 erkrankte sie zusätzlich an Corona und verstarb im Jänner schließlich daran. Für Siegfried war der Verlust hart. Er beschreibt seine Beziehung zur Mutter als sehr gut. Er war auch als Kind schon sehr mutterbezogen und tat sich lange schwer, eine Beziehung zu anderen wie dem Vater aufzubauen. Er lief stets zu ihr, wenn er Angst hatte, wenn er traurig war oder sich einsam fühlte. Auch später war sie die wichtigste Bezugsperson für ihn. Als er mit 28 ausgezogen ist, wie er sagt unfreiwillig, litt er gelegentlich unter Angstattacken, ging deswegen jedoch nie in eine Psychotherapie. Es half ihm in solchen Phasen, wenn er mit seiner Mutter sprach – dies beruhigte ihn –, oder er fuhr an die Nordsee an den Strand. Sobald er am Strand war, verschwand die Angst. Er hatte sich deswegen sogar eine Wohnung in einer niederländischen Kleinstadt am Meer gekauft, in der er zeitweise wochenlang lebte. Die Angstattacken waren damals seltener als heute und wurden mit der Zeit immer schwächer. Mit 30 ging es ihm wieder einigermaßen gut, wozu auch seine damalige Freundin beitrug. Nun sind die Ängste jedoch anders, stärker, präsenter. Die Mutter ist verstorben, die Freundin längst weg und der Strand ist mittlerweile selbst ein Angstauslöser geworden. Sein Anliegen an die Psychoanalytikerin ist, dass er wieder frei von Angst daheim arbeiten und auch wieder Badeausflüge zum Meer unternehmen kann, die er früher so geliebt hat. Er möchte verstehen, weshalb er diese Ängste hat, obwohl er und sein Haus, so seine Worte, doch verschont blieben und er der Tod der Mutter, so sagt er, auch bereits verarbeitet hat.

Nach Bálint existieren Fötus und Umwelt vor der Geburt in einem Zustand der harmonischen Verschränkung. Jede Abweichung könnte gravierende Folgen für den Fötus haben, die sogar zum Tod führen können, weshalb es wichtig ist, dass die Bedürfnisse des Ungeborenen von der Umwelt bestmöglich und weitgehend ununterbrochen erfüllt werden. Als Analogie führt Bálint das archaische Bild des Fisches im Meer an und stellt die Frage, ob das Wasser in den Kiemen des Fisches ein Teil des Meeres oder ein Teil des Fisches ist. Ein anderes Beispiel ist die Luft. Solange sie in gewohnter Form verfügbar ist, atmen wir sie selbstverständlich ein, entnehmen ihr, was wir brauchen, geben ihr unseren Abfall und atmen sie wieder aus. Sie ist für uns kein Objekt, sondern ein Stoff, den wir gebrauchen und verbrauchen. Erst wenn sie fehlt, wird sie plötzlich zum Objekt und ihre Bedeutung für uns schlagartig klar. Ähnlich verhält es sich mit dem Kind im Mutterbauch, das von Flüssigkeiten und Nährstoffen umgeben ist und diese in ähnlicher Weise ge- und verbraucht. Es gibt keine Grenzen. Fötus und Umwelt sind eins. Die Trennung erfolgt mit der Geburt, was dem Kind eine erhebliche Anpassungsleistung abverlangt, da es ansonsten nicht überleben würde. Die Verschmelzung bricht auseinander, Objekte entstehen und haben feste Grenzen. Manche Objekte werden als gleichgültig oder frustrierend erlebt, andere wiederum als fürsorglich und die Bedürfnisse befriedigend. Manche Objekte, die sich aus der Umwelt herauskristallisieren und die Bedürfnisse des Kindes regelmäßig befriedigen, also das Überleben und das Wohlergehen sicherstellen, erhalten etwas von der libidinösen Primärbesetzung, welche zuvor die harmonische Verbindung hatte. Die Libido, die sich zuvor auf die gesamte Einheit von Fötus und Umgebung bezogen hat, richtet sich in den ersten Lebensmonaten und Lebensjahren zunehmend auf einzelne Objekte oder auf das eigene Ich. Je nach Form der libidinösen Besetzung der Objekte kann sich dann im Zuge der weiteren Entwicklung eine oknophile oder eine philobatische Weltstruktur ausbilden. Im ersteren Fall werden die externen Objekte, die bereits in der Kindheit als fürsorglich erlebt wurden, libidinös überbesetzt, im zweiteren Fall das Ich, weil selbst die Primärobjekte als zu streng und versagend erlebt wurden. Die Beziehung zu solchen primären Objekten bleibt ein Leben lang andersartig – Bálint verwendet hier das Wort *primitiver*. Als Beispiele nennt er die Mutter oder die vier vorhin genannten Elemente, welche auch archaische Muttersymbole darstellen (Balint, 1997, S. 82–84).

In anderen Worten: Zu den Elementen haben wir eine urtümliche Verbindung, die primitiver ist als jene zu den meisten anderen Dingen auf dieser Welt und eher mit der Verbindung zur Mutter vergleichbar ist. Ein Beispiel für die Bedeutung der Elemente ist der Sandstrand, der immerhin das Ziel von zwei Dritteln des globalen Tourismus ist (Hennig, 1997, S. 27). Am Schnittpunkt von Wasser, Erde (Sand), Feuer (Sonne) und Luft kann die Verbindung besonders intensiv erlebt und das Bedürfnis nach der ursprünglichen Harmonie gestillt werden. All diese Elemente sind dort, unaufdringlich, stehen dem Menschen bedingungslos zur Verfügung und können von diesem nach Belieben gebraucht und verbraucht werden. Es sind keine Objekte, sondern Substanzen, die scheinbar grenzenlos und endlos verfügbar sind und weder vernichtet noch getötet werden können. Wenn sich diese Elemente jedoch nicht mehr bedingungslos fügen, sondern aufbrausen und zerstören, dann werden sie nicht nur zur Gefahr für Leib und Leben, sondern zugleich zur bösen, vernichtenden Mutter. Die Primärliebe verwandelt sich zur Hölle auf Erden. Die Luft, die wir zum Überleben unbedingt brauchen, zerstört als Orkan ganze Landstriche. Das Wasser, das uns als Trinkwasser und wesentlichster Bestandteil alles Lebendigen am Leben hält, uns in Booten in fremde Gefilde trägt, ertränkt unzählige Lebewesen in der rauen See oder der großen Flut. Die Sonne, die das Leben auf der Erde aufgrund der gemäßigten Temperaturen ermöglicht, verbrennt alles. Die Erde, auf der die Ressourcen wachsen, die wir täglich brauchen, verschlingt alles, was auf ihr wächst oder steht.

Siegfried war bis zur Jahrhundertflut häufig an der Nordsee am Strand und genoss die Zeit. Nach Bálint machte er dies, weil er sich unbewusst nach der ursprünglichen harmonischen Verschränkung sehnt, der er in jenen Tagen am Strand in der Verbindung mit den Elementen näherkommen konnte. Mit dem Tod der Mutter im Jänner 2021 verlor er das primäre Bezugsobjekt. Sechs Monate später, am Tag der Jahrhundertflut, sah er zudem, welche verheerenden Auswirkungen die Elemente haben können, wenn sie nicht mehr versorgend und angepasst sind, sondern aggressiv und feindselig. Eine Analogie ist die Mutter eines Säuglings, die, anstatt ihn zu stillen und mit ihm zu kuscheln, plötzlich abweisend und aggressiv wird. Der Säugling erlebt den Moment als potenziell tödliche Gefahr und ist ihm vollkommen ausgeliefert. Ähnlich ist das Gefühl inmitten einer Naturkatastrophe, in der sich die Natur gegen den Menschen wendet. An jenem Tag verlor Siegfried also auch jene Quelle der Sicherheit, die dem Primärobjekt am nächsten ist, und erlebte stattdessen ihre vernichtende Kraft.

An dieser Stelle ist eine Verbindung zu einem anderen Kapitel dieses Buchs naheliegend, nämlich zum Kapitel 4.1.5, konkret zum analytisch-psychologischen Archetypus der (schrecklichen) Natur-Mutter, die einerseits bedroht ist und andererseits bedrohlich werden kann. Bálints Objektbeziehungstheorie in der Kombination mit den Elementen ist durchaus mit Jungs Konzept kompatibel. Doch anstatt Hoffnung in positiven Archetypen wie dem Retter zu suchen, schlägt Bálint einen anderen therapeutischen Weg ein, den er als *Neubeginn* (Balint, 1997, S. 160) bezeichnet. Dabei wird die Regression therapeutisch nutzbar gemacht. Er geht damit einen Weg, der in der psychoanalytischen Sprache gelegentlich *nachnähren* genannt wird, was ursprünglich auf Ferenczi zurückgeht. Bálint, ein Schüler desselben, bezieht sich in seinem Buch auf ihn, wenn er vom Neubeginn spricht, und erklärt das Vorgehen wie folgt: Im Zuge einer Regression, also einer Phase, in der die Patient*innen frühere kindliche Verhaltensweisen zeigen, kommt es zu einem Spannungsanstieg, der sich in einer neu begonnenen Handlung entlädt und zu einer gewissen Befriedigung führt. Dies macht sich auch in der Objektbeziehung zum*zur Therapeut*in bemerkbar, die sich verändert, wie in einer Veränderung des eigenen Ichs. In anderen Worten: Durch die Regression begibt sich die Person auf eine frühere Entwicklungsstufe und die neu begonnene Handlung bietet hier die Möglichkeit, etwas Neues, einen neuen Weg zu entdecken, was Balint wiederum als Progression (Fortschritt) beschreibt (Balint, 1997, S. 156–162). Diese therapeutische Technik verbindet er nun mit dem Konzept der harmonischen Verschränkung und postuliert, dass gerade in Phasen der Regression die Behandelnden wie Elemente sein sollten:

> „Die Rolle des Analytikers in gewissen Perioden des Neubeginns ähnelt in mancher Hinsicht derjenigen der primären Substanzen oder Objekte. Er muss da sein; er muss in sehr hohem Maße fügsam sein, er darf nicht viel Widerstand leisten, er muss unbedingt unzerstörbar sein und muss seinem Patienten erlauben, mit ihm in einer Art harmonisch verschränkter Vermischung zu leben" (Balint, 1997, S. 167).

Und weiter:

> „Im Gegensatz zu gewöhnlichen Objekten, vor allem normalen menschlichen Objekten, werden von diesen primären Objekten oder Substanzen keine Handlungen erwartet; sie müssen nur da sein und müssen – stillschweigend oder explizit – erlauben, sie zu gebrauchen, sonst kann der Patient sich nicht ändern: ohne Wasser kann man nicht schwimmen, ohne Erde kann man nicht vorwärtsschreiten. Die Substanz, der Analytiker, darf nicht widerstreben, muss einwilligen, muss keinen Anlass zu starker Reibung geben, muss den Patienten für eine Weile annehmen und tragen, muss sich als mehr oder weniger unzerstörbar erweisen, muss nicht auf starren Grenzen bestehen, sondern muss die Entwicklung einer Art von Vermischung zwischen ihm und dem Patienten zulassen" (Balint, 1997, S. 177).

Indem die Analytikerin während regressiver Phasen Siegfrieds in der Therapie präsent ist und ihn begleitet, sich anpasst und eine harmonische Verschränkung zulässt, trägt sie dazu bei, das tiefe Vertrauensdefizit in die Primärobjekte von Siegfried aufzufüllen. Zusätzlich arbeitet sie mit ihm verstärkt am Verlust der Mutter und ihrer Bedeutung als sicherheitsgebende Bezugsperson, wodurch er erkennt, dass er ihren Tod keineswegs verarbeitet hat. Die neuen Erfahrungen helfen ihm, seine Beziehung zu den Elementen und sein Vertrauen in sie so weit zu verbessern, dass er wieder schöne Stunden am Strand genießen kann und selbst an stürmischen Tagen keine Angstattacken mehr erleidet.

4.10.5 Eco-Anxiety – Zugang über die Fokaltherapie

Bálints Fokaltherapie soll nun im zweiten psychoanalytischen Praxiskapitel direkt anhand eines Fallbeispiels erläutert werden, wobei die Grundlage das Buch *Focal Psychotherapy* von Bálint, Ornstein und E. Bálint (1972/2001) ist, dessen Grundlage bereits in Kapitel 4.10.2 grob zusammengefasst wurde.

Das Fallbeispiel handelt von Angelika P., 26 Jahre alt, Doktorandin an der Universität Wien im Fach Soziologie und alleinlebend. Sie kam wegen anhaltender Konzentrationsschwierigkeiten in die Therapie, die begonnen haben, als ihr Dissertationsthema (die Auswirkungen der zunehmenden medialen Verbreitung von negativen Informationen zum Klimawandel auf den gesellschaftlichen Aktivismus) angenommen wurde – das war etwa vier Monate vor dem Therapiebeginn. Sie hat sich einige Psychotherapeut*innen im Internet angesehen und fühlte sich von der Beschreibung der fokuszentrierten Kurzzeitpsychoanalyse am ehesten angesprochen. Gleich am Beginn erklärt der Therapeut die Vorgehensweise: In den ersten Sitzungen wird intensiv über ihre Probleme und ihre Lebensgeschichte gesprochen. Dabei wird ein Fokus erarbeitet, der für die nächsten Einheiten die Richtung und die Grenzen der Themen vorgibt. Die Fokaltherapie dauert durchschnittlich etwa 20 Einheiten und dient dazu, eine einzige Blockade zu bearbeiten, die im Idealfall den seelischen Fluss wiederherstellt. Angelika erhält alle Informationen über die Therapieform sowie das Setting (im Sitzen, wöchentliche Einheiten) und gibt an, die Therapie in jedem Fall machen zu wollen.

In den folgenden Einheiten berichtet sie, dass sie das zweite von zwei Kindern ist. Sie hat noch einen vier Jahre älteren Bruder, der bereits eine eigene Familie hat. Er wird vor allem von der Mutter klar bevorzugt, die Angelika vorhält, nicht so erfolgreich zu sein wie er. Er hat mit 26 geheiratet, mit 29 ein Kind bekommen, ist promovierter Anwalt und hat eine eigene Kanzlei, die sehr gut läuft. Er wohnt in einem Haus in einer Nobelgegend in Wien und fliegt mit seiner Familie regelmäßig entfernte Urlaubsdestinationen an. Sie ist dagegen eine Studentin, die immer noch von regelmäßigen Zahlungen der Eltern abhängig ist und sich mit kleinen Tutorenstellen, die ihr einen geringfügigen Nebenverdienst einbringen, über Wasser hält. Die Miete ihrer kleinen Wohnung bezahlen die Eltern, ebenso die anderen Fixkosten. Die Eltern sind einigermaßen wohlhabend. Der Vater war Leiter einer staatlichen Wirtschaftseinrichtung und ist mittlerweile pensioniert. Die Mutter hat noch wenige Jahre bis zur Pension und arbeitet als Wirtschaftsprüferin in einer großen Steuerkanzlei. Beide haben einen Doktortitel in wirtschaftlichen Fächern.

Ihre Kindheit beschreibt die Patientin als durchaus gut. Sie hatte alles, was man sich als Kind wünschen kann und bezieht sich dabei auf materielle Güter wie Spielzeug. Die Eltern waren aber oft nicht zu Hause – und wenn, dann waren sie in Angelikas Erinnerungen weniger fürsorglich als vielmehr streng. Sie achteten auf die ordentliche Erledigung aller Hausaufgaben und auf das Lernen für Prüfungen. Sie sagten häufig, dass eine gute Ausbildung sehr wichtig ist, da man das Leben schließlich auch in der Pension genießen kann. Angelika berichtet, dass sie Angst vor den strengen Blicken der Eltern hatte, vor allem von der Mutter, wenn sie eine schlechte Note auf einen Test bekam. Aber sie konnten auch sehr liebevoll sein und sie genoss die regelmäßigen Ausflüge an den Sonntagen. Während der Arbeitswoche verbrachte sie die meiste Zeit jedoch mit ihrer Großmutter väterlicherseits, die häufig da war, wenn die Eltern arbeiteten oder beruflich verreist waren, was zumindest ein- bis zweimal im Monat vorkam. Die Großmutter verstarb, als die Patientin 15 war, was sie aus der Bahn geworfen hat. Im darauffolgenden Jahr hatte sie sehr schlechte Noten in der Schule, was zu starken Spannungen mit der Mutter geführt hat, die sich erst mit 19 gebessert haben, als sie die Matura mit Auszeichnung bestand und ein wirtschaftssoziologisches Studium begann. Das Verhältnis zum Vater war generell gut. Er bezeichnete sie oft als seine Prinzessin und kaufte ihr stets alles, was sie haben wollte. Jedoch war er oft unterwegs und verbrachte kaum Zeit mit ihr, was sie stets bedauert hat. Die Patientin erzählt, dass sie jedes Jahr einen Brief an das Christkind schrieb und sich darin einen Tag nur mit ihrem Vater wünschte. Seit er in der Pension ist, sehen sie sich etwas öfter, jedoch ist es schwierig, sich einen Termin mit ihm auszumachen, weil die Mutter stets darauf besteht, sich alle gemeinsam als Familie zu treffen, während sie schließlich unverändert berufstätig ist. Der Vater sitzt dann häufig allein daheim und sieht stundenlang fern – Angelika glaubt, dass er eine, so bezeichnet sie es, *Pensionsdepression* hat. Manchmal telefonieren sie dann längere Zeit, damit er nicht einsam ist. Den Vater beschreibt sie allgemein als liebevoll, wenn er da war. Außerdem war er stets von den intellektuellen Fähigkeiten seiner Frau in höchstem Maß beeindruckt. Die Patientin glaubt, dass er eigentlich nur die Intelligenz der Mutter liebt, nicht sie selbst.

Über den Bruder spricht Angelika dagegen kaum. Sie hatten wenige Gemeinsamkeiten und spielten lieber getrennt voneinander. Sie stritten nicht oft, hatten sich aber auch nie viel zu sagen. Aktuell sehen sie sich etwa zweimal im Jahr zu größeren Feierlichkeiten.

An der Universität läuft es gut, so Angelika weiter. Sie wird von den Professoren für ihren Fleiß geschätzt und fühlt sich dort wohl. Mit dem Dissertationsthema möchte sie einen Beitrag zur Bewältigung der Klimakrise leisten. Sie möchte unbedingt das Doktorat abschließen und strebt eine wissenschaftliche Karriere sowie eine spätere Habilitation im Fach Soziologie an, da ihr das großen Spaß macht. Sie sagt weiters, dass sie in jedem Fall Eco-Anxiety hat, aber nicht so stark, dass es sie lähmt. Sie hat sehr viel zu dem Thema gelesen und versucht regelmäßig, einen Mittelweg zwischen angstauslösenden Nachrichten und hoffnungspendenden Aktivitäten zu gehen. Warum sie aber nun so blockiert ist und sich partout nicht auf das Bearbeiten des ihr so wichtigen Themas konzentrieren kann, versteht sie nicht. Sie glaubt, dass es mit ihrer Angst zu tun haben könnte, erwähnt aber im gleichen Atemzug, dass sich diese Erklärung nicht richtig anfühlt. Sie spürt jedoch, dass ihre Klimaangst stärker wird, was sie sich mit der fehlenden Aktivität infolge der Konzentrationsschwierigkeiten erklärt. Und abermals kommt sie auf das Thema Mutter zu sprechen, denn sie ist nicht nur intellektuell herausragend, sondern auch im Bereich Umwelt- und Klimaschutz. In ihrer Jugend in den 1970er- und 1980er-Jahren war sie aktiv an der Umweltbewegung beteiligt und hat es damals geschafft, einige Politiker*innen zum Umdenken zu bewegen.

In der vierten Einheit begann der Psychoanalytiker, der Patientin erste Deutungen mitzuteilen, die später als Fokus im Zentrum der Therapie stehen sollen. Er meint, dass sie mehr Zeit mit ihrem Vater verbringen und wohl mehr als nur die Prinzessin sein möchte. Sie wäre lieber die Königin, was jedoch an der Rivalin Mutter scheitert. Der Vater liebt deren Intellekt, weshalb Angelika nun zu zeigen versucht, dass sie ebenfalls das Zeug zur Königin hat. Wenn sie das Doktorat abschließt, mit ihrer Arbeit einen Einfluss auf den gesellschaftlichen Umgang mit der Klimakrise hat und dann eine Habilitation anstrebt, beweist sie, dass sie ebenso gut, wenn nicht noch besser als ihre Mutter ist. Das Problem liegt nun darin, dass sie zwar diesen unbewussten Wunsch hat, zugleich aber auch Angst empfindet bzw. die Mutter als unerreichbar betrachtet, deren Leistungen sie niemals wird erbringen können. Die Konzentrationsschwierigkeiten verhindern, dass sie zur echten Rivalin wird und ihre Mutter tatsächlich vom Königinnenthron stürzen könnte. Als Fokus für die Therapie schlägt der Psychoanalytiker deshalb die Formulierung vor, Angelika zu ermöglichen, ihrer Mutter auf Augenhöhe als gleichwertige Königin zu begegnen.

Die Patientin meint, dass sie das so noch nie gesehen hat, aber prinzipiell annehmen kann. Sie einigen sich darauf, die Aussage als Fokus zu verwenden, und arbeiten die nächsten Einheiten gezielt an jenem Thema. Angelika kann in den nächsten Stunden (5 bis 9) sehr gut die Grenzen einhalten und äußert in der Therapie vor allem Gedanken und Gefühle, die sie ihrer Mutter, ihrem Vater und dem Studium gegenüber hat. Mit der Zeit, circa ab der zehnten Stunde, wird es jedoch zunehmend schwieriger, den Fokus im Zentrum zu behalten, und sie schweift immer wieder ab. Der Analytiker achtet allerdings weiterhin darauf, dass er den Rahmen nicht überschreitet und geht ausschließlich auf jene Inhalte ein, die mit dem Fokus in einem Zusammenhang stehen. Im Laufe der darauffolgenden zwölf Therapieeinheiten erkennt sie, dass sich ihre Familie über den Glauben an die herausragenden intellektuellen Fähigkeiten der Mutter definiert. Vor allem die Mutter selbst glaubt, in dieser Hinsicht einzigartig zu sein. Und obwohl sich die Patientin wünscht, sie vom Thron zu stoßen, liebt sie die Mutter doch zu sehr, um ihr einen solchen Schmerz zu bereiten. Sie erkennt aber auch, dass sie die Mutter nicht zwangsläufig vom

Thron stoßen muss, wenn sie ihr Doktorat abschließt und sogar eine Habilitation anstrebt – die höchste Stufe der wissenschaftlichen Karriereleiter. Eine markante Aussage von ihr lautet: Manchmal können auch zwei Königinnen gleichwertig nebeneinander regieren. In der 18. Stunde berichtet sie, dass sie das Gespräch mit ihrer Mutter gesucht hat. Darin hat sie ihr erstmals überhaupt gesagt, eine Habilitation in Erwägung zu ziehen. Darüber hinaus hat sie ihr die Erkenntnisse aus der Therapie sowie die Bedenken mitgeteilt, die ihr nun bewusstgeworden sind. Auch äußerte sie, gern mehr Zeit mit ihrem Vater zu verbringen, zumal dieser nun in der Pension offenbar etwas einsam ist. Die Mutter hat zunächst wenig verständnisvoll reagiert, aber mit der Dauer des Gesprächs konnten sie einander besser verstehen. Die Mutter meinte, stets gewollt zu haben, dass ihre Tochter noch besser wird als sie. Auch erfuhr Angelika, dass die Mutter selbst gern mehr Zeit mit ihrer Tochter verbringen möchte und deshalb darauf bestand, sich als Familie zu treffen.

In den darauffolgenden Therapieeinheiten wirkt die Patientin erleichtert und meint, dass ihre Konzentrationsfähigkeit allmählich wieder zurückkehrt. Mit ihren Eltern hat sie vereinbart, dass sie zumindest einmal im Monat einen halben Tag zusammen verbringen und dass sie den Vater auch zwischendurch besuchen kann. Sie hat nun das Gefühl, tatsächlich ihrer Mutter mehr auf Augenhöhe zu begegnen und von ihr ebenfalls mehr respektiert zu werden. Das Ziel der Fokaltherapie wurde damit erreicht und die Therapie nach zwei abschließenden Einheiten beendet. Am Ende schließt sie mit den Worten, dass sie mittlerweile wieder im Klimaschutz aktiv ist und bereits deutlich spürt, wie ihre Klimaangst auf ein erträgliches Maß zurückgeht.

4.10.6 Fazit – Eco-Anxiety aus Sicht der Psychoanalyse

Die Psychoanalyse geht auf Sigmund Freud zurück, ist aber mittlerweile zu einer Schule mit mehreren Strömungen und zahllosen relevanten Autor*innen herangewachsen. Einer jener Autor*innen ist Michael Bálint, dessen Konzept sehr gut auf Eco-Anxiety angewendet werden kann. Seinem Ansatz zufolge haben Menschen eine starke primäre Beziehung zu den Elementen wie Erde, Luft oder Wasser. Wenden sie sich, wie es infolge der fortschreitenden Klimakrise öfter der Fall ist, gegen den Menschen, beispielsweise in Form von Orkanen, Fluten, Murenabgängen oder anderen Naturkatastrophen, dann erschüttert dies die menschliche Psyche nicht nur aufgrund der existenziellen Bedrohung, sondern auch wegen jener enormen urtümlichen Bedeutung, die sie für uns haben. Nach Bálint können therapeutische Regressionen bei der Bewältigung dieser Verletzungen unterstützen, wenn sich der*die Psychoanalytiker*in wie die Elemente verhält, also einfach da ist, unzerstörbar, gefügig und den Patient*innen die Möglichkeit bietend, mit ihnen eine harmonische Verschränkung einzugehen. Eine solche Verschränkung half auch Siegfried, der nach der Therapie wieder den Strand und das Meer genießen konnte. Eine Alternative bietet Bálints Konzept der psychoanalytischen Kurzzeittherapie, die er Fokaltherapie nennt. In dieser zeitlich und inhaltlich klar begrenzten Psychoanalyse wird ein bestimmter Fokus ins Zentrum gestellt, an dem ausschließlich gearbeitet wird. Im Fall von Angelika war es die Aussage, ihr zu ermöglichen, ihrer Mutter auf Augenhöhe als gleichwertige

Königin zu begegnen. Durch das Aufdecken unbewusster Anteile rund um den Fokus konnte sie erkennen, dass sie sich selbst blockierte und dass sie diese Blockade durch klärende Gespräche mit der Mutter beseitigen konnte. Dies half ihr schließlich auch gegen ihre steigende Klimaangst.

4.11 Eco-Anxiety im Psychodrama nach Stadler & Kern

4.11.1 Über das Psychodrama und dessen Gründer Jacob Moreno

Das Psychodrama ist eine psychotherapeutische Richtung, die einen starken Fokus auf das Gruppensetting aufweist und von Jacob Levy Moreno gegründet wurde. Jener kam am 18. Mai 1889 in Bukarest als Sohn eines jüdischen Kaufmannes zur Welt und übersiedelte mit der Familie wenige Jahre später nach Wien. Schon in seiner Jugend interessierte er sich für Religion, Literatur, Philosophie und vor allem für die Arbeit in und mit Gruppen. Nach der Matura studierte er Medizin, Mathematik und Philosophie an der Universität Wien und besuchte unter anderem Freuds Vorlesungen, dessen Konzept er jedoch kritisch gegenüberstand. 1917 promovierte er und arbeitete in einem Flüchtlingslager bzw. danach im niederösterreichischen Bad Vöslau als Gemeinde- und Werksarzt. Moreno arbeitete schon früh mit Kindern, deren improvisiertes Stegreiftheater ihn faszinierte, sowie mit Flüchtlingsgruppen. Ab 1921 leitete er ein kleines Stegreiftheater in Wien und begann in jenen Jahren mit der Entwicklung eines eigenen Ansatzes, den er zunächst Soziometrie nannte – ein diagnostisches Verfahren für Gruppen, das er später in ein umfassenderes gruppenpsychotherapeutisches Konzept integrierte, aus dem schließlich das Psychodrama entstand. 1925 übersiedelte er in die USA, heiratete 1928 Beatrice Beecher, um in den USA bleiben zu dürfen, und leitete dort ab 1929 das *Impromptu Theatre*. 1934 ließ er sich einvernehmlich von ihr scheiden. Gleichzeitig begann er, sein Konzept, bestehend aus Soziometrie, Psychodrama und Gruppenpsychotherapie zu verbreiten. Er verfasste mehrere Bücher, beispielsweise *Die Grundlagen der Soziometrie* (J. L. Moreno, 1996) und *Psychodrama* (J. L. Moreno, 1964) sowie zahlreiche Fachartikel. Er gründete zudem mehrere Zeitschriften wie *Sociometry – A Journal of Interpersonal Relations*. 1942 rief er die *Society of Psychodrama and Group Psychotherapy* ins Leben, um sein Konstrukt verbreiten zu können. Die Studierenden entwickelten dort eigene Techniken und Ideen, die in das Gesamtkonzept eingeflossen sind. In den darauffolgenden Jahrzehnten reiste Moreno viel umher und verbreitete seinen Ansatz in zahlreichen Krankenhäusern, Universitäten und sonstigen Einrichtungen weltweit. Am 14. Mai 1974 verstarb er knapp vor seinem 85. Geburtstag (Marineau, 1989; J. D. Moreno & Moreno, 1995).

Er hinterließ ein großes Konstrukt, das rückblickend als therapeutische Philosophie oder als therapeutische Trias bezeichnet wird, und aus der Soziometrie, der Gruppenpsychotherapie sowie dem Psychodrama besteht (Ameln, Gerstmann & Kramer, 2009, S. 6). Es ist kaum möglich, die drei Termini getrennt voneinander zu behandeln, jedoch liegt auf den folgenden Seiten der Fokus auf dem Psychodrama. Moreno formuliert die

Verbindung in prägnanten und gut verständlichen Worten und definiert wichtige Fachbegriffe seines Konzepts:

> „Das soziometrische System ist kein umfassendes System sozialer Beziehungen, sondern Teil eines größeren Systems. Das übergeordnete Prinzip ist die Sozionomie mit ihren drei Zweigen: der Soziodynamik, der Soziometrie und der Soziatrie. *Sozionomie* ist die Wissenschaft der sozialen Gesetze (oder das moderne Äquivalent für ‚Gesetz'). Beispiele sind das soziogenetische und das soziodynamische Gesetz. *Soziodynamik* ist die Wissenschaft der Struktur sozialer Gruppen, einzelner Gruppen und Gruppenverbände. *Soziometrie* (griechisch: metrein - messen) ist die Wissenschaft der Messung zwischenmenschlicher Beziehungen. Dem Sozius kommt größere Wichtigkeit zu als dem metrum. *Soziatrie* (griechisch: iatreia - Heilkunde) ist die Wissenschaft der Heilung sozialer Systeme. Die Zweige dieses Systems sind eng miteinander verflochten. Jeder Zweig verfügt über eine Anzahl bestimmter Methoden. Die Soziometrie bedient sich soziometrischer Methoden, insbesondere des soziometrischen Tests und des soziometrischen Perzeptionstests. Die Soziodynamik verwendet Interaktionsmethoden, in erster Linie das Rollenspiel. Die Soziatrie wendet die Gruppenpsychotherapie an, besonders das Psychodrama und Soziodrama" (J. L. Moreno, 1996, S. 385–386).

Das Ziel der Soziometrie ist es, so Moreno, zu einer Welt beizutragen, in der die Menschen unabhängig von der Ethnie, der Intelligenz, der Religion oder anderen Ideologien frei sind, zu leben, die gleichen Rechte zu genießen sowie ihre Spontaneität und Kreativität zu entfalten. Erreicht werden kann ein solches utopisches Ziel, wenn das *soziometrische Bewusstsein* der Menschen entwickelt wird. Dazu werden soziometrische Methoden angewendet, die wiederum auf soziometrischen Kategorien ruhen, die ihrerseits wiederum im Psychodrama Kernbegriffe darstellen – beispielsweise Kreativität, Spontaneität, Tele, Begegnung, Rolle, soziales Atom oder Selbstverwirklichung (J. L. Moreno, 1996, S. 391–392).

Moreno unterscheidet bei den therapeutischen Formen und Anwendungen grundsätzlich zwischen der soziometrischen Behandlung, dem Soziodrama und dem Psychodrama. Die soziometrische Behandlung ist die Behandlung einer Person inmitten ihrer Lebenswelt mit dem Wissen und der etwaigen Teilnahme des jeweiligen sozialen Umfelds. Moreno bezeichnet dies als offene Behandlung. Eine geschlossene Behandlung ist demgegenüber das Herausnehmen der Patient*innen aus ihrer Lebenswelt und das Behandeln in einer speziell auf ihre Bedürfnisse abgestimmte konstruierte Welt. Eine solche Behandlung ist beispielsweise das Soziodrama, das Gruppenthemen innerhalb einer Gruppe bzw. einer Gemeinschaft bearbeitet, aber auch das Psychodrama, bei dem individuelle Themen innerhalb einer Gruppe behandelt werden. Das therapeutische Theater, in dem das Psychodrama, worauf wir uns nun konzentrieren, stattfindet, ist ein solcher Ort der geschlossenen Behandlung. Es ist eine Miniaturwelt, in der alle denkbaren Situationen und Rollen produziert und gespielt werden können. Sie können in einem geschützten Bereich ausprobiert werden, ohne dass die Lebenswelt davon etwas mitbekommt. Nur die anderen Teilnehmenden sowie der*die Psychotherapeut*in (und etwaige Assistent*innen) partizipieren daran. Der*Die Patient*in steht dabei im Zentrum und entscheidet selbst, welche *Rolle* er*sie spielen will und mit wem er*sie als *Hilfs-Ich* die Szene spielen will, wobei letztere Entscheidung vom sogenannten *Tele* abhängt. Hier sind gleich drei Kernbegriffe aus Morenos Theorie vereint, die nun näher betrachtet werden sollen.

Rolle definiert er in seinem Hauptwerk *Psychodrama* als eine synthetische Erfahrungseinheit, in der private, soziale und kulturelle Elemente verschmolzen sind. Eine Rolle ist gewissermaßen die platonische Idee eines soziokulturellen Handlungsschemas. Zur Verdeutlichung: Die Vaterrolle ist ein allgemeines Konstrukt, das mit der Verbindung der eigenen Persönlichkeit zu den manifesten Handlungen und zum Teil des eigenen Selbst wird. Spielt man hingegen den eigenen Vater, so übernimmt man keine Rolle, sondern die Perspektive eines anderen Individuums, das auch eine Vaterrolle innehatte.[48] Wir können unterschiedliche Rollen einnehmen, beispielsweise die Vaterrolle, die Verkäuferrolle, die Rolle als Ärztin, als Essender, als Schlafende, als Haustierbesitzerin, als Tochter oder als Enkel. Die Rolle ist nach Moreno außerdem nicht nur ein Handlungsmuster, sondern tatsächliches Handeln in konkreten Situationen im Kontext eines sozialen Interaktionszusammenhangs. Sie ist weiters die Manifestation der Persönlichkeit in der Handlung, die für andere Menschen wahrnehmbaren Teile des Ich. Sie müssen idealerweise Umweltanforderungen erfüllen, situationsadäquat sein und zum Individuum passen. Ziel des Psychodramas ist es unter anderem, Rollenmöglichkeiten zu erweitern und flexibler zu gestalten, dysfunktionale Rollen zu bearbeiten und Rollenkonflikte zu lösen (J. L. Moreno, 1946, S. 182–184, 1982a, S. 277–286, 1982b, S. 259–266).

Morenos Rollenkonzept ist relativ komplex, weil er in den verschiedenen Texten unterschiedliche Aspekte hervorhebt. Eine später entstandene systematische Aufarbeitung beschreibt vier Dimensionen von Morenos Rollenkonzept, die einander ergänzen: die Rolle als kollektive soziokulturelle Stereotypen, als vorgegebene individuelle Handlungsmuster, als individuell gestaltete und abrufbare Handlungsmuster sowie als tatsächliches Handeln in einer Situation (Ameln et al., 2009, S. 217–218). Neben dem Rollenbegriff wird weiter oben auch *Tele* erwähnt. Für Moreno ist ein Individuum nur in Beziehungen zu anderen Menschen denk- und verstehbar. In diesem Kontext verwendet er das Wort *Tele*, das auch mit *Zwei-* oder *Mehrfühlung* übersetzt werden kann, zur Bezeichnung der gegenseitigen Wahrnehmung und der sich daraus ergebenden Beziehung. Tele ist die atomare Einheit von Gefühlen der Anziehung und Abstoßung zwischen Personen. Moreno nennt beispielsweise die Begriffe *Einfühlung* und *Übertragung* als unvollständige Unterformen von Tele. Der Telebegriff selbst ist nicht klar umgrenzt und relativ umfassend. Es ist ein augenblickliches gegenseitiges Innewerden der Persönlichkeit und ihrer gegenwärtigen Befindlichkeit (J. L. Moreno, 1996, S. 167–180). Tele ist zudem eng mit dem zentralen psychodramatischen Terminus *Begegnung* verbunden.

> „[Begegnung] bedeutet Zusammentreffen, Berührung von Körpern, gegenseitige Konfrontation, zu kämpfen und zu streiten, zu sehen und zu erkennen, sich zu berühren und aufeinander einzugehen, zu teilen und zu lieben, miteinander auf ursprüngliche, intuitive Art und Weise zu kommunizieren, durch Sprache oder Geste, Kuss und Umarmung, Einswerden [...] Es ist ein Treffen auf dem intensivst möglichen Kommunikationsniveau [...]. Es ist ein intuitiver Tausch der Rollen, eine Verwirklichung des Selbst durch den anderen; es ist Identität, die seltene, unvergessliche Erfahrung völliger Gegenseitigkeit“ (J. L. Moreno, 1956, S. 27–28).

48 Die hier formulierte Zuschreibung gilt allerdings nicht universell, was weiter unten im Text und insbesondere in der praktischen Anwendung auf den nächsten Seiten gezeigt wird.

Und der dritte oben erwähnte psychodramatische Fachbegriff ist das *Hilfs-Ich*. Darunter versteht Moreno die anderen Teilnehmer*innen einer Szene, die Rollen von den Patient*innen übernehmen – das können Personen sein, aber auch Gegenstände, Emotionen und dergleichen mehr – und entsprechend agieren (J. L. Moreno, 1946, S. 184–186). Zwei weitere Grundbegriffe des Psychodramas lauten *Kreativität* und *Spontaneität*. Der Mensch ist nach Moreno nicht nur Individuum und Teil einer Gemeinschaft, sondern auch Teil des Kosmos. Der wichtigste Bestandteil desselben, die Ursubstanz, die der Schöpfung zugrunde liegt, ist die Kreativität. Spontaneität ist notwendig, um das kreative Potenzial des Kosmos zu nutzen. Das Idealbild des kreativen spontanen Menschen ist das Kind. Beim Feststecken in Mustern oder in fehlgeleiteter Spontaneität bzw. bei allem, was eine Person von diesen Kräften abschirmt, kann es zu psychischen und sozialen Problemen kommen. Durch das Psychodrama sollen die Zugänge und Nutzung von Spontaneität und Kreativität gestärkt werden (J. L. Moreno, 1946, S. 31–152).

In der Praxis besteht eine Psychodramasitzung aus drei Phasen. Sie beginnt mit der Aufwärmphase, in der sich die Beteiligten kennenlernen können, sich auf das Thema und die weitere Zusammenarbeit einstimmen und die auch für diagnostische Erhebungen genutzt werden kann. Der zweite Teil besteht aus der Aktionsphase, in der die szenischen Darstellungen erfolgen, also das eigentliche Tun im Psychodrama. Hier besteht eine breite Palette von Verfahren wie das Rollenspiel, die spontane Improvisation, die Aufstellungsarbeit, das Playbackspiel, die Arbeit mit inneren Anteilen und vieles mehr. Einige der Methoden werden im nächsten bzw. übernächsten Unterkapitel detaillierter vorgestellt. Der dritte Abschnitt ist die Integrationsphase, welche die Rückführung in die Realität, die Analyse und das Rollenfeedback sowie das Sharing beinhaltet. Der ideale Umgang mit neuen Situationen im Sinne der Spontaneität (Aufwärmen) und Kreativität (Aktion) führen zur Etablierung neuer Strukturen und Handlungsweisen (Integration). Moreno hat in seinem psychodramatischen Hauptwerk einige Fallbeispiele geschildert, in denen auch psychotherapeutische Anwendungen veranschaulicht werden (Ameln et al., 2009, S. 108–178; J. L. Moreno, 1946, S. 177–216). So präsentiert er ein Beispiel eines Patienten auf der Psychiatrie, bei dem die Technik der Selbstpräsentation in der Aufwärmphase angewendet wird. Darin wird er aufgefordert, Situationen seines täglichen Lebens in Gegenwart des Therapeuten durchzuspielen, und dabei nicht nur sich, sondern auch alle Personen seines *sozialen Atoms* darzustellen. Als soziales Atom versteht Moreno alle Individuen, mit denen die Person emotional eng verbunden ist (und vice versa) – es ist die kleinste Einheit des sozialen Universums und erstreckt sich so weit, wie das Tele einer Person andere erreicht. Bei der Technik, die sich gut für diagnostische Zwecke eignet, schlüpft der Patient in die Rollen konkreter Menschen seines näheren Umfelds hinein. Dabei wird er von einem Assistenten als Hilfs-Ich unterstützt – in dem geschilderten Beispiel ist es jemand vom Krankenhauspersonal, der jedoch vorerst außerhalb der Situation bleibt, dem Patienten bei seinem Schauspiel zusieht, ihn ermutigt und dies kommentiert. Der Betroffene wird dazu angehalten, verschiedene Situationen durchzuspielen und jene möglichst detailliert zu gestalten, gegebenenfalls mit der Unterstützung anderer. Nach mehreren Durchgängen, in denen die Betroffenen es vermeiden, psychisch herausfordernde bzw. schmerzhafte Rollen zu spielen, kommt die Zeit, auch aktiv Rollen und Szenarien vorzugeben (J. L. Moreno, 1946, S. 184–185).

Morenos theoretisches Konzept ist durchaus komplex und Grundlage für viele weitere psychotherapeutische Ansätze, vor allem im Bereich der Gruppenpsychotherapie. Doch auch das Psychodrama hat sich als Methode im letzten halben Jahrhundert weltweit verbreitet und weiterentwickelt. So entstanden tiefenpsychologisch fundierte Psychodramen, humanistische, transpersonale, systemische und dergleichen mehr. Auch wurden psychodramatische Elemente in zahlreichen anderen Psychotherapieverfahren wie die Kognitive Verhaltenstherapie integriert. Bereits 1994 kam ein ganzes Buch über die Entwicklung des *Psychodrama since Moreno* (Holmes, 1994) heraus, der nur knapp zwei Jahrzehnte zuvor verstorben war. Im deutschsprachigen Raum etablierte sich das Psychodrama im Jahr 1970 mit der Gründung der *Deutschen Arbeitsgemeinschaft für Gruppenpsychotherapie und Gruppendynamik*. Mitte der 1970er-Jahre folgten die ersten Ausbildungsinstitute – beispielsweise jenes von Morenos Schülerin Grete Leutz in Überlingen. Letztere half übrigens auch, die Methode in der Schweiz anzusiedeln (Ameln et al., 2009, S. 231–233). In Österreich wurde in den 1950er-Jahren der *Österreichische Arbeitskreis für Gruppenpsychotherapie und Gruppendynamik (ÖAGG)* gegründet, in welchem 1976 die eigene Fachsektion Psychodrama entstand. 1978 folgte die erste Ausbildungsordnung (ÖAGG-Psychodrama, 2022). Gerade im deutschsprachigen Raum erhielt das Psychodrama in den letzten 50 Jahren einen starken Aufwind und es entstanden zahlreiche Bücher, die sich damit befassen. Besonders hervorzuheben sind beispielsweise Grete Leutz (Leutz, 1986), Hilarion Petzold (Petzold, 1993) oder Falko von Ameln (Ameln et al., 2009), aber auch Christian Stadler und Sabine Kern verfassten ein ausführliches Lehrbuch, das gemäß Vorwort anhand geschickt ausgewählter Themen aufzeigt, wie sich das Psychodrama weiterentwickelt hat, und das im folgenden Abschnitt detaillierter betrachtet wird (Stadler & Kern, 2010).

4.11.2 Stadler & Kern und das Konzept des Psychodramas

Sabine Kern kam am 20. Februar 1966 in Österreich zur Welt, absolvierte das Gymnasium in Wien, wo sie 1984 maturierte. Anschließend studierte sie kurz Landschaftsökologie, bevor sie zur Psychologie wechselte, deren Studiengang sie 1992 mit der Sponsion abschloss. 1991 begann sie zudem eine Psychotherapieausbildung im Psychodrama, ließ sich zwei Jahre darauf als Klinische- und Gesundheitspsychologin eintragen und 1996 schließlich in die österreichische PsychotherapeutInnenliste. Sie absolvierte weitere Ausbildungen und schloss 2008 einen weiteren Masterlehrgang im Bereich Psychodrama an der Donau-Universität Krems ab und ist seither Lehrtherapeutin dort sowie an der ÖAGG. Dazwischen arbeitete sie zwölf Jahre lang im psychiatrischen Krankenhaus Otto-Wagner-Spital in Wien und ist seit 1997 zudem in freier Praxis tätig. Neben einer umfangreichen Ausbildungs- und Lehrtätigkeit veröffentlichte sie 2010 gemeinsam mit Christian Stadler das Lehrbuch *Psychodrama – eine Einführung* sowie bislang vier weitere Texte zu den Themen Psychodrama und Suchterkrankungen (Kern, 2010, 2022).

Deutlich mehr Publikationen veröffentlichte bislang Christian Stadler, der 1961 zur Welt kam und Psychologie sowie Philosophie in München studierte. Er absolvierte eine Ausbildung zum psychologischen Psychotherapeuten und ist im Bereich der tiefenpsychologisch fundierten Psychotherapie in Deutschland akkreditiert. Zusätzlich ist er Psychodrama-Psychotherapeut und in eigener Praxis in der Umgebung von München tätig. Er ist Mitglied der Institutsleitung des Moreno Instituts Edenkoben-Überlingen und Referent der Lindauer Psychotherapiewochen. Neben einer Reihe von Aus- und Fortbildungen, die er selbst absolvierte, lehrt und supervidiert er heute neue Generationen psychodramatischer Psychotherapeuten. Seine Publikationsliste umfasst derzeit knapp 60 Monografien, Sammelbände und Fachartikel (Stadler, 2022a, 2022b). Gleich am Beginn ihres gemeinsamen Buchs versuchen sie eine Definition des Psychodramas in einem Satz:

> „Das Verfahren Psychodrama in all seinen Anwendungsfeldern ist die handelnde oder szenische Darstellung des inneren Erlebens einer oder mehrerer Personen sowie deren äußerer Situationen“ (Stadler & Kern, 2010, S. 13).

Gleich darauf betonen sie, dass die psychotherapeutische Schule zwar historisch eng mit dem Gruppensetting verbunden ist, jedoch aktuell ebenso im Einzelsetting angewendet wird. Eine weitere Veränderung seit Moreno ist die Bedeutungsverschiebung. Mittlerweile ist Psychodrama der Oberbegriff, der Soziometrie, Psychodrama und Gruppenpsychotherapie enthält, oder in einer moderneren Auffassung vielmehr Soziometrie, Psychodrama und Rollenspiel. Dadurch ergibt sich eine Begriffsverwirrung der neueren Zeit, weil der Terminus Psychodrama einerseits einen Teil des Gesamten bezeichnet, andererseits zugleich das gesamte Verfahren (Stadler & Kern, 2010, S. 14–16). Das heutige Psychodrama basiert auf mehreren Wurzeln und wird in verschiedenen Bereichen angewendet (Abbildung 12).

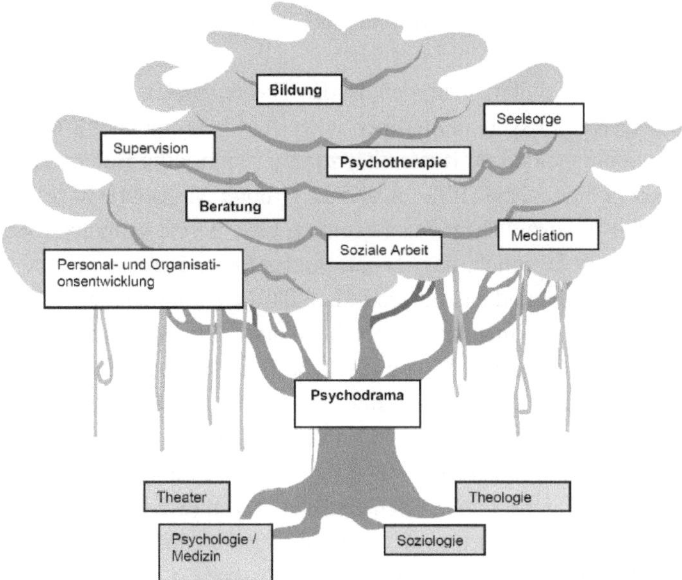

Abbildung 12: Anwendungen des Psychodramas (Stadler & Kern, 2010, S. 32)

Die Autor*innen gestalten ihr Lehrbuch praxisnah. So existiert beispielsweise kein eigenes Kapitel für die theoretischen Grundbegriffe, wohl aber eines zur Geschichte der Methodenentwicklung, wo auf Moreno und dessen Konzept eingegangen wird. Auch beginnt der Abschnitt zur Soziometrie mit zwei Fallbeispielen, die bereits auf der dritten Seite die theoretische Einführung anschaulich werden lassen. Ein paar Seiten später werden bereits die Formen soziometrischen Vorgehens unter dem Stichwort Aktionssoziometrie genannt und ebenfalls praxisnah vorgestellt. Zum Beispiel können die Teilnehmer*innen einer Gruppe gebeten werden, sich entsprechend eines Kriteriums wie Alter, Name in alphabetischer Reihenfolge oder Anzahl der Kinder im Raum aufzustellen. Aber auch andere Kriterien können problemlos herangezogen werden, die Aufschluss über Gruppen- und Einzelbefindlichkeiten bzw. den Zustand der Psyche erlauben. So können Gruppenleiter*innen sagen, dass hier rechts die Person steht, die gerade sehr entspannt ist, und links jene, die sehr angespannt ist. Die Teilnehmer*innen können sich dann anhand des subjektiv empfundenen Gefühls der Anspannung entsprechend positionieren. Skalen können auch kombiniert werden. Stehen die Teilnehmer*innen entsprechend der Anzahl der Kinder gruppiert im Raum, kann eine vertikale Achse eingeführt werden, in der das eigene Wohlbefinden abgefragt wird. Je besser sich jemand fühlt, desto weiter geht er nach vorn, je schlechter, desto weiter zurück. Alternativ können zwei Skalen kombiniert werden, die den Raum zu einer zweidimensionalen Fläche werden lassen, auf der sich die Teilnehmenden entsprechend ihrer Einschätzung hinstellen können (Stadler & Kern, 2010, S. 173–175). Die psychodramatische Behandlung steht im Zentrum des Buchs. Das Ziel derselben liegt darin, die freie Entfaltung der Kreativität zu ermöglichen:

> „*Kreativität* ist eines der Schlüsselworte, um das Verfahren *Psychodrama* und seine Wirkmechanismen zu verstehen. Wenn sich die Kreativität frei entfalten kann, ist alles gesund. Wo sie blockiert ist, wird alles ‚krank': der Mensch, die Gesellschaft, Familiensysteme. Um kreativ bleiben zu können, müssen zuweilen alte Muster dem Neuen weichen" (Stadler & Kern, 2010, S. 11).

Ein Mittel, um die Kreativität anzuregen, ist das Theaterspiel, aus dem das Psychodrama entstand. Analog stehen Psychodramatiker*innen fünf Instrumente für ihre Arbeit an der Entfaltung der Spontaneität und Kreativität zur Verfügung: die Bühne, die Leitungsperson, die Protagonist*innen, die Hilfs-Ich und die Gruppe. Mit Bühne ist selbstverständlich nicht (nur) der Ort in einem Theatersaal gemeint. Eine Bühne kann überall und jederzeit entstehen. Wichtig ist lediglich, dass sie als abgegrenzter Bereich für alle Gruppenmitglieder klar erkennbar ist und ausreichend Platz für die Aktionen bietet. Die Bühne kann aber auch mehr sein, wenn man sie entsprechend nutzt. Ein Bühnenbild kann kreativ gestaltet, verschiedenste Gegenstände können in das Spiel eingebunden werden. Neben der Bühne kommt auch der Leitungsperson eine zentrale Aufgabe zu. Als psychodramatische Expertin sind ihre Hauptaufgaben, die Techniken und Anwendungen entsprechend zu orchestrieren, die Handlungen darüber hinaus zu beobachten und zu analysieren sowie die Veränderungsprozesse der Patient*innen zu unterstützen (Stadler & Kern, 2010, S. 35–42). Letztere sind das dritte Instrument: die Protagonist*innen. Gerade im Gruppensetting nehmen unterschiedliche Personen eine solche Position ein.

> „Die Protagonist*in ist die Person, deren Lebensgeschichte, Problematik oder Wünsche auf der Psychodramabühne dargestellt werden, sie steht für einen begrenzten Zeitraum im Mittelpunkt der Aufmerksamkeit" (Stadler & Kern, 2010, S. 42).

Jene Person entscheidet, was inszeniert wird, wie die Bühne eingerichtet wird oder wer ihre Hilfs-Ich sind. Jene sind das vierte Instrument, die Mitspielenden. Sie werden von den Protagonist*innen ausgewählt und heißen Hilfs-Ich, weil sie Teile ihres Umfelds, Persönlichkeitsanteile oder Gefühle verkörpern. Aber nicht nur das, sie können auch kurzzeitig die Rolle der Protagonist*innen übernehmen und ihnen so helfen, die Szene aus einer anderen Perspektive zu betrachten. In manchen Konzepten existieren professionelle Hilfs-Ich, in den meisten Fällen sind es allerdings Gruppenmitglieder. Und eben jene stellen das fünfte Instrument dar. Die Gruppe und ganz besonders der Gruppenzusammenhalt sind entscheidende Faktoren bei der Behandlung sowie der optimalen Entfaltung psychodramatischer Techniken. Die Gruppenmitglieder bringen zudem unterschiedliche Sichtweisen und Weltanschauungen mit hinein, die den Patient*innen zusätzlich helfen können, neue Perspektiven einzunehmen. Eine richtige Größe existiert nicht, in der Praxis kann sie von fünf Personen umfassende Kleingruppen bis zu über 100 Menschen in einer Großgruppe reichen (Stadler & Kern, 2010, S. 43–50).

Die hier angeführten Elemente sind zentral für das protagonist*innenzentrierte Psychodrama, das in weiterer Folge behandelt wird. Daneben existieren weitere Formen wie das Gruppenspiel, in dem alle Personen gleichermaßen auf der Bühne stehen und in einem Stegreifstück mitwirken, oder das Rollenspiel, das als problemorientiertes Lernen und Erforschen anhand von Erfolgen und Misserfolgen im Ausprobieren neuer Rollen bezeichnet werden kann. Hier können vollständig vorgegebene Rollen übernommen werden (*role-taking*), grob vorgegebene Rollen, wobei ein gewisser Grad an freiem Gestaltungsraum vorhanden ist (*role-playing*), oder neue Rollen ohne Einschränkungen geschaffen werden (*role-creating*). Häufiges Übernehmen bestimmter Rollen innerhalb des Spiels trägt dazu bei, jene auch außerhalb des Settings einzunehmen. Weiters bestehen das bereits erwähnte Soziodrama oder das Playback-Theater, das als protagonist*innenzentrierte Arbeitsform bezeichnet wird, in der die Protagonist*innen aber nicht mitspielen, sondern als Drehbuchautor*innen und Regisseur*innen spielen lassen (Stadler & Kern, 2010, S. 87–107).

Das protagonist*innenzentrierte Psychodrama besteht, wie im vorherigen Abschnitt bereits erwähnt, aus drei Phasen: der Erwärmung, der Aktions- und der Integrationsphase. Die Ziele der Erwärmung sind mannigfaltig. Einerseits sollen die einzelnen Gruppenteilnehmer*innen aktiviert und von Spontaneitäts- oder Spielhemmungen befreit werden, darüber hinaus werden Neugierde und Experimentierfreudigkeit verstärkt. Auf der Gruppenebene geht es um die Stärkung des Zusammenhalts, um das Erkennen des Themas sowie um die Ermittlung des*der Protagonist*in. Und die Leitung hat die Aufgaben, sich auf die Gruppe einzustimmen, Diagnosen zu bilden und auf die Aktivierungsphase vorzubereiten. Neben einer Befindlichkeitsrunde und dem Vorstellen etwaiger Themen können hier Anwärmtechniken eingesetzt werden – etwa Körperübungen, das Ausdrücken mentaler Bilder oder das Vorstellen der Teilnehmer*innen über Symbole oder Hilfsobjekte. Bereits am Beginn gilt, was für die gesamte Methode passt: Der Kreativität in der

Ausformung aufwärmender Techniken ist keine Grenzen gesetzt. Anschließend wird zur Aktionsphase übergeleitet, in der wiederum unterschiedliche Techniken eingesetzt werden können (Stadler & Kern, 2010, S. 53–67).

> „Das erste Teilziel der Aktionsphase ist, das eigentliche Thema des*der Protagonist*in und damit verbundene Problematik zu erfassen, zu konkretisieren und daraus einen Arbeitsauftrag zu formulieren. Erst daraus wird ersichtlich, welcher Teilbereich der ‚inneren Bühne' auf die für andere sichtbare, psychodramatische Bühne transferiert werden soll. Durch dieses Erfahrbar-Machen wird dem*der Protagonist*in ermöglicht, die Thematik aus einer anderen Perspektive heraus zu betrachten. Es erlaubt aber auch ein tiefes emotionales Eintauchen, wodurch der Problematik des*der Protagonist*in auf den Grund gegangen werden kann. Die Hauptaufgabe des*der Leiter*in während der Aktionsphase eines protagonist*innenzentrierten Spiels ist es, den*die Protagonist*in mit Hilfe psychodramatischer Techniken so weit zu begleiten und zu unterstützen, dass sie Auswege aus der Situation erkennt und bereit ist, Lösungsmöglichkeiten zu erproben" (Stadler & Kern, 2010, S. 67–68).

Nach dem Erfassen der Thematik und der Auftragsformulierung folgt die Planung der Interventionen, die Einrichtung der Bühne und die Auswahl der Hilfs-Ich. Nach dem Abschluss der Aktionsphase wird in die letzte, die Integrationsphase übergeleitet. Ziel derselben ist nicht nur der Abschluss der davor gestarteten Prozesse, sondern auch das Übertragen der Erkenntnisse in die Lebenswelt außerhalb der Therapie. Dabei helfen das Rollenfeedback, also das Rückmelden der Beteiligten, wie sie sich in den jeweiligen Rollen gefühlt haben, das Identifikationsfeedback, wo auch die Zuseher*innen, die nicht aktiv mitgespielt haben, ihre Gedanken und Gefühle berichten, oder das Sharing, wo andere Teilnehmer*innen über ähnliche Lebenserfahrungen oder Gefühle berichten. Am Ende folgt die Prozessanalyse, in der das Gruppengeschehen abschließend aus professioneller psychodramatischer Perspektive betrachtet und resümiert wird (Stadler & Kern, 2010, S. 68–87).

Die Autor*innen beschreiben noch einige spezifische Techniken des Psychodramas wie das Doppeln, das Spiegeln, den Rollenwechsel und dergleichen mehr. Abermals kann betont werden, dass sich das Psychodrama dadurch auszeichnet, dass sich die Kreativität frei entfalten darf, was zu einer enormen Vielfalt konkreter Ausgestaltungen führt. Bevor wir nun eine psychodramatische Behandlung von Eco-Anxiety betrachten, durchforsten wir die aktuelle Fachliteratur diesbezüglich.

4.11.3 Eco-Anxiety im Psychodrama – Allgemeines

Es gibt (noch) keinen Fachtext, der sich mit Eco-Anxiety aus psychodramatischer Sicht befasst. Allerdings existieren einige Webseiten von Praktizierenden, die eine solche Verbindung herstellen. Ein Beispiel ist die Britin Doris Prügel-Bennett, die eine psychophysische Therapie anbietet und Psychodrama in ihrem Repertoire hat. Auf ihrer Webseite führt sie die Klimakrise und Eco-Anxiety sowie Solastalgia als explizite Schwerpunkte auf, die sie in ihrer Praxis behandelt (Prügel-Bennett, 2022). Ein weiteres Beispiel ist die in Spanien praktizierende Jennifer Ramsay, die Kunsttherapie, Gestalttherapie und Psychodrama anbietet. Im Kontext von Eco-Anxiety schreibt sie über die Kunsttherapie, mittels derer die Patient*innen ihre Gefühle erforschen und ausdrücken können. Eine solche Vorgehensweise verbindet sie mit einer naturfokussierten Therapie und meint, dass das Herstellen bzw. Stärken der Verbindung zu den Rhythmen der Natur die eigenen Ressourcen stärkt und Hoffnung spendet (Ramsay, 2022).

Es existieren ansonsten kaum Verbindungen und jedenfalls keine, die Hinweise auf eine Behandlungsform bei Eco-Anxiety geben. Ein Text zur Anwendung von Psychodrama bei Angsterkrankungen im großen *Psychodrama-Praxisbuch* ist als Alternative kaum brauchbar, weil er nur aus einer Seite Theorie und einem Fallbeispiel besteht, und darüber hinaus Angststörungen als einheitliche Diagnose ohne Differenzierungen verwendet (Burmeister, 2014, S. 35–37). Andere Texte existieren fraglos, sind jedoch nicht immer uneingeschränkt mit dem Psychodrama-Konzept von Stadler und Kern kompatibel, fokussieren auf bestimmte Angsterkrankungen wie Sozialphobien oder integrieren andere psychotherapeutische Konzepte wie die Hypnotherapie, die Kognitive Verhaltenstherapie oder andere in deren Behandlung. Auf der anderen Seite werden im Lehrbuch von Stadler und Kern Fallbeispiele gebracht, in denen das Gefühl Angst bearbeitet wird, weshalb hier, ähnlich wie im vorherigen Kapitel zur Bioenergetischen Analyse, eine psychodramatische Falldarstellung beschrieben werden soll, in dem es um die Behandlung von Eco-Anxiety geht. Die Grundlagen sind dabei erstens eine reale Person, die hier als Sven O. vorgestellt wird, eine reale Behandlung, die in einem deutschen psychodramatischen Institut in ähnlicher Weise (bei anderer Indikation) ablief, sowie das Konzept von Stadler und Kern als theoretischer und praktischer Rahmen.

4.11.4 Eco-Anxiety – Ein psychodramatisches Fallbeispiel

Der Protagonist des Fallbeispiels ist der 26-jährige allein lebende Soziologie-Doktorand und Universitätslektor Sven O, der seit mehreren Monaten an einer Psychodramagruppe teilnimmt. In der zwölften Einheit startet die Leiterin der Gruppe wieder mit einigen Lockerungsübungen für den Körper und beginnt mit der Themenfindung. Sie fragt die Gruppe nach den Befindlichkeiten und danach, ob es aktuelle Themen gibt, die in der heutigen Einheit bearbeitet werden sollten. Drei Teilnehmer berichten von aktuellen Themen, darunter auch Sven. Er sagt, dass aktuell die große Klimakonferenz in Glasgow stattfindet und dass die unzähligen Medienberichte über die Klimakrise in der letzten Woche seine Ängste vor den Folgen wieder enorm verstärkt haben. Er würde sie gern besser kennenlernen und bearbeiten. Nach dem Vorstellen der Themen bittet die Leiterin die drei Präsentierenden, ein Symbol beziehungsweise einen Gegenstand zu wählen, der ihr Thema repräsentiert, und jenes in die Mitte des Raumes mit etwa drei Meter Abstand zueinander im Dreieck zu positionieren. Sie zeigt zur Klarstellung mit der Hand auf drei Punkte im Raum. Sven holt daraufhin sein ausgeschaltetes Smartphone aus seiner Tasche und legt es auf einen der drei Punkte. Als alle wieder zurück auf ihrem Platz sind, bittet die Leiterin alle Gruppenmitglieder, sich hinter jenes Objekt zu stellen, das sie als Thema ebenfalls gern detaillierter betrachten und zum Thema der Einheit machen möchten. Von den 18 anwesenden Personen stellen sich elf hinter Svens Smartphone. Die Leiterin erklärt das Thema für angenommen und die Bühne für eröffnet.

Sie ladet Sven ein, mit ihr gemeinsam die Bühne zu beschreiten, und fragt ihn dann, wann und wie sich die Angst bei ihm konkret bemerkbar macht. Er antwortet, dass sie sich meistens von hinten an ihn heranschleicht und heimtückisch überfällt, wenn er gerade die Nachrichten liest oder auf Facebook und Instagram unterwegs ist und dort Meldungen zur Klimakrise oder eben aktuell zur Klimakonferenz sieht. Sie fragt weiter, ob da auch andere Beteiligte oder Gefühle sind, die an der Szene teilhaben, woraufhin er erwidert, dass sich manchmal eine starke Trauer dazugesellt, aber sonst ist er in solchen Situationen zumeist allein. Daraufhin fragt sie Sven nach seiner Beziehung zur Angst und wie sie sich im Alltag bemerkbar macht. Er antwortet, dass er kein gutes Verhältnis zur Angst hat. Sie besetzt oft seinen Körper und seinen Geist, blockiert seine Konzentrationsfähigkeit und bewirkt, dass er nicht mehr vortragen oder an seinem Dissertationsprojekt arbeiten kann. Bevor sie mit dem Aufbau der Szene beginnen, möchte die Leiterin von Sven noch wissen, was denn sein Ziel sei, woraufhin er sehr klar mitteilt, dass er keine Angst mehr haben oder zumindest von dieser nicht mehr so gelähmt und blockiert werden möchte.

Während des Gesprächs bildet die Leiterin für sich bereits einige Arbeitshypothesen – beispielsweise dass die Angst Svens Kreativität blockiert und dass ein Rollentausch mit der Angst ihm helfen kann, seine Gefühle besser zu verstehen. Auch könnte hier eine Verbindung zu früheren Lebensereignissen bestehen, die in der psychodramatischen Arbeit aufgedeckt und dargestellt werden sollen. Die Leiterin bittet Sven nun, die Protagonistenrolle einzunehmen und eine Szene einzurichten. Daraufhin erklärt er, dass er ein Bühnenbild braucht, am besten seinen Küchentisch, an dem er morgens beim Kaffee die Nachrichten liest, und schiebt einen Tisch mit einem Stuhl in die Mitte des Bühnenbereichs. Er nimmt auf dem Stuhl Platz, steht aber gleich wieder auf und geht einen Schritt auf die versammelten Gruppenmitglieder zu. Er deutet auf einen eher streng blickenden 48-jährigen Teilnehmer und bittet ihn, die Rolle des Smartphones mit den schlechten Nachrichten zu übernehmen. Die Leiterin schaltet sich hier ein und weist Sven an, selbst temporär die Rolle der schlechten Nachrichten zu übernehmen, während der andere Mitspieler, Paul, kurzzeitig ihn darstellt. Der Zweck der Übung lautet, dass Paul ein Gefühl für die Rolle bekommt, die er übernehmen soll. Paul nimmt am Tisch Platz und Sven setzt sich direkt vor ihn auf den Tisch. Dann beginnt er, Katastrophenmeldungen ohne Pause zu rezitieren – also stets eine Überschrift mit ein paar Details dazu. Ein Beispiel ist: „Australisches Massensterben. Bereits eine Million Tiere sind infolge der verheerenden Brände als Folge der Klimakrise verendet. Das hat gravierende Folgen für die Biodiversität.“ Dann steigt Sven wieder vom Tisch herab und signalisiert Paul, dass er nun wieder er selbst ist und Paul die schlechten Nachrichten verkörpert.

Dann beginnt die erste Szene. Sven setzt sich an den Tisch, greift gerade nach einer (nicht vorhandenen) Kaffeetasse und erschrickt kurz, weil Paul plötzlich beginnt, negative Meldungen im selben Stil wie Sven davor vorzutragen. Dabei wird Paul allerdings zunehmend schneller und lauter. Cut. Der Protagonist meint, er wisse, dass es nicht real ist, fühle aber bereits die Angst sich an ihn heranschleichen. Die Leiterin schlägt vor, die

Angst doch gleich auf die Bühne zu holen, woraufhin Sven eine junge, drahtige Teilnehmerin, Julia, fragt, ob sie die Angst sein könne. Abermals soll ein Rollentausch helfen, damit Julia in ihre neue Rolle findet. Julia setzt sich an den Tisch. Während Paul Negativmeldungen verkündet, schleicht sich Sven an sie heran, springt plötzlich mit einem lauten Schrei auf sie zu, hält mit einer Hand ihre beiden übereinandergelegten Hände am Tisch fest und greift ihr mit der anderen in den Nacken, sodass sie kaum Bewegungsfreiraum mehr hat. Anschließend lässt er sie los und schlüpft wieder in seine eigene Rolle, während Julia nun die Angst spielt. Die Szene beginnt erneut. Sven sitzt am Tisch, greift nach der Kaffeetasse und erschrickt abermals ob des noch heftigeren und lauteren Einsetzens von Pauls Stimme, der Katastrophenmeldungen im Eiltempo vorträgt. Plötzlich springt Julia von hinten an ihn heran, drückt mit einer Hand seinen Kopf nach unten und mit der anderen gegen den Rücken, sodass Sven gegen den Tisch gepresst wird. Szenenstopp.

Sven meint nochmals zur Leiterin, dass es sich so real anfühle. Er hat keine Luft mehr bekommen, da die Angst erdrückend war. Die Leiterin fragt ihn daraufhin, ob er das Gefühl aus seiner Vergangenheit kenne bzw. was er damit verbinde. Sven ist eine Weile still und sagt dann etwas leiser, dass ihm jetzt, er weiß selbst nicht warum, die Situation vor seinen Augen aufgetaucht sei, als ihm seine Mutter damals erzählt habe, dass seine Schwester gestorben sei. Die Leiterin ermutigt ihn, herauszufinden, warum diese Szene vor seinem inneren Auge abläuft, und sie nachzustellen. Sven schiebt daraufhin den Tisch wieder zur Seite und wählt die 37-jährige Tamara aus dem Publikum aus, die seine Mutter verkörpern soll. Er erzählt, dass seine Mutter damals, als er gerade elf Jahre alt geworden war, mit tränenverschmiertem Gesicht nach Hause gekommen sei und ihm gesagt habe, dass seine Schwester, damals 14 Jahre alt, nie wieder nach Hause kommen werde. Sie lebe nun bei Gott. Sie spielen die Szene nach und er empfindet abermals eine starke Angst. Er fühlt sich allein gelassen und bekommt keine Luft. Nachdem er die Rolle verlassen und sich etwas gefangen hat, fragt die Leiterin Sven, was er gedacht und gefühlt hat. Er meint, dass er mit der Situation heillos überfordert gewesen wäre. Starke Trauer mischte sich mit enormer Angst. Seine Familie und insbesondere seine Mutter waren ihm wegen ihrer eigenen Überforderung kein Halt. Der Vater begann später, viel Alkohol zu trinken, während die Mutter lange freudlos wirkte und den Alltag mechanisch lebte. Er konnte mit ihnen nicht über seine Gefühle reden und hat bis heute kaum über sie gesprochen. In der Familie ist die tote Tochter zu einem Tabuthema geworden, das nicht angesprochen oder gar nur gedacht werden darf. Gefragt nach seiner Beziehung zur Schwester, antwortet er, dass sie zwei Jahre älter als er und immer sein Vorbild war. Er hat zu ihr aufgesehen und sie waren oft zu zweit draußen. Mehr als einmal hat sie ihn aus dem Schlamassel gerettet. Er hatte immer das Gefühl, dass er alles schaffen kann, wenn sie da ist. Dann war sie plötzlich weg. Er weiß bis heute nicht, woran sie genau gestorben ist. Er glaubt, es war eine Hirnblutung nach einem Fahrradunfall, weiß aber nicht, wie er darauf kommt. Er traut sich nicht, seine Eltern danach zu fragen.

Die Leiterin schlägt eine neue Szene vor, die nur er in beiden Rollen spielt: die letzte Begegnung mit der Schwester am Totenbett. Sven ist einverstanden und holt ein weißes Laken aus dem Fundus. Er steht am Totenbett und spricht mit der Schwester, die in Form eines Stoffteddybären vor ihm unter dem Laken liegt. Er drückt seinen Schmerz über ihren Tod aus, sagt ihr, wie wichtig sie ihm ist, und wie viel Kraft sie ihm immer gegeben hat. Er erzählt ihr von einer Begegnung mit einem 8-jährigen Jungen, der ihn herumgeschubst hatte, und dass er sich gut an ihren Gesichtsausdruck erinnern könne, als sie sich vor ihm hingestellt und den Jungen selbst weggeschubst habe. Kaum war sie da, fühlte er sich stark und furchtlos. Er konnte auch nur dann auf Bäume klettern, wenn sie da war. Seit ihrem Tod hat er nie wieder versucht, auf einen Baum zu steigen. Er schließt den Monolog unter Tränen damit, dass sie ihm sehr fehle. Nach einer Phase der Stille in der Gruppe nimmt er das Laken vom Bären, legt jenen wieder zurück in die Kiste und sich selbst auf den Tisch unter das weiße Tuch. Dann spricht er zu Sven, der in dem Stück imaginiert vor dem Totenbett steht. Er (als Schwester, deshalb im Folgenden *sie*) weiß, dass sie Sven sehr wichtig ist. Er ist es ihr auch. Sie hat ihn beschützt, weil sie die große Schwester war. Aber sie hat auch seine Stärke gesehen. Er konnte ja allein auf den Baum klettern – sie saß dann oft daneben oder auf der Schaukel und bewunderte seine Wendigkeit und Kraft. Auch der Junge ging nicht, weil sie ihn geschubst hatte, sondern weil er wieder aufgestanden ist und sein Blick immer zorniger wurde. Sie hatte Angst, dass er dem Jungen wirklich wehtun könnte, und schubste ihn deshalb weg. Sie hatte außerdem nie das Gefühl, dass er sie tatsächlich brauchen würde, da er stets alles selbst gemeistert hatte. Sie stand oft nur daneben. Und sie möchte nicht seinen Mut und seine Kraft mitnehmen, sie möchte, dass er sich seiner Stärke bewusst ist. Der abschließende Satz lautet: „Besinne dich auf sie, entdecke sie wieder in dir, sie ist da, sie war immer schon da“, dann verstummt er. Wieder schweigt die Gruppe für eine längere Zeit.

Dann ergreift die Leiterin das Wort und fragt Sven, wie es ihm gehe. Er antwortet darauf, dass die letzten Worte seiner Schwester in ihm etwas ausgelöst haben. Er habe das nie aus ihrer Sicht sehen können, ja nicht einmal versucht. Das müsse er erst verdauen. Ansonsten fühle er sich erledigt, als wäre er gerade einen Marathon gelaufen. Die Leiterin bestätigt, dass es sehr intensiv war, und fragt ihn, ob sein Anliegen, das er eingangs formuliert hatte, damit beantwortet worden ist. Sven erwidert, dass er es nicht wisse, habe aber das Gefühl, dass sich gerade einiges geändert habe. Er kann es noch nicht in Worte fassen, fühlt aber eine Kraft in ihm, die vorher nicht da war. Die Frage, ob er an der Stelle die Bühne schließen und die Hilfs-Ich entlassen möchte, bejaht er und entlässt die auf der Seite stehenden Mitspielenden Paul, Julia und Tamara aus ihren Rollen. Daraufhin räumt er die Utensilien wieder zur Seite und übergibt der Leiterin das Wort.

Jene leitet gleich weiter und fragt die Hilfs-Ich, wie es ihnen ergangen ist und wie sie sich in der jeweiligen Rolle gefühlt haben. Paul meldet zunächst zurück, dass er sich von Anfang an sehr mächtig gefühlt habe. Er schrie seine ganze Macht und Kraft heraus. Jeder sollte hören, was er zu sagen hat, keiner sollte ihn übersehen oder überhören können. Er war im Mittelpunkt der Aufmerksamkeit und wollte nicht verdrängt werden. „Dann kam aber die Angst und stahl mir die Show. Aber das ist schon ok. Ich mag sie irgendwie, sie bindet die Leute an mich.“ Julia meinte daraufhin, dass sie sich anders gefühlt habe. Sie spürte keine Beziehung zu den Nachrichten, sondern war ganz auf Sven fokussiert. Sie fühlte sich dabei aber gut, nicht destruktiv, sondern konstruktiv. Sie wollte sich nicht anschleichen, um ihn zu erschrecken, sondern um ihn aufzuschrecken, bevor er weglaufen konnte. Sie wollte ihn nicht verunsichern und lähmen, sondern vielmehr auf die Bedrohung fokussieren und aktivieren, damit er etwas dagegen unternehme. Sie war sehr traurig, dass ihre Wirkung nicht so war, wie sie gehofft hatte. Und Tamara berichtet, dass sie Sven nicht sehen und wahrnehmen konnte, weil sie selbst so sehr mit ihrem Verlust der Tochter beschäftigt war. Sie wusste zwar, dass er etwas anderes brauchte, und wollte es ihm auch geben, konnte aber nicht. Die Leiterin fragt daraufhin Sven, wie er sich in seiner Rolle fühlte und ob er etwas vom Feedback mitnehmen könne. Jener antwortet, dass er durch den Rollentausch verstanden habe, dass seine Mutter ihm nicht mehr geben konnte, obwohl sie es wollte. Er fühlt sich dadurch etwas besser. Die größte Überraschung für ihn war aber die Rückmeldung der Angst. Er hat nie gesehen, dass sie ihn aktivieren möchte, weil die Sache mit der Schwester im Weg gestanden ist. Nun aber sieht er es. Und was die Nachrichten betrifft, wird er wohl ihre Macht beschneiden und sie weniger beachten. Vielleicht hilft ihm eine zeitweilige mediale Abstinenz.

Am Ende fragt die Leiterin in die Runde, wer sich hier besonders angesprochen fühle oder Ähnliches erlebt habe, woraufhin sich zwei Teilnehmende melden. Eine hat ebenfalls einen familiären Verlust erlitten und starke Ängste vor Hunden, worin sie bislang nie eine Verbindung sah, aber in der szenischen Darstellung einen Aha-Effekt erlebte. Und eine andere Teilnehmerin sagt, dass sie auch an Klimaängsten leide, aber nie den konstruktiven Aspekt der Angst sehen konnte. Das Rollenfeedback habe ihr die Augen geöffnet.

Am Ende resümiert die Leiterin, dass Sven durch das Einnehmen der Rollen nicht nur die Situation aus einer anderen Perspektive aus betrachten, sondern diese auch in der Aktion hautnah erleben konnte, was noch stärker wirkt. Das Rollenfeedback half zusätzlich, dahinterliegende Gedanken und Gefühle sehen zu können. Und anhand der Rückmeldungen des Publikums zeigt sich wieder, dass die szenische Aufarbeitung nicht nur Sven geholfen hat, sondern auch anderen im Sinne einer Gruppenkatharsis. Am Ende wiederholt sie das Motto ihrer Gruppe: Das richtige zweite Mal korrigiert das erste.

4.11.5 Fazit – Eco-Anxiety aus Sicht des Psychodramas

Das Psychodrama ist eine psychotherapeutische Methode, die stark handlungsorientiert und darüber hinaus eng mit dem Gruppensetting verbunden ist. Im vorherigen Fallbeispiel eines 26-jährigen, der an Eco-Anxiety leidet, werden die Vorgehensweise sowie die primären Wirkmechanismen des Verfahrens sichtbar. Vom Finden eines Themas über dessen szenische Aufarbeitung bis zum Rollenfeedback und dem Sharing folgt die Methode einer klaren Struktur, die jedoch an den jeweiligen Fall angepasst wird und sich durch den kreativen Einsatz verschiedener Techniken und Vorgehensweisen auszeichnet. Mittels des Einnehmens anderer Rollen werden weitere Perspektiven zugänglich und das Durchspielen von Schlüsselszenen erlaubt eine Modifikation derselben, wodurch eine sogenannte heilsame Katharsis ausgelöst werden kann. Die psychodramatische Aufarbeitung von Eco-Anxiety kann beispielsweise dazu führen, aufgrund des Rollentauschs mit der Emotion die Angst besser verstehen zu können, oder dahinterliegende Gefühle und

Situationen zu entdecken und zu bearbeiten. Abschließend sei noch gesagt, dass Psychodrama auch im Einzelsetting möglich ist. Eine solche Behandlung wäre allerdings Thema eines eigenen Kapitels und ist hier explizit nicht das Thema. Vielmehr wurde bewusst ein Gruppensetting als Ergänzung zu den vielen bereits behandelten therapeutischen Ansätzen gewählt, die vorwiegend im Einzelsetting angewendet werden.

4.12 Eco-Anxiety in der Psychosynthese nach Neef, Henkel & Kerkhoff

4.12.1 Über die Psychosynthese und ihren Gründer Roberto Assagioli

Die Psychosynthese ist eine psychotherapeutische Schule, in deren Zentrum, wie bei vielen anderen Schulen auch, eine Gründerfigur steht: Roberto Assagioli. Am 27. Februar 1888 kam Roberto als Sohn von Elena Kaula in Venedig zur Welt. Der Vater starb, als er zwei Jahre alt war. Ein Jahr später heiratete die Mutter den Arzt Emanuele Assagioli, der Roberto adoptierte. Nach der Matura im Jahr 1904 übersiedelte die Familie nach Florenz, wo er im darauffolgenden Jahr ein Medizinstudium begann. Schon früh beschäftigte er sich mit der Psychoanalyse Freuds sowie mit mystischen Konzepten. 1907 reiste er nach Zürich und traf dort Jung (Giovetti, 2007, S. 17–40), der Freud in einem Brief von der Begegnung berichtete:

> „Darunter ist eine sehr nette und vielleicht wertvolle Bekanntschaft, nämlich der erste Italiener, ein Dr. Assagioli aus Florenz von der dortigen psychiatrischen Klinik. [...] Der junge Mann ist sehr verständnisvoll, scheint über großes Wissen zu verfügen und ist jedenfalls ein begeisterter Anhänger, der mit dem richtigen Schwung in das neue Gebiet eintritt. Er will Sie im nächsten Frühjahr besuchen“ (Freud, Jung, McGuire & Sauerländer, 1976, S. 266).

Assagioli wurde Mitglied der Internationalen Psychoanalytischen Vereinigung, gründete die Italienische Psychologische Gesellschaft und verfasste in weiterer Folge eine Dissertation über die Psychoanalyse, mit der er im Jahr 1910 promovierte. Es folgten mehrere Fachartikel in psychoanalytischen und anderen Zeitschriften sowie Kongressbeiträge. In jener Zeit begann er, seine eigene Methode zu entwickeln, die er Psychosynthese nannte, und arbeitete als Psychiater und Psychotherapeut. 1914 distanzierte er sich von der Psychoanalyse und widmete sich zunehmend dem Aufbau seines eigenen Konzepts. Nach dem Ersten Weltkrieg heiratete er und bekam einen Sohn. In den 1920er-Jahren gründete und leitete er das *Institut für Kultur und psychische Therapie*, das er 1933 in *Institut für Psychosynthese* umbenannte (Saltiel & Walach, 2005, S. 23–25). 1926 erschien zudem sein erstes Buch zur Psychosynthese. Im Zweiten Weltkrieg wurde er wegen des Vorwurfs des Pazifismus und wegen seiner jüdischen Herkunft inhaftiert. Erst nach Kriegsende konnte er seine Tätigkeit wieder aufnehmen. Ende der 1950er-Jahre folgte die Neugründung des *Instituts für Psychosynthese* in Florenz und zudem die Neuschaffung einer *Psychosynthesis Research Foundation*. In den folgenden Jahren bis zu seinem Tod am 23. August 1974 verbreitete er seinen psychotherapeutischen Ansatz weltweit, nahm an Tagungen sowie Kongressen teil und war Mitglied des Herausgebergremiums des *Journals of Transpersonal Psychology*. Zeitlebens hat er zahlreiche Bücher und Fachartikel zur Psychosynthese publiziert, die in mehreren Sprachen übersetzt wurden – darunter im Jahr 1965 das viel beachtete Werk *Psychosynthesis – A Manual of Principles and Techniques*, das allerdings erst 1978 in deutscher Erstauflage erschien (Giovetti, 2007, S. 50–95).

Kurz vor seinem Tod gab Assagioli ein Interview, das in Psychosynthese-Kreisen bis heute sehr oft zitiert wird. Darin betont der Gründer, dass sich die Psychosynthese dadurch auszeichnet, dass ihre einzige Grenze das Fehlen einer Grenze ist. Er hat damit eine Gemeinsamkeit mit Bruce Lee, der zwei Jahre vor Assagioli ebenfalls in einem Interview sagte, dass es am effektivsten sei, nach dem folgenden Motto zu leben und zu handeln: *Having no limitation as limitation* (Lee, 1971). Aber auch die Offenheit verbindet beide Persönlichkeiten. Assagioli schuf ein psychotherapeutisches System, das für (fast) alle behandelnden Methoden und Techniken offen ist. Er forderte geradezu die Vielfalt und wies im Interview darauf hin, dass im Grunde jede Technik im Rahmen der Psychosynthese angewendet werden könne und solle, es aber auf vier Aspekte ankomme, ob sie helfe: wer sie bei wem, wie und zu welchem Zeitpunkt einsetzt (Loomis, 1973). In seinem Hauptwerk ergänzt er, dass ein Charakteristikum der Psychosynthese die systematische Anwendung der Techniken darstellt. Der Einsatz der unterschiedlichen Interventionen erfolgt demnach einem bestimmten Zweck folgend. In seinen eigenen Worten formuliert er den Weg und das Ziel der Psychosynthese wie folgt:

> „In the list of the techniques used in psychosynthesis the various phases of psychosynthetic treatment are indicated. The starting point of the treatment is the ascertainment of the unique existential situation of each patient, of the problems which it presents and of the ways of solving them. This naturally includes a psychoanalytical phase. Then follows the activation of the latent aspects and functions and the development of the weak ones through the use of the active techniques suited to each task. After, or rather while this is being done, the harmonization and integration into one functioning whole of all the qualities and functions of the individual must be aimed at and actively fostered – the central purpose of psychosynthesis. Such harmonization and integration both allows and requires the constructive utilization and expression of all the liberated and activated drives and energies of the personality. In its turn this brings up the many problems and psychosynthetic tasks of interpersonal relationships and social integration (psychosynthesis of man and woman – of the individual with various groups – of groups with groups – of nations – of the whole of humanity). In the actual treatment all these phases are not dealt with separately and in succession but are carried on in a parallel way. For instance, tackling at the beginning the central existential problem, one often finds that it includes ethical or religious conflicts, and their treatment must be taken up at once. On the other hand, the analytical investigation can be made at intervals, whenever a block or resistance has to be eliminated" (Assagioli, 1965, S. 7).

Die Psychosynthese zeichnet damit nicht nur eine Anwendungsflexibilität aus (Saltiel, 2007, S. 567–568), wie sie das Kernanliegen Bruce Lees und des vorliegenden Buchs ist, sondern auch die Kombination verschiedener psychologischer, psychotherapeutischer und spiritueller Konzepte. In seinem Buch listet er neun solcher Ansätze auf, die Assagioli mit anderen in die Psychosynthese integrierte: die psychosomatische Medizin, die Religionspsychologie, den Beitrag zum Überbewussten (superconscious) bzw. höheren Unbewussten, die Parapsychologie, die östlichen Philosophien/Psychologien und hier insbesondere die indischen, das kreative Verstehen nach Hermann Keyserling, den holistischen

Ansatz und die Persönlichkeitspsychologie, die interindividuelle bzw. soziale Psychologie und Psychiatrie sowie die aktiven Techniken zur Behandlung und Entwicklung der Persönlichkeit (Assagioli, 1965, S. 14–16). Eine Folge der Vielfalt ist, dass das Gesamtkonstrukt durchaus umfangreich ist. Raymond Corsini schrieb deshalb in der Vorbemerkung zum Abschnitt *Psychosynthese* in seinem *Handbuch der Psychotherapie*, dass die Psychosynthese eine besondere Stellung in seinem Werk einnimmt. Unter anderem deshalb, weil das Kapitel wegen der strikten Platzbeschränkung bei gleichzeitiger enormer Komplexität des Ansatzes enorm verdichtet ist (Crampton, 1994, S. 1052).

Den theoretischen Kern der Psychosynthese bildet Assagiolis Anliegen, die klassische Tiefenpsychologie nach Freud (und Jung) mit einer Höhenpsychologie zu ergänzen. Es ging ihm nicht nur darum, Inhalte des *tieferen Unbewussten* aufzudecken und bewusst zu machen, sondern auch Kontakt zum *höheren Unbewussten* herzustellen und damit zu den konstruktiven und positiven Energien. Mit ihnen können Menschen, so der Autor, die Stärke und die Inspiration erlangen, um ihre Probleme und Herausforderungen erfolgreich zu bewältigen. Deshalb verband er Freuds Instanzenmodell (bezeichnet als das *tiefere Unbewusste*) mit Jungs Konzept des kollektiven Unbewussten sowie mit dem höheren Unbewussten zu einem Modell mit sieben Instanzen, das wegen seiner Form als Ei-Diagramm bekannt ist (Abbildung 13).

Das *tiefere Unbewusste* in dieser Konzeption enthält die psychische Koordination aller Funktionen des Körpers, die Triebe und primitiven Bedürfnisse, die Komplexe im Sinne Jungs (siehe Kapitel 3.2.1 und 3.2.4), kindliche Träume und Imaginationen, nieder unkontrollierte parapsychologische Aktivitäten sowie verschiedene psychopathologische Manifestationen wie Phobien, Zwänge oder paranoide Tendenzen.

Das Tiefenstruktur-Modell der Psychosynthese

1. das tiefere Unbewusste
2. das mittlere Unbewusste
3. das höhere Unbewusste
4. Bewusstseinsfeld
5. das personale Selbst (= Ich)
6. das transpersonale Selbst (= Seele)
7. das kollektive Unbewusste

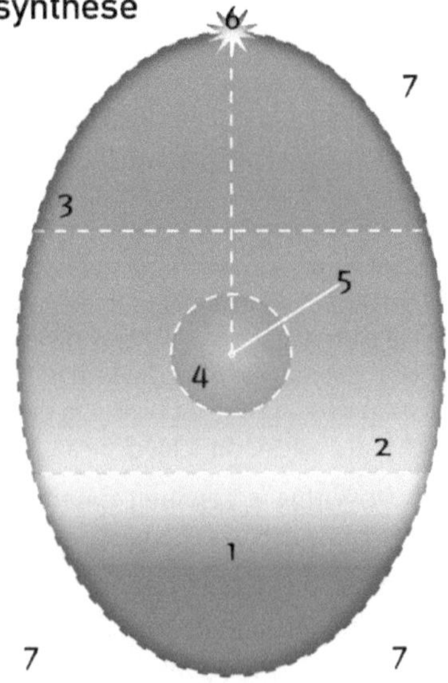

Abbildung 13: Persönlichkeitsmodell der Psychosynthese (Assagioli, 1965, S. 17)

Im *mittleren Unbewussten* werden mentale und imaginative Aktivitäten geformt, bevor jene das Licht des Bewussten erreichen – eine Stufe, die mit dem Bewusstsein während des Aufwachens vergleichbar ist. Das *höhere Unbewusste* ist der Ort, von dem Menschen ihre Intuition und Inspiration im künstlerischen, moralischen, wissenschaftlichen oder philosophischen Bereich erhalten. Es ist die Quelle der Mitmenschlichkeit, des Heldentums, des Genius, der Erleuchtung und der Ekstase, sowie der Ursprung höherer Gefühle wie die altruistische Liebe. Dort befinden sich zudem alle höheren psychischen Funktionen und spirituellen Energien.

Mit dem Wort *Bewusstseinsfeld* bezeichnet der Autor jenen Bereich unserer Persönlichkeit, dessen wir gewahr sind: der unablässige Strom an Eindrücken, Gedanken, Gefühlen, Begehren, Bildern und Impulsen, die wir wahrnehmen, überwachen und analysieren können. Im Zentrum des Eis befindet sich schließlich das Ich, das *personale Selbst*, das am ehesten mit dem Ego Descartes verglichen werden kann. Es repräsentiert jenen Teil von uns, der existiert und wahrnimmt, wenn man alle Gedanken, Gefühle, Sinneseindrücke etc. entfernt – das Zentrum unseres Bewusstseins. Dieses Zentrum scheint zu verschwinden, wenn wir schlafen, narkotisiert oder allgemein bewusstlos sind. Beim Erwachen ist es auf mysteriöse Weise wieder da. So erklärt Assagioli, dass ein *höheres Selbst* existieren muss, ein wahres Selbst-Zentrum außer- oder oberhalb unseres Selbst, das von Gedanken, Empfindungen und körperlichen Konditionen unbeeinflusst bleibt. Und nicht zuletzt erwähnt er das *kollektive Unbewusste*, das, in Anlehnung an Jung, mit dem persönlichen Unbewussten in ständigem Austausch steht (Assagioli, 1965, S. 17–20).

Assagioli geht in seinem Buch *Psychosynthesis* auch auf die grundlegenden Probleme der Menschen detaillierter ein. Im gewöhnlichen Leben haben wir unzählige energetische Blockaden, die sich beispielsweise im Nachjagen von Fantasien, in unerkannten Komplexen, im aufgrund externer Einflüsse ziellosen Hin-und-her-Wanken oder im Geblendetsein vom trügerischen Schein manifestieren, was uns daran hindert, uns befreien zu können sowie innere harmonische Ruhe zu erreichen, wahre Selbsterkenntnis und echte Beziehungen zu anderen. Er beschreibt in weiterer Folge einen Weg, bestehend aus vier Phasen, mit denen ein solches Ziel erreicht werden kann: 1.) Wahre Erkenntnis der eigenen Persönlichkeit; 2.) Kontrolle ihrer verschiedenen Elemente; 3.) Realisierung des eigenen wahren Selbst – das Entdecken oder Erschaffen des vereinheitlichenden Zentrums der Persönlichkeit; 4.) die Psychosynthese, also das Formieren oder erneute Herstellen der Persönlichkeit um das neue Zentrum herum (Assagioli, 1965, S. 21). Der Prozess der Synthese besteht dabei im Grunde aus zwei Teilen: die personale und die transpersonale Psychosynthese. Bei Ersterer dient das *Ich*, hier verstanden als Projektion des Selbst im Bewusstseinsfeld, als Zentrum der Persönlichkeit (Punkt 5 in der Abbildung 12). Hier werden Subpersönlichkeiten, also kleine Teile des Ich bzw. innere Stimmen, und die Persönlichkeitsvehikel, damit sind Körper, Emotionen und Intellekt als Ausdrucksformen der Persönlichkeit gemeint, aufeinander abgestimmt und integriert. Das Ziel des Prozesses besteht in der Ausbildung einer gut entwickelten und integrierten Persönlichkeit. Während der transpersonalen Psychosynthese verlagert sich das Zentrum zunehmend in das transpersonale Selbst (Punkt 6 in der Abbildung 12). Hier wird durch

Kooperation mit dem größeren Ganzen, durch Harmonisierung und Zusammenführung der Energien eine tiefere Erfüllung angestrebt und erlangt.

Ein relevanter theoretischer Begriff innerhalb der Psychosynthese in diesem Kontext ist der *Wille*, der das Zentrum an den Zielzustand der Harmonie und Integration heranführt (Crampton, 1994, S. 1058–1059). Die psychosynthetische Theorie hier angemessen darzustellen ist aufgrund des Platzmangels und der Komplexität kaum möglich, weshalb der umfangreiche Methodenpool, den Assagioli selbst entwickelte,[49] erst im nächsten Abschnitt angeführt wird. In diesem Kapitel soll noch der aktuelle Stand der Therapieschule kurz erläutert werden, zuvor folgt jedoch eine Anmerkung zur Psychopathologie: Der Italiener betrachtet psychische Störungen nicht als Symptome, die man schlicht loswerden muss, um geheilt zu sein, sondern als Ausdruck der gesamten/ganzheitlichen Person, als Manifestation einer Blockade von Energien bzw. des Zugangs zu ihnen, der exploriert werden muss. Das Behandlungsziel ist daher die (Re-)Etablierung einer heilenden Verbindung mit den konstruktiven Entwicklungskräften, die in uns allen stecken (Crampton, 1994, S. 1055).

Heute ist die Psychosynthese eine jener Schulen, die zumindest in der deutschsprachigen Mainstreampsychotherapie nur wenig bekannt, aber institutionell etabliert ist. In Italien und den USA, die primären Wirkbereiche Assagiolis, ist der Ansatz dagegen deutlich bekannter. In Deutschland entstanden die ersten Psychosyntheseorganisationen in den 1990er-Jahren, nachdem Expert*innen wie David Bach vom US-amerikanischen *Berkshire Center of Psychosynthesis* den Ansatz im deutschsprachigen Raum bekannt gemacht haben. Aktuell existieren einige Institute in Deutschland, Österreich und der Schweiz, wobei die Methode in ersterem Land nicht als psychotherapeutische Methode anerkannt ist. Ein Dachverband existiert nicht, hingegen eine *Deutsche Gesellschaft für Psychosynthese*, deren Ziel die Förderung der Psychosynthese ist. Und nicht zuletzt existiert ein eigener Fachverlag, der Nawo-Verlag, der neben der halbjährlichen *Zeitschrift für Psychosynthese* regelmäßig themenspezifische Bücher von Assagioli und anderen Autor*innen herausbringt (Neef & Henkel, 2014).

Der Ansatz, der auf den folgenden Seiten hinsichtlich der Klimaangst zur Anwendung kommen soll, basiert in erster Linie auf Ursel Neef, die bereits Anfang der 1990er-Jahre das *Institut für Psychosynthese und interpersonale Psychologie* in Wuppertal gründete und in den vergangenen acht Jahren vier Bücher zur Einführung in die Psychosynthese verfasste – konkret einen Theorie- und drei Praxisbände (Neef & Henkel, 2014; Neef, Henkel & Kerkhoff, 2015, 2018a, 2018b).

49 In seinem Buch nennt er beispielsweise im Bereich der personalen Psychosynthese die Katharsis, die Selbstidentifikation, die Disidentifikation, Techniken zur Entwicklung des Willens, Imaginationstechniken, Visualisierungstechniken, die Technik des idealen Modells oder die Symbolarbeit, im Abschnitt spirituelle Psychosynthese die Exploration des höheren Unbewussten, die spirituelle Symbolarbeit und weitere Übungen. Im Kapitel interpersonelle Psychosynthese führt er Techniken der interpersonellen Beziehungen und die Technik von Henri Baruk für die Beziehung zwischen Therapeut*innen und Patient*innen an.

4.12.2 Neef, Henkel & Kerkhoff und die Grundbegriffe der Psychosynthese

Bevor wir in das Konzept der Systematisch-Integrativen Psychosynthese (SIPS) eintauchen, sollen die Autor*innen kurz vorgestellt werden. Das erste Buch, *Psychosynthese – Systematisch-integrativ*, wurde von Ursel Neef und Georg Henkel verfasst. Sven Kerkhoff wird darin explizit als redaktioneller Mitarbeiter genannt. Die (bislang) drei darauffolgenden Praxisbücher enthalten keinen redaktionellen Mitarbeiter, dafür wird Kerkhoff als dritter Autor angeführt. Ursel Neef, geboren 1956, studierte Sozialwissenschaften und ist Heilpraktikerin (Psychotherapie) nach dem deutschen Heilpraktikergesetz. 1988 war sie Mitglied der ersten Psychosynthese-Ausbildungsgruppe im süddeutschen Wolfegg. 1993 gründete sie das *Institut für Psychosynthese und interpersonale Psychologie* in Wuppertal und ist heute, gemäß Selbstbeschreibung, Psychosynthese-Therapeutin, Supervisorin, Lehrtherapeutin und Fortbildungsleiterin. Georg Henkel erblickte 1969 das Licht der Welt, studierte Theologie, Musikwissenschaft und Kunstgeschichte in Münster. Er lebt bzw. arbeitet heute in Wuppertal und Düsseldorf. Er ist Dozent am *Institut für Psychosynthese und Interpersonale Psychologie*. Darüber hinaus ist er als Lehrer, Erwachsenenbildner, Psychosynthese-Coach, Supervisor und Entspannungstrainer tätig. Sven Kerkhoff wurde 1974 geboren, studierte Rechtswissenschaft in Bielefeld und absolvierte bei Neefs Institut eine Psychosyntheseausbildung. Heute ist er Dozent am Institut für Psychosynthese und interpersonale Psychologie und arbeitet als Heilpraktiker (Psychotherapie), Psychosynthese-Coach, Mediator und Jurist in Düsseldorf sowie in Wuppertal (Neef et al., 2018a, Kap.: Die Autoren).

In ihrem Buch *Psychosynthese – Systematisch-integrativ* verfolgen die Autor*innen das Ziel, eine fundierte Einführung in ihr Konzept zu liefern, also in die Systematisch-Integrative Psychosynthese (SIPS). Gemäß ihren Angaben ist die SIPS ein erprobter Weg für die therapeutische Praxis, der auf Assagiolis offenes System der Psychosynthese aufbaut. Sie stellt eine Systematik innerhalb der Offenheit dar und wurde zudem mit den neuesten Entwicklungen und Erkenntnissen aus Psychologie und Neurologie maßgeblich erweitert. Im ersten Teil ihrer Monografie gehen die Autor*innen näher auf die Lebensgeschichte Assagiolis sowie auf die Entwicklung der Psychosynthese ein. Schon hier lassen sich wesentliche Kernbegriffe in den ersten Überschriften erkennen: *Disidentifikation, Liebe und Wille*, *Freude und Humor* sowie *Lebendige Spiritualität*. Die Termini werden anhand kleiner Beispiele illustriert, aber erst im späteren Verlauf des Buchs theoretisch erörtert. Davor führen sie einige Kriterien für eine erfolgreiche psychotherapeutische Tätigkeit an:

- Psychosynthetiker*innen müssen eine entsprechende Fachkenntnis als Psychotherapeut*innen besitzen sowie eine entsprechende Selbsterfahrung im Bereich der personalen und transpersonalen Selbstverwirklichung vorweisen.
- Sie beginnen mit einer ausführlichen Anamnese, denn die tiefgehende Kenntnis der menschlichen Psyche des Gegenübers ist für die therapeutische Arbeit unerlässlich.

- Die therapeutische Arbeit ist geprägt von zwei Adjektiven: behutsam und ressourcenorientiert. Die Heilung geschieht über die Stärkung und Entwicklung der gesunden Anteile, wofür es Zeit und Sensibilität braucht.
- In der Praxis wird mithilfe einer transparenten und strukturierten Methodik die Selbstkompetenz der Patient*innen gefördert. Dies spielt auf Assagiolis Postulat des Einsatzes aller verfügbaren Techniken unter einer psychosynthetischen Systematik.
- Die Psychotherapeut*innen schaffen einen Raum, in welchem sich das Bewusstsein der Patient*innen frei entfalten und entwickeln kann. Der Zweck der individuell maßgeschneiderten Methoden ist es, zu jener Entwicklung beizutragen.
- Besonders wichtig ist das Gewahren möglicher Gefahren und Widerstände auf jenem Weg. Spirituelle Erfahrungen können auch auf einen falschen Weg und zu Unruhe, Zweifel, Selbstkritik oder Depressionen führen.
- Kongruenz wird in der SIPS großgeschrieben, Wertneutralität dagegen nicht. Es ist in Ordnung, in die Verhaltens- und Denkstrukturen der Patient*innen eigene Wertungen einzubringen, die jedoch nicht auf starren normativen Strukturen ruhen sollen, sondern aus den Erfahrungen der Therapeut*innen abgeleitet werden.
- Das letzte Kriterium ist das selbstlose Einbringen des therapeutischen Charismas und des Fachwissens in die Therapie. Oft ist es eine wertvolle Hilfe, wenn der*die Psychotherapeut*in selbst ein gutes Beispiel für eine reife und spirituelle Persönlichkeit ist, an der sich die Patient*innen orientieren können (Neef & Henkel, 2014, Kap.: Konsequenzen für die therapeutische Arbeit).

Im nächsten Abschnitt erklären die Autor*innen Assagiolis Ei-Diagramm, wobei sie manche Passagen aus seinem Hauptwerk wortähnlich übernehmen, dafür den Punkt 7, *das kollektive Unbewusste*, auslassen. An der Stelle verweise ich deshalb auf die Erläuterung im vorherigen Kapitel und nehme aus Gründen der Lesbarkeit davon Abstand, alles erneut niederzuschreiben. Zur näheren Erläuterung ergänzen sie die Ausführungen um eigene Erklärungen und meinen, dass das Ich im Zentrum des Eis steht. Im Idealzustand ist es leer, eine weiße Leinwand, auf der gemalt werden kann. Im Alltag ist es jedoch gefüllt mit Eindrücken, Stimmungen, Worten, Erfahrungen, Willenskräften und Teilpersönlichkeiten. Sie vergleichen es mit einer Fabrik, in der viele Arbeitsprozesse ablaufen. In jenem Zustand ist das Ich quasi nicht vorhanden (unbewusst), weil es mit Inhalten überlagert und identifiziert ist. Außerhalb des Ich und des Bewusstseinsfelds existiert nur tieferes, mittleres und höheres Unbewusstes, das die Autor*innen mit Archiven vergleichen, die Inhalte an den Bewusstseinsraum freigeben können.

> „Die Systematisch-Integrative Psychosynthese […] bezieht hier eine sehr klare Position: Das Ich muss sich entrümpeln. Es muss zur Ruhe kommen. Das ist die Voraussetzung, damit die Zugänge zu den unbewussten Archiven und den darin verborgenen Potentialen (siehe 1., 2. und 3. im Ei-Diagramm) überhaupt wahrgenommen werden können. Und erst dann können schließlich auch die Qualitäten des Höheren Selbst als Erfahrung einer tiefen Geborgenheit im Sein in unser Bewusstsein treten“ (Neef & Henkel, 2014, Kap.: Das befreite Ich).

Neef und Henkel ergänzen, dass die Flut an Informationen in der heutigen Zeit, das gilt umso mehr für DVDs, Seminare und spirituelle Jahrescoachings, den Weg zur Bewusstseinsbildung leicht blockieren kann, weshalb es notwendig ist, das Wissen über die innere Stille selbst zu entdecken. Psychosynthetiker*innen begleiten deshalb mit der gebotenen Sensibilität bei den Interventionen sowie mit der nötigen Geduld, bis die Patient*innen jenen Weg in sich entdecken (ebd.).

Das letzte Hauptkapitel des Buches stellt den systematischen Ansatz der SIPS dar, der in sechs therapeutischen Phasen abläuft. Neef stellt jedoch gleich am Beginn klar, dass ein solcher Ansatz zwar strukturiert ist, um das komplexe System der Psychosynthese praxistauglicher zu machen, aber nicht blind abgearbeitet werden darf, sondern individuell an den Patient*innen anzupassen ist.

In der ersten Phase, bezeichnet mit der Überschrift *Ich sehe die Welt nicht, wie sie ist, sondern wie ich bin*, wird ein relativistischer Zugang beschrieben. Zunächst muss den Patient*innen klar werden, dass ihre Weltsicht keine objektive ist, sondern eine mögliche von vielen. Das Ziel der Phase ist, dass die Hilfesuchenden lernen, sich von ihren Wahrnehmungen und Interpretationen zu distanzieren. Neef spricht hier wörtlich von disidentifizieren. In einem Praxisbeispiel wird einer Patientin ein leerer Stuhl hingestellt. Sie soll nun imaginieren, dass sie dort sitzt, und sich selbst beobachten. Leitende Fragen lauten: Was benötigt sie, was will sie, was fehlt ihr? Anhand derer kann ein Dialog mit der Person geführt werden (Neef & Henkel, 2014, Kap.: Systematisch-Integrative Psychosynthese).

Die zweite Phase, tituliert als *innere Bilder und innerer Beobachter*, baut auf der vorherigen auf. Die Patient*innen beobachten sich selbst, erforschen, was sie denken und fühlen, was sie benötigen – und wie man ihnen ebendies geben kann. Die Patient*innen beginnen, sich selbst zu versorgen, zu behandeln und zu befreien. Sie stärken ihre Selbstheilungskräfte. Das Ziel ist, dass sie Selbstheilungsimpulse entdecken, welche die Arbeitsfunktionen des Ich reorganisieren. Die leitende Frage lautet, wie man in Imaginationen erlebte Selbstheilungsimpulse in das tägliche Leben integrieren kann (Neef & Henkel, 2014, Kap.: Innere Bilder).

Der dritte Schritt lautet *Schulung des Willens* – der Name ist Programm:

> „Der Klient muss in der Auseinandersetzung mit seinen Mustern immer auch seinen Willen stärken, sonst wird er bald wieder Opfer seiner destruktiven neurologischen Schematisierung sein. […] In der Psychosynthese setzen wir die Willenskraft in Bezug zur Selbstliebe. Bei der nachhaltigen Pflege seines inneren, psychischen Gartens erkennt und entwickelt der Klient das liebevolle Schauen zu sich selbst. […] Das empathische Schauen des Inneren Beobachters, sein selbstverantwortliches Versorgen mit den persönlichen psychischen Grundbedürfnissen und ihre Korrektur bei irrigen Identifikationen und Wegen, erzeugt immer auch eine Durchlässigkeit für die psychischen Welten des sozialen Umfeldes, für die psychische Welt des Anderen“ (Neef & Henkel, 2014, Kap.: Schulung des Willens).

Am Ende betonen sie, dass unterschiedliche Willensübungen in der Psychosynthese existieren.

Im vierten Abschnitt geht es um die *Teilpersönlichkeitsarbeit.* In anderen Schulen bestehen ähnliche Ansätze – etwa die Arbeit mit dem Inneren Team oder die Voice-Dialog-Methode. Im Grunde geht es um Teilpersönlichkeiten, die, wie im vorherigen Kapitel bereits erwähnt, auch als innere Stimmen bezeichnet werden können. Die Autor*innen schlagen vor, ihnen Namen zu geben, beispielsweise der Kritiker, die Perfektionistin, der Depressive oder die Zurückhaltende. Auf der inneren Bühne werden nun Dialoge mit den Teilpersönlichkeiten geführt und die Bedürfnisse sowie ihre Ausdrucksmöglichkeiten als Kompensation ihres Mangelempfindens erkundet. Die Teilpersönlichkeitsarbeit dient ebenfalls der Disidentifikation von belastenden psychischen Inhalten sowie der Heilung dahinterliegender Bedürfnisse analog zu den vorhergehenden Schritten. Mit zunehmender Arbeit und Integration der inneren Stimmen können auch Antagonist*innen entdeckt werden – so der Unterstützer, die Geborgene, der Lebensfrohe oder die Mutige (im Kontrast zu den vorher genannten). Das Ich fungiert schlussendlich als Orchesterleiter des Teilpersönlichkeitsensembles. Die Autor*innen warnen jedoch davor, dass die Teilpersönlichkeitsarbeit stets mit biografischen Inhalten einhergeht, da sich dahinter das Drama des inneren Kindes verbirgt. Hier ist es notwendig, vorsichtig und stärkend vorzugehen, um Retraumatisierungen zu vermeiden (Neef & Henkel, 2014, Kap.: Teilpersönlichkeitsarbeit).

Die fünfte Phase knüpft am Fachterminus des *Inneren Kindes* an. An der Stelle, so die Autor*innen, verlassen sie Assagiolis ursprüngliche Psychosynthese und beschreiten den Weg der SIPS. Bevor mit der eigentlichen Arbeit mit dem inneren Kind begonnen werden kann, ist es erforderlich, die Heilungsressourcen in den Fokus zu setzen und zu stärken, was sie als das *Erwachen des inneren Sozialarbeiters* bezeichnen. Anschließend besuchen die Patient*innen mit ihren inneren Sozialarbeiter*innen ihre inneren Kinder in deren jeweiligen Wohnungen und Häuser, in denen sie in ihrer Kindheit lebten. Leitende Fragen in diesem Schritt lauten: Was braucht das verletzte Kind und wie kann ich es stärken? Was muss im Sinne des Kindes mit wichtigen Personen seiner Kindheit imaginativ angesprochen und geklärt werden? Wie verabschiede ich mich von den Mitwirkenden an meinem vergangenen kindlichen Drama? Wie gehe ich in die volle Verantwortung für die Seelenpflege der daraus entstandenen Verletzungen? Das Ziel ist, das Leid nicht nur anzuerkennen und zu betrauern, sondern es zu überwinden und daran zu reifen.

> „Die Arbeit mit dem Inneren Kind sollte, wo immer es möglich ist, in die Vergebungsarbeit münden. Damit ist gemeint, dass der Patient die Opferrolle komplett aufgibt und selbstbejahend Tag für Tag in die Verantwortung für die Entwicklung seines Lebens eintritt. […] Die Vergebungsarbeit wird meistens in einer ritualisierten Form praktiziert. Die Struktur des Rituals schafft einen tragenden Rahmen, in dem der Klient loslassen kann. So paradox es klingt: Loslassen braucht Gehalten-Sein“ (Neef & Henkel, 2014, Kap.: Arbeit mit dem inneren Kind).

Neef und Henkel ergänzen an der Stelle, dass nicht alle Hilfesuchenden die Kraft besitzen, um solche Konfrontationen und die damit verbundene Selbstbefreiung vollständig bewältigen zu können. Hier können andere Techniken wie die EMDR den Weg ergänzen.

Die letzte Stufe der SIPS-Behandlung lautet *das höhere Selbst*:

> „Welcher Segen, wenn mit der zunehmenden Entrümpelung der verletzten und blockierenden Anteile aus dem Ich sich allmählich die weisen Anteile des Menschen Raum und Gehör verschaffen. […] Sind die Werkzeuge zur Linderung der erlittenen Verletzung erlernt und werden sie auch mit Beständigkeit angewandt, wird immer mehr das Selbst oder Höhere Selbst im Bewusstsein wahrnehmbar. Wir überschreiten hier jedoch eine Grenze im menschlichen Sein, die auch sprachlich nicht mehr konventionell zu erfassen ist und wo wir

> uns mit Worten meist nur noch herantasten können. Und doch bleibt die Essenz dieser Erfahrung letztlich unbeschreiblich. Wer sind wir, wenn aller Lärm des Lebens in uns zur Ruhe gekommen ist? Wenn es still und leer geworden ist? Was erwacht dann in uns? [...] So sensibilisiert nehmen wir die tiefe liebende Ordnung der Dinge wahr. Wir spüren die Schönheit des Seins und den Sinn im geführten Weg. Erlebter Frieden löst alle Polarität auf und wir können endlich in die Verantwortung zum Anderen und zum Ganzen gehen. Empathie, Geduld, Wertschätzung, Aufrichtigkeit, Klarheit, aber auch Leichtigkeit, Humor, lebendiger Körperausdruck und vieles mehr werden zum tragenden Lebensgefühl" (Neef & Henkel, 2014, Kap.: Das (höhere) Selbst).

Die SIPS ist, so die Autor*innen, eine transpersonale Psychotherapie. Das bedeutet, dass sich mit der Einkehr der Ruhe in der Psyche weitere Wahrnehmungsräume öffnen, die es zu erkunden gilt. Aber das braucht Zeit und die notwendige Geduld.

Bei jedem Kapitel wird neben den theoretischen Formulierungen stets auf eine Vielzahl möglicher Methoden und Techniken verwiesen, die in der entsprechenden Phase angewendet werden können. Diese werden in den Praxisbüchern näher erläutert, die bislang die Themen Disidentifikation, Wille und Teilpersönlichkeitsarbeit behandeln. Weitere dürften in Planung bzw. im Entstehen sein. Im folgenden Text soll nun das Konzept der SIPS auf Eco-Anxiety angewendet werden.

4.12.3 Eco-Anxiety aus Sicht der Psychosynthese – Allgemeines

In einer wissenschaftlichen Forschungsarbeit werden häufig unbewusste Vorannahmen ins Bewusstsein geholt, weil man unvermutet mit der Realität kollidiert. In Glasersfelds Wald-Metapher ausgedrückt: Hier steht ein Baum! Es liegt wohl am geringen Bekanntheitsgrad der Psychosynthese im deutschsprachigen Raum, der wegen des transpersonalen Ansatzes von akademischen Psychotherapeut*innen hierzulande eher ins Esoterik-Eck gestellt wird. Eine (unbewusste) Vorannahme war, dass es ohnehin keine Arbeiten zu Eco-Anxiety gibt, die den Fachbegriff Psychosynthese enthalten. Die umfangreichen Recherchen der früheren Kapitel, insbesondere der Aufarbeitung von Eco-Anxiety in der Fachliteratur, trugen auch nichts dazu bei. Und dann zeigt eine erste Suche nach der Begriffskombination Psychosynthesis und Eco-Anxiety eine Webseite, die dem Autor dieser Zeilen bekannt war, jedoch auch einen Inhalt, der überraschte: Caroline Hickman wurde im Rahmen der vorliegenden Monografie bereits mehrfach erwähnt – ihre Fachtexte in Kapitel 2.2 und ihre Profession als Analytische Psychologin in Kapitel 3.2.3. Auf ihrer Webseite schreibt sie:

> „I have worked in social work since 1983 and as an Integrative Psychosynthesis Psychotherapist with children, couples and adults for 25 years. I qualified as a psychotherapist with Revision and studied archetypal and cultural psychology for three years with Thiasos in London" (Hickman, 2022).

Aber nicht nur Hickman fällt in die Kategorie der Eco-Anxiety-Kundigen mit Psychosynthese-Hintergrund. Hierzu gehört ferner der Neuseeländer Mark Skelding, der seit 1997 als Psychosynthetiker arbeitet und in der Dokumentation *Reimagining Humanity* über Eco-Psychology und Eco-Anxiety spricht (Amazingaintit, 2022). Una d'Aragona, im britischen Plymouth tätig, steht ebenfalls auf der Liste und zugleich auf jener der *Climate Psychology Alliance*. Mit einem Diplom in *Integrative Psychosynthesis Psychotherapy* arbeitet sie aktuell mit den Schwerpunkten Eco-Grief und Eco-Anxiety (Climate Psychology Alliance, 2022). Ebenfalls im Vereinigten Königreich, konkret in Bristol, arbeitet Jonathan Wilkes psychosynthetisch und zudem unter anderem mit dem Schwerpunkt Eco-Anxiety (Wilkes, 2022). Die britische Psychosynthese-Organisation *PsychosynthesisTrust* bildet seit geraumer Zeit Psychotherapeut*innen in dieser Methode aus – darunter auch Menschen, die sich mit Eco-Anxiety befassen. Auf deren Webseite bezeugen dies Blogeinträge über *Ecopsychology – Transpersonal Tuning* (J. Morgan, 2017) oder *Sleepwalking into the Anthropocene* (Medhurst, 2019). Der zweite Beitrag ist im Wesentlichen eine Zusammenfassung des Phänomens und einiger aktueller Fragestellungen, enthält jedoch nichts Psychosynthesespezifisches. Im ersten Beitrag wird dagegen über eine Gruppenselbsterfahrung berichtet und anschließend ein Fazit zur Verbindung von Psychosynthese und Ökopsychologie gezogen. Morgan schreibt:

> „As we experienced in the group, intentionally focusing on the transpersonal through ecopsychology framing and processes helps the transpersonal tune into us more easily. […] Ecopsychology offers a new lense for understanding that symptoms such anxiety might be stemming from a wider sense of disconnection from our primal ecological self. And it helps us to also see the interplay between psyche, nature and society – and how our separation from nature has resulted in a culture of consumption, individualism and transactions. […] In tuning into our ecological selves, one develops a greater capacity for sensing, imagination and communing which expands our ability to help others“ (J. Morgan, 2017).

Ähnlich wie im Abschnitt zur Analytischen Psychologie wird hier die Ökopsychologie und noch mehr die Tiefenökologie einbezogen. Auch ein sehr ausführlicher Beitrag aus den späten 1990er-Jahren geht hierauf ein. Detailreich wird dargelegt, dass das Höhere Selbst, das Ziel und Zentrum jedweder psychosynthetischen Psychotherapie, nicht nur die Menschheit umfasst, sondern das gesamte Universum, also auch die Natur:

> „When we move beyond a purely anthropocentric perspective, we recognize that 'the universal' most certainly includes the natural world and the consciousness of all the other forms of life within our planet's web. In our most essential being, we are of nature, of wildness, of life. I propose that the 'Self' described in psychosynthesis is closely akin to the 'Ecological Self' described by deep ecologist Arne Naess and others – a sense of self encompassing all of nature, all of life, and acting from this very inclusive perspective“ (Brown, 1999).

Brown plädiert für das Einsetzen psychosynthetischer Konzepte wie die Achtsamkeit, das kollektive Unbewusste oder die geführte Imagination zur Etablierung einer tiefgehenden Verbindung der Menschen zur nichtmenschlichen Natur. Der Beitrag ist recht lange und überaus informativ, behandelt jedoch leider weder das Thema Klimawandel im Speziellen noch Eco-Anxiety. Er ist analog zu manchen Fachartikeln in der Analytischen Psychologie aufschlussreich, aber inhaltlich für den aktuellen Zweck nur wenig relevant.

Im folgenden Abschnitt soll nun Eco-Anxiety aus der Sicht der Systematisch-Integrativen Psychosynthese betrachtet werden, wobei zwei Ansätze gewählt werden, die gemäß der sechsstufigen Behandlung gewissermaßen aufeinander aufbauen. Der erste Ansatz enthält die Disidentifikation als Weg, sich von der Angst zu befreien, und der zweite den Willen, um nachhaltig und im Sinne der Gemeinschaft mit dem Phänomen Eco-Anxiety umgehen zu können.

4.12.4 Eco-Anxiety – Zugang über die Disidentifikation

Im gleichnamigen Praxisbuch erläutern Neef, Henkel und Kerkhoff die Disidentifikation. Zunächst gehen sie auf den Terminus Identifikation ein und erläutern ihn anhand der Entwicklung eines Kindes. Mit zunehmendem Gewahren des eigenen Ich, das einen eigenen Namen, eigene Erinnerungen und einen eigenen Willen hat, geschieht gewissermaßen die Uridentifikation mit der eigenen Person. Aber auch Objekte, beispielsweise Spielzeugautos oder Puppen, werden als dem Ich zugehörig erlebt. Das Kind identifiziert sich mit seinen Spielsachen. Die Autor*innen weiter:

> „Identifikation stabilisiert das persönliche Ich. Durch Identifikationen – Aneignungen – gewinnt der Mensch eine eigene Perspektive, einen Standpunkt, von dem aus er sich die Welt erschließt. Mann weiß, wer Mann ist! Und Frau auch! Dieser Prozess ist notwendig, um sich überhaupt als individuelles Wesen erfahren zu können. Alles, was wir uns zu eigen machen können, taugt folglich zur Identifikation im Sinne einer Ich-Definition und auch Abgrenzung nach innen und außen. Daher sind wir mit allem möglichen identifiziert: Mit unseren gesellschaftlichen, familiären oder partnerschaftlichen Rollen; unserer Heimat, unseren religiösen oder politischen Überzeugungen und vielleicht mit dem Ort, an dem wir wohnen. [...] Wir sind aber auch identifiziert mit unseren Gedanken, Wünschen, Problemen, Erwartungen, unserem Humor und unseren Reaktionsmustern“ (Neef et al., 2015, Kap.: Identifikation).

Das gilt damit freilich auch für Gefühle wie die Angst und ebenso für negative Lebensumstände. Ein Mensch kann sich mit der Rolle der ängstlichen Person identifizieren, mit der Angst selbst oder mit dem Krankheitsgewinn, wenn er*sie von Nahestehenden umsorgt wird. Damit einher gehen Verluste, denn wenn man sich als der*die Ängstliche identifiziert, fehlt die Identifikationsmöglichkeit mit dem*der Mutigen. Die Potenziale jener Persönlichkeitsanteile sind zu dem Zeitpunkt nicht zugänglich. Auch werden Entwicklungsmöglichkeiten aufgegeben, wenn man sich mit einer Krankheit oder mit traumatischen Erlebnissen identifiziert. Und hier liegen zwei Schwierigkeiten: Identifikationen sind oftmals unbewusst und den Menschen selbst nicht klar, und der drohende Verlust einer solchen Identifikation, selbst wenn sie negativ für den*die Betroffene*n ist, kann beängstigend sein. Gemäß dem psychosynthetischen Ansatz kann allerdings nur jene Person ihr reines Selbst erfahren bzw. entfalten und aus ihren vollen Ressourcen schöpfen, um mit den Herausforderungen in ihrer Lebenswelt zurechtzukommen, die solche Identifikationen aufgibt. Hierzu eignet sich besonders die Methode der Disidentifikation (ebd.). Dazu ist es notwendig, sich aus dem Wahrnehmungsstrom im Hier und Jetzt herauszunehmen und von einer Metaperspektive aus zu betrachten. Es erfolgt eine Distanzierung des inneren Beobachters vom alltäglichen Geschehen im Bewusstseinsfeld mit all den Eindrücken, Gedanken, Gefühlen etc., die darin enthalten sind. Eine einfache Formel hierfür lautet: *Ich habe einen Körper, aber ich bin nicht mein Körper. Ich habe Gefühle, aber ich bin nicht meine Gefühle. Ich habe Wünsche, aber ich bin nicht meine*

Wünsche. Ich habe Verstand, aber ich bin nicht mein Verstand. Ich bin ein Zentrum reiner Selbstbewusstheit (Neef et al., 2015, Kap.: Dis-Identifikation).

Um einen solchen Zustand der inneren Ruhe und Leere (im positiven Sinn) zu erreichen und damit sich selbst in der vollständigen Lebendigkeit und Freiheit erkennen zu können, bietet die Psychosynthese eine Reihe von Methoden und Techniken. Manche von ihnen eignen sich im Besonderen für die Disidentifikation von Gefühlen, wobei in der SIPS Gefühle von Emotionen (als gefühlsmäßige Erregungszustände, die durch die kognitive Verarbeitung von äußeren wie inneren Reizen entstehen) und Seinszuständen (als transpersonale Qualitäten) unterschieden werden. Im Rahmen der Disidentifikation soll nun erfahren werden, dass die Betroffenen unvermeidlich Gefühle haben, jene aber nicht die Person ausmachen, die sie fühlt. Der Raum des Bewusstseins ist viel größer und das reine Selbst unbeeinflusst. Der originale Wortlaut der Autor*innen erinnert an eine Achtsamkeitsübung:

> „Im Wege der Disidentifikation wird genau dies wieder erkennbar, dass nämlich das Gefühl einfach da ist. Es erscheint im Raum des Bewusstseins – und der ist viel weiter als das Gefühl. Ich fühle seine Qualität und kann mich Freude wie schmerzvollen Empfindungen sogar hingeben und sie tief erleben: Ich habe Gefühl, aber ich bin nicht Gefühl – ich bin mehr! Ich nehme an, was ich in mir wahrnehme. Ich empfinde es, ohne ihm einen Namen oder eine Bewertung mitzugeben. Dies vermittelt ein stabiles SELBST, von dessen Warte aus der Mensch dem Wechselspiel seiner Gefühle zusehen, sich ihnen stellen und mit ihnen umgehen kann“ (Neef et al., 2015, Kap.: Gewahrsein).

Den *inneren Sozialarbeiter* miteinbeziehend, gehen Neef, Henkel und Kerkhoff noch weiter und meinen, dass Gefühle nicht nur erlaubt sind, sondern auch in ihrer vollen Intensität erlebt und erforscht werden dürfen, um dahinterliegende Bedürfnisse zu erkennen, zu betrachten und zu behandeln. Dadurch kann und wird es sich verändern, weniger intensiv sein oder gar auflösen. Nachfolgend wird eine Übung vorgestellt, um ein solches Ziel in der Psychotherapie praktisch verfolgen zu können.

Am Beginn einer psychotherapeutischen Sitzung steht oftmals eine Einstiegstechnik wie die *Eingangsstille* – das entschleunigende Sitzen in der Stille und das gegenseitige Wahrnehmen, wie man ist – oder die *Ich-Bin-Übung*, bei der die Patient*innen angeleitet werden, sich wenige Minuten lang auf ihre Atmung und die Stille zu konzentrieren. Die beiden Techniken helfen dabei, sich auf die Disidentifikation vorzubereiten (Neef et al., 2015, Kap.: Stille und Gewahrsein).

Anschließend können umfangreichere und tiefgehende Interventionen zur Disidentifikation umgesetzt werden – beispielsweise die *Acht-Koffer-Übung*, die *Disidentifikation nach Assagioli* oder *Der Dritte Stuhl*. Da gemäß den Autor*innen die zweite Übung nicht die Hinwendung zur Selbstpflege enthält, die die *Dritte-Stuhl-Übung* auszeichnet, soll Letztere anhand eines Fallbeispiels kurz demonstriert werden.

Marius M. ist 19 Jahre alt, studiert Ökologie im ersten Semester und kommt seit drei Wochen wegen anhaltender Angstzustände, die mit der anthropogenen Klimakrise zu tun haben, in die Psychotherapie. Nach der Anamnese in der ersten Stunde sowie vorbereitenden Worten und einstimmenden Übungen in der zweiten Einheit wird in der dritten Session die *Dritte-Stuhl-Übung* durchgeführt. Zum entschleunigenden Ankommen in der

Psychotherapie wurde mit einer *Ich-Bin-Übung* begonnen, danach die Vorgangsweise besprochen. Das Kernanliegen von Marius ist die Bearbeitung seiner negativen Gedankenspiralen und Angstzustände, die er erleidet, wenn er über die Folgen des Klimawandels nachdenkt. Dann folgt die eigentliche Übung. Die Psychotherapeutin (gegenüber von Marius sitzend) bittet dazu den Patienten, sich einen leeren Stuhl aus dem Eck zu holen und im Raum so aufzustellen, wie es sich für ihn und für die Übung am besten anfühlt. Danach leitet sie an:

P. T.: Schließen Sie Ihre Augen und stellen Sie sich vor, Sie sehen, wie sich die Türe öffnet und Sie den Raum betreten, danach die Tür schließen und auf dem Stuhl hier [deutet auf den leeren Stuhl] Platz nehmen. Betrachten Sie Ihr zweites Ich mit aller Wärme und Güte, die Sie sich gegenüber empfinden, nehmen Sie seine Mimik und Gestik wahr und beschreiben Sie, was Sie sehen. Wie sitzt Marius dort, wie wirkt er auf Sie und wie schaut er drein?

M. M.: Mhm … Hmm … Ich sehe eine etwas gebückte Person. Er sieht … traurig aus, verschüchtert. Ich glaube, er weiß nicht, was er tun soll, … oder was er tun will.

P. T.: Spüren Sie etwas genauer hin. Was geht in ihm vor? Wie fühlt er sich? Was braucht er? Was fehlt ihm? Und ich möchte noch einmal fragen: Was braucht er *wirklich*, um sich besser zu fühlen?

M. M.: Also … Er ist auf jeden Fall verunsichert. Er hat Angst vor der Zukunft. Er fühlt sich minderwertig, weil er nichts tun kann. Er fühlt sich schuldig, weil er weiß, dass das eine Ausrede ist. Was er wirklich braucht? Hmm … Mut, glaube ich. Zuversicht. Vielleicht jemand, der für ihn da ist? Die Covid-Zeit hinterlässt Spuren der Einsamkeit …

P. T.: Dann stellen Sie sich jetzt bitte vor, die Wände des Zimmers lösen sich auf und dahinter wird eine wunderschöne Landschaft sichtbar, die Ihnen beiden guttut und ihm das geben kann, was er wirklich braucht. Nehmen Sie sich Zeit, die Landschaft entstehen zu lassen. [Pause] Nehmen Sie Marius dann an der Hand und führen ihn durch diese Landschaft. Können Sie sie beschreiben? Wie sieht der Platz aus, wo Sie sich gerade befinden? Was sehen Sie beide? Was hören Sie beide?

M. M.: Wir sind im Garten hinter dem Haus unserer Oma. Rusty kommt gerade schwanzwedelnd herbeigelaufen und bellt vor Freude. Er springt an Marius hoch und leckt ihm über das Gesicht. Ich glaube, ich rieche einen Apfelstrudel. Ja! Oma ruft, dass er fertig ist. Ich glaube, wir sollten reingehen. Dürfen wir das?

P. T.: Tun Sie das ruhig. Gibt es dort einen Platz, wo Sie beide in Ruhe verweilen können? Kommen Sie ganz in dieser neuen Welt an. Achten Sie vor allem auf Marius. Geben Sie ihm, was er braucht. [Pause] Kann er es annehmen? Beobachten Sie, wie er sich verändert.

M. M.: Ja, er ist mit mir hineingegangen und hat sich an den Tisch mit dem Apfelstrudel gesetzt. Oma ist auch da. Sie sieht ihn so an wie früher, warmherzig und liebevoll. Es tut ihm gut, seine Haltung ist aufrechter geworden und sein Blick auch fröhlicher. Ich sitze neben ihm und halte seine Hand. Er lächelt ihr zu.

P. T.: Verweilen Sie ruhig noch etwas dort, solange er es braucht und es Ihnen guttut. Gibt es noch etwas, das ihm fehlt? Spüren Sie die Qualität des Ortes und Ihres Zusammenseins dort. Spüren Sie die Ruhe und die positive Energie.

[Stille]

P. T.: Wenn Sie dann so weit sind, stellen Sie sich vor, dass sich die Wände langsam wieder bilden und wir alle auf unsere Stühle zurückkehren. Betrachten Sie ihn erneut. Wie sieht er jetzt aus? Was fühlt er jetzt? Was hat sich verändert?

M. M.: Marius sieht deutlich besser und lebendiger aus, weniger ängstlich, dafür fröhlicher. Er sitzt aufrecht und sieht aus, als könnte er es mit der Welt aufnehmen. Richtig kräftig. Als wäre er eine andere Person.

P. T.: Sprechen Sie mit ihm. Wie können Sie das, was Sie hier und heute erlebt haben, in den Alltag integrieren? Können Sie das mit einem Gegenstand verbinden, mit dessen Hilfe Sie sich an diesen speziellen Ort und dieses Gefühl erinnern können?

M. M.: Ja. Marius und ich haben vereinbart, dass wir ein Foto von Oma in unsere Geldbörse stecken werden und außerdem jeden Sonntag Apfelstrudel nach ihrem Rezept essen. Wenn wir traurig oder ängstlich sind, haben wir vereinbart, können wir das auch ausnahmsweise dann essen.

P. T.: Das klingt gut. Haben Sie das Gefühl, dass wir für heute einen guten Abschluss finden können? Das war aber nicht das letzte Mal, dass wir eine solche Reise unternommen haben. Im Laufe der Therapie können wir uns mehrere Male auf diesen Weg begeben, je nach dem, was Marius braucht.

Dass die Oma gegen Eco-Anxiety hilft, ist kein ungewöhnliches Phänomen, denn hinter einer starken Form von Klimaangst kann auch ein unverarbeiteter Verlust oder ein Trauma stecken. Dass es hier um die Oma geht, kann beispielsweise an ihrer Naturverbundenheit liegen, ihrem großen Garten (der einzige echte Naturort seiner Kindheit) sowie ihrem Fokus auf das Behalten und Wiederverwerten alter Gegenstände (im Kontrast zur modernen Wegwerf- und Konsumgesellschaft). All dies könnte dazu beigetragen haben, dass der drohende Verlust der Natur infolge der Klimakrise eine Retraumatisierung von Marius unverarbeiteten Verlusts seiner Oma sieben Jahre zuvor ausgelöst hat. Mit der vorhin geschilderten Übung wurden primär zwei Effekte erzielt. Einerseits hat sich Marius von den Gedanken, Gefühlen, Wünschen und Bedürfnissen disidentifiziert respektive in sein zweites Ich ausgelagert und damit eine Distanz hierzu eingenommen. Andererseits konnte er in der Imagination positive Gefühle mobilisieren, die ihm helfen, mit den Ängsten im Alltag besser zurechtzukommen. Neef, Henkel und Kerkhoff betonen, dass eine Übung allein in der Regel nicht ausreicht, aber mit zunehmender Erfahrung und Routine sowie dem wichtigen Schritt der Integration in den Alltag (hier mit Foto und Apfelstrudel repräsentiert) gelingt auch die wirkungsvolle Umsetzung immer leichter.

4.12.5 Eco-Anxiety – Zugang über die Willensarbeit

Neben der Disidentifikation, also der Lösung unseres Selbst von den Empfindungen, Gedanken, Wahrnehmungen etc., dient der Wille als Wirkmechanismus des disidentifizierten Selbst auf psychologische Funktionen wie Empfindungen, Gefühle, Begehren,

Denken, Imagination und Intuition.[50] Er ist wie ein Regisseur, der andere bewegt, ohne sich selbst zu bewegen – und zwar ziel- und zweckorientiert. Die Autor*innen sprechen in Anlehnung an Assagiolis Konzept vom starken Willen, also von der Energie und Ausdauer, mit der wir ein Vorhaben verfolgen, vom guten Willen, womit gemeint ist, dass verfolgte Ziele mit Weitblick und ohne Egoismen oder Egozentrik angegangen werden, vom geschickten Willen, kurz das Erzielen des bestmöglichen Resultats mit dem geringsten Aufwand, und schließlich vom transpersonalen Willen. Letzterer ist im Gegensatz zu den vorhergehenden personalen Willensqualitäten der Antrieb, die eigene Lebensabsicht, eine tiefere Erfüllung, zu verwirklichen (Neef et al., 2018a, Kap.: Dimensionen des Willens). Im psychosynthetischen Prozess kann er als heilsamer Wille tätig werden (Neef et al., 2018a, Kap.: Der heilsame Wille), sofern er nicht durch verschiedene Faktoren in der Lebensgeschichte geschwächt ist (Neef et al., 2018a, Kap.: Der geschwächte Wille). In der Praxis besteht deshalb eine Reihe von Methoden, die auf den Willen eingehen, ihn stärken, ihn (neu) ausrichten und fokussiert bewegen lassen. Manche der Methoden, beispielsweise die *Wunderfrage*, das *Führen eines Tagebuchs* oder *Hausaufgaben*, wurden von anderen psychotherapeutischen Schulen übernommen (siehe z. B. Kapitel 4.3.2 für die Wunderfrage oder Kapitel 4.5.2 und 4.5.4 für das Tagebuch). Andere Interventionen sind genuin psychosynthetisch wie das *Probesitzen* oder die *Drei-Zettel-Übung*. Die Übung *Die Pilgerreise zum Tempel des Willens* hilft, den eigenen Willen in den vier Qualitäten zu imaginieren (und zu stärken), und soll anhand eines weiteren Fallbeispiels vorgestellt werden (Neef et al., 2018a, Kap.: Praxis).

In der sechsten Einheit wird der Wille von Marius ins Zentrum der Interventionen gerückt. Er lernt, wie er sich von destruktiven Gedanken und Gefühlen disidentifizieren kann, und möchte nun einen Weg finden, wie er sich mehr für den Umweltschutz einsetzen kann, weil dies ein für ihn bedeutender Heilungsaspekt ist – konkret: das ihm wichtige naturverbundene Erbe seiner Großmutter fortzusetzen. Die Psychotherapeutin leitet einer weitere Imaginationstechnik an:

> P. T.: Stellen Sie sich vor, Sie befinden sich in einem Garten mit blühenden Blumen, zwitschernden Vögeln und prachtvollen Bäumen. Sehen Sie sich gut um, erkunden Sie die Schönheit des Gartens. Gehen Sie ein paar Schritte. Dort sehen Sie einen Weg, der durch den Garten hindurchführt und zu einer Mauer. Auf dem Tor in der Mauer, zu dem der Weg führt, steht Pilgerweg des Willens. Öffnen Sie das Tor und gehen Sie weiter. Folgen Sie dem Pfad. Hinter der Mauer beginnt ein Wald mit hohen Bäumen, die umso höher und dichter beisammenstehen, je weiter Sie dem Pfad in den Wald folgen. Es ist angenehm kühl und schattig; es duftet nach Moos und feuchter Erde. Der Weg führt durch den Wald leicht bergab. Nach einer Weile kommen Sie in eine Senke. Im Zentrum der Senke liegt ein großer weißer Stein. Die Sonne steht hoch am Himmel und scheint direkt auf den Stein. Ziehen Sie Ihre Schuhe aus, gehen Sie zum Stein und stellen Sie sich genau in die Mitte darauf. Sie stehen dort sicher; Ihre Füße spüren die Stabilität des Felsens. Sie fühlen sich, als würden Sie sich mit dem Felsen fest verbinden, nichts kann Sie aus dem Gleichgewicht, aus der Ruhe bringen. Sie fühlen die Kraft und die Lebendigkeit des Bodens, mit dem Sie

50 Assagioli entwarf ein Schema, das den Willen in einem Stern zeigte. Im Zentrum steht das Selbst, darum herum der Wille, der das Selbst mit den sechs Zacken des Sterns verbindet, die im englischen Original *Intuition, Imagination, Emotion-Feeling, Sensation, Impulse-Desire* und *Thought* genannt werden. Siehe auch Assagioli (1974).

verbunden sind. Die Kraft pulsiert in Ihnen, erfüllt Ihren ganzen Körper. Verweilen Sie eine Weile, achten Sie auf Ihre Atmung, atmen Sie die Kraft, lassen Sie die Kraft in Ihnen atmen. Spüren Sie erneut die tiefe Verwurzelung im Boden und im Felsen. Unverrückbar stehen Sie da, mit Ihrem starken Willen behaupten Sie den Platz. Nichts kann Sie gegen Ihren Willen von hier fortbewegen. Ballen Sie die Fäuste und Sie merken, dass sich auch die Unterarme anspannen. Mit Ihrem starken Willen können Sie tun, was nötig ist, um das Ziel zu erreichen. Sprechen Sie laut und mit Nachdruck: Ich bin in meiner Kraft! Ich bin fest verwurzelt mit dem Leben. Ich spüre genau, was gut und richtig für mich ist. Ich verfüge über die Kraft, die mir schon früher geholfen hat, jetzt und auch in zukünftigen Situationen.

M. M.: Ich bin in meiner Kraft! Ich stehe hier fest verwurzelt und weiß, was gut und richtig für mich ist. Ich habe die Kraft jetzt und auch in Zukunft!

P. T.: Wenn Sie sich von der Kraft gesättigt fühlen, steigen Sie vom Felsen herab, ziehen Sie Ihre Schuhe an und sehen Sie sich um. Finden Sie etwas, das Sie mitnehmen können, das Sie immer an Ihre Kraft erinnert? Nehmen Sie das mit. Verneigen Sie sich abschließend dankbar vor der Erde und ihren Gaben und gehen Sie den Weg weiter. Hoch aufgerichtet und mit energischen Schritten durchschreiten Sie die Senke, Ihr Symbol für den starken Willen haben Sie dabei. Hinter der Senke kommen Sie wieder in den Wald. Folgen Sie dem Pfad, der nun langsam nach oben führt. Der Pfad wird schmaler, das Gestrüpp dichter. Mit Ihrer ganzen Kraft bahnen Sie sich den Weg hindurch. Nach und nach lichten sich die Bäume, in der Ferne hören Sie das Wasser rauschen. Schließlich treten Sie aus dem Wald heraus und stehen am Ufer eines breiten Flusses. Sie müssen ihn überqueren, hier ist er aber zu mächtig. Sie sehen sich um und erblicken in der Ferne eine Furt, wo das Wasser etwas flacher und die Strömung leichter ist. Sie begeben sich dorthin und sehen einige Felsen aus dem Wasser ragen sowie hier und da eine Sandbank. Brauchen Sie etwas, um den Fluss zu überqueren? Was könnte Ihnen dabei helfen?

M. M.: Vielleicht ein Stock, um mich besser abstützen zu können. Oder ein langes Brett, das ich von Fels zu Fels legen kann.

P. T.: Das ist eine gute Idee. Hier hat Ihnen der geschickte Wille geholfen. Geduldig und zielstrebig setzen Sie Ihren Weg fort. Präzision ist erforderlich, Sie sind achtsam und konzentriert. Sie legen das Brett zwischen die Felsen, stützen sich bei Bedarf mit dem Stock ab und kommen so langsam vorwärts. Ihr starker und geschickter Wille hilft Ihnen, hindurchzukommen, mit der Beharrlichkeit und Kraft des Bodens sowie des Geschicks, das zu tun, was nötig ist, um Ihr Ziel zu erreichen. Schließlich kommen Sie am anderen Ende an. Wollen Sie vielleicht den Stock oder das Brett als Erinnerung oder Symbol für den geschickten Willen mitnehmen? [Marius nickt] Verneigen Sie sich dankbar und gehen Sie weiter auf dem Pfad hinter dem Fluss. Der Weg steigt wieder an und führt in eine karge Felslandschaft. Er wird immer schmaler und steiler, Sie erkennen nur noch an den abgeschliffenen Felsen, das hier ein Weg entlangführt. Kraft, Ausdauer, Geschicklichkeit, aber auch Geduld und Hingabe sind nun erforderlich, um den letzten Teil des Weges gehen zu können. Geschickt greifen Sie nach jedem Halt, kraftvoll ziehen Sie sich daran hoch. Manchmal benötigen Sie Geduld und müssen erst suchen und probieren, wo Sie weiterkommen können. Sie spüren, dass Sie nur mehr dann weiterkommen, wenn Sie die unerbittliche Natur des Berges akzeptieren und die Herausforderung ganz und gar annehmen. Meter um Meter kämpfen Sie sich voran, bis Sie schließlich ein Plateau erreichen. Sie fühlen sich erschöpft, aber auch glücklich über den geschafften Aufstieg. Sie sehen sich um und sehen bis zum Horizont. Sie sehen den Wald, die Senke und den Fluss. Wenn Sie sich umdrehen, sehen Sie das große Plateau. In der Mitte davon steht ein großer Tempel. Sie eilen hin, aber je schneller Sie gehen, desto langsamer kommen Sie voran. Sie erkennen das Paradoxon und gehen langsam, behutsam, bedächtig und vor allem geduldig. Je geduldiger Sie sind, desto schneller kommen Sie an Ihr Ziel. Schließlich stehen Sie vor dem Tempel des Willens. An der Vorderseite befindet sich ein riesiges Tor, das wie ein Spiegel aussieht. Darauf befindet sich eine Inschrift. Sie lautet: Der gute Wille öffnet das Tor. Legen Sie eine Hand auf Ihr Herz, erinnern Sie sich an den Weg und spüren Sie die Geduld, die Akzeptanz der Herausforderungen und die Dankbarkeit, den Weg kennengelernt zu haben. Fühlen Sie den guten Willen in Ihnen und berühren Sie mit der anderen Hand sachte das Spiegeltor. Es öffnet sich. Bevor Sie hindurchschreiten, sehen Sie sich um und suchen Sie wieder eine Erinnerung oder ein Symbol für den guten Willen, das Sie mitnehmen können. Sind Sie bereit für den letzten Teil des Weges?

M. M.: Ja, das bin ich.

P. T.: Dann betreten Sie nun den Tempel. Vor Ihnen liegt ein großer runder Raum mit weißen Wänden und einer Kuppel als Dach, durch die helles Sonnenlicht fällt. Das Licht bildet in der Mitte des Raumes einen hellen Kreis. Gehen Sie hinein, gehen Sie in das Zentrum und lassen Sie sich vom Licht erfüllen. In Ihnen und draußen ist es ganz still. Fühlen Sie nur das Licht, das Sie durchströmt. Von der anderen Seite des Raumes tritt eine weise Person in den Lichtraum. Sie ist der Bote Ihres transpersonalen Willens. Wenn Sie eine Frage oder ein Anliegen haben, können Sie diese der Person nun stellen. Erbitten Sie am Ende noch um eine Botschaft oder ein Symbol, das Sie mitnehmen können und Sie an die Kraft des transpersonalen Willens erinnert. [Pause] Wenn Sie bereit sind, verneigen Sie sich dankbar und lassen Sie das Bild nun langsam auflösen. Erst dann kommen Sie wieder zurück in die Realität, in diesen Praxisraum. Öffnen Sie langsam Ihre Augen und kommen Sie hier wieder an.

Das recht umfangreiche Fallbeispiel geht auf alle vier Willensqualitäten ein. Marius lernt dadurch, dass sein Wille, also er selbst, kraftvoll und beharrlich sein kann, um ein Vorhaben wie das Schützen der Umwelt in die Tat umzusetzen. Er lernt, dass sein geschickter Wille Mittel und Wege findet, dies in die Realität umzusetzen – etwa durch Mülltrennung, durch Demonstrieren, durch das Vermeiden von CO_2-Emissionen und dergleichen mehr. Er lernt, dass sein guter Wille darauf achtet, keine Maßnahmen aus egoistischen Gründen zu tun oder zu lassen, sondern dass das Wohl der Umwelt im Vordergrund steht. Und er lernt, dass es einen höheren Willen gibt, dessen Weisheit ihm bei schwierigen Entscheidungen helfen kann. Um diesen zu stärken bzw. um Kontakt zum höheren Selbst und zu der Kreativität herzustellen, bestehen wiederum eigene Übungen und Techniken, deren Erörterung hier aber den Rahmen sprengen würde und zudem nur mehr peripher mit Eco-Anxiety zu tun hätte.

4.12.6 Fazit – Eco-Anxiety aus Sicht der Psychosynthese

Die Psychosynthese besitzt eine durchaus komplexe Theorie und Methodik, kann dennoch oder gerade deshalb zur Behandlung von Eco-Anxiety maßgeblich beitragen. Der Ansatz von Neef, Henkel und Kerkhoff basiert auf einem sechsstufigen Behandlungskonzept, das auf den ersten Ebenen mit psychopathologischen Phänomenen umgehen kann. Hier helfen vor allem die Konzepte der Disidentifikation, also das Einnehmen einer Distanz zu den eigenen Gefühlen, Gedanken und Begehren, um die Freiheit des wahren Willens zu erkunden, sowie die Willensarbeit. Letztere hilft den Patient*innen, auch schwierige Herausforderungen mutig angehen zu können, weil sie auf ihren Willen, dessen Kraft, Geschicklichkeit und Güte vertrauen. In beiden Fällen gilt es, positive Gefühle zu wecken, Mängel durch eigene Ressourcen auszugleichen und gestärkt in die Zukunft zu gehen. In den beiden Fallbeispielen werden jeweils eine Methode von einer größeren Zahl verfügbarer Techniken und Interventionen dargestellt. Sie repräsentieren einen Weg von vielen möglichen, die sowohl bei Eco-Anxiety als auch bei anderen Problemstellungen angewendet werden können. Die Heilung läuft in jedem Fall über das Stärken der Ressourcen und nicht über das Behandeln eines Symptoms.

4.13 Eco-Anxiety in der Systemischen Therapie nach Schlippe/Schweitzer

4.13.1 Über die Systemische Therapie und ihre Entstehungsgeschichte

Die Systemische Therapie, zuweilen auch als Systemische Familientherapie bezeichnet, ist einer jener Ansätze, die nicht der Feder einer einzelnen Person wie Freud, Jung, Farrelly oder Assagioli entsprang, sondern im Laufe mehrerer Jahrzehnte aus unterschiedlichen Ansätzen verschiedener Personen zusammenwuchs. Dementsprechend ist das Darstellen eines historischen Abrisses über die Systemische Therapie kein einfaches Unterfangen. Solche Literatur existiert zwar in ausreichend hoher Zahl, jedoch sind die Zugänge entsprechend heterogen. Neuere Lehrbücher versuchen zunehmend, den Kern der Systemischen Therapie zu erfassen, also die wesentlichen Gründungsansätze kurz anzuführen und als Vorläufer jenes heutigen Konglomerats vorzustellen, das man als Systemische Therapie bezeichnet. Doch selbst dies ist diffizil, denn was zur Systemischen Therapie gehört, unterscheidet sich ebenfalls von Autor zu Autorin. Und auch bei demselben Autor, hier am Beispiel Kurt Ludewigs illustriert, ändern sich Zuschreibungen und Inhalte der Systemischen Therapie im Laufe der Zeit.

In seinem 1997 in vierter Auflage erschienenen Buch *Systemische Therapie* zeichnet Ludewig den historischen Weg der Methode nach, geht hierbei jedoch vor allem auf die Änderungen in der Psychotherapie allgemein sowie auf das systemische Denken mit seinen biologischen und sozialwissenschaftlichen Grundlagen, weniger auf konkrete Vorläufer oder Ansätze ein, aus denen sie sich entwickelt hat (Ludewig, 1997, S. 17–105). Der geschichtliche Abriss der Systemischen Therapie, den Ludewig 2011 für einen Vortrag zusammenstellte, enthält dagegen andere Elemente, was in der Abbildung 14 ersichtlich ist (Ludewig, 2011). In seinem Buch von 1997 führt Ludewig zwar einige Methoden implizit an, ist jedoch weit davon entfernt, jene Vielfalt aufzulisten, die beispielsweise im Sammelband *Systemische Therapie in der Praxis* von Sydow und Borst präsentiert wird (Ludewig, 1997; Sydow & Borst, 2018). Dort werden sechs grundlegende Perspektiven innerhalb der Systemischen Therapie vorgestellt.

Zur Geschichte der systemischen Therapie

Theoretische Grundlagen

± 1950 **Pragmatische Familienarbeit:**
u.a. Bateson et al., Wynne, Jackson ...

Allgemeine Systemtheorie, Theorie offener Systeme (L. v.Bertalanffy)

± 1960 **Familientherapien:**
- *Prozessbezogen:* MRI Watzlawick et al.
- *Direktiv-Strukturell:* Haley, Minuchin...

ad hoc Theorien aus Kybernetik 1. Ordnung, Strukturalismus, Humanismus

1975 **Systemische Familientherapie:**
Mailand I. M. Selvini Palazzoli et al.

Kybernetische Epistemologie (G. Bateson)

1981-2 **Systemische Therapie**
P. Dell, B. Keeney, S. de Shazer

1983-9 ***Weiterentwicklungen:***
- *Lösungsorientiertheit:* M. Erickson. S. de Shazer
- *Sozialtheorie/Dialog:* H. Goolishin, T.Andersen
- *Sprache/Narrativen:* M. White

Autopoiese, biologische Erkenntnistheorie (H. Maturana), Kybernetik 2. Ord (H.v. Foerster), (Rad. Konstruktivismus (E. v.Glasersfeld), Dialog, Rhetorik (Rorty, Geertz...), Kommunikation, Theorie sozialer Systeme (N. Luhmann), Sprachphilosophie (Wittgenstein, franz. Schule...), Narrationstheorie, sozialer Konstruktionismus (K. Gergen...)

ab 1990 **Konsolidierung** <deutschsprachig>:
- Klinische Theorie (K. Ludewig...)
- Empirische Forschung (G. Schiepek...)
- Emotionen (R. Welter-Enderlin, T.Levold...)
- Ausdifferenzierung von Schulen

Synergetik (H. Haken), Neurowissenschaften, Chaostheorie, non-lineare dynamische Systeme, Emotionstheorie (L. Ciompi) Narrative und Kollaboration (Shotter...) Systemische Selbsttheorien (Fuchs, Ludewig)

November 2011 Dr. K. Ludewig 5

Abbildung 14: Geschichte der heutigen Systemischen Therapie (Ludewig, 2011)

- Die *Strukturell-strategische Perspektive*, innerhalb derer klinische Probleme als Ausdruck dysfunktionaler familiärer Strukturen betrachtet werden. Prominente Vertreter*innen sind Salvador Minuchin, Jay Haley, Cloé Madanes und Mara Selvini-Palazzoli; zugehörige Interventionen sind beispielsweise das Joining, Enactments, Verschreibungen, Hypothesenbildung oder zirkuläres Fragen.
- Die *Mehrgenerationen-, Bindungs- und Mentalisierungsperspektive*, die psychodynamische mit bindungstheoretischen und systemischen Konzepten verbindet. Prominente Vertreter*innen sind John Bowlby, Murray Bowen, Iván Böszörményi-Nagy, Helm Stierlin und Peter Fonagy; zentrale Interventionen sind die Genogrammarbeit, die Familienrekonstruktion, die Differenzierung oder die mentalisierungsorientierte Familientherapie.
- Die *Experimentelle Familientherapie*, die humanistische und systemische Gedankengebäude verknüpft, von Virginia Satir und Carl Whitaker vertreten sowie methodisch durch die Familienskulptur und die Emotionsfokussierte Therapie ausgezeichnet wird.
- Der *Lösungsorientierte Ansatz*, der den Fokus auf die Ressourcen und Lösungen legt, von Steve de Shazer und Insoo Kim Berg repräsentiert sowie methodisch durch den Solution Talk, positive Umdeutungen und die Therapiemotivationsdiagnostik vertreten ist.
- Die *Selbstorganisations-Perspektive* mit dem Fokus auf die Selbststeuerung und Selbstorganisation sowie die strukturelle Autonomie. Hauptvertreter ist

Gianfranco Cecchin und die zugehörigen Methoden – die wertschätzende Neutralität und das Infragestellen von Grundüberzeugungen.

- Die *Narrative Perspektive*, die vor allem darauf achtet, wie Realität und Identität durch Sprache (mit-)konstruiert wird. Hauptvertreter*innen sind Michael White, Jaakko Seikkula und Harlene Anderson; methodisch bauen sie auf das reflektierende Team, den offenen Dialog und die Dekonstruktion (Sydow & Borst, 2018, S. 49–50).

Wiederum anders ist von Schlippes und Schweitzers umfangreiches Lehrbuch aufgebaut. Vor allem unterscheiden sich hier die unterschiedlichen Ausgaben zum Teil erheblich voneinander. Grundsätzlich existiert das *Lehrbuch der systemischen Therapie und Beratung*, das in den 1990er-Jahren erstmals herauskam und 2007 in der zehnten Auflage erschien (Schlippe & Schweitzer, 1996). 2006 wurde das *Lehrbuch der systemischen Therapie und Beratung Band II* veröffentlicht, das den Untertitel *Das störungsspezifische Wissen* trägt. 2012 kam eine vollständig überarbeitete Version als *Lehrbuch der systemischen Therapie und Beratung Band I* auf den Markt. 2016 erschien die dritte Auflage (Teil I) bzw. 2015 die sechste Auflage (Teil II). Damit die Verwirrung komplett ist, kam 2016 die Studienausgabe heraus, tituliert als *Lehrbuch der systemischen Therapie und Beratung*, die allerdings die beiden Bände in einem Buch vereint und damit trotz der Namensgleichheit mit den früheren Ausgaben die neueren enthält. Obwohl sich der Name in den letzten 20 Jahren nicht verändert hat, abgesehen von den zusätzlichen römischen Zahlen, sind die Inhalte nicht miteinander vergleichbar. Die neunte Auflage des Lehrbuchs aus dem Jahr 2003 umfasst insgesamt 335 Seiten. Die aktuelle Ausgabe aus dem Jahr 2016 (Teil I) und 2015 (Teil II) erstreckt sich dagegen auf knapp 950 Seiten (Schlippe & Schweitzer, 2016; Schweitzer & Schlippe, 2015). Dementsprechend unterschiedlich gestaltet sich das Kapitel über die Entstehung und die Geschichte der systemischen Therapie. Im älteren Lehrbuch reicht sie von Seite 17 bis Seite 48 und enthält, ähnlich der Präsentation von Ludewig oder dem Buch von Sydow und Borst, eine Tabelle der relevanten Ansätze. Von Schlippe und Schweitzer führen die Ansätze einzeln an, ordnen sie verschiedenen Quellen und Systembegriffen zu und benennen damit in Zusammenhang stehende Methoden. Dazu zählen die klassischen Modelle wie die *Strukturelle Familientherapie* nach Minuchin, das *Mehrgenerationen-Modell* nach Böszörményi-Nagy oder Stierlich, die *Erlebnisorientierte Familientherapie* nach Satir oder Whitaker, die *Strategische Familientherapie* nach Haley oder die *Systemisch-kybernetische Familientherapie* nach Selvini-Palazzoli, die Ansätze der Kybernetik II. Ordnung wie die *systemisch-konstruktivistische Therapie* nach Boscolo bzw. Stierlin oder das *Reflecting Team* nach Andersen, sowie die narrativen Ansätze wie die *Lösungsorientierte Kurztherapie* nach De Shazer, die *Therapie als Dekonstruktion* nach White oder die *konstruktiven und hilfreichen Dialoge* nach Anderson und Goolishian (Schlippe & Schweitzer, 2003, S. 24). Eine vergleichbare Liste in der neuesten Auflage ist umfangreicher (Schlippe & Schweitzer, 2016, S. 34–35).

Systemtherapeutische Modelle im Überblick			
Bezeichnung	Autoren, zum Beispiel	Konzepte, zum Beispiel	Methoden, zum Beispiel
Frühe/nicht »systemische« Modelle der Familientherapie			
Psychoanalytische Familientherapie und Mehrgenerationentherapie	M. Bowen, T. Lidz, N. Paul, I. Böszörményi-Nagy, H. Stierlin, E. Sperling, A. Massing, G. Reich, H.-E. Richter, J. Willi, A. Riehl-Emde, M. Cierpka	narzisstische Projektion, Partnersurrogat, Kollusion, Differenzierung von der Herkunftsfamilie, Schuld- und Verdienstkonten, Delegation, bezogene Individuation	Bewusstmachen unbewusster Beziehungsprozesse, Gespräch über Verdienst- und Schuldkonten, Genogrammarbeit, Familiengespräche mit drei Generationen
Wachstumsorientiert humanistische Familientherapie	V. Satir, C. Whitaker, W. Kempler, F. u. B. Duhl , C. Gammer, M. Kirschenbaum, M. Bosch, Weinheimer Gruppe	Selbstwert, Kommunikationsstile, kongruente Kommunikation und offener Austausch	Humor und Inszenierung, Kommunikationsspiele, Familienskulptur, Familienrekonstruktion, Reframing
Kognitiv-behaviorale Familientherapie	R. Libermann, G. Patterson, I. Falloon, R. Stuart, J. Gottmann, K. Hahlweg, D. Revenstorf	soziale Lerntheorie, Lernen am Modell, Theorie des sozialen Austauschs	Elterntraining, Problemlöse- und Kommunikationstraining, Verstärkungsprogramme
Kybernetik erster Ordnung			
Mental Research Institute	D. Jackson, J. Haley, J. Weakland, J. Riskin, R. Fisch, C. Sluzki, P. Watzlawick	Interaktionskreisläufe, die Lösung ist das Problem, Doppelbindung	Symptomverschreibung, Reframing, Lösung zweiter Ordnung
Strukturelle Familientherapie	S. Minuchin, B. Montalvo, H. Aponte	Struktur, Grenzen, Subsysteme	Enactment, Konfrontation, Wechsel der Sitzordnung, Subsystemarbeit
Strategische Familientherapie	J. Haley, C. Madanes	Hierarchie, pathologische Dreiecke	Ordeals, Symptomverschreibung, Generationsgrenzen betonen
Mailänder Gruppe	M. Selvini-Palazzoli, L. Boscolo, G. Cecchin, G. Prata	Paradoxon und Gegenparadoxon, Hybris, verdeckte Beziehungsspiele	Hypothesenbilden, zirkuläres Fragen, paradoxe Schlussinterventionen
Kybernetik zweiter Ordnung und narrative Ansätze			
Systemisch-konstruktivistische Ansätze	L. Boscolo, G. Cecchin, L. Hoffman, Heidelberger Gruppe, K. Ludewig, T. Levold	Beziehungen als Wirklichkeitskonstruktionen	therapeutische Konversationen, respektloses Infragestellen von Gewissheiten, interventives Fragen
Lösungsorientierte und hypnosystemische Therapien	S. de Shazer, I. Kim Berg, G. Schmidt, Heidelberger Gruppe, W. Loth, J. Hargens	»Über Lösungen sprechen erzeugt Lösungen, über Probleme sprechen erzeugt Probleme.«	Kompetenzfokussierung der Aufmerksamkeit. Lösungsorientiertes Fragen, Utilisation, Pacing, Imagination guter Zustände
Narrative Therapien	H. Goolishian, H. Anderson, R. Dallos, A. Vetere, M. White, K. Deissler	Menschen »werden« zu den Geschichten, die sie über sich erzählen	dekonstruktives Fragen nach herrschenden und bislang unterdrückten Geschichten, Externalisierung, offener Dialog
Reflecting Team und Open Dialogue	T. Andersen, J. Seikkula	Vielstimmigkeit, Dia- und Multilog	reflektierendes Team, offener Dialog

Neuere Entwicklungen			
Affekt- und bindungszentrierte systemische Therapien	G. Diamond, E. Asen, P. Fonagy, S. Johnson	Bindung, Trauma, »Einfühlung in die anderen Systemmitglieder«	Mentalisieren, affektzentrierter Dialog, Austausch über frühere traumatische Erlebnisse
Ökosystemische Therapien	E. Imber-Black, S. Henggeler, C. Borduin, H. Liddle, J. Szapocznik, E. Asen, M. Scholz, M.-L. Conen	für jedes Problem die förderlichsten Lösungssysteme zusammenbringen	Intervention auf mehreren Systemebenen und an unterschiedlichen Orten
Elterncoaching	H. Omer, A. von Schlippe, M. Grabbe	elterliche Präsenz, gewaltfreier Widerstand	Ankündigung, Deeskalation, Sit-in, Versöhnungsgesten
Aufstellungsarbeit	B. Hellinger, G. Weber, I. Sparrer, M. Varga von Kibéd	Ordnungen sozialer Beziehungen, generationenübergreifende Loyalitäten	Familien-, Organisations- und Strukturaufstellungen
Integration	W. Pinsof, P. Fraenkel, A. Carr	gesamter Methodenkoffer der systemischen Therapien	alle verfügbaren, je nach Angemessenheit

Abbildung 15: Systemische Ansätze (Schlippe & Schweitzer, 2016, S. 34–35)

Die komplette Systemische Therapie nach Schlippe und Schweitzer inklusive all der Ansätze, die ihr heute zugeordnet werden, darzustellen, würde den Rahmen des Kapitels um ein Vielfaches sprengen. Deshalb wird im folgenden Abschnitt lediglich eine knappe Übersicht über die Grundbegriffe wie System oder Kybernetik erster und zweiter Ordnung sowie über die Palette an Techniken geboten. Im übernächsten und dem darauffolgenden Unterkapitel werden jene Theorien und Methoden, die für die Behandlung von Eco-Anxiety relevant sein könnten, detaillierter erörtert und ihre praktische Anwendung anhand kurzer Beispiele demonstriert.

4.13.2 Schlippe & Schweitzer und die Systemische Therapie

Zentral für die Systemische Therapie ist der Terminus *System*. Bereits am Beginn des Buchs stellen die beiden Autoren knappe Definitionen der relevanten Begriffe vor. Darin heißt es:

> „Als *System* bezeichnen wir eine beliebige Gruppe von Elementen, die durch Beziehungen miteinander verbunden und durch eine Grenze von ihren Umwelten abgrenzbar sind. Solche Systeme finden wir quasi überall – von Fröschen im Tümpel über Axonen und Dendriten in einem Nervensystem und den Kommunikationen zwischen Eltern und Kindern in einer Familie bis zu den Verschaltungen in einem Computer. Erst ein *systemischer Blick* einer Beobachterin lässt ein System entstehen. Denn erst diese entscheidet, welche Elemente, welche Beziehungen und welche Grenzen sie diesem System zuordnen will. Deshalb ist *‚systemisch' ein erkenntnistheoretischer Begriff* (‚Was kann ich erkennen?'), kein ontologischer (‚Was ist dort wirklich?'). Als *Systemtheorie* bezeichnen wir alle Versuche, für die Fülle der meist zahlreichen, gleichzeitig oder nacheinander ablaufenden Prozesse innerhalb und zwischen Systemen adäquate Beschreibungen zu entwickeln. Begriffe der Systemtheorie sind notwendigerweise meist sehr abstrakt und damit oft auch mathematisch darstellbar, weil sie auf Systeme in unterschiedlichsten Wirklichkeiten passen sollen" (Schlippe & Schweitzer, 2016, S. 31).

Soziale Systeme sind demnach Systeme, die aus mehreren Subjekten bestehen – Gruppen beispielsweise. Sie haben Grenzen, welche die Abgrenzung zur Umwelt und die Identitätsbildung ermöglichen, sowie implizite Vereinbarungen darüber, was bzw. wer dazugehört und wer nicht. So gehört die Tante eines Kindes in der Regel nicht zu dessen System *Kernfamilie*, die Mutter dagegen in den meisten Fällen schon. In der Praxis kann, so Schlippe und Schweitzer, das Thematisieren der Grenzen des sozialen Systems nützlich und sinnvoll sein. Eng verbunden mit dem Systembegriff ist zudem die Autopoiesis, die besagt, dass Systeme sich, abgegrenzt von der Umwelt, durch interne Prozesse selbst reproduzieren und erhalten. Lebende Systeme erzeugen, erhalten und regulieren sich selbst, können auch nicht von außen derart zielgerichtet manipuliert werden, um einen bestimmten Zustand herzustellen. Jedoch kann man in einen Austausch treten, wofür Kommunikation unerlässlich ist. Kommunikative Muster sind Bestandteil der sozialen Systeme und unterliegen damit auch der Autopoiesis. Das lässt sich beispielsweise dort beobachten, wo sich kommunikative Strukturen verselbstständigen und Paare dazu bringt, eine Beratung aufzusuchen, um aus den festgefahrenen kommunikativen Schleifen herauszukommen. Kommunikation erzeugt zudem Wirklichkeiten, was die Grundannahme des narrativen Ansatzes ist. Außerdem ist es ein konstruktivistisches Postulat (Schlippe & Schweitzer, 2016, S. 89–127).

Eine weitere Basis der Systemischen Therapie ist die erkenntnistheoretische Grundhaltung des Radikalen Konstruktivismus, die bereits in Kapitel 3.1 ausführlich erörtert wurde. Damit im Zusammenhang wird oft die Kybernetik zweiter Ordnung genannt. Während die mittlerweile als veraltet geltende Kybernetik erster Ordnung die Frage nach der adäquaten Steuerung und Beeinflussung eines Systems stellt und davon ausgeht, dass Psychotherapeut*innen Familiensysteme von außen beobachten und durch entsprechende Interventionen gezielt verändern können, berücksichtigt die Kybernetik zweiter Ordnung den Einfluss eines externen Beobachterstandpunktes auf das System. Kernaussage ist, dass autonome autopoietische Systeme zwar angestoßen und irritiert werden können, wodurch sie sich verändern, dass jedoch nicht exakt vorhergesagt werden kann, welche Intervention zu welcher Veränderung geführt hat. Auch die ausschließliche Anwesenheit einer beobachtenden Person kann bereits Anpassungen des Systems anstoßen (Schlippe & Schweitzer, 2016, S. 120–124).

Die systemtheoretische und konstruktivistische Grundhaltung spiegelt sich auch im Krankheitsbegriff sowie der Diagnostik wider. In der Systemischen Therapie nach Schlippe und Schweitzer wird nicht danach gefragt, ob jemand krank oder nicht krank ist, sondern stärker differenziert: einerseits zwischen nützlichen und schädlichen Aspekten der Krankheit, andererseits, ob biomedizinische Faktoren, das Erleben oder die soziale Anerkennung relevant sind. Erhoben wird beispielsweise, ob es um die messbare Virenlast, um die Kopfschmerzen und den Geschmacksverlust als gefühlte Beeinträchtigungen des Wohlbefindens oder um das Mitleid und die allgemeine Akzeptanz der anderen, einige Tage zu Hause zu bleiben, geht. Dies wirkt sich auf die Diagnostik aus. Dem systemischen Denken folgend wird versucht, nicht eine Ursache für die Erkrankung zu finden, sondern vielmehr die vielen Aspekte und Prozesse zu betrachten, die zum Wechselwirkungskreislauf beitragen, den wir als Krankheit bezeichnen. Darüber hinaus liegt der

Fokus auf aufrechterhaltende Faktoren, die das Fortbestehen der Krankheit begünstigen. Ebenfalls relevant und Teil der Diagnostik ist die Erhebung der Nützlichkeit und Schädlichkeit der psychischen Störung für den*die Betroffene*n sowie die Frage danach, wer welchen Standpunkt einnimmt, sie wie bewertet oder gar verleugnet. Neben dem Ist-Zustand werden verschiedene potenzielle Zustände erhoben – es wird gefragt, was passieren würde, wenn sich etwas verändert, und welche Auswirkungen das hätte. Und nicht zuletzt wird Diagnostik in der Systemischen Therapie nicht als einfacher Prozess verstanden, dem Interventionen folgen, sondern Diagnostik, Intervention und die Reaktion des Gegenübers (bzw. der Systeme) als zirkuläres Vorgehen (Schlippe & Schweitzer, 2016, S. 164–168).

Die praktische Tätigkeit systemischer Psychotherapeut*innen ruht auf den bisher erwähnten theoretischen Grundannahmen und zeigt sich in zahllosen möglichen Interventionen, die sie in der Arbeit mit Patient*innen setzen können. Dazwischen bilden sogenannte systemische Grundhaltungen die Schnittstelle zwischen den systemtheoretischen Konzepten und den Techniken. Von Schlippe und Schweitzer führen in ihrem Buch eine Reihe solcher Grundhaltungen an. Dazu zählt beispielsweise das Anerkennen einer stabilisierenden förderlichen *therapeutischen Beziehung* als wesentliche Grundlage der praktischen Arbeit von Psychotherapeut*innen. Daneben gilt es, den Raum der *Möglichkeiten* durch den Austausch von Wirklichkeitsbeschreibungen zu erweitern. Praktisch äußert sich dies durch hypothetische und zukunftsgerichtete Fragen sowie durch das Aufbrechen enger und starrer Wirklichkeitskonstruktionen wie Opferrollen oder chronifizierter Krankheitsbilder. Eine weitere Grundhaltung ist das Anerkennen der *Autonomie* der Patient*innen. Die beiden Autoren dazu:

> „Das systemische Selbstverständnis besteht darin, professionell angemessene Rahmenbedingungen für konstruktive Veränderungen bereitzustellen und zugleich auf die Idee gezielter und geplanter Veränderung zu verzichten. Therapeutische Professionalität besteht darin, die eigene Expertise beizusteuern, ohne besser zu wissen, wo Klientinnen »eigentlich« hinsollten. So sind Therapeuten eher ‚teilnehmende Beobachter', die Raum für konstruktive Gespräche schaffen und dafür sorgen, dass sie dialogisch bleiben" (Schlippe & Schweitzer, 2016, S. 202).

Hypothesenbildung wird ebenfalls als Grundhaltung genannt. Auf den Radikalen Konstruktivismus aufbauend ist damit eine Annahme über die Funktionsweise eines Problemsystems gemeint, die nicht anhand einer Wirklichkeit überprüft, sondern als Arbeitshypothese anhand des Kriteriums der Viabilität gemessen wird. Weiters werden die *Zirkularität*, also die Grundannahme wechselseitig bezogener Prozesse innerhalb von Systemen, die im Kreis führen, die *Allparteilichkeit* und die *Neutralität* genannt, wobei Letztere bedeuten, für alle Elemente des Systems (Familie z. B.) gleichermaßen Partei zu ergreifen und auch gegenüber Personen, Symptomen, Problemen oder Ideen neutral zu sein, folglich nicht eine oder mehrere davon zu bevorzugen. Und nicht zuletzt sind *Ressourcen- und Lösungsorientierung* zwei wesentliche Grundhaltungen, die im Grunde selbsterklärend sind.

Auf der Ebene der Techniken und Interventionen, die neben den Grundhaltungen einen relevanten Teil der täglichen psychotherapeutischen Arbeit mit Patient*innen darstellt, bestehen unzählige konkrete Konzepte. Sie erschöpfend aufzuzählen, selbst wenn nur jene des ergänzenden Werks Systemische Interventionen von Schlippe und Schweitzer berücksichtig werden, ist kaum möglich (Schlippe & Schweitzer, 2017). Nachfolgend werden deshalb nur einige aus der breiten Palette verfügbarer Interventionen aufgelistet und mit jeweils einem kurzen Beispiel versehen, das zeigen soll, wie sie in der Praxis angewendet werden können.

- Systemische Fragetechniken wie das *zirkuläre Fragen* („Was würde Ihre Mutter dazu sagen?"), *hypothetische Fragen* („Wenn Sie in die USA flögen, was würde dann passieren?"), *Klassifikationsfragen* („Wen mag Ihre Oma am meisten, wen am zweitmeisten, usw.?"), *Skalierungsfragen* („Wie sehr schmerzt der Kopf auf einer Skala von 1 bis 10?"), *Prozentfragen* („Zu wie viel Prozent sind Sie sich in diesem Fall sicher?"), *Wunderfragen* („Wenn das Problem plötzlich weg wäre … wie würden Sie es erkennen und was würden Sie dann tun?"), *Verschlimmerungsfragen* („Wie könnten Sie es noch verschlimmern?"), *Erwartungsfragen* („Was erwarten Sie sich von der Therapie?"), *problemspezifische Beziehungsfragen* („Wie wirkt sich das Problem auf Sie/auf Ihren Partner/auf Ihre Kinder aus?"), *Fragen nach Ausnahmen* (Siehe Abbildung 14 und 12 im Buch), *Fragen nach Ressourcen* („Was gefällt Ihnen an sich selbst?"), *Anfangsfragen und Abschlussfragen* („Was soll heute passieren, damit dies ein gutes Gespräch wird?" und „Wie lange würden Sie gern noch kommen?");
- Kommentare im und nach dem Gespräch wie das *Umdeuten* („Ich werde rasch ärgerlich -> Sie haben die Fähigkeit, Ihren Unmut deutlich mitzuteilen"), die *positive Konnotation* („Sie sind durch Ihre Angst vorsichtiger geworden."), *Rituale* („Schreiben Sie das Problem auf einen Zettel, lesen und verbrennen Sie ihn dann."), *Metaphern* („Das ist wie bei einem Auto, bei dem die Gangschaltung klemmt.") oder *Symptomverschreibungen* („Sie sollten sich in nächster Zeit niedergeschlagen zeigen."),
- *Familienaufstellungen mit Personen oder am Familienbrett* („Wählen Sie ein paar Figuren, die für Ihre Familienmitglieder stehen und stellen Sie diese auf das Brett, wie es Ihnen richtig erscheint."), die *Genogrammarbeit* („Erzählen Sie mir von Ihrer Familie. Name, Vorname, Geschlecht, Geburts- und ev. Todesdaten, Berufe etc.") oder *Reisen auf der Zeitlinie* („Stellen Sie sich vor, wir befinden uns im Jahr 2025 – wie würden Sie rückblickend die aktuelle Situation betrachten?"),
- das *reflektierende Team* („Diese Personen sitzen nur still da und hören zu. Am Ende werden Sie uns berichten, was sie über unsere Therapiestunde wahrgenommen haben.") beziehungsweise *reflektierende Positionen* (wenn kein Team vorhanden ist),
- sowie das Sprechen über *Gefühle* („Ich vermute, Sie fühlen…"), *Bindungen* („Ihre Beziehung zu Ihrer Mutter…"), das *Mentalisieren* („Versetzen Sie sich in die Lage von …") und vieles mehr (Schlippe & Schweitzer, 2016, S. 223–346).

Abschließend thematisieren Schlippe und Schweitzer das Setting in der Systemischen Therapie, die historisch bedingt einen Schwerpunkt auf die Familientherapie legt, aber auch in Einzel-, Paar- oder Gruppentherapien häufig angewendet wird (Schlippe & Schweitzer, 2016, S. 349–394). In den beiden folgenden Abschnitten über Eco-Anxiety in der Systemischen Therapie werden geeignete Interventionen genauer betrachtet. Zunächst wird vor allem der störungsspezifische Teil zur Angst beleuchtet.

4.13.3 Eco-Anxiety – Störungsspezifischer Zugang zur Klimaangst

Im zweiten Teil des *Lehrbuchs der Systemischen Therapie* werden einzelne Störungsbilder und ihre fachspezifische Behandlung angeführt. Das Kapitel 2.3 ist den Gefühlen Angst und Panik gewidmet. Den Einstieg bilden allgemeine Erläuterungen zu Angststörungen, deren Lebenszeitprävalenz sowie die dazugehörigen ICD-10-Diagnosen. Ein wenig systemischer ist der zweite Unterabschnitt *Beziehungsmuster*. Hier wird der Zusammenhang zwischen einer Angstdynamik und familiären Faktoren hergestellt – beispielsweise ein früher oder dramatischer Verlust, eine starke Loyalität zu beiden Elternteilen, die als tiefe Verbundenheit sowie als widersprüchliche Anforderung erlebt wird, oder Familiensituationen, die eine frühe übermäßige Verantwortungsübernahme nötig machten. Weitere Risikofaktoren für das Entstehen von starken Ängsten sind ebensolche bei den Eltern, eine destruktive Familiendynamik oder starre Werte und Überzeugungen in der Familie. Das Äußern von Ängsten in der Partnerschaft kann paardynamisch zur Herstellung von mehr Nähe führen oder infolge des Vermeidens gemeinsamer Aktivitäten wegen der Angst zu mehr Distanz beitragen. Angst kann auch Wut auf den*die Partner*in sowie die Konsequenzen der Wut verdecken (Schweitzer & Schlippe, 2015, S. 88–92).

Der dritte Abschnitt, und mit 15 Seiten der umfangreichste innerhalb der Angstthematik, heißt *Entstörungen* und enthält zahlreiche Ansätze der spezifisch systemisch-therapeutischen Angstbehandlung. Den Anfang markieren Absätze zum Therapiebeginn. Patient*innen, die mit einer Angstthematik in die Therapie kommen, erleben sich aufgrund ihrer Problematik im alltäglichen Leben eingeschränkt. Eco-Anxiety-Expert*innen sowie TikTok-Prosument*innen haben bereits darauf hingewiesen, dass starke Formen von Eco-Anxiety mit Einschränkungen des Alltags und psychopathologischen Diagnosen einhergehen (Pihkala, 2020a, S. 8). Im Sinne der Wertschätzung kann es daher durchaus förderlich sein, symptomorientiert zu beginnen. Bei vielen Patient*innen ist die Bewältigung der Angst allerdings nur vordergründig das zentrale Anliegen. Dahinter steht häufig eine chronische Überlastung, weshalb es oftmals sinnvoll ist, die symptomzentrierte Sichtweise zugunsten einer umfassenderen Perspektive aufzugeben. Schlippe und Schweitzer im Original:

> „Oder systemisch gesprochen: Es geht auch darum, herauszufinden, womit sich der Patient beschäftigen würde, wenn die Erkrankung nicht mehr da wäre – also welchen Sinn die Erkrankung im System des Patienten ergibt oder wofür sie gerade eine gute Lösung ist" (Schweitzer & Schlippe, 2015, S. 93).

In einer solchen Psychotherapie kristallisieren sich deshalb zwei Schwerpunkte heraus: Einerseits das Aufklären über Ängste (z. B. der Teufelskreis der Angst oder die Zusammenhänge zwischen Denken, Handeln und Fühlen), andererseits die Unterstützung beim Erarbeiten von Lösungen der dahinterliegenden Problematiken. Die Autoren zählen dabei drei häufig vorkommende Themenbereiche auf. Erstens die Ausgewogenheit von Anspannung und Entspannung, wobei es primär darum geht, die Gedanken in entspannten Situationen wie abends auf dem Sofa oder vor dem Einschlafen, die häufig um die Angstthemen kreisen, aufzudecken und die Frage zu stellen, was sie stattdessen tun können. Zweitens die Konflikt- und Kommunikationsfähigkeit betrachten, weil Angstpatient*innen häufig unsicher sind, wenn es um die Formulierung ihrer negativen Gefühle geht. Und drittens lebensgeschichtliche Veränderungen. Ängste sind, so Schlippe und Schweitzer, häufig ein Indikator für mangelnde Veränderung in Abschnitten prägender Lebensabschnittsaufgaben wie die Ablösung von den Eltern, der Beginn oder die Beendigung des Berufslebens und weitere.

Wenn Betroffene in die Therapie kommen, lässt sich häufig ein bestimmtes Kommunikationsmuster beobachten. Sie sprechen über die Zukunft, also darüber, was kommen wird und wovor sie Angst haben, und verdichten dabei die Szenerie. Elemente, die nacheinander auftreten (diachron), scheinen gleichzeitig zu existieren (synchron), untrennbar miteinander verknüpft zu sein und keine Handlungsoptionen zuzulassen. Ein therapeutischer Ansatz kann daher lauten, den Fokus auf die Diachronizität zu legen. Das Vorgehen nennen die Autoren in Anlehnung an eine Technik der Verhaltenstherapie *Systemische Desensibilisierung*, die den Grundgedanken enthält, mit den Patient*innen eine Angstszenerie mehrfach durchzugehen, die synchronen Elemente in der Erzählung durch Fragen diachron ablaufen zu lassen und gezielt Handlungsoptionen abzufragen (Schweitzer & Schlippe, 2015, S. 94–95). Im Fall von Eco-Anxiety könnte dies bedeuten, dass eine Person, die eine starke Angst vor den Folgen der Klimakatastrophe hat, eine konkrete Situation beschreiben soll. Das könnte nun die Zunahme von Extremwetterereignissen und Naturkatastrophen wie Orkanböen und Überflutungen sein. In der Therapie wird sie mehrfach detailliert über jene Szenarien befragt. Anfangs erzählt sie über den Klimawandel, der zu Überflutungen und Orkanböen führt, die unweigerlich ihr Haus zerstören würden. Darin leben auch ihr Kind und ihr Hund, die unter den Trümmern verschüttet würden. Am Ende verliert sie alles und womöglich ihr eigenes Leben. Die Szene wirkt stark verdichtet. Der*die Psychotherapeut*in legt deshalb den Fokus auf eine diachrone Darstellung der Angstszenerie. Zunächst beginnt man mit dem Zeitpunkt vor dem eigentlichen Anfang der Schreckensszene. Was macht die Person davor? Beispielsweise Essen kochen. Und was geschieht dann? Dann zieht ein heftiger Sturm auf. Was kann sie zu dem Zeitpunkt tun? Hätte sie vielleicht sogar vorher etwas tun können? Die Betroffene meint, sie könnte den Wetterbericht hören oder auf das Handy schauen, da sie den Katastrophenwarndienst aktiviert hat und im Fall eines Orkans benachrichtigt wird. Und dann? Dann könnte sie mit ihrem Hund und ihrem Kind ins Auto steigen und zu ihren Eltern flüchten, deren Haus sicherer sei. Aber was geschieht, wenn sie schläft und die Warnung deshalb nicht gesehen hat? Dann zieht der Sturm auf und sie können nicht mehr fliehen. Was kann sie dann machen? Sie kann ins Kinderzimmer laufen. Und dann? Durch das genaue

Fragen werden die Elemente von der Gleichzeitigkeit in das Nacheinander geschoben und die Person erkennt, dass sie selbst im schlimmsten Fall Handlungsmöglichkeiten hat. Solche zu erarbeiten kann die Angst ausreichend dämpfen, sodass sie im Alltag nicht mehr als stark einschränkend erlebt wird.

Damit verbunden ist ein Konzept, das die Autoren *Die Problemtrance auflösen* nennen. Praktisch wird ebenso die Synchronizität dekonstruierend vorgegangen, die therapeutische Metastrategie lautet hier indes, in alle Winkel zu schauen und alle Konsequenzen abzufragen. Nach Schlippe und Schweitzer kann es hierbei helfen, die (Irr-)Wege anderer Betroffener zu erzählen und mit Übertreibung, Humor sowie Provokation die starke Problemfokussierung aufzulösen. Die Autoren verweisen auf Viktor Frankls *Paradoxe Intention* (siehe Kapitel 3.5.1) und weisen auch eine gewisse Nähe zum Provokativen Ansatz (siehe Kapitel 3.3) auf. In dem Zusammenhang werden systemische Übertreibungs- und Verschlimmerungsfragen genannt. Im Fall von Eco-Anxiety könnten sie so lauten: Wie haben Sie es heute Morgen geschafft, die Nachrichten zu lesen und keine Angstattacke zu bekommen? Wie oft sind Sie während der Übertragung der Klimakonferenz gestorben? Nur fünf Mal? Wie haben Sie es geschafft, gesund herzukommen? Am Ende des Kapitels steht übrigens ein Warnhinweis, dass solche Fragen und provokative Techniken nur dann angewendet werden sollten, wenn die therapeutische Beziehung entsprechend gefestigt ist (Schweitzer & Schlippe, 2015, S. 102–103).

Ein weiteres systemisches Vorgehen ist das Einbeziehen des Partners und anderer Familienmitglieder in die Angstbehandlung. Schlippe und Schweitzer berichten einen Fall, der mit minimalen Modifikationen auf Eco-Anxiety umgelegt werden kann (Schweitzer & Schlippe, 2015, S. 97–99). Eine Jugendliche mit starken Ängsten wegen der fortschreitenden Klimakrise wird von den Eltern zu einer Psychotherapeutin geschickt. Dort entwickelt die systemisch Arbeitende gemeinsam mit den Eltern (benannt als *Familie Z.*) verschiedene Hypothesen und Erklärungsmodelle für das Verhalten der Tochter. Im Rahmen eines Blicks in die Familiengeschichte wird deutlich, dass die ersten Lebensjahre aufgrund äußerer Umstände sehr schwierig waren und sie sich deshalb aktuell in einer Vermittlerposition zwischen der Mutter und dem Vater sowie zwischen den Großeltern mütterlicherseits und den Eltern befindet. Eine Hypothese ist nun, dass die Tochter gewissermaßen der Klebstoff zwischen den Eltern ist. Dabei steht die Frage im Raum, was sie tun würden, wenn sich die Tochter von ihnen ablöst und ihr eigenes Leben aufbaut. Die starke Klimaangst der Tochter bewirkt, dass sich beide Elternteile um sie sorgen und damit an einen Strang ziehen. Ohne die Angst würde sie die enge Familienstruktur womöglich in naher Zukunft verlassen, was sich auf die Beziehungsdynamik der Eltern auswirken würde. Eine andere Hypothese lautet, dass Frauen in dem Familiensystem nur dann liebenswert sind, wenn sie schwach, ängstlich und hilflos sind. Das passt zu einer Parallele zwischen Mutter und Tochter, weil die Mutter ebenfalls eine deutliche Angstthematik aufweist.

> „Mittels systemischer Techniken, zu denen unter anderem das regelmäßige Reflektieren, Genogrammarbeit, Mehrgenerationenperspektive, Skulpturarbeit sowie ein Rückgaberitual zählten, gelingt es, bestehende Familienmuster/-spiele zu irritieren. Familie Z. kommt im Lauf des Projektes sichtbar mehr miteinander in Kontakt (Paar-Ebene und Vater-Tochter-

> Ebene). Jana beginnt, mehr mit Freunden zu unternehmen und kann sich ein Stück vom Elternhaus lösen, ohne deren Schutz und Sicherheit zu verlieren" (Schweitzer & Schlippe, 2015, S. 98).

Durch die Irritation des Familiensystems werden festgefahrene Strukturen aufgebrochen, weshalb die starke Klimaangst als Symptom, das die Familie verbindet und die Patientin schützt, nicht mehr benötigt wird, um Zusammenhalt und Schutz aufrechtzuerhalten. Eco-Anxiety wird zunehmend zu Eco-Worry – die Thematik verschwindet zwar nicht vollständig, aber das starke Angstgefühl wird schwächer und nicht mehr als den Alltag einschränkend erlebt.

Dieses Fallbeispiel lässt sich hervorragend auf den Abschnitt *Erklärungsmodelle* im *Lehrbuch der Systemischen Therapie II* anwenden. Patient*innen hilft es oft, eine Erklärung für ihre Ängste zu haben. Häufig wird vor allem die Veränderungsangst unterschätzt bzw. übersehen. Schlippe und Schweitzer schreiben dazu:

> „Patienten fühlen sich erheblich entlastet, wenn sie verstehen, dass eine Angstsymptomatik vielfach biografische Übergänge begleitet, denen niemand aus dem Weg gehen kann, die aber für jeden eine Aufgabe darstellen (berufliche Neuorientierung nach Erziehungszeit, Auszug der Kinder, Entscheidung für berufliche oder private Umorientierung etc.)" (Schweitzer & Schlippe, 2015, S. 100).

Die Tochter der Familie Z. steht vor einem solchen Übergang – konkret vor dem Auszug aus dem Elternhaus und dem Start in ein eigenständiges Leben. Es kann ihr also auch helfen, zu verstehen, dass ihre starke Form von Eco-Anxiety mit einer großen und beängstigenden Veränderung zu tun hat, die sie durch ihre Symptomatik vermeidet. In der Praxis kann man dies in Form von Fragen vermitteln – beispielsweise wie andere auf die Angst reagiert haben; wie sich Beziehungen dadurch verändert haben; was möglicherweise hätte passieren können, wenn die Angst nicht aufgetreten wäre; ob Konflikte wegen der Angst entstanden oder vermieden werden konnten; ob und wie es Personen in ihrem Umfeld bemerken würden, wenn sie so täte, als wäre die Angst schwächer, als sie es ist, und dergleichen mehr (Schweitzer & Schlippe, 2015, S. 101–102).

Eine weitere systemische Technik im Zusammenhang mit der Angstthematik ist das Externalisieren. Damit ist gemeint, dass die Angst mit einem Namen und einem Wesen versehen wird, das außerhalb des Subjekts existiert. So könnte Eco-Anxiety beispielsweise als eigenständiges (imaginäres) Wesen vorgestellt werden, eine Gewitterwolke oder ein Feuersalamander, das den Namen Angstwolke oder Echse erhält. Darauf aufbauend können verschiedene Fragen gestellt werden: „Welchen Anteil nimmt Echse in Ihrem Leben ein und wie viel Prozent haben Sie noch für sich? Haben Sie schon einmal der Angstwolke gesagt, dass Sie kein Gewitter wollen, sondern lieber dahin gehen, wo die Sonne scheint? Was haben Sie gedacht oder getan, als Sie sich das letzte Mal nicht von der Echse abhalten haben lassen, das zu tun, was Sie wollten? Was haben Sie in der Situation über sich gelernt?" Und was die Arbeit an der Angst betrifft:

> „Gerade bei unmittelbarer Konfrontation mit angstauslösenden Situationen kann die Externalisierung der Angst eine hilfreiche Strategie sein: ‚Wenn Sie sich die Angst als Person vorstellen würden, wo sitzt diese Person jetzt gerade? Oh, auf Ihrem Schoß. Kein Wunder, dass Sie gerade keine Luft bekommen. Vielleicht bieten Sie ihr den Platz neben sich an'" (Schweitzer & Schlippe, 2015, S. 104).

Die Autoren betonen, dass gerade Kinder und Jugendliche sehr gut auf diese Intervention ansprechen, die am stärksten von Eco-Anxiety betroffen sind.

Und nicht zuletzt wird im angstspezifischen Teil der Systemischen Therapie das Reframing angesprochen, also die positive Umdeutung einer negativen Aussage. Hier ist es hilfreich, die bewahrenden und helfenden Aspekte der Angst hervorzuheben, die in ihrer grundsätzlichen Funktion eine sinnvolle und schützende Emotion ist. Im Fall von Eco-Anxiety könnte man die Angst so umdeuten, dass einem die Natur sehr wichtig ist und man sie bewahren sowie schützen möchte. Sie hilft dabei, Energie bereitzustellen, um Aktionen in diese Richtung zu setzen und beispielsweise selbst klimafreundliche Handlungen durchzuführen.

Auf den letzten Seiten wurden nun mehrere mögliche systemische Methoden und grundlegende Einstellungen beschrieben, die bei Patient*innen mit Eco-Anxiety angewendet werden können. Bevor wir die Perspektive wechseln und einzelne geeignete Interventionen in kleinen Fallbeispielen mit Eco-Anxiety ablaufen lassen, um die praktische Umsetzung zu demonstrieren, soll ein Blick in die Fachliteratur abseits der Werke von Schlippe und Schweitzer helfen, zu sehen, ob andere, möglicherweise relevante Methoden existieren. Eine Recherche ergibt zwar einige Fachartikel und Medienberichte, in denen Eco-Anxiety thematisiert und eine systemische Perspektive eingenommen wird, jedoch beinhalten diese keine Interventionen oder gar ein ganzes Behandlungskonzept von Eco-Anxiety, sondern lediglich das Einbeziehen ökologischer und sozialer Systeme – oder allgemeiner: das Zusammenspiel von Wirtschaft, Politik, Justiz und Gesellschaft im Kontext der Klimakrise sowie etwaige Kritik an jenen Systemen (Kluttz, 2020; Zabaniotou, 2020).

4.13.4 Eco-Anxiety – Zugang über kurze Beispiele von Interventionen

Im vorherigen Unterkapitel wurde eine Reihe von Interventionen genannt, die nachfolgend detaillierter und praxisnah im Kontext von Eco-Anxiety erörtert wird. Aber nicht jede erwähnte Technik wird durchexerziert. Das Genogramm beispielsweise dient der Exploration von Familiensystemen und trägt zur Hypothesenbildung bei, hat aber nicht unmittelbar mit der Klimaangst zu tun, weshalb ich an der Stelle auf das entsprechende Kapitel im Buch *Systemische Interventionen* verweise.

Relevanter für die praktische Arbeit mit Eco-Anxiety-Betroffenen sind die systemischen Fragetechniken, deren Wirkung man nicht unterschätzen darf:

> „Fragen sind alles andere als harmlose Wünsche oder Bitten um Information. Das Bonmot ‚Wer fragt, der führt!‘ hebt den steuernden Charakter von Fragen deutlich hervor. Fragen sind zwar formal ‚schwach‘ in dem Sinn, dass sie viel leichter angenommen werden als etwa eine Aufforderung oder gar ein Befehl, doch sie lenken die Aufmerksamkeit und können so entscheidend zum Verlauf eines Gespräches beitragen“ (Schlippe & Schweitzer, 2017, S. 40).

Fragen sollen dem System neue Informationen liefern. Beispielsweise werden beim zirkulären Fragen von den Patient*innen ausgedrückte Gedanken, Gefühle und Verhaltensweisen als Kommunikation aufgefasst, deren Wirkung auf andere Personen erhoben wird. Ein Fallbeispiel soll dies anschaulich darstellen. Alex M. ist 24 Jahre alt, divers, lebt in einer offenen Partnerschaft (mit Mary, weiblich, 29 J.), hat eine schwierige Beziehung zu den konservativ katholischgläubigen Eltern (Max, 51 J. und Luise, 50 J.) und kommt wegen starker Eco-Anxiety in die therapeutische Praxis. Er*sie erleidet in unregelmäßigen Abständen Angstattacken, die mit anschließenden Weinkrämpfen einhergehen. Nach einer Internetrecherche gab er*sie sich die Diagnosen Eco-Anxiety, Eco-Grief und Eco-Depression. In der zweiten Einheit werden die Angstattacken systemisch thematisiert und ihre Funktion aus verschiedenen Perspektiven betrachtet:

> S. T.: Was glauben Sie, wie denkt Mary über Ihre Angstattacken? Was bedeuten die Weinkrämpfe für sie?
>
> A. M.: Sie ist sicher schon total genervt von mir. Sie sagt aber immer, dass ich keine Schuld daran trage, und dass sie für mich da ist und mich da durchbegleitet. Sie ist tatsächlich sehr fürsorglich. Vielleicht denkt sie wirklich, dass ich nichts für meine Angstattacken kann.
>
> S. T.: Und was würden Ihre Eltern sagen, wie sich Ihre Ängste auf Mary auswirken?
>
> A. M.: Sie würden sagen, dass Mary eine wundervolle junge Dame ist, die ich nicht verdient habe. Die Ängste sind Gottes Strafe für meine queere Identität ... sie glauben, dass ich Gott damit verärgert habe, nicht einfach ein Mann zu sein, der eine Familie gründet und Kinder bekommt. ... [verstummt kurz] Schon seltsam ... sie geben mir die Schuld, während Mary meint, dass ich keine Schuld habe.

Da Alex allein (ohne Familie bzw. Partnerin) in der Therapie ist, werden zirkuläre Fragen gestellt, um die (von ihm*ihr wahrgenommenen) Gedanken und Einstellungen der anderen zu den Angstattacken und Weinkrämpfen zu erfragen. So wird Alex dazu angeregt, einerseits die kommunikativen Aspekte der Symptome zu reflektieren, andererseits die Wirklichkeitskonstruktion durch das Versetzen in die Perspektiven anderer zu erweitern. So konnte er*sie die widersprüchliche Schuldthematik in den wichtigsten Beziehungen erkennen, die er*sie davor nicht gesehen hat.

Eine weitere Frage, die in der Systemischen Therapie häufig gestellt und im störungsspezifischen Angstteil des Lehrbuchs angeführt wird, ist die sogenannte Wunderfrage. In der Praxis könnte sie so aussehen:

> S. T.: Stellen Sie sich vor, während Sie schlafen, also über Nacht, geschieht ein Wunder und Ihre Probleme sind verschwunden. Wer würde zuerst erkennen, dass das Wunder geschehen ist, und woran?
>
> A. M.: Eine knifflige Frage. Ich denke, Mary und ich würden es nicht sofort merken, sondern erst nach einer gewissen Zeit, wenn die Angstattacken und Weinkrämpfe ausgeblieben sind.
>
> S. T.: Was würden Sie als Erstes machen, wenn Sie das bemerken?
>
> A. M.: Ich würde mich unglaublich freuen, das feiern und mit Mary schick ausgehen.
>
> S. T.: Und als Zweites?
>
> A. M.: Ich werde es meinen Eltern unter die Nase reiben und denen sagen, dass Gott und mein Gender nichts damit zu tun haben.

S. T.: Wer wäre am meisten überrascht davon?

A. M.: Wahrscheinlich eh meine Eltern. Sie glauben ja nicht, dass irgendwer das ändern kann, schon gar nicht ich oder eine Psychotherapeutin, weil es ja Gottes Strafe ist.

Durch das Fragen nach einem Wunder kann man Fantasien anstoßen, ohne sich für die Umsetzung verantwortlich zu fühlen – ein Wunder passiert schließlich ohne erkennbaren Grund (Schlippe & Schweitzer, 2017, S. 59). Und Alex hat dadurch erfahren, dass er*sie nach der *Heilung* im Grunde nichts Außergewöhnliches macht. Allerdings findet er*sie den Mut, gegenüber den Eltern selbstbewusst aufzutreten und mehr in die Beziehung mit Mary zu investieren und sie auszuführen, was er*sie seit Beginn der Angstattacken aus Angst vor einem Anfall in der Öffentlichkeit nur sehr selten getan hat.

Das führt zu einer weiteren systemischen Fragetechnik, die damit im Zusammenhang steht bzw. stehen kann – die Frage nach Ausnahmen:

S. T.: Wie oft oder in welchen Situationen hatten sie nicht die Befürchtung, eine Angstattacke zu erleiden?

A. M.: Die gab es kaum …

S. T.: Kaum? Dann gab es welche … wann war das? Wo? Wann? Wie lange?

A. M.: Ich gehe mit Mary in letzter Zeit ja kaum aus, weil ich ständig befürchte, einen Angstanfall zu erleiden, wenn ich irgendwas sehe, was mich an den katastrophalen Zustand der Erde erinnert und triggert. Aber manchmal muss ich mit ihr ausgehen, weil sie so … penetrant sein kann und so lange auf mich einredet, bis ich einwillige, mitzukommen. Und oft ist es dann so, dass ich unterwegs irgendwie auf meine Angst vergesse. Und manchmal massiert sie mich, da kann ich so gut entspannen, dass ich nicht an meine Angst denken muss.

S. T.: Und was meinen Sie, wie können Sie mehr angstfreie Zeit erreichen?

A. M.: Naja, ich kann mich ja nicht ständig massieren lassen, aber vielleicht schenke ich ihr ja eine Ausbildung zur Masseurin [lacht]. Aber vielleicht hilft es, wenn ich mich traue, wieder mehr mit ihr draußen zu machen und auszugehen.

Die Frage nach Ausnahmen zielt auf die Unterschiede zwischen guten und schlechten Zeiten und lässt implizit an Möglichkeiten denken, wie mehr problemfreie Zeit geschaffen werden kann, wodurch die überwältigende Angst kontrollierbarer wirkt (Schlippe & Schweitzer, 2017, S. 58).

Zur Unterstützung der vorherigen Fragetechniken sind Skalierungsfragen geeignet, mit denen man z. B. die Intensität der Ängste, die Zuversicht oder den Grad der Überwältigung in einer Situation erheben kann. Gefragt wird beispielsweise, wie stark ein Gedanke, ein Gefühl etc. in einer bestimmten Situation oder *jetzt gerade* ist, wenn man dies auf einer Skala von 0 bis 100 oder 1 bis 5 eintragen würde (Schweitzer & Schlippe, 2015, S. 99).

Eine weitere Intervention wird im Lehrbuch im Kontext der Angst genannt, die keine Fragetechnik ist, aber eine wirksame Intervention darstellt: das Reframing. Es als Technik zu bezeichnen, wäre allerdings nicht ausreichend, denn:

„Das Reframing, auch Umdeutung, ist eine wichtige Grundlage systemischer Praxis – und kommt eher einer Haltung nahe, als dass es sich um eine Intervention handelt. Es geht dabei nicht darum, auf Biegen und Brechen positive Beschreibungen zu finden, vielmehr geht es um die Bereitschaft, die im Gespräch entstehenden Inhalte und Beschreibungen immer wieder zu hinterfragen, immer wieder in einem anderen Licht wahrzunehmen" (Schlippe & Schweitzer, 2017, S. 76).

Schlippe und Schweitzer führen drei Arten des Reframings an: das Bedeutungs-, das Kontext- und das Inhaltsreframing (Schlippe & Schweitzer, 2017, S. 77–80). Die zweite Intervention ist die Symptomverordnung. Nachdem mittels Reframing die positiven Aspekte der Angst hervorgehoben wurden, kann es eine Symptomverordnung sinnvoll ergänzen. In der Praxis könnte dies wie folgt aussehen:

> S. T.: Ihre Angst bedeutet also nicht nur, dass Sie sich um den Planeten sorgen, sondern bewahrt Sie auch noch davor, Ihre Eltern ernsthaft zu verletzen, indem Sie deren Glauben offen ablehnen. Außerdem halten Sie damit Ihre Freundin Mary, von der Sie glauben, sie würde Sie langweilig finden und verlassen, sobald ein Alltag einkehrt, vor dem Sie die Angstanfälle bewahren. Ich werde Ihnen deshalb empfehlen, die Angst auf keinen Fall zu schnell abzubauen oder loszuwerden. Selbst wenn sie geringer werden sollte, müssten Sie sie vorerst weiterhin unverändert zeigen.

Die Intervention erinnert ein wenig an die Provokative Therapie, die in Kapitel 4.9 behandelt wird. Sie gehört zu den Paradoxen Interventionen und zielt darauf ab, durch eine widersprüchliche Aufforderung Alex zu irritieren und zu einer neuen Perspektive bzw. einer Erweiterung der Wirklichkeitskonstruktion anzuregen. Nach Schlippe und Schweitzer können auch bewährte Interventionen anderer Schulen im Rahmen der Systemischen Therapie angewendet werden, sofern sie zur jeweiligen Situation passen und mit den Wünschen der Patient*innen sowie den Fähigkeiten der Psychotherapeut*innen kompatibel sind (Schweitzer & Schlippe, 2015, S. 96).

4.13.5 Fazit – Eco-Anxiety in der Systemischen Therapie

Die Systemische Therapie besteht aus einer Vielzahl von Ansätzen und bietet eine breite Palette an Grundhaltungen, Techniken und Interventionen, die auch bei Eco-Anxiety angewendet werden können. Grundlegend bezieht die Systemische Therapie das Umfeld der Betroffenen in die Therapie mit ein, entweder direkt oder auf Umwegen wie im Fall der zirkulären Fragen. Verschiedene Fragetechniken wie die Wunderfrage, die Frage nach Ausnahmen oder Skalierungsfragen können dabei helfen, den Patient*innen neue Perspektiven aufzuzeigen. Neben den Fragetechniken dienen das Erstellen von Hypothesen und Erklärungen von Verhaltensweisen oder das Reframing als Methoden, um erfolgreich mit Eco-Anxiety zu arbeiten. Das Fallbeispiel im vorherigen Kapitel, das aus mehreren getrennten Abschnitten besteht, welche die unterschiedlichen Interventionen darstellen, zeigt deutlich, wie die Systemische Therapie in der Praxis bei Eco-Anxiety aussehen kann. Je nach Psychotherapeut*innen und Patient*innen können aber auch andere Techniken angewendet werden. Der gemeinsame Nenner ist der systemisch-konstruktivistische Ansatz, der Eco-Anxiety als Kommunikationsmittel in Systemen/Beziehungen betrachtet und davon ausgeht, dass Wirklichkeitskonstruktionen durch unerwartete oder gar irritierende Kommunikation verändert werden können. Und nicht zuletzt verdeutlichen

Schlippe und Schweitzer, dass man, je nach Viabilität, auch geeignete Interventionen anderer psychotherapeutischer Schulen anwenden kann – eines der Kernanliegen des vorliegenden Buchs.

5 Zusammenfassung, persönliche Reflexion und Meinungen

5.1 Zusammenfassung der verschiedenen Behandlungsansätze

Eine Grundannahme des Radikalen Konstruktivismus lautet, dass ein Merkmal der menschlichen Seelentätigkeit das Verbinden von (scheinbar) Zusammengehörigem ist – die Zuordnung von Wahrnehmungsinhalten zu Schemata. Daraus können sich Kategorien bilden, die wir auch im Bereich der Psychotherapie sehen. Ist ein Verfahren nun humanistisch, systemisch, psychodynamisch oder verhaltenstherapeutisch? Ist es transpersonal, kreativtherapeutisch oder integrativ? Ist es körperorientiert, analytisch oder ein Gruppenansatz? Jedes psychotherapeutische Konstrukt wird in verschiedene Kategorien gesteckt. Sei es nun die Verortung desselben in einer Schule wie die Psychoanalyse, die Kognitive Verhaltenstherapie oder die Existenzialistische Psychotherapie oder die Zuordnung zu einem Paradigma wie systemisch, humanistisch oder psychodynamisch. Kein Ansatz entkommt der Kategorisierung. Natürlich besteht auch die Möglichkeit, einzelne Techniken nach bestimmten Kriterien zu sortieren, zu gruppieren und daraus Kategorien zu bilden. Ein solcher Weg birgt die Gefahr der Vereinheitlichung, aber auch das Potenzial des Verbindens fruchtbringender Gedanken. Gerade in einem psychotherapiewissenschaftlichen Ansatz, dessen Ziel die Erweiterung der therapeutischen Handlungsmöglichkeiten ist, kann Letzteres dazu beitragen, aus der Fülle der Angebote jene auszuwählen, die für einen bestimmten Zweck gut geeignet sind. In der folgenden Zusammenfassung der in den letzten 13 Kapiteln abgehandelten psychotherapeutischen Ansätze soll dies nun versucht werden.[51]

Im Rahmen des vorliegenden Buchs werden dreizehn Verfahren vorgestellt, deren Reihenfolge im Buch einer Sortierung nach dem Alphabet entspricht. Sie können allerdings auch nach bestimmten Kriterien sortiert werden. Zunächst eine knappe Auflistung, nochmals in alphabetischer Reihenfolge: Analytische Psychologie, Autogenes Training, Bioenergetische Analyse, Individualpsychologie, Kognitive Verhaltenstherapie, Logotherapie & Existenzanalyse, Morita-Therapie, Poesietherapie, Provokativer Ansatz, Psychoanalyse, Psychodrama, Psychosynthese und Systemische Therapie. Möchte man sie nach dem zugrunde liegenden Paradigma ordnen, tauchen bereits die ersten Schwierigkeiten auf. Die Morita-Therapie beispielsweise ist nicht eindeutig einem Paradigma zuzuordnen, wenngleich manche ihr eine Nähe zur Kognitiven Verhaltenstherapie attestieren (Gielen, 2012, S. 262–263). Der Provokativen Therapie wird allerdings ebenfalls eine solche Nähe zugeschrieben (Höfner, 2022b), wenngleich sie zuweilen als lösungs-

51 Für eine ausführliche Zusammenfassung der einzelnen psychotherapeutischen Ansätze sei auf die jeweiligen Zusammenfassungen am Ende eines jeden Kapitels verwiesen. Um Redundanzen zu vermeiden, werden jene nicht erneut wiedergegeben, sondern strukturiert.

orientierte Kurztherapie oder als humanistisch orientierte Psychotherapie bezeichnet wird (Drath, 2012, S. 150). Die typischen tiefenpsychologischen Verfahren sind recht einfach zu bestimmen: die Analytische Psychologie, die Individualpsychologie und die Psychoanalyse. Aber auch das Autogene Training (zumindest in der Oberstufe), die Bioenergetische Analyse sowie die Psychosynthese basieren auf tiefenpsychologischen Grundlagen. Die ersten beiden sind hier der Unterkategorie der tiefenpsychologisch orientierten Körperpsychotherapien zuzuordnen, die Psychosynthese dagegen eher der Transpersonalen Psychotherapie. Klassisch humanistisch sind die Logotherapie und Existenzanalyse sowie das Psychodrama. Je nach Betrachtungsweise können hierzu auch die Poesietherapie und die Provokative Therapie gezählt werden. Die Systemische Therapie zählt natürlich zu den systemischen Verfahren und die Kognitive Verhaltenstherapie sowie die Morita-Therapie zu den kognitiv-behavioralen.

Eine weitere Möglichkeit des Kategorisierens bietet sich im Bereich der praktischen Umsetzung an. Alle hier angeführten Methoden, Techniken und Interventionen werden auf das psychische Phänomen Eco-Anxiety angewandt und wirken auf verschiedene Weisen auf die Patient*innen, die daran leiden. Grob können folgende Kategorien gebildet werden: das Aufdecken hinter Eco-Anxiety verborgener angstverstärkender Faktoren, das Hinwenden zu etwas Höherem (Sinn, Spiritualität, Gott), die Distanzierung von den Gefühlen, die Stärkung von Problemlöseressourcen, die Linderung des Gefühls durch Antagonisten der Angst, der Perspektivenwechsel sowie die Konfrontation bzw. Exposition der Angst.

In der ersten Kategorie befinden sich Methoden der tiefenpsychologischen Schulen wie das Aufdecken unbewusster Komplexe in der Analytischen Psychologie, die Analyse des Minderwertigkeitsgefühls in der Individualpsychologie, das Deuten unbewusster Fokalkonflikte in der Psychoanalyse, die Abwehrstrukturen aufdeckende bioenergetische Analyse sowie die analytische Oberstufe der Autogenen Psychotherapie. Aber auch das Psychodrama geht auf Situationen und Gefühle ein, die hinter dem Symptom liegen. Ziel der Ansätze ist es, unbewusste Konflikte aufzudecken, die hinter der Klimaangst stehen und diese verstärken. Sind sie einmal aufgedeckt, können die Betroffenen mit ihnen entsprechend umgehen, wodurch sie ihren verstärkenden Effekt verlieren. Eco-Anxiety wird dadurch nicht verschwinden, weil die Angst vor der Klimakrise schließlich, wie bereits in Kapitel 2.5 erwähnt, eine reale Grundlage hat, aber zumindest soweit bewältigbar werden, dass sie sich nicht mehr derart stark auf die Lebensqualität und auf die Bewältigung des Alltags auswirkt.

Die zweite Schublade enthält Verfahren, die das Hinwenden zu einer höheren Instanz als Behandlungsform umsetzen. Hierzu gehört einerseits die Selbsttranszendenz der Logotherapie und Existenzanalyse, andererseits das Besinnen auf das Gemeinschaftsgefühl in der Individualpsychologie sowie die Willensarbeit in der Psychosynthese. Das Ziel ist, einen Sinn im Leiden zu finden, der sich wiederum maßgeblich auf den Umgang mit der Angst auswirkt, oder ein höheres Ziel (verstärkt) in das Zentrum der Überlegungen zu rücken, für das es sich zu handeln lohnt – beispielsweise die Gemeinschaft oder die Umwelt.

In der dritten Gruppe von Methoden ist abermals die Logotherapie und Existenzanalyse mit ihrem Konzept der Selbstdistanzierung vertreten, aber auch die Morita-Therapie mit ihrem Ansatz, Gefühle strikt von Handlungen zu trennen, die Poesietherapie mit ihrer Distanzierungsübung und die Psychosynthese mit der Disidentifikation. Gemeinsam haben all jene Interventionen das Ziel, dass die Personen eine gewisse Distanz zu ihren starken Angstgefühlen herstellen. Durch das Aufbauen einer Distanz zu Eco-Anxiety verliert diese ihren Schrecken und wirkt nicht mehr so nah und bedrohlich, sondern vielmehr als eine kontrollierbare Instanz in der Ferne.

Viertens existieren einige Methoden, die Problemlöseressourcen stärken. Dazu gehören beispielsweise die kognitiven Interventionen der Kognitiven Verhaltenstherapie, die Akzeptanz des Unvermeidlichen der Morita-Therapie, die Willensarbeit in der Psychosynthese, der Neuanfang in der Psychoanalyse, die kreativitätssteigernden Techniken der Poesietherapie sowie des Psychodramas und nicht zuletzt diverse Fragetechniken der Systemischen Therapie. Ihnen gemein ist, dass sie sich auf das Funktionierende im Menschen beziehen, in den Fokus rücken und gezielt stärken. So kann beispielsweise Kreativität maßgeblich dazu beitragen, Lösungen für Problemstellungen zu finden. Aber auch das Besinnen auf eigene Stärken und die Kraft des Willens hilft, erfolgreich mit Eco-Anxiety umgehen zu können.

Die Linderung der Angst durch das Einsetzen von Antagonisten ist eine weitere Strategie, die verschiedene Ansätze anwenden. Der Einsatz von archetypischen Figuren und Bildern zur Reduktion der Angst in der Analytischen Psychologie ist ein Beispiel. Ein weiteres Beispiel ist der Fokus auf das Stärken des Gemeinschaftsgefühls. Die reinigende Katharsis in der Bioenergetischen Analyse zählt ebenso dazu wie die Entspannungsverfahren im Autogenen Training oder in der Kognitiven Verhaltenstherapie. Die Logotherapie und Existenzanalyse arbeitet ebenso mit dem Humor wie die Provokative Therapie. Diesen unterschiedlichen Ansätzen gemein ist, dass sie auf angstlösenden Mechanismen aufbauen – beispielsweise Humor, Ermutigung oder Entspannung.

Die vorletzte Kategorie enthält den Perspektivenwechsel, der in den kognitiven Interventionen der Kognitiven Verhaltenstherapie vorkommt, in den Übertreibungen der Provokativen Therapie, im Rollentausch des Psychodramas, in Schreibübungen der Poesietherapie oder in diversen Fragetechniken wie dem Zirkulären Fragen in der Systemischen Therapie. Zweck eines solchen Wechsels des Blickwinkels ist das Sehen von Aspekten von Eco-Anxiety, die davor verborgen waren. Sei es durch Einnahme der Perspektive der Angst selbst, durch Versetzen in die Lage eines fiktiven Standpunkts oder durch Betrachten des Themas durch die Augen einer dritten Person.

Und die siebente Schublade enthält schließlich Konfrontations- und Expositionsmethoden wie die Systematische Desensibilisierung in der Kognitiven Verhaltenstherapie, das ungehinderte Aussetzen der Angst ohne Rückzugsmöglichkeit in der (stationären) Morita-Therapie oder die Konfrontation mit den Folgen der Angst im Provokativen Ansatz. Durch solche Techniken können die Betroffenen erfahren, dass keine weiteren negativen Folgen eintreten, wenn sie die Angst bzw. angstauslösende Situationen erleben.

Letztlich ist eine solche Einteilung nicht mehr als eine Fiktion im Sinne Vaihingers, ein Hilfskonstrukt für uns Menschen, damit wir einen besseren Überblick über die verschiedenen therapeutischen Techniken bewahren können. Am Ende zählt nur die eigene Intuition, eine adäquate Methode zur passenden Zeit bei der geeigneten Personenkonstellation nach bestem Wissen und Gewissen anzuwenden. Die Anwendungen der 13 psychotherapeutischen Verfahren auf Eco-Anxiety soll dabei das Wissen um die praktische Anwendung und damit das Handlungsrepertoire maßgeblich erweitern sowie die Intuition durch Bereitstellen zusätzlicher relevanter Informationen bei der Auswahl eines viablen Behandlungswegs unterstützen.

5.2 Reflexionen und Gedanken zu den therapeutischen Konstrukten

Gerade im Feld der Psychotherapie bestehen zumindest zwei grundsätzlich verschiedene Ebenen, die allerdings in einer Person kombiniert werden sollen, wenn man erfolgreich psychotherapeutisch tätig sein will. Die erste Ebene ist die professionelle, in der es um die Konzepte, Methoden, Menschenbilder, Arbeitshypothesen und dergleichen mehr geht. Die Zusammenfassung der Ebene der Techniken wurde bereits im vorhergehenden Unterabschnitt 5.1 behandelt. Nicht minder bedeutsam ist die Ebene der Reflexionen, die von mehreren Autor*innen als grundlegendes Charakteristikum der Psychotherapie(-wissenschaft) bezeichnet wird (Jandl, 2020, S. 148–152; Rieken, 2020, S. 100–102). Jene ist vor allem für die intuitive Auswahl eines geeigneten Verfahrens bedeutsam, denn die Auswahl eines für sich selbst viabel scheinenden Ansatzes hängt maßgeblich von der persönlichen Bewertung der Schule und von deren Vertreter*innen ab. In den folgenden Absätzen sollen daher die eigenen Gedanken und Gefühle zu den verschiedenen Ansätzen sowie zu den unterschiedlichen Fachtexten präsentiert und reflektiert werden. Einerseits bin ich ein Mensch mit eigenen Ansichten, der allzumal gewisse Theorien und Postulate keineswegs teilt und manche Fallbeispiele aufgrund der eigenen Erfahrungen als Psychotherapeut als eher unrealistisch betrachtet, andererseits passen nicht alle hier dargestellten Methoden zu meiner Persönlichkeit und meiner Arbeitsweise, was es zu berücksichtigen gilt.[52] Die nachfolgenden Reflexionen sind daher ausdrücklich als eigene subjektive Meinung des Autors zu verstehen und als Ergänzung zur professionellen Zusammenfassung des vorherigen Kapitels. Um jedoch Wiederholungen oder eintönige Abhandlungen zu vermeiden, wird nachfolgend nicht jede Schule einzeln abgehandelt, sondern es werden zunächst einige allgemeine Betrachtungen und Gedanken mitgeteilt. Anschließend wird auf einige Ansätze eingegangen, die für mich besonders neu waren oder überraschten.

Fast alle Autor*innen brachten auf die eine oder andere Weise Fallbeispiele. Jene sollen die praktische Anwendung eines psychotherapeutischen Verfahrens als Heilbehandlung demonstrieren. Die Aussage ist zweifellos selbsterklärend und bedarf keiner

52 Eine Anmerkung hierzu: Die Theorien und Behandlungen innerhalb des vorliegenden Buchs sind ausschließlich im Präsens verfasst. Damit folgt der Text der Konvention, nicht geteilte theoretische Annahmen und Formulierungen durch das Verwenden des Konjunktivs zu kennzeichnen, absichtlich nicht. Hintergrund ist die radikalkonstruktivistische Herangehensweise, die alle Wirklichkeitskonstruktionen, die von den jeweiligen Personen als viabel betrachtet werden, gleichermaßen anerkennt.

weiteren Bestätigung. Allerdings sind nicht wenige solcher Darstellungen nach meinem Empfinden und meiner praktischen Erfahrung als Psychotherapeut – und umso mehr als Sozialarbeiter – stark übertrieben. Stellenweise werden beinahe Wunderheilungen beschrieben, bei denen sinngemäß das Kirchenzitat gilt: *Sprich nur ein Wort, so wird meine Seele gesund.* Und in einzelnen Fällen habe ich mich gefragt, ob die Person eine Psychotherapie brauchte, weil offenbar persistente psychische Störungen in einer einzelnen kurzen Passage aufgelöst wurden. Als Sozialarbeiter in einem Feld, in dem das Hauptklientel aus Menschen besteht, die so schwere psychische Beeinträchtigungen haben, dass sie ohne Unterstützung kaum ihren Alltag bewältigen können, erlebe ich regelmäßig, wie solche Interventionen tatsächlich kurzfristig heilende Effekte haben können, die Wirkung aber nicht lange anhält und bald alles wieder beim Alten ist. Aber um nicht den Eindruck zu erwecken, ich hielte alle Fallbeispiele für Unsinn, möchte ich betonen, dass es hier um einen geringeren Teil der Texte geht, die ich im Zuge der Recherchen gelesen habe. Viele zeigen meines Erachtens konkret und auf angemessene Weise, auf welchen Aspekt die jeweils vorgestellte Intervention wirkt und in welchem Rahmen sie sinnvoll eingesetzt werden kann. Außerdem sind die hier geäußerten Gedanken auf der Basis meiner Lebenswelt, meiner (vor allem beruflichen) Erfahrungen und meiner Persönlichkeit entstanden. Andere Personen würden hier wohl andere Aussagen tätigen. Warum ich es dennoch erwähne, ist, weil es sich auf meine Wahrnehmungen und Bewertungen der Verfahren auswirkt. Ansätze, bei denen ich einige in der Literatur präsentierte Fälle für unrealistisch halte, halte ich automatisch für weniger viabel als andere.

Einen weiteren Einfluss haben Bücher von Vertreter*innen einer Schule, bei denen ich das Gefühl habe, dass sie über Themen schreiben, zu denen sie kaum über ein Halbwissen verfügen. Ein klassisches Beispiel sind die ungewöhnlich häufig vorkommenden Verweise auf die modernen Neurowissenschaften mit einer Kernaussage, die überall ident ist: *Die moderne Hirnforschung hat bestätigt, dass diese und jene Aspekte der hier vorgestellten Schule richtig sind.* Nun bin ich selbst kein Experte für neurowissenschaftliche Forschung, glaube aber zu erkennen, wenn man mehr oder weniger populärwissenschaftliches Wissen wiedergibt, das an die eigenen Anforderungen angepasst wird. Dasselbe gilt für Autor*innen, die Konzepte aus der Säuglingsforschung behandeln, oder solche, die ursprünglich aus einer tiefenpsychologischen Richtung stammen – immerhin haben sich viele Schulengründer*innen ausführlicher mit der Psychoanalyse beschäftigt –, aber trotz des Verweises und des näheren Eingehens auf tiefenpsychologische Konzepte kein fundiertes Wissen in dem Bereich erkennen lassen. Ein gutes Beispiel für eine Schule, die mich gerade in diesem Punkt sehr überrascht hat, ist die Psychosynthese. Von Assagiolis Büchern, die ich zuvor nicht gekannt habe, bin ich in höchstem Maße positiv beeindruckt. Dessen umfangreiches Wissen in vielen Bereichen scheint mir auf jeder Seite durchzuschimmern. Anders empfinde ich hingegen viele der Bücher heutiger Vertreter*innen der Methode, die zwar Assagiolis Worte offenbar bestens kennen, doch das Hintergrundwissen scheinbar nicht besitzen und dann auf das Unbewusste zu sprechen kommen, ohne eine tiefenpsychologisch fundierte Kenntnis davon zu haben. Bei anderen Schulen wie der Systemischen Therapie und der Kognitiven Verhaltenstherapie hatte ich keinen solchen Eindruck. Auch diese persönliche Meinung muss reflektiert werden, wirkt sie sich doch auf die Einschätzung einer Schule als seriöses und in der Gegenwart brauchbares Behandlungsverfahren aus.

Ebenfalls relevant sind für mich ähnliche und scheinbar idente Techniken, bei denen Bewertungen vermischt werden. Zum Beispiel sind sich die folgenden vier Interventionen in ihrer Grundstruktur und Wirkung sehr ähnlich: Die Paradoxe Intention in der Logotherapie und Existenzanalyse, die Paradoxe Intervention in der Kognitiven Verhaltenstherapie, die Symptomverschreibung der Systemischen Therapie und das Vorgehen im Provokativen Ansatz. Die Betrachtung einer der Techniken als viabel wirkt sich implizit auf die anderen aus, deren Ähnlichkeiten von mir in jedem Fall vor der Reflexion zumindest unbewusst wahrgenommen wurden.

Nach allem Für und Wider der einzelnen Schulen und nach dem Berücksichtigen der negativen Wahrnehmungen bestimmter Autor*innen, die nur teilweise mit den präsentierten Techniken zu tun haben, kann ich zumindest für mich sagen, dass ich nicht alle hier dargestellten Vorgehensweisen umsetzen würde und könnte. So würde es mir schwerfallen, eine systematische Desensibilisierung durchzuführen, weil ich damit tendenziell negative Erinnerungen und Gedanken verbinde. Das würde sich auf die Patient*innen auswirken und letztlich wohl dazu führen, dass sie nicht den gewünschten Effekt hat. Deutlich besser kann ich mit Komplexen oder Archetypen arbeiten, die trotz ihrer deutlichen Unterschiede eine gewisse Nähe zur Individualpsychologie aufweisen, mit der ich sozialisiert wurde. Natürlich bedeutet das Aufwachsen in einer Methode nicht, dass man sie auch zwangsläufig adäquat anwenden kann und will, doch in meinem Fall trifft das zu. Am wenigsten Ahnung hatte ich von der Morita-Therapie, deren Name ich nicht einmal kannte und auf die ich nur zufällig stieß. Da ich aber lebensgeschichtlich eine große Sympathie für traditionelles Fernöstliches empfinde, war mir der Ansatz gleich sympathisch. Leider wurde meine Euphorie im Durcharbeiten des Ansatzes etwas gedämpft. Ich nehme den achtsamkeitsbasierten Ansatz durchaus positiv wahr, halte aber wenig davon, einfach trotzdem zu tun, was getan werden muss, und kenne nur wenige Patient*innen, bei denen ich sagen würde, dass ich so arbeiten könnte.

Am spannendsten fand ich dagegen das Psychodrama, das ich zwar davor in den Grundzügen kannte, aber nicht so detailliert, wie es für die vorliegende Arbeit notwendig war. Im Zuge des Durcharbeitens empfand ich schließlich sogar selbst Lust am Ausprobieren und überlege, an einer Psychodrama-Gruppe zu Selbsterfahrungszwecken teilzunehmen. Mein Behandlungsrepertoire hat das Psychodrama in jedem Fall erweitert, zumindest werde ich Techniken wie den Rollentausch oder das spontane Improvisieren situationsadäquat einsetzen. Auch das Autogene Training betrachte ich als sehr viabel, wenngleich ich etwas davor zurückschrecke, es anzuwenden, da die Geduld und die Motivation der Patient*innen entsprechend hoch sein müssen, um den therapeutischen Effekt zu erzielen. Dennoch kann ich mir gut vorstellen, es tatsächlich anzubieten, sofern ich mir zutraue, es entsprechend anzuleiten. Bei einer Imaginationsreise hätte ich wohl weniger Bedenken, sie adäquat zu begleiten, als bei einer spezifischen Technik wie beim Autogenen Training. Auch die Bioenergetische Analyse sehe ich als durchaus interessantes Verfahren, das ich zwar vermutlich kaum explizit einsetzen, aber zumindest als ständigen Begleiter im Hintergrund haben werde. Es erinnert mich daran, dass der

Körperausdruck ebenfalls aufschlussreich und Körperübungen für die Behandlung relevant sein können. Und nicht zuletzt glaube ich, dass die Poesietherapie eine gute Möglichkeit ist, im Fall einer neuerlichen Pandemie und eines Lockdowns Online- und Teletherapien durchzuführen. Ein letztes Mal sei noch betont, dass dies ausschließlich meine persönliche Meinung ist und dass sie weniger überzeugen, vielmehr anregen soll, selbst zu reflektieren, ob und welche Verfahren für einen selbst stimmig klingen und aus welchen Gründen man sie einsetzen oder ablehnen würde.

5.3 Resümee des psychotherapiewissenschaftlichen Zugangs

In diesem Unterabschnitt möchte ich noch einmal kurz auf den psychotherapiewissenschaftlichen Ansatz eingehen. Zunächst einmal gilt allgemein: Bei aller wissenschaftlichen Sorgfalt, die hier angewendet wurde, bleibt eine Restunschärfe in den Ergebnissen. Das liegt daran, dass die vorhergehenden Seiten im Grunde die Interpretationen (von mir) von Interpretationen (der Autor*innen des jeweiligen analysierten Ansatzes) von Theorien (der Schulengründer*innen) darstellen. Erstere werden zusätzlich auf ein Gebiet umgelegt, auf Eco-Anxiety, das in den Schriften der Professionist*innen nicht explizit behandelt wird. Hinzu kommt die notwendigerweise zu berücksichtigende Tatsache, dass meine Interpretationen auf der Basis meiner Lebenswelt und meiner wissenschaftlichen Sozialisierung stehen. Kurzgefasst: Auch wenn in den einzelnen Kapiteln möglichst nah am Original gearbeitet wurde, so ist es selbstverständlich möglich, dass einzelne Aspekte vom Autor dieser Zeilen anders interpretiert wurden, als sie ursprünglich gemeint waren oder als sie andere Vertreter*innen der jeweiligen Schulen verstehen würden. Berücksichtigt man allerdings, dass die professionelle Anwendung von Methoden und Techniken in der psychotherapeutischen Praxis stets auf den Lebenswelten und psychotherapeutischen Sozialisierungen der Praktizierenden ruhen, relativiert sich die Kritik insofern, als in dieser Forschungsarbeit genau das getan wurde, was in der Praxis ebenfalls passiert: das Übernehmen und Interpretieren von *fachfremden* Methoden, Techniken und Interventionen zur viablen Anwendung in der eigenen therapeutischen Arbeit. Am Ende erfüllt sie ebenjenen Zweck, der eingangs bereits in den Raum gestellt wurde: Wir haben hier viele Zugänge zu einem Phänomen kennengelernt und viele Behandlungsmöglichkeiten, die in der praktischen Arbeit mit Betroffenen entsprechend der beschriebenen Viabilität und Flexibilität eingesetzt werden können. Zudem war es zumindest für den Autor dieser Zeilen durchwegs interessant, sich in die vielen unterschiedlichen Schulen hineinzudenken und zu versuchen, die Welt durch ihre Brille zu betrachten.

5.4 Zur Kritik: Das ist aber eigentlich ein integrativer Ansatz!

Beginnt man, in der Psychotherapie einen eigenen Weg einzuschlagen, erhält man gelegentlich, das lehrt uns jedenfalls die Geschichte der Psychotherapie in den letzten 120 Jahren, die (kritische) Unterstellung, einen neuen Ansatz oder eine neue Schule gründen zu wollen. Um eine solche Rückmeldung bereits vorwegzunehmen, möchte ich auf die etwaige Kritik eingehen, dass der hier vorgestellte Weg im Grunde nichts anderes als eine Integrative Therapie auf der Basis des Konstruktivismus sei.

Vergleicht man nun die Integrative Therapie nach Petzold und den Ansatz, der im vorliegenden Buch entwickelt und erprobt wurde, so kommt man nicht umhin, tatsächlich einige Parallelen zu sehen. Die moderne Kognitive Verhaltenstherapie, das sahen wir in Kapitel 4.5, greift bei der Behandlung auf Methoden und Techniken zurück, die sich in der Behandlung bestimmter psychischer Störungsbilder bewährt haben. Dabei integrieren sie nach dem Konzept des empirisch überprüfbaren Erfolgs auch Methoden anderer psychotherapeutischer Schulen in ihre eigene Struktur und setzen sie auf die Basis ihres empiristischen Paradigmas. Schlippe und Schweitzer, siehe Kapitel 4.13, äußern sich mehrfach deutlich über das Einbeziehen von Techniken und Interventionen anderer psychotherapeutischer Verfahren in die Systemische Therapie: Wenn sie in die jeweilige Situation passen und viabel sind, können und sollen sie in die praktische Tätigkeit integriert werden. Und Hilarion Petzolds Konzept der Integrativen Therapie basiert auf der größtmöglichen Flexibilität in der praktischen Arbeit mit Patient*innen aller Art (Petzold, Müller, Meier-Holzknecht & Peri, 2020, S. 6–12). Selbst Fritz Perls, obgleich nicht integrativ, betont, dass er nur solche Psychotherapeut*innen als echte Gestalttherapeut*innen betrachtet, die nicht mehr Methoden und Techniken anwenden, sondern in der Praxis flexibel und kreativ mit ihren Patient*innen umgehen, also gewissermaßen maßgeschneiderte Lösungen anbieten (Perls, 1985, S. 170).

Alle genannten Ansätze und einige weitere basieren auf einer bestimmten Grundlage, einem bestimmten Weltbild, einem bestimmten Menschenbild und einer bestimmten Vorstellung davon, was sinnvoll, gut, richtig und machbar ist, egal nach welchen Kriterien die jeweilige Schule eine solche Auswahl trifft. Dies enthält die hier dargestellte psychotherapiewissenschaftliche Herangehensweise explizit nicht. Außerdem werden darin alle Methoden als vollständig gleichwertig betrachtet, wenngleich ich dies nicht so sehe. Das ist ein Charakteristikum eines wissenschaftstheoretischen Modells, das ein Ideal liefert, welches in der Lebenswelt niemals vollständig erfüllt werden kann. Und das ist auch gut so, denn bei einer Wissenschaft vom Menschen dürfen wir nie vergessen, dass wir, und insbesondere unsere Psychen, das Komplexeste sind, was wir erforschen und beschreiben können.

Ein Gegenargument könnte nun lauten, dass mein konstruktivistischer Zugang im Grunde ein Welt- und ein Menschenbild enthält. Die Systemische Therapie basiert schließlich auf einem sehr ähnlichen Konstrukt.

Ja, durchaus. In einer bestimmten Lesart kann man das vorliegende Buch tatsächlich so interpretieren, dass die Integration auf der Basis eines radikal-konstruktivistischen Welt- und Menschenbilds erfolgt, wodurch mein Ansatz zu einer Spielform der Integrativen Therapie würde. Dem kann ich formal kaum widersprechen, zumal auch Bruce Lees Ansatz von ihm selbst in eine eigene Schule gegossen wurde, nämlich das Jeet Kune Do, die manche Personen mit kruden Anleitungen à la „wenn der Angreifer dies macht, dann tue jenes" ins Groteske verzerrten. Ich kann nicht verhindern, dass dem hier entwickelten Ansatz das gleiche Schicksal widerfährt – von wem auch immer inkl. mir selbst in der Zukunft. Allerdings kann ich hier und jetzt klar mitteilen, dass dies ausdrücklich nicht meine Intention ist. Mein Ziel ist es, ein psychotherapiewissenschaftliches Verfahren zu entwickeln, das weder eine eigene Schule noch Teil einer Schule sein will. Vielmehr ist es eine Art transtherapeutisches Konzept, das alle Schulen, Ansätze, Methoden und Individuen durchzieht, um die Handlungsmöglichkeiten Praktizierender jedweder Ausrichtung durch das Kennenlernen neuer Herangehensweisen an menschliche Phänomene zu erweitern.

In diesem Sinn möchte ich das vorliegende Buch verstanden wissen und stehe überdies einem kritischen Austausch jederzeit zur Verfügung. Nur durch das Reden und Diskutieren können Positionen ausgetauscht und konstruktive Kritik eingebracht werden, die beide schließlich zu einer Verbesserung und Weiterentwicklung des Ansatzes führen können.

6 Literaturverzeichnis

Abraham, T. (2022). *Explainer: What is 'climate anxiety' and how psychologists are offering therapy,* CNBC. Verfügbar unter: https://www.cnbctv18.com/healthcare/explainer-what-is-climate-anxiety-and-how-psychologists-are-offering-therapy-12393952.htm

Adler, A. (1927a/2007a). *Menschenkenntnis*. Göttingen: Vandenhoeck & Rupprecht.

Adler, A. (1927a/2007b). Menschenkenntnis. In A. Adler, J. Rüedi & K. H. Witte (Hrsg.), *Menschenkenntnis (1927)* (Studienausgabe, / Alfred Adler. Hrsg. von Karl Heinz Witte; Band 5, S. 25–219). Göttingen: Vandenhoeck & Ruprecht.

Adler, A. (1910c/2007). Trotz und Gehorsam. In A. Adler, A. Bruder-Bezzel & K. H. Witte (Hrsg.), *Persönlichkeit und neurotische Entwicklung. Frühe Schriften (1904–1912)* (Studienausgabe, / Alfred Adler. Hrsg. von Karl Heinz Witte; Band 1, S. 122–131). Göttingen: Vandenhoeck & Ruprecht.

Adler, A. (1933b/2008). *Der Sinn des Lebens*. Göttingen: Vandenhoeck & Rupprecht.

Adler, A. (1912a/2008a). *Über den nervösen Charakter. Grundzüge einer vergleichenden Individualpsychologie*. Göttingen: Vandenhoeck & Rupprecht.

Adler, A. (1912a/2008b). Über den nervösen Charakter. Grundzüge einer vergleichenden Individualpsychologie und Psychotherapie. In A. Adler (Hrsg.), *Über den nervösen Charakter (1912). Grundzüge einer vergleichenden Individualpsychologie und Psychotherapie* (Studienausgabe, Band 2, 2. Auflage, S. 19–320). Göttingen: Vandenhoeck & Ruprecht.

Adler, A. (1918e/2009). Bolschewismus und Seelenkunde. In A. Adler, A. Bruder-Bezzel & K. H. Witte (Hrsg.), *Gesellschaft und Kultur. (1897–1937)* (Studienausgabe, / Alfred Adler. Hrsg. von Karl Heinz Witte; Band 7, S. 111–119). Göttingen: Vandenhoeck & Ruprecht.

Adler, A. (1931n/2010). *Individualpsychologie und Psychoanalyse*. Göttingen: Vandenhoeck & Rupprecht.

Adler, A. (1931l/2010). *Der nervöse Charakter*. Göttingen: Vandenhoeck & Rupprecht.

Adler, A. (1931g/2010). Der Sinn des Lebens. In A. Adler, G. Eife & K. H. Witte (Hrsg.), *Persönlichkeitstheorie, Psychopathologie, Psychotherapie (1913–1937)* (Studienausgabe, / Alfred Adler. Hrsg. von Karl Heinz Witte; Band 3, S. 429–441). Göttingen: Vandenhoeck & Ruprecht.

Adler, A., Furtmüller, C. & Wexberg, E. (Hrsg.). (1922). *Heilen und Bilden. Grundlagen der Erziehungskunst für Ärzte und Pädagogen* (Zweite, neubearbeitete und erweiterte Auflage). Munich: J.F. Bergmann-Verlag. https://doi.org/10.1007/978-3-662-34425-5

Albrecht, G. (2005). "Solastalgia". A New Concept in Health and Identity. *Philosophy Activism Nature*, *3*, 41–55.

Albrecht, G. (2011). Chronic Environmental Change: Emerging 'Psychoterratic' Syndromes. In I. Weissbecker (Ed.), *Climate Change and Human Well-Being. Global Challenges and*

Opportunities (International and Cultural Psychology, S. 43–56). New York, NY: Springer Science+Business Media LLC.

Albrecht, G. (2013). Solastalgie: Heimweh in der Heimat. In N. Jung, H. Molitor & A. Schilling (Hrsg.), *Vom Sinn der Heimat* (S. 47–60). Budrich UniPress.

Albrecht, G., Sartore, G.-M., Connor, L., Higginbotham, N., Freeman, S., Kelly, B. et al. (2007). Solastalgia: the distress caused by environmental change. *Australasian Psychiatry: Bulletin of Royal Australian and New Zealand College of Psychiatrists, 15 Suppl 1*, S95–8. https://doi.org/10.1080/10398560701701288

Alt, P.-A. (2016). *Sigmund Freud. Der Arzt der Moderne: eine Biographie*. München: C.H. Beck. Verfügbar unter: https://www.perlentaucher.de/buch/peter-andre-alt/sigmund-freud.html

Amazingaintit. (2022). *Reimagining Humanity*. Verfügbar unter: https://www.amazingaintit.com/reimagining-humanity/

Ambrose, J. (2020, 8. Oktober). ‚Hijacked by anxiety': how climate dread is hindering climate action. A growing school of psychologists believe the trauma of the climate crisis is a key barrier to change – and can be treated with therapy. *The Guardian*. Verfügbar unter: https://link.gale.com/apps/doc/A637726442/AONE?u=43wien&sid=bookmark-AONE&xid=7dee3a5b

Ameln, F. von, Gerstmann, R. & Kramer, J. (2009). *Psychodrama. Mit 24 Tabellen* (2. Auflage). Heidelberg: Springer Medizin Verlag.

APA (2000a, 19. Oktober). Klimawandel mögliche Ursache der Katastrophen in Italien und der Schweiz. *Der Standard*. Verfügbar unter: https://www.derstandard.at/story/364577/klimawandel-moegliche-ursache-der-katastrophen-in-italien-und-der-schweiz

APA (2000b, 23. Oktober). Ein Viertel der Korallenriffe weltweit ist bereits tot. *Der Standard*. Verfügbar unter: https://www.derstandard.at/story/367439/ein-viertel-der-korallenriffe-weltweit-ist-bereits-tot

APA (2000c, 16. November). Die Nordsee – Surfparadies der Zukunft? *Der Standard*. Verfügbar unter: https://www.derstandard.at/story/390797/die-nordsee---surfparadies-der-zukunft

APA (2000d, 18. Dezember). US-Forscher werfen Politikern „Analphabetentum" beim Klimaschutz vor. *Der Standard*. Verfügbar unter: https://www.derstandard.at/story/422569/us-forscher-werfen-politikern-analphabetentum-beim-klimaschutz-vor

Assagioli, R. (1965). *Psychosynthesis. A manual of principles and techniques*. New York: Hobbs Dorman & Co.

Assagioli, R. (1974). *The act of will*. London: Wildwood House.

Bair, D. (2005). *C. G. Jung. Eine Biographie* (M. Müller, Übers.). München: Knaus.

Baker, C. (2021). *The World Is Burning. How Can Climate Journalists Cope?*, DartCenter. Verfügbar unter: https://dartcenter.org/resources/world-burning-how-can-climate-journalists-cope

Baker, J. (2013). What have we done to Mother Earth? Psychodynamic thinking applied to our current world crisis. *Psychodynamic Practice*, *19*(1), 55–67. https://doi.org/10.1080/14753634.2013.748552

Balint, M. (1986). *Primary love and psycho-analytic technique* (Psychoanalysis examined and re-examined). New York: Da Capo Press.

Balint, M. (1997). *Therapeutische Aspekte der Regression. Die Theorie der Grundstörung* (2. Auflage). Stuttgart: Klett-Cotta.

Balint, M. (2018). *Thrills and Regressions*. London: Routledge.

Balint, M., Ornstein, P. H. & Balint, E. (2001). *Focal psychotherapy. An example of applied psychoanalysis* (International behavioural and social science library K, Psychology, Vol. 2). London: Routledge (Original erschienen 1972).

Barth, M., Masson, T., Fritsche, I., Fielding, K. & Smith, J. R. (2021). Collective responses to global challenges: The social psychology of pro-environmental action. *Journal of Environmental Psychology*, *74*, 101562. https://doi.org/10.1016/ j.jenvp.2021.101562

Baudon, P. & Jachens, L. (2021). A Scoping Review of Interventions for the Treatment of Eco-Anxiety. *International Journal of Environmental Research and Public Health*, *18*(18). https://doi.org/10.3390/ijerph18189636

Beck, U. (1999). Weltrisikogesellschaft, ökologische Krise und Technologiepolitik. In U. Beck, M. A. Hajer & S. Kesselring (Hrsg.), *Der unscharfe Ort der Politik* (S. 307–334). Wiesbaden: VS Verlag für Sozialwissenschaften. https://doi.org/10.1007/978-3-322-97437-2_14

Becker, E. S. (2008). Generalisierte Angststörung. In J. Margraf & S. Schneider (Hrsg.), *Lehrbuch der Verhaltenstherapie. Band 2: Störungen im Erwachsenenalter – Spezielle Indikationen – Glossar* (3. Auflage 2009, S. 88–103). Berlin, Heidelberg: Springer Berlin Heidelberg.

Benetka, G. (2017). *Die Psychoanalyse der Schüler um Freud. Entwicklungen und Richtungen* (Schlüsseltexte der Psychologie). Wiesbaden: Springer.

Benoit, L., Thomas, I. & Martin, A. (2021). Review: Ecological awareness, anxiety, and actions among youth and their parents – a qualitative study of newspaper narratives. *Child and Adolescent Mental Health*. https://doi.org/10.1111/camh.12514

Berbalk, H. H. & Young, J. E. (2009). Schematherapie. In J. Margraf & S. Schneider (Hrsg.), *Grundlagen, Diagnostik, Verfahren, Rahmenbedingungen. Mit 80 Tabellen* (Lehrbuch der Verhaltenstherapie, Band 1, 3. Auflage, S. 646–667). Heidelberg: Springer Medizin.

Berman, R. (2021, 28. September). Eco-anxiety: 75% of young people say 'the future is frightening'. *Medical News Today*. Verfügbar unter: https://www.medicalnewstoday.com/articles/eco-anxiety-75-of-young-people-say-the-future-is-frightening

Bilotta, E., Vaid, U. & Evans, G. W. (2018). Environmental Stress. In L. Steg & J. I. M. de Groot (Hrsg.), *Environmental Psychology* (S. 36–44). Chichester, UK: John Wiley & Sons, Ltd. https://doi.org/10.1002/9781119241072.ch4

Biswas, S. (2021). *Climate emergency has given rise to eco-anxiety, and it's here to stay,* Tomes of India. Verfügbar unter: https://timesofindia.indiatimes.com/life-style/health-fitness/de-stress/climate-emergency-has-given-rise-to-eco-anxiety-and-its-here-to-stay/articleshow/84853780.cms

Bolton, G., Field, V. & Thompson, K. (Eds.). (2006). *Writing works. A resource handbook for therapeutic writing workshops and activities* (Writing for Therapy or Personal Development). London: Jessica Kingsley Publishers.

Bolton, G., Field, V. & Thompson, K. (Eds.). (2011). *Writing routes. A resource handbook of therapeutic writing* (Writing for Therapy or Personal Development Ser). London: Jessica Kingsley Publishers.

Bouman, T., Verschoor, M., Albers, C. J., Böhm, G., Fisher, S. D., Poortinga, W. et al. (2020). When worry about climate change leads to climate action: How values, worry and personal responsibility relate to various climate actions. *Global Environmental Change*, *62*, 102061. https://doi.org/10.1016/j.gloenvcha.2020.102061

Bradley, B., Hirose, R., Fitchett, H., Ranuzzi, E., MacKenzie, G., Bennison, S. et al. (2021). *How eco-anxiety influences climate activism and everyday life in Britain.* University of St Andrews. https://doi.org/10.15664/10023.24207

Brenneke, H. F. (1994). Autogenes Training. In R. J. Corsini (Hrsg.), *Handbuch der Psychotherapie* (4. Auflage, S. 52–65). Weinheim: Beltz.

Bright, M. L. & Eames, C. (2021). From apathy through anxiety to action: emotions as motivators for youth climate strike leaders. *Australian Journal of Environmental Education*, 1–13. https://doi.org/10.1017/aee.2021.22

Brown, M. Y. (1999). *Ecopsychosynthesis*. Verfügbar unter: https://mollyyoungbrown.com/essays-books-on-psychosynthesis-and-ecopsychology/essays/ecopsychosynthesis/

Bruder, K.-J. (2003). Semiotik und Psychoanalyse. In R. Posner, K. Robering & T. A. Sebeok (Hrsg.), *Handbücher zur Sprach- und Kommunikationswissenschaft = Handbooks of linguistics and communication science = Manuels de linguistique et des sciences de communication. Ein Handbuch zu den zeichentheoretischen Grundlagen von Natur und Kultur = Semiotics / hrsg. von Roland Posner* (S. 2483–2510). Berlin: de Gruyter.

Bruder-Bezzel, A. (1999). *Geschichte der Individualpsychologie* (2. Auflage). Göttingen: Vandenhoeck und Ruprecht.

Bruder-Bezzel, A. (2011). „Aber lassen Sie nur keinen Spezialisten zu, machen Sie alles selbst!" (Freud 1905). Briefe von Freud an Adler 1899–1911. *Zeitschrift für Individualpsychologie*, *36*(1), 6–62.

Brulle, R. J. & Norgaard, K. M. (2019). Avoiding cultural trauma: climate change and social inertia. *Environmental Politics*, *28*(5), 886–908. https://doi.org/10.1080/ 09644016.2018.1562138

Brüntjen, J.-S. (2020, 7. Oktober). Warum die Angst vor dem Klimawandel eine „sehr gesunde Reaktion" ist. *Sonntagsblatt*. Verfügbar unter: https://www.sonntagsblatt.de/artikel/bayern/sehr-gesunde-reaktion-die-angst-vor-dem-klimawandel

Buchholz, M. B. (1999). Die Psychoanalyse der Zukunft der Psychoanalyse. *Forum der Psychoanalyse*, *15*(3), 204–223. https://doi.org/10.1007/s004510050062

Büntig, W. (1994). Bioenergetik. In R. J. Corsini (Hrsg.), *Handbuch der Psychotherapie* (4. Auflage, S. 66–110). Weinheim: Beltz.

Burda, G. (2012). *Formate der Seele. Erkenntnistheoretische Grundlagen und ethische Implikationen der Allgemeinen Psychotherapiewissenschaft* (Psychotherapiewissenschaft in Forschung, Profession und Kultur, Band 3). Zugl.: SFU Wien, Diss., 2011. Münster, New York, NY, München, Berlin: Waxmann.

Burda, G. (2021). *Epistemische Achtsamkeit. Psychotherapiewissenschaft und die Analytische Psychologie C. G. Jungs* (Psychotherapiewissenschaft in Forschung, Profession und Kultur, Band 30). Münster, New York: Waxmann.

Burmeister, H.-J. (2014). Psychodrama in der Psychotherapie. In F. von Ameln & J. Kramer (Hrsg.), *Psychodrama: Praxis. Mit 10 Tabellen* (S. 7–46). Berlin: Springer.

Busch, H.-J. (2021). Die Umkehr des Prometheus. Der rettende Weg zu einem inneren Umwelt-Apriori. In L. Dohm, F. Peter & K. van Bronswijk (Hrsg.), *Climate Action – Psychologie der Klimakrise* (S. 209–227). Psychosozial-Verlag.

Buzzell, L. & Chalquist, C. (2019). *It's Not Eco-Anxiety – It's Eco-Fear! A Survey of the Eco-Emotions*. Verfügbar unter: https://chalquist.com/its-not-eco-anxiety-its-eco-fear-a-survey-of-the-eco-emotions/

Carrington, D. (2020, 27. November). Climate 'apocalypse' fears stopping people having children. Survey of 600 people finds some parents regret having offspring for same reason. *The Guardian,* NA. Verfügbar unter: https://link.gale.com/apps/doc/ A643002797/ AONE?u=43wien&sid=bookmark-AONE&xid=4b430fb3

Chang, C. (2021, 15. Juli). How to cope with the existential dread of climate change. *The Washington Post,* NA. Verfügbar unter: https://link.gale.com/apps/doc/A668584214/ AONE?u=43wien&sid=bookmark-AONE&xid=cb549565

Chen, S., Bagrodia, R., Pfeffer, C. C., Meli, L. & Bonanno, G. A. (2020). Anxiety and resilience in the face of natural disasters associated with climate change: A review and methodological critique. *Journal of Anxiety Disorders*, *76*, 102297. https://doi.org/10.1016/j.janxdis.2020.102297

Christensen, J. (2020, 7. Mai). Climate anxiety is real, but there's something you can do about it. *CNN Wire*. Verfügbar unter: https://link.gale.com/apps/doc/A584627195/AONE?u =43wien&sid=bookmark-AONE&xid=283dcfaf

Clauer, J. (2011). Die Behandlung von Angsterkrankungen in der Bioenergetischen Analyse. In F. Röhricht (Hrsg.), *Störungsspezifische Konzepte in der Körperpsychotherapie. / Frank Röhricht (Hg.). Mit Beitr. von David Boadella* (Therapie & Beratung, Orig.-Ausg, S. 150–159). Gießen: Psychosozial-Verlag.

Clayton, S. (2020). Climate anxiety: Psychological responses to climate change. *Journal of Anxiety Disorders*, *74*, 102263. https://doi.org/10.1016/j.janxdis.2020.102263

Clayton, S. & Karazsia, B. T. (2020). Development and validation of a measure of climate change anxiety. *Journal of Environmental Psychology*, *69*, 101434. https://doi.org/10.1016/j.jenvp.2020.101434

Clayton, S., Manning, C., Krygsman, K. & Speiser, M. (2017). *Mental Health and our Changing Climate. Impacts, Implications and Guidance,* American Psychological Association. Verfügbar unter: https://www.apa.org/news/press/releases/2017/03/mental-health-climate.pdf

Climate Psychology Alliance. (2022). *Una d'Aragona*. Verfügbar unter: https://www.climatepsychologyalliance.org/support/indsupport/therapymap/unadaragona

Coffey, Y., Bhullar, N., Durkin, J., Islam, M. S. & Usher, K. (2021). Understanding Eco-anxiety: A Systematic Scoping Review of Current Literature and Identified Knowledge Gaps.

The Journal of Climate Change and Health, *3*, 100047. https://doi.org/10.1016/j.joclim.2021.100047

Cologna, V. & Siegrist, M. (2020). The role of trust for climate change mitigation and adaptation behaviour: A meta-analysis. *Journal of Environmental Psychology*, *69*, 101428. https://doi.org/10.1016/j.jenvp.2020.101428

Cooke, B. (2021, 27. Oktober). Climate anxiety is rising and so is the willingness to act on it. The public are prepared to back policies to protect the planet but paralysing polarisation in the US is a warning of how consensus could falter. *The Times,* p. 13. Verfügbar unter: https://link.gale.com/apps/doc/A680343972/AONE?u=43wien&sid=bookmark-AONE&xid=5de43c20

Corbett, J. B. (2021). *Communicating the climate crisis. New directions for facing what lies ahead* (Environmental communication and nature). Lanham: Lexington.

Cordes, C. (2022). *Dr. Charlotte Cordes*. Verfügbar unter: https://provokativ.com/dr-charlotte-cordes/

Corsini, R. J. (Hrsg.). (1994). *Handbuch der Psychotherapie* (4. Auflage). Weinheim: Beltz.

Cossman, B. (2013). Anxiety Governance. *Law & Social Inquiry*, *38*(04), 892–919. https://doi.org/10.1111/lsi.12027

Crampton, M. (1994). Psychosynthesis. In R. J. Corsini (Hrsg.), *Handbuch der Psychotherapie* (4. Auflage, S. 1052–1073). Weinheim: Beltz.

Cunsolo, A., Harper, S. L., Minor, K., Hayes, K., Williams, K. G. & Howard, C. (2020). Ecological grief and anxiety: the start of a healthy response to climate change? *The Lancet Planetary Health*, *4*(7), e261–e263. https://doi.org/10.1016/S2542-5196(20)30144-3

Dailianis, A. T. (2020). *Eco-anxiety: A scoping review towards a clinical conceptualisation and therapeutic approach*. Masterarbeit. Auckland University of Technology, Auckland.

Dehne, M. (2017). *Soziologie der Angst*. Dissertation. Max-Weber-Kolleg, Universität Erfurt. https://doi.org/10.1007/978-3-658-15523-0

Dickinson, E. E. (2008). The green issue. *The New York Times Magazine*. Verfügbar unter: https://www.nytimes.com/2008/04/20/magazine/20Live-a-t.html

Dietrich, R. (2007). Ausdruck. In G. Stumm & A. Pritz (Hrsg.), *Wörterbuch der Psychotherapie* (S. 54). Wien: Springer.

Dijkstra, J. M. & Nagatsu, T. (2021). Cognitive behavioral therapy (CBT), acceptance and commitment therapy (ACT), and Morita therapy (MT); comparison of three established psychotherapies and possible common neural mechanisms of psychotherapies. *Journal of Neural Transmission*. https://doi.org/10.1007/s00702-021-02450-9

Dodds, J. (2021). The Psychology of Climate Anxiety – ERRATUM. *BJPsych Bulletin*, *45*(4), 256. https://doi.org/10.1192/bjb.2021.58

Drath, K. (2012). *Coaching und seine Wurzeln. Erfolgreiche Interventionen und ihre Ursprünge*. Freiburg, Br., München i.e. Planegg: Haufe-Gruppe.

Edwards, S. A. (2008). *Eco-Anxiety: An Intelligent Response*. Verfügbar unter: http://eco-anxiety.blogspot.com/2008/03/by-sarah-anne-edwards-phd-lcsw-articles.html

Edwards, S. A. (2010). *Once Awake: The Waking Up Syndrome Two Years Later*. Verfügbar unter: http://eco-anxiety.blogspot.com/2010/02/once-awake-waking-up-syndrome-two-years.html

Edwards, S. A. & Buzzell, L. (2008). *The waking up syndrome*. Verfügbar unter: https://www.resilience.org/stories/2008-05-01/waking-syndrome/

Ellenberger, H. F. (2011). *Die Entdeckung des Unbewussten. Geschichte und Entwicklung der dynamischen Psychiatrie von den Anfängen bis zu Janet, Freud, Adler und Jung* [2. Auflage]. Zürich: Diogenes.

Estok, S. C. (2019). Introduction: Theorizing Ecophobia, Ten Years In. *ISLE: Interdisciplinary Studies in Literature and Environment, 26*(2), 379–387. https://doi.org/10.1093/isle/isz034

Eysenck, H. J. (1952). The effects of psychotherapy: an evaluation. *Journal of Consulting Psychology, 16*(5), 319–324. https://doi.org/10.1037/h0063633

Farrelly, F. (1997). *Frannies Welt. Eine Kindheit in Missouri* (Quell-Präsent-Buch). Stuttgart: Quell.

Farrelly, F. & Brandsma, J. M. (1986). *Provokative Therapie*. Berlin: Springer.

Farrelly, F. & Matthews, S. (1994). Provokative Therapie. In R. J. Corsini (Hrsg.), *Handbuch der Psychotherapie* (4. Auflage, S. 956–977). Weinheim: Beltz.

Fawbert, D. (2019). *'Eco-anxiety': how to spot it and what to do about it. Feeling overwhelmed by the existential challenge of climate change? You're not alone,* BBC. Verfügbar unter: https://www.bbc.co.uk/bbcthree/article/b2e7ee32-ad28-4ec4-89aa-a8b8c98f95a5

Fenwick, M. (2019). *I get depressed about what we're doing to our planet: advice*. Verfügbar unter: https://www.psychologies.co.uk/i-get-depressed-about-what-were-doing-to-our-planet-advice/

Firsching, J. (2021a). *TikTok Statistiken 2021: 100 Mio. Nutzer in Europa & 1 Mrd. weltweit,* FutureBIZ. Verfügbar unter: https://www.futurebiz.de/artikel/tiktok-statistiken-2019/

Firsching, J. (2021b). *Twitter Statistiken 2021: Aktuelle Nutzerzahlen, Nutzerwachstum & Umsatz,* FutureBIZ. Verfügbar unter: https://www.futurebiz.de/artikel/twitter-statistiken-nutzerzahlen/

Fischer, G. (2008). *Logik der Psychotherapie. Philosophische Grundlagen der Psychotherapiewissenschaft*. Kröning: Asanger.

Fischer, G. (2011). *Psychotherapiewissenschaft. Einführung in eine neue humanwissenschaftliche Disziplin* (Therapie & Beratung, Originalausg). Gießen: Psychosozial-Verlag.

Flynn, C., Yamasumi, E., Fisher, S., Snow, D., Grant, Z., Kirby, M. et al. (2021). *Peoples' Climate Vote. Results.* UNDP; University of Oxford.

Frank, M. & Frank, B. (2009). Das Erstgespräch in der Verhaltenstherapie. In J. Margraf & S. Schneider (Hrsg.), *Grundlagen, Diagnostik, Verfahren, Rahmenbedingungen. Mit 80 Tabellen* (Lehrbuch der Verhaltenstherapie, Band 1, 3. Auflage, S. 476–483). Heidelberg: Springer Medizin.

Frankl, V. E. (2007). *Ärztliche Seelsorge. Grundlagen der Logotherapie und Existenzanalyse. Mit den „Zehn Thesen über die Person"* (Ungekürzte Ausg., 12. Auflage). München: Dt. Taschenbuch-Verlag.

Frankl, V. E. (2012). *Der Wille zum Sinn* (Psychologie Klassiker, 6. Auflage). Bern: Huber.

Frankl, V. E. (2014). *Was nicht in meinen Büchern steht. Lebenserinnerungen* (Beltz-Taschenbuch Biographie & Kontext, Band 757, 6. Auflage). Weinheim: Beltz.

Frankl, V. E. (2015a). *Grundkonzepte der Logotherapie* (F. Vesely, Übers.). Wien: Facultas.

Frankl, V. E. (2015b). *Der Mensch vor der Frage nach dem Sinn. Eine Auswahl aus dem Gesamtwerk* (Serie Piper, Band 289, Ungekürzte Taschenbuchausgabe, 28. Auflage). München, Berlin, Zürich: Piper.

Frankl, V. E. (2018). *... trotzdem Ja zum Leben sagen. Ein Psychologe erlebt das Konzentrationslager*. München: Penguin Verlag.

Freud, S. (1905d). *Drei Abhandlungen zur Sexualtheorie. GW V, 27, S. 33–145.*

Freud, S. (1923b). *Das Ich und das Es*. GW XIII, S. 237–286.

Freud, S. (1923a). *Libidotheorie. GW XIII, S. 211–233.*

Freud, S. (1933a). *Neue Folge der Vorlesung zur Einführung in die Psychoanalyse. GW XV.*

Freud, S. (1925d). *Selbstdarstellung. GW XIV, S. 31–96.*

Freud, S. (1900a). *Die Traumdeutung. GW II/III.*

Freud, S., Jung, C. G., McGuire, W. & Sauerländer, W. (1976). *Briefwechsel*. Zürich: Buchclub Ex Libris.

Friedman, H. L. & Glazer, R. (2009). The Body Never Lies. *Journal of Humanistic Psychology*, *49*(3), 376–379. https://doi.org/10.1177/0022167809333874

Furtmüller, C. & Wexberg, E. (1922). Zur Entwicklung der Individualpsychologie. In A. Adler, C. Furtmüller & E. Wexberg (Hrsg.), *Heilen und Bilden. Grundlagen der Erziehungskunst für Ärzte und Pädagogen* (2., neubearbeitete und erweiterte Auflage, S. 215–228). München: J.F. Bergmann-Verlag.

Gabriel, S. (2021). Pan lebt in unseren Angstkomplexen. *Jung Journal*, (46), 35–40.

Gay, P. (2006). *Freud. Eine Biographie für unsere Zeit* (3. Auflage, ungekürzte Neuausg). Frankfurt am Main: Fischer-Taschenbuch-Verlag.

Geiger, N., Swim, J. K., Gasper, K., Fraser, J. & Flinner, K. (2021). How do I feel when I think about taking action? Hope and boredom, not anxiety and helplessness, predict intentions to take climate action. *Journal of Environmental Psychology*, *76*, 101649. https://doi.org/10.1016/j.jenvp.2021.101649

Gielen, U. P. (2012). *Handbook of Culture, Therapy, and Healing*. Hoboken: Taylor and Francis.

Giovetti, P. (2007). *Roberto Assagioli. Leben und Werk des Begründers der Psychosynthese* (1. dt. Auflage). Rümlang/Zürich: Nawo-Verlag.

Glasersfeld, E. von. (1987). *Wissen, Sprache und Wirklichkeit. Arbeiten zum radikalen Konstruktivismus* (Wissenschaftstheorie, Wissenschaft und Philosophie, Band 24). Braunschweig, Wiesbaden: Vieweg.

Glasersfeld, E. von. (1996). *Radikaler Konstruktivismus. Ideen, Ergebnisse, Probleme.* Frankfurt am Main: Suhrkamp.

Goleman, D. (2009). *The Age of Eco-Angst*. Verfügbar unter: https://opinionator.blogs.nytimes.com/2009/09/27/the-age-of-eco-angst/?mcubz=1

Good, G. E. & Rabinowitz, F. E. (1992). Alexander Lowen: An Energetic Man. *Journal of Counseling & Development*, *71*(1), 3–6. https://doi.org/10.1002/j.1556-6676.1992.tb02161.x

Gregersen, T., Doran, R., Böhm, G., Tvinnereim, E. & Poortinga, W. (2020). Political Orientation Moderates the Relationship Between Climate Change Beliefs and Worry About Climate Change. *Frontiers in Psychology*, *11*, 1573. https://doi.org/10.3389/ fpsyg.2020.01573

Greiner, K. (2012). *Standardisierter Therapieschulendialog (TSD). Therapieschulen-interdisziplinäre Grundlagenforschung an der Sigmund-Freud-Privatuniversität Wien/Paris (SFU)*. Zugl.: SFU Wien, Habil.-Schr., 2012. Wien: Sigmund-Freud-PrivatUniv.-Verlag.

Greiner, K. (2020). *Experimentelle Psychotherapiewissenschaft. Das Methodenprogramm der Wiener Therapieschulenforschung*. Berlin: Parodos.

Grobkoff, E. (2021, 7. September). Anxiety and biscuits: the climate cafes popping up around the world. Organisers say showing people they are not alone in their fears is key to instigating climate action. *The Guardian,* NA. Verfügbar unter: https://link.gale.com/apps/doc/A676340687/AONE?u=43wien&sid=bookmark-AONE&xid=6bf091c1

Grose, A. (2020). *A Guide to Eco-Anxiety. How to Protect the Planet and Your Mental Health*. Erscheinungsort nicht ermittelbar: Watkins Media.

Grundmann, E. & Kächele, H. (2012). Therapie und Geschichten. Wie fiktiv darf eine Fallgeschichte sein? *Zeitschrift für Individualpsychologie*, *37*(3), 274–285. https://doi.org/10.13109/zind.2012.37.3.274

Die Grünen. (1990). *Das Programm zur 1. Gesamtdeutschen Wahl 1990*. Verfügbar unter: https://www.boell.de/sites/default/files/assets/boell.de/images/download_de/publikationen/1990_Wahlprogramm_Bundestagswahl.pdf?dimension1=division_agg

Habibi-Kohlen, D. (2021). Zur zeitbedingten Abwehr der Klimakrise. Wie wir uns die Klimakrise bedeutungslos machen und wie der Zeitgeist uns dabei hilft. In L. Dohm, F. Peter & K. van Bronswijk (Hrsg.), *Climate Action – Psychologie der Klimakrise* (S. 45–64). Psychosozial-Verlag.

Hain, P. (2005). Farrelly, Frank. In G. Stumm, A. Pritz, P. Gumhalter, N. Nameskeri & M. Voracek (Hrsg.), *Personenlexikon der Psychotherapie* (S. 131–132). Wien: Springer.

Handlbauer, B. (1984). *Die Entstehungsgeschichte der Individualpsychologie Alfred Adlers* (Veröffentlichungen des Ludwig-Boltzmann-Institutes für Geschichte der Gesellschaftswissenschaften, Band 12). Wien [etc.]: Geyer-Edition.

Handlbauer, B. (2010). *Die Freud-Adler-Kontroverse* (Bibliothek der Psychoanalyse, 2. Auflage). Giessen: Psychosozial-Verlag.

Harvey, F. (2021, 14. September). Four in 10 young people fear having children due to climate crisis. Global survey finds most 16–25 year olds worry a lot about the future, and many feel failed by governments. *The Guardian (London, England),* NA. Verfügbar unter: https://link.gale.com/apps/doc/A676470189/AONE?u=43wien&sid=bookmark-AONE&xid=05f0fe65

Haugestad, C. A., Skauge, A. D., Kunst, J. R. & Power, S. A. (2021). Why do youth participate in climate activism? A mixed-methods investigation of the #FridaysForFuture climate protests. *Journal of Environmental Psychology*, *76*, 101647. https://doi.org/10.1016/j.jenvp.2021.101647

Heeren, A., Mouguiama-Daouda, C. & Contreras, A. (2021). *On climate change anxiety and the threat it may pose to mental health and adaptation: An international study across European and African French-speaking territories*. https://doi.org/10.31234/ osf.io/a69wp

Heidenreich, T. & Michalak, J. (2009). Achtsamkeit. In J. Margraf & S. Schneider (Hrsg.), *Grundlagen, Diagnostik, Verfahren, Rahmenbedingungen. Mit 80 Tabellen* (Lehrbuch der Verhaltenstherapie, Band 1, 3. Auflage, S. 570–578). Heidelberg: Springer Medizin.

Heimes, S. (2010). *Künstlerische Therapien. Ein intermedialer Ansatz*. Stuttgart, Göttingen: UTB; Vandenhoeck & Ruprecht.

Heimes, S. (2012). *Warum Schreiben hilft. Die Wirksamkeitsnachweise zur Poesietherapie*. Göttingen: Vandenhoeck & Ruprecht. https://doi.org/10.13109/9783666401619

Heimes, S. (2015a). *Kreatives und therapeutisches Schreiben. Ein Arbeitsbuch* (5. Auflage). Gottingen: Vandenhoeck & Ruprecht.

Heimes, S. (2015b). *Schreib dich gesund. Übungen für verschiedene Krankheitsbilder*. Göttingen: Vandenhoeck & Ruprecht. https://doi.org/10.13109/9783666404580

Heimes, S. (2022a). *Sachbücher und Belletristik*. Verfügbar unter: https://silke-heimes.de/sachbuecher-und-belletristik

Heimes, S. (2022b). *Über mich*. Verfügbar unter: https://silke-heimes.de/ueber-mich

Heimgartner, A., Rau, T., Allroggen, M. & Fegert, J. M. (2020). *Radikalisierungsprozesse wahrnehmen einschätzen handeln. Grundlagenwissen für Ärzt*innen und Psychotherapeut*innen*. Ulm: Universitätsklinikum Ulm.

Helm, S. V., Pollitt, A., Barnett, M. A., Curran, M. A. & Craig, Z. R. (2018). Differentiating environmental concern in the context of psychological adaption to climate change. *Global Environmental Change*, *48*, 158–167. https://doi.org/10.1016/ j.gloenvcha.2017.11.012

Hennig, C. (1997). *Reiselust. Touristen, Tourismus und Urlaubskultur*. Frankfurt am Main, Leipzig: Insel-Verlag.

Heydwolff, A. von (2007). Analytische Psychologie. In G. Stumm & A. Pritz (Hrsg.), *Wörterbuch der Psychotherapie* (S. 26–27). Wien: Springer.

Hickman, C. (2020). We need to (find a way to) talk about ... Eco-anxiety. *Journal of Social Work Practice*, *34*(4), 411–424. https://doi.org/10.1080/02650533. 2020.1844166

Hickman, C. (2022). *Caroline Hickman*. Verfügbar unter: https://www.caroline-hickman.com/

Hickman, C., Marks, E., Pihkala, P., Clayton, S., Lewandowski, E. R., Mayall, E. E. et al. (2021). Young People's Voices on Climate Anxiety, Government Betrayal and Moral Injury: A Global Phenomenon. *SSRN Electronic Journal*. https://doi.org/10.2139/ ssrn.3918955

Hofer-Moser, O. (2005). Lowen, Alexander. In G. Stumm, A. Pritz, P. Gumhalter, N. Nameskeri & M. Voracek (Hrsg.), *Personenlexikon der Psychotherapie* (S. 295–296). Wien: Springer.

Hoffmann, C. (2009). Die Bedeutung einer Romanfigur als unsichtbarer Begleiter einer psychoanalytischen Behandlung. *PSYCHE*, *63*(5), 429–454.

Hoffmann, N. (2009). Therapeutische Beziehung und Gesprächsführung. In J. Margraf & S. Schneider (Hrsg.), *Grundlagen, Diagnostik, Verfahren, Rahmenbedingungen. Mit 80 Tabellen* (Lehrbuch der Verhaltenstherapie, Band 1, 3. Auflage, S. 468–474). Heidelberg: Springer Medizin.

Höfner, E. N. (2013a). *Ernsthafte Beratung mit Humor? Der Provokative Ansatz*. Verfügbar unter: https://provokativ.com/derprovokativeansatz/

Höfner, E. N. (2013b). *Frank Farrelly*. Verfügbar unter: https://provokativ.com/frank-farrelly/

Höfner, E. N. (2022a). *Dr. E. Noni Höfner*. Verfügbar unter: https://provokativ.com/dr-e-noni-hoefner/

Höfner, E. N. (2022b). *Der Provokative Stil*. Verfügbar unter: https://provokativ.com/der-provokative-stil/

Höfner, E. N. & Cordes, C. (2018). *Einführung in den provokativen Ansatz* (Carl-Auer Compact). Heidelberg: Carl-Auer Verlag.

Hogg, T. L., Stanley, S. K., O'Brien, L. V., Wilson, M. S. & Watsford, C. R. (2021). The Hogg Eco-Anxiety Scale: Development and validation of a multidimensional scale. *Global Environmental Change*, *71*, 102391. https://doi.org/10.1016/j.gloenvcha. 2021.102391

Holmes, P. (1994). *Psychodrama Since Moreno. Innovations in Theory and Practice*. Hoboken: Taylor and Francis.

Hopwood, C. J., Schwaba, T. & Bleidorn, W. (2021). Personality changes associated with increasing environmental concerns. *Journal of Environmental Psychology*, *77*, 101684. https://doi.org/10.1016/j.jenvp.2021.101684

Hrabok, M., Delorme, A. & Agyapong, V. I. O. (2020). Threats to Mental Health and Well-Being Associated with Climate Change. *Journal of Anxiety Disorders*, *76*, 102295. https://doi.org/10.1016/j.janxdis.2020.102295

Husmann, B. (2016). „Die letzten und die ersten Tage …". Licht- und Schattenseiten der beruflichen Vita von Johannes Heinrich Schultz vor und nach 1945. *Zeitschrift für Hypnose und Hypnotherapie*, *11*(1+2), 27–70.

Husmann, B. (2018). The professional biography of Prof. Dr. Johannes Heinrich Schultz 1905–1970 in a historical context. The light and dark sides of psychotherapeutic professionalisation and development of autogenic training through the lens of German history. *Entspannungsverfahren*, *35*, 88–125.

Innocenti, M., Santarelli, G., Faggi, V., Castellini, G., Manelli, I., Magrini, G. et al. (2021). Psychometric properties of the Italian version of the Climate Change Anxiety Scale. *The Journal of Climate Change and Health*, *3*, 100080. https://doi.org/10.1016/j.joclim.2021.100080

IPCC. (1990). *Climate change. The 1990 and 1992 IPCC assessments, IPCC first assessment report overview and policymaker summaries and 1992 IPPC supplement*. Geneve: IPCC. Verfügbar unter: http://www.ipcc.ch/publications_and_data/publications_and_data_reports.shtml#.UkQMq2fQNBk

IPCC. (1995). *Second Assessment Chlimate Change. A Report of the Intergovernmental Panel on Climate Change*. Geneve: IPCC. Verfügbar unter: https://archive.ipcc.ch/pdf/climate-changes-1995/ipcc-2nd-assessment/2nd-assessment-en.pdf

IPCC (Ed.). (2001). *Climate change 2001. Impacts, adaptation and vulnerability; contribution of Working Group II to the third assessment report of the Intergovernmental Panel on Climate Change* (1. publ). Cambridge: Cambridge Univ. Press.

Jandl, M. (2020). Beginnt die Eule der Minerva erst mit der einbrechenden Dunkelheit ihren Flug? Konturen einer psychotherapiewissenschaftlichen Philosophie. In A. Pritz, J. Fiegl, H. Laubreuter & B. Rieken (Hrsg.), *Universitäres Psychotherapiestudium. Das Modell der Sigmund Freud Privatuniversität* (S. 147–168). Lengerich: Pabst Science.

Jarvis, B. (2020, 21. Juli). The Teenagers at the End of the World. Young climate activists like Jamie Margolin are building a movement while growing up – planning mass protests from choldhood bedrooms and during school. *New York Times*. Verfügbar unter: https://www.nytimes.com/interactive/2020/07/21/magazine/teenage-activist-climate-change.html?searchResultPosition=4

Jones, E. (1957). *The last phase. 1919–1939* (Sigmund Freud, Vol. 3). London: Hogarth.

Jones, M. C. (1924). The Elimination of Children's Fears. *Journal of Experimental Psychology*, *7*(5), 382–390. https://doi.org/10.1037/h0072283

Jones, M. K., Wootton, B. M., Vaccaro, L. D. & Menzies, R. G. (2012). The impact of climate change on obsessive compulsive checking concerns. *The Australian and New Zealand Journal of Psychiatry*, *46*(3), 265–270. https://doi.org/10.1177/ 0004867411433951

Jong-Meyer, R. de (2009). Kognitive Verfahren nach Beck und Ellis. In J. Margraf & S. Schneider (Hrsg.), *Grundlagen, Diagnostik, Verfahren, Rahmenbedingungen. Mit 80 Tabellen* (Lehrbuch der Verhaltenstherapie, Band 1, 3. Auflage, S. 612–627). Heidelberg: Springer Medizin.

Jung, C. G. (1931). *Die Ehe als psychologische Beziehung*. GW XVII, § 324–345.

Jung, C. G. (1948). *Allgemeines zur Komplextheorie*. GW VIII, § 194–219.

Jung, C. G. (1954). *Die Archetypen und das kollektive Unbewußte*. GW IX/1.

Jung, C. G. (1958). *Die transzendente Funktion*. GW VIII, § 131–193.

Jung, C. G. (1960). *Psychologische Typen*. GW VI.

Jung, C. G. (1976). *Aion. Beiträge zur Symbolik des Selbst*. GW IX/2.

Kaiser, A. & Hahlweg, K. (2009). Kommunikations- und Problemlösetraining. In J. Margraf & S. Schneider (Hrsg.), *Grundlagen, Diagnostik, Verfahren, Rahmenbedingungen. Mit 80 Tabellen* (Lehrbuch der Verhaltenstherapie, Band 1, 3. Auflage, S. 598–610). Heidelberg: Springer Medizin.

Kapeller, M. L. & Jäger, G. (2020). Threat and Anxiety in the Climate Debate—An Agent-Based Model to Investigate Climate Scepticism and Pro-Environmental Behaviour. *Sustainability*, *12*(5), 1823. https://doi.org/10.3390/su12051823

Kaplan, S. (2021, 26. September). Today's kids will live through three times as many climate disasters as their grandparents, study says. *The Washington Post,* NA. Verfügbar unter: https://link.gale.com/apps/doc/A676811707/AONE?u=43wien&sid=bookmark-AONE&xid=499acb86

Kassouf, S. (2017). Psychoanalysis and Climate Change: Revisiting Searles's The Nonhuman Environment, Rediscovering Freud's Phylogenetic Fantasy, and Imagining a Future. *American Imago*, *74*(2), 141–171. https://doi.org/10.1353/aim.2017.0008

Kast, V. (1999). *Vom Sinn der Angst. Wie Ängste sich festsetzen und wie sie sich verwandeln lassen* (5. Auflage). Freiburg im Breisgau: Herder.

Kast, V. (2010). *Was wirklich zählt, ist das gelebte Leben. Die Kraft des Lebensrückblicks*. Freiburg im Breisgau: Kreuz Verlag.

Kast, V. (2012). *Vater-Töchter, Mutter-Söhne. Wege zur eigenen Identität aus Vater- und Mutterkomplexen* (Was Menschen bewegt, 4. Auflage der Neuausg. 2005). Freiburg im Breisgau: Kreuz-Verlag.

Kast, V. (2018). *Die Tiefenpsychologie nach C.G.Jung. Eine praktische Orientierungshilfe* (4. Auflage). Ostfildern: Patmos Verlag.

Kast, V. (2021a). *Publikationen. Bücher*. Verfügbar unter: https://www.verena-kast.ch/publikationen/

Kast, V. (2021b). *Vita. Was wirklich zählt ist das gelebte Leben.* Verfügbar unter: https://www.verena-kast.ch/vita/

Kenner, C. (2007). *Der zerrissene Himmel. Emigration und Exil der Wiener Individualpsychologie*. Göttingen: Vandenhoeck & Ruprecht.

Kern, S. (2010). *Lebenslauf.* Verfügbar unter: https://www.yumpu.com/de/document/read/21589436/hier-finden-sie-meinen-lebenslauf-mag-sabine-kern

Kern, S. (2022). *Mag.a Sabine Kern, MSc*. Verfügbar unter: https://www.sabinekern.at/SabineKern.html

Kiehl, J. T. (2012). A Jungian Perspective on Global Warming. *Ecopsychology*, *4*(3), 187–192. https://doi.org/10.1089/eco.2012.0005

Kieri, E. (2019). *Our Hero Greta #Climate*. Verfügbar unter: https://twitter.com/EmilKieri/status/1130504583627849728/photo/1

Kirsch, T. B. (2000). *The Jungians. A comparative and historical perspective*. London: Routledge.

Kirsch, T. B. (2007). *C. G. Jung und seine Nachfolger. Die internationale Entwicklung der analytischen Psychologie* (Bibliothek der Psychoanalyse, Dt. Erstveröffentlichung). Gießen: Psychosozial-Verlag.

Kitanishi, K. & Mori, A. (1995). Morita therapy: 1919 to 1995. *Psychiatry and Clinical Neurosciences*, *49*(5–6), 245–254. https://doi.org/10.1111/j.1440-1819.1995. tb01896.x

Klinkhammer, G. (2014). Hartmut Kraft: Arzt, Autor und Kunstsammler. *Deutsches Ärzteblatt*, *111*(17), 755.

Kluttz, J. (2020). *Climate Change and Mental Health. A systemic approach to action in post-secondary education.* Verfügbar unter: https://sustain.ubc.ca/sites/default/files/2020-11_Climate%20Change%20and%20Mental%20Health_Kluttz.pdf

Kluy, A. (2019). *Alfred Adler. Die Vermessung der menschlichen Psyche*. München: DVA.

Kofler-Mertens, P. (2021). Klimaangst. Hoffnung machende Impulse in unsicheren Zeiten aus der Logotherapie und Existenzanalyse nach Viktor E. Frankl. In B. Rieken, R. Popp & P. Raile (Hrsg.), *Eco-Anxiety – Zukunftsangst und Klimawandel. Interdisziplinäre Zugänge* (Psychotherapiewissenschaft in Forschung, Profession und Kultur, Band 33, S. 174–190). Münster: Waxmann.

Köhlke, H.-U. (1992). Aktuelle verhaltenstherapeutische Standardprogramme: Moderner Rückschritt in die Symptomtherapie?! *Verhaltenstherapie*, (4), 256–262.

Köhlke, H.-U. (1993). Symptomorientierte Standardtherapie oder eine am Verstehen orientierte Verhaltenstherapie? Erwiderung auf kritische Stellungnahmen. *Verhaltenstherapie*, *3*(1), 44–52.

Kraft, H. (2014). *Autogenes training. Grundlagen, Technik, Anwendung* (5., aktualisierte und erweiterte Auflage). Berlin, Germany: Medizinisch Wissenschaftliche Verlagsgesellschaft.

Kraft, H. (2022). *Prof. Dr. med. Hartmut Kraft*. Verfügbar unter: https://www.mwv-berlin.de/autoren/unsere-autoren/details/!/autor/hartmut-kraft/id/47

Kriz, J. (2007). *Grundkonzepte der Psychotherapie* (Schlüsselbegriffe, 6. Auflage). Weinheim: Beltz PVU.

Kümmel, U. (2010). *Erwin Wexberg. Ein Leben zwischen Individualpsychologie, Psychoanalyse und Neurologie*. Göttingen: Vandenhoeck & Ruprecht.

Längle, A. (2005). Frankl, Viktor. In G. Stumm, A. Pritz, P. Gumhalter, N. Nameskeri & M. Voracek (Hrsg.), *Personenlexikon der Psychotherapie* (S. 154–155). Wien: Springer.

Längle, A. (2016). *Existenzanalyse. Existentielle Zugänge der Psychotherapie*. Wien: Facultas.

Längle, A. (2021). *Existenzanalyse und Logotherapie* (Psychotherapie kompakt). Stuttgart: Verlag W. Kohlhammer.

Lebra, T. S. (1976). *Japanese patterns of behavior* (An East-West Center Book). Honolulu, Hawaii: Univ. of Hawaii Press.

Lee, B. (1971). *Be Water My Friend. Interview*. Verfügbar unter: https://www.youtube.com/watch?v=e78SV6EjTQg

Lee, B. (1975). *Tao of Jeet Kune Do*. Santa Clara, California: Ohara Publications.

Leff, L. (1990, 5. August). Ecology carries clout in Anne Arundel. *Washington Post*. Verfügbar unter: https://www.washingtonpost.com/archive/local/1990/08/05/ecology-carries-clout-in-anne-arundel/a01f0325-e1bf-4f25-b180-65bc4540ef0c/

Leutz, G. A. (1986). *Das klassische Psychodrama nach J. L. Moreno* (Psychodrama, Band 1). Berlin: Springer.

Lévy, A. (2002). Erwin Wexberg – der Systematiker der Individualpsychologie. In A. Lévy & G. Mackenthun (Hrsg.), *Gestalten um Alfred Adler. Pioniere der Individualpsychologie; Alexandra Adler, Rudolf Allers, Rudolf Dreikurs, Viktor Frankl, Carl Furtmüller, Otto Glöckel, Henry Jacoby, Fritz Künkel, Sofie Lazarsfeld, Friedrich Liebling, Ida Löwy, Alice Rühle-Gerstel, Oswald Schwarz, Manès Sperber, Oskar Spiel, Wilhelm Stekel, Erwin Wexberg* (S. 311–322). Würzburg: Königshausen & Neumann.

Lexikon der Filmbegriffe. (2015). *Gänsehauteffekt*. Verfügbar unter: https://filmlexikon.uni-kiel.de/doku.php/g:gansehauteffekt-8885

Lohmann, H.-M. & Pfeiffer, J. (2013). *Freud-Handbuch. Leben – Werk – Wirkung* (Sonderausgabe). Stuttgart, Weimar: Verlag J. B. Metzler.

Loomis, E. G. (1973). *Interview on Psychosynthesis with Roberto Assagioli*. Verfügbar unter: https://www.youtube.com/watch?v=e9rVWAxE2hQ

Lou, X. & Li, L. M. W. (2021). The relationship between identity and environmental concern: A meta-analysis. *Journal of Environmental Psychology, 76*, 101653. https://doi.org/10.1016/j.jenvp.2021.101653

Lowen, A. (1975). *Bioenergetics. The revolutionary therapy that uses the language of the body to heal the problems of the mind*. Harmondsworth, Middlesex: Penguin Books.

Lowen, A. (1978). *The language of the body* (9. print). New York: Collier Books.

Lowen, A. (1993). *Freude. Die Hingabe an den Körper und das Leben*. München: Kösel.

Lowen, A. & Lowen, L. (1977). *The way to vibrant health. A manual of bioenergetic exercises* (Harper colophon books, CN 542). New York: Harper & Row.

Lübke, C. & Delhey, J. (Hrsg.). (2019). *Diagnose Angstgesellschaft? Was wir wirklich über die Gefühlslage der Menschen wissen* (Band 51). Bielefeld: transcript.

Ludewig, K. (1997). *Systemische Therapie. Grundlagen klinischer Theorie und Praxis* (Konzepte der Humanwissenschaften, 4. Auflage). Stuttgart: Klett-Cotta.

Ludewig, K. (2011). *Zur Geschichte der Systemischen Therapie. Vortrag in Hamburg*. Verfügbar unter: http://www.kurtludewig.de/Downloads/38%20Geschichte% 202011.ppt

Lukas, E. (2014). *Lehrbuch der Logotherapie. Menschenbild und Methoden* (Edition Logotherapie, 4., aktualisierte und durchgesehene Auflage). München, Wien: Profil.

Lukas, E. (2022a). *Distanz zur Angst. Das Leben mutig bestehen* (Edition Elisabeth Lukas). Kevelaer: Butzon & Bercker.

Lukas, E. (2022b). *Elisabeth Lukas,* Elisabeth-Lukas-Archiv. Verfügbar unter: https://www.elisabeth-lukas-archiv.de/willkommen/elisabeth-lukas/

Lukas, E. & Wurzel, R. (2015). *Von der Angst zum Seelenfrieden* (LebensWert!). München, Zürich, Wien: Verlag. Neue Stadt.

Lüneberg, S. (2020, 17. Juli). Aktivismus-Burn-out: Ausgebrannt für die gute Sache. Warum „Fridays for Future“ Hilfe von „Psychologists for Future“ bekommt. *Spiegel*. Verfügbar unter: https://www.spiegel.de/panorama/aktivismus-und-burnout-so-bleiben-aktivisten-bei-kraeften-a-bbb53927-e08c-4dd8-8b05-9651a1d4f43b

Lutz, R. (2009). Euthyme Therapie. In J. Margraf & S. Schneider (Hrsg.), *Grundlagen, Diagnostik, Verfahren, Rahmenbedingungen. Mit 80 Tabellen* (Lehrbuch der Verhaltenstherapie, Band 1, 3. Auflage, S. 552–566). Heidelberg: Springer Medizin.

Ma, M. I. (2019). *Shoma. The Life of the Pioneering Eastern Psychiatrist and Founder of Morita Therapy*. Bloomington, Indiana: Xlibris Us.

Maercker, A. (2009). Operante Verfahren. In J. Margraf & S. Schneider (Hrsg.), *Grundlagen, Diagnostik, Verfahren, Rahmenbedingungen. Mit 80 Tabellen* (Lehrbuch der Verhaltenstherapie, Band 1, 3. Auflage, S. 670–678). Heidelberg: Springer Medizin.

Maercker, A. & Krampen, G. (2009). Entspannungsverfahren. In J. Margraf & S. Schneider (Hrsg.), *Grundlagen, Diagnostik, Verfahren, Rahmenbedingungen. Mit 80 Tabellen* (Lehrbuch der Verhaltenstherapie, Band 1, 3. Auflage, S. 500–506). Heidelberg: Springer Medizin.

Margraf, J. (2009). Hintergründe und Entwicklung. In J. Margraf & S. Schneider (Hrsg.), *Grundlagen, Diagnostik, Verfahren, Rahmenbedingungen. Mit 80 Tabellen* (Lehrbuch der Verhaltenstherapie, Band 1, 3. Auflage, S. 3–46). Heidelberg: Springer Medizin.

Margraf, J. & Schneider, S. (2009). Diagnostik psychischer Störungen mit strukturierten Interviews. In J. Margraf & S. Schneider (Hrsg.), *Grundlagen, Diagnostik, Verfahren, Rahmenbedingungen. Mit 80 Tabellen* (Lehrbuch der Verhaltenstherapie, Band 1, 3. Auflage, S. 340–362). Heidelberg: Springer Medizin.

Marineau, R. F. (1989). *Jacob Levy Moreno 1889–1974. Father of psychodrama, sociometry, and group psychotherapy* (International library of group psychotherapy and group process, 1. publ). London: Tavistock / Routledge.

Materia, C. J. (2016). *Climate State Anxiety and Connectedness to Nature in Rural Tasmania*. Dissertation. University of Tasmania, Tasmanien. Verfügbar unter: https://www.researchgate.net/profile/Christine-Materia/publication/317302778_Climate_State_Anxiety_and_Connectedness_to_Nature_in_Rural_Tasmania/

Mauerer, A. (2005). *Meine Begegnung mit Frank Farrelly und der provokativen Therapie*. Purkersdorf: Hollinek.

Mazza, N. F. & Hayton, C. J. (2013). Poetry therapy: An investigation of a multidimensional clinical model. *The Arts in Psychotherapy*, *40*(1), 53–60. https://doi.org/10.1016/j.aip.2012.10.002

McBride, S. E., Hammond, M. D., Sibley, C. G. & Milfont, T. L. (2021). Longitudinal relations between climate change concern and psychological wellbeing. *Journal of Environmental Psychology*, *78*, 101713. https://doi.org/10.1016/j.jenvp.2021.101713

McCright, A. (2007). Dealing with climate change contrarians. In S. C. Moser & L. Dilling (Eds.), *Creating a climate for change. Communicating climate change and facilitating social change* (S. 200–212). Cambridge: Cambridge University Press.

Medhurst, K. (2019). *Sleepwalking into the Anthropocene,* PsychosynthesisTrust. Verfügbar unter: https://psychosynthesistrust.org.uk/sleepwalking-into-the-anthropocene/

Merritt, D. L. (2011). *The dairy farmer's guide to the universe Jung, Hermes, and ecopsychology. Jung and ecopsychology*. Carmel CA: Fisher King Press.

Metsäranta, V. (2021). Eco-anxiety and it's link to the everyday life choices of young Finns in 2020. Masterarbeit. University of Jyväskylä, Jyväskylän Yliopisto. Verfügbar unter: https://jyx.jyu.fi/bitstream/handle/123456789/76581/URN%3aNBN%3afi%3ajyu-202106163780.pdf?sequence=1&isAllowed=y

Michael, T. & Tuschen-Caffier, B. (2009). Konfrontationsverfahren. In J. Margraf & S. Schneider (Hrsg.), *Grundlagen, Diagnostik, Verfahren, Rahmenbedingungen. Mit 80 Tabellen* (Lehrbuch der Verhaltenstherapie, Band 1, 3. Auflage, S. 515–530). Heidelberg: Springer Medizin.

Miller, J. A. (2010). Alexander Lowen (1910–2008): reflections on his life. *Body, Movement and Dance in Psychotherapy*, *5*(2), 197–202. https://doi.org/10.1080/17432979. 2010.494854

Mkono, M. (2020). Eco-anxiety and the flight shaming movement: implications for tourism. *Journal of Tourism Futures*, *6*(3), 223–226. https://doi.org/10.1108/JTF-10-2019-0093

Mooney, C. (2016, 11. Juni). 30 years ago scientists warned Congress on global warming. What they said sounds eerily familiar. *Washington Post*.

Moreno, J. L. (1946). *Psychodrama* (vol. 1). Beacon, N.Y.: Beacon House.

Moreno, J. L. (1956). Philosophy of the third psychiatric revolution, with special emphasis on group psychotherapy and psychodrama. In F. Fromm-Reichmann & J. L. Moreno (Hrsg.), *Progress in psychotherapy* (S. 24–53). New York, NY.

Moreno, J. L. (1964). *Psychodrama*. Beacon, N.Y.: Beacon House.

Moreno, J. L. (1982a). Definition der Rollen. In H. Petzold, U. Mathias & Petzold-Mathias (Hrsg.), *Rollenentwicklung und Identität. Von den Anfängen der Rollentheorie zum sozialpsychiatrischen Rollenkonzept Morenos* (Bibliotheca psychodramatica, Band 7, S. 277–286). Paderborn: Junfermann.

Moreno, J. L. (1982b). Rolle. In H. Petzold, U. Mathias & Petzold-Mathias (Hrsg.), *Rollenentwicklung und Identität. Von den Anfängen der Rollentheorie zum sozialpsychiatrischen Rollenkonzept Morenos* (Bibliotheca psychodramatica, Band 7, S. 259–266). Paderborn: Junfermann.

Moreno, J. L. (1996). *Die Grundlagen der Soziometrie. Wege zur Neuordnung der Gesellschaft* (Springer eBook Collection, Unveränderter Nachdruck der 3. Auflage). Wiesbaden: VS Verlag für Sozialwissenschaften. https://doi.org/10.1007/978-3-663-09720-4

Moreno, J. D. & Moreno, J. L. (Hrsg.). (1995). *Auszüge aus der Autobiographie*. Köln: inScenario-Verlag.

Morgan, B. (2021, 31. März). Effects of eco-anxiety are being felt by Penn State students, people around the world. *UWIRE Text,* p. 1. Verfügbar unter: https://link.gale.com/apps/doc/A656848833/AONE?u=43wien&sid=bookmark-AONE&xid=1542a10a

Morgan, J. (2017). *Ecopsychology – Transpersonal Tuning,* PsychosynthesisTrust. Verfügbar unter: https://psychosynthesistrust.org.uk/ecopsychology-transpersonal-tuning/

Morita, S. (1928/1998). *Morita therapy and the true nature of anxiety based disorders (shinkeishitsu)*. Albany, N.Y.: State University of New York Press.

Moriyama, N. (1991). Shoma Morita, founder of Morita therapy, and haiku poet Shiki: origin of Morita therapy. *The Japanese Journal of Psychiatry and Neurology*, *45*(4), 787–796. https://doi.org/10.1111/j.1440-1819.1991.tb00518.x

Morrow, M. (2019). *CBT for Anxiety,* KlearMinds. Verfügbar unter: https://www.klearminds.com/therapies/cbt-cognitive-behavioural-therapy/anxiety/

Moser, S. C. (2007). More bad news: the risk of neglecting emotional responses to climate change information. In S. C. Moser & L. Dilling (Eds.), *Creating a climate for change. Communicating climate change and facilitating social change* (S. 64–80). Cambridge: Cambridge University Press.

Mouguiama-Daouda, C., Blanchard, M. A., Coussement, C. & Heeren, A. (2021). *French adaptation and validation of the climate change anxiety scale*. https://doi.org/10.31234/osf.io/xwbpy

Müller-Main, O. (1930). Individualpsychologie und proletarische Erziehung. *Aufbau*, *3*(9), 257–259.

Neef, U. & Henkel, G. (2014). *Psychosynthese – Systematisch-Integrativ. Eine Einführung* (Psychosynthese-Akademie, Band 1, 4 Bände). Hamburg: Tredition.

Neef, U., Henkel, G. & Kerkhoff, S. (2015). *Praxisbuch – Systematisch-Integrative Psychosynthese. I. Disidentifikation* (Psychosynthese-Akademie, Band 2, 4 Bände). Hamburg: Tredition.

Neef, U., Henkel, G. & Kerkhoff, S. (2018a). *Praxisbuch – Systematisch-Integrative Psychosynthese. II. Wille* (Psychosynthese-Akademie, Band 3, 4 Bände). Hamburg: Tredition.

Neef, U., Henkel, G. & Kerkhoff, S. (2018b). *Praxisbuch – Systematisch-Integrative Psychosynthese. III. Teilpersönlichkeiten* (Psychosynthese-Akademie, Band 4, 4 Bände). Hamburg: Tredition.

Nguyen, A. (2021, 30. Juli). Employers Have Started To Focus On Mental Health. Have They Factored In Climate Anxiety? *Forbes*. Verfügbar unter: https://www.forbes.com/sites/amynguyen/2021/07/30/employers-have-started-to-focus-on-mental-health--have-they-factored-in-climate-anxiety/

Nikendei, C. (2020). Klima, Psyche und Psychotherapie. *Psychotherapeut*, *65*(1), 3–13. https://doi.org/10.1007/s00278-019-00397-7

ÖAGG-Psychodrama. (2022). *Über uns*. Verfügbar unter: https://www.psychodrama-austria.at/psychodrama/geschichte/

Ojala, M., Cunsolo, A., Ogunbode, C. A. & Middleton, J. (2021). Anxiety, Worry, and Grief in a Time of Environmental and Climate Crisis: A Narrative Review. *Annual Review of Environment and Resources*, *46*(1), 35–58. https://doi.org/10.1146/annurev-environ-012220-022716

Orange, D. M. (2016). *Climate crisis, psychoanalysis, and radical ethics*. London: Routledge.

Ormrod, J. E. (2018). *Human learning* (Eighth Edition). Boston: Pearson.

Ornstein, P. H. (1971). Michael Balint 1896–1970. *The American Journal of Psychiatry*, *127*(12), 1697. https://doi.org/10.1176/ajp.127.12.1697

Ornstein, P. H. (2005). Balin, Michael. In G. Stumm, A. Pritz, P. Gumhalter, N. Nameskeri & M. Voracek (Hrsg.), *Personenlexikon der Psychotherapie* (S. 26–28). Wien: Springer.

Parfy, E. & Lenz, G. (2009). Menschenbild. In J. Margraf & S. Schneider (Hrsg.), *Grundlagen, Diagnostik, Verfahren, Rahmenbedingungen. Mit 80 Tabellen* (Lehrbuch der Verhaltenstherapie, Band 1, 3. Auflage, S. 64–82). Heidelberg: Springer Medizin.

Pechtl, C. (2019). Gefühle, die überschwemmen. In R. Schwenk & C. Pechtl (Hrsg.), *Körper im Dialog. Theorie und Anwendungsfelder der Bioenergetischen Analyse* (Forum Körperpsychotherapie, S. 99–112). Gießen: Psychosozial-Verlag.

Pechtl, C. (2022). *Christine Pechtl*. Verfügbar unter: https://www.koerper-psychotherapie.at/cpechtl.html

Pechtl, C. & Angerer, K. (2019). Die fünf Charakterstrukturen im Überblick. In R. Schwenk & C. Pechtl (Hrsg.), *Körper im Dialog. Theorie und Anwendungsfelder der Bioenergetischen Analyse* (Forum Körperpsychotherapie, S. 49–60). Gießen: Psychosozial-Verlag.

Pechtl, C. & Nagele, J. (2019a). Grundlagen der Bioenergetischen Analyse. In R. Schwenk & C. Pechtl (Hrsg.), *Körper im Dialog. Theorie und Anwendungsfelder der Bioenergetischen Analyse* (Forum Körperpsychotherapie, S. 15–24). Gießen: Psychosozial-Verlag.

Pechtl, C. & Nagele, J. (2019b). Wie intervenieren Bioenergetische AnalytikerInnen? In R. Schwenk & C. Pechtl (Hrsg.), *Körper im Dialog. Theorie und Anwendungsfelder der Bioenergetischen Analyse* (Forum Körperpsychotherapie, S. 61–76). Gießen: Psychosozial-Verlag.

Pechtl, C. & Trotz, R. (2019). Zentrale Begrifflichkeiten. In R. Schwenk & C. Pechtl (Hrsg.), *Körper im Dialog. Theorie und Anwendungsfelder der Bioenergetischen Analyse* (Forum Körperpsychotherapie, S. 25–48). Gießen: Psychosozial-Verlag.

Pennebaker, J. W. (2018). Expressive Writing in Psychological Science. *Perspectives on Psychological Science: a Journal of the Association for Psychological Science*, *13*(2), 226–229. https://doi.org/10.1177/1745691617707315

Pennebaker, J. W. & Evans, J. F. (Eds.). (2014). *Expressive writing. Words that heal*. Enumclaw, WA: Idyll Arbor Inc.

Perls, F. S. (1985). Ein Interview mit Friedrich S. Perls, von J. L. Walker (1968). In F. S. Perls (Hrsg.), *Gestalt, Wachstum, Integration. Aufsätze, Vorträge, Therapiesitzungen* (Innovative Psychotherapie und Humanwissenschaften, Band 8, 2. Auflage, S. 169–175). Paderborn: Junfermann.

Perls, F. S. & Petzold, H. (Hrsg.). (1985). *Gestalt, Wachstum, Integration. Aufsätze, Vorträge, Therapiesitzungen* (Innovative Psychotherapie und Humanwissenschaften, Band 8, 2. Auflage). Paderborn: Junfermann.

Petzold, H. (Hrsg.). (1993). *Angewandtes Psychodrama in Therapie, Pädagogik und Theater* (Reihe innovative Psychotherapie und Humanwissenschaften, Band 2, 4. Auflage). Paderborn: Junfermann.

Petzold, H. (1994a). *Integrative Therapie. Modelle, Theorien und Methoden für eine schulenübergreifende Psychotherapie* (Integrative Therapie, Band 2). Paderborn: Junfermann.

Petzold, H. (1994b). Unterwegs zu einer allgemeinen Psychotherapiewissenschaft „Integrative Therapie" und ihre Heuristik der „14 healing factors" – theoriegeschichtliche, persönliche und konzeptuelle Perspektiven und Materialien. Überarbeitete und ergänzte Fassung eines Vortrages auf dem Symposion der Rheinischen Landesklinik in Düren, 10.09.1994. In N. Weissig, H. Petzold & P. Summa-Lehmann (Hrsg.), *Differenzierung und Integration. Auf dem Weg zu einer methodenübergreifenden Psychotherapie in der Psychiatrie.* Köln: Lehmann.

Petzold, H., Müller, L., Meier-Holzknecht, A. & Peri, N. de (FPI-Publikationen, Hrsg.). (2020). *Die „Grundregel der Integrativen Therapie" (2000a) – Fundierende Konzepte, eine kompakte Zusammenfassung und Erläuterung nach zwanzig Jahren der Anwendung.* Verfügbar unter: https://www.fpi-publikation.de/downloads/?doc=petzold-mueller-et-al-2020-grundregel-der-integrativen-therapie-2020a-fundierende-Konzepte-kompakt.pdf

Pfammatter, M. & Tschacher, W. (2016). Klassen allgemeiner Wirkfaktoren der Psychotherapie und ihr Zusammenhang mit Therapietechniken. *Zeitschrift für Klinische Psychologie und Psychotherapie*, *45*(1), 1–13. https://doi.org/10.1026/1616-3443/a000331

Pflichthofer, D. (2016). Der verborgene Text. *Forum der Psychoanalyse*, *32*(2), 181–200. https://doi.org/10.1007/s00451-016-0229-8

Piaget, J. (1976). *Die Äquilibration der kognitiven Strukturen* (Konzepte der Humanwissenschaften). Stuttgart: Klett.

Pihkala, P. (2016). The Pastoral Challenge of the Environmental Crisis: Environmental Anxiety and Lutheran Eco-Reformation. *Dialog*, *55*(2), 131–140. https://doi.org/ 10.1111/dial.12239

Pihkala, P. (2020a). Anxiety and the Ecological Crisis: An Analysis of Eco-Anxiety and Climate Anxiety. *Sustainability*, *12*(19). https://doi.org/10.3390/su12197836

Pihkala, P. (2020b). Eco-Anxiety and Environmental Education. *Sustainability*, *12*(23), 10149. https://doi.org/10.3390/su122310149

Pinsky, E. (2020). 10.4 THE EARTH CAN NEVER DIE, RIGHT MAMA? ECO-ANXIETY AND CLIMATE GRIEF AS ESSENTIAL STOPS ON THE PATH TO CLIMATE ACTIVISM. *Journal of the American Academy of Child & Adolescent Psychiatry*, *59*(10), S16. https://doi.org/10.1016/j.jaac.2020.07.074

Poltrum, M. & Rieken, B. (Hrsg.). (2017). *Seelenkenner, Psychoschurken. Psychotherapeuten und Psychiater in Film und Serie*. Berlin: Springer.

Poltrum, M., Rieken, B. & Ballhausen, T. (Hrsg.). (2019). *Zocker, Drogenfreaks & Trunkenbolde. Rausch, Ekstase und Sucht in Film und Serie*. Berlin: Springer.

Poltrum, M., Rieken, B. & Heuner, U. (2022). *Wahnsinnsfilme. Psychose, paranoia und schizophrenie in film und serie*. [S.l.]: Springer.

Poltrum, M., Rieken, B. & Teischel, O. (Hrsg.). (2020). *Lebensmüde, todestrunken. Suizid, Freitod und Selbstmord in Film und Serie* (Sachbuch). Berlin: Springer.

Popp, R. (2021). Zukunftsangst & Klimakrise – Im Kontext komplexer Wandlungsprozesse. In B. Rieken, R. Popp & P. Raile (Hrsg.), *Eco-Anxiety – Zukunftsangst und Klimawandel. Interdisziplinäre Zugänge* (Psychotherapiewissenschaft in Forschung, Profession und Kultur, Band 33, S. 325–344). Münster: Waxmann.

Postel, S. (1986). *Altering the Earth's Chemistry: Assessing the Risks. Worldwatch Paper 71.* Massachusetts, NW: Worldwatch Institute.

Prabook. (2022). *David Kent Reynolds*. Verfügbar unter: https://prabook.com/web/david_kent.reynolds/3501161

Pritz, A. (2020). Die Entstehung der Psychotherapiewissenschaft. In A. Pritz, J. Fiegl, H. Laubreuter & B. Rieken (Hrsg.), *Universitäres Psychotherapiestudium. Das Modell der Sigmund Freud Privatuniversität* (S. 15–28). Lengerich: Pabst Science.

Prügel-Bennett, D. (2022). *Southhampton Body Stories*. Verfügbar unter: https://southamptonbodystories.com/

Raile, P. (2018). Donald Duck und Viktor Frankl. *Psychotherapie-Wissenschaft*, *8*(2), 65–73. https://doi.org/10.30820/8243.12

Raile, P. (2019). Als ob dies wirklich wäre. Zeitschrift für freie psychoanalytische Forschung und Individualpsychologie, 2, S. 10–28. https://doi.org/10.15136/2019.6.2.10-28

Raile, P. (2020). *Kultur- und Sozialklingonologie. Ein ethnographischer Streifzug durch das Star-Trek-Universum* (Psychotherapiewissenschaft in Forschung, Profession und Kultur, Band 28). Münster, New York: Waxmann.

Raile, P. (2021a). Eco-Anxiety. Angstbewältigung und Aktivismus im Social-Media-Alltag. *Kuckuck – Notizen zur Alltagskultur*, *35*(2), 84–87.

Raile, P. (2021b). Öko-Angst als Motivator von Umweltbewegungen – 1970–2021. Umweltangst und Eco-Anxiety. In B. Rieken, R. Popp & P. Raile (Hrsg.), *Eco-Anxiety – Zukunftsangst und Klimawandel. Interdisziplinäre Zugänge* (Psychotherapiewissenschaft in Forschung, Profession und Kultur, Band 33, S. 123–142). Münster: Waxmann.

Raile, P. (2022). *Macht und Rivalität in Briefen. Eine Analyse der Korrespondenzen tiefenpsychologischer Vereinigungen im Zeitraum von 1902 bis 1938* (Psychotherapiewissenschaft in Forschung, Profession und Kultur, Band 35). Münster, New York: Waxmann.

Raile, P. & Rieken, B. (2021). *Eco anxiety – die Angst vor dem Klimawandel. Psychotherapiewissenschaftliche und ethnologische Zugänge* (Psychotherapiewissenschaft in Forschung, Profession und Kultur, Band 32). Münster, New York: Waxmann.

Ramsay, J. (2022). *Art Therapy, Gestalt Therapy and Psychodrama*. Verfügbar unter: https://www.storyarte.com/en/therapy/

Raskob, H. (2005). *Die Logotherapie und Existenzanalyse Viktor Frankls. Systematisch und Kritisch*. Vienna: Springer Wien.

Ratcliffe, F. (2019). *Eco-Anxiety Isn't New, and It's Time to Deal with It,* Asparagus Magazine. Verfügbar unter: https://asparagusmagazine.com/eco-anxiety-climate-change-coping-treatment-cbt-72625b481f54

Rattner, J. (2011). *Klassiker der Psychoanalyse*. Hamburg: Nikol Verlag.

Rau, H. (2009). Biofeedback. In J. Margraf & S. Schneider (Hrsg.), *Grundlagen, Diagnostik, Verfahren, Rahmenbedingungen. Mit 80 Tabellen* (Lehrbuch der Verhaltenstherapie, Band 1, 3. Auflage, S. 700–707). Heidelberg: Springer Medizin.

Ray, S. J. (2020). *A field guide to climate anxiety. How to keep your cool on a warming planet*. Oakland, California: University of California Press.

Rechenberg-Winter, P. & Randow-Ruddies, A. (2017). *Poesietherapie in der systemischen Praxis. Interventionen für die Einzel-, Paar-, Familien- und Gruppentherapie*. Göttingen: Vandenhoeck & Ruprecht. https://doi.org/10.13109/9783666405631

Reich, W. (1985). *Charakteranalyse* (Fischer, 6755: Bücher des Wissens, Ungekürzte Ausg., 66.–68. Tsd). Frankfurt am Main: Fischer-Taschenbuch-Verlag.

Reich, W. (1987a). *Die Entdeckung des Orgons* (KiWi). Köln: Kiepenheuer & Witsch.

Reich, W. (1987b). *Die Funktion des Orgasmus. Sexualökonomische Grundprobleme der biologischen Energie* (Die Entdeckung des Orgons / Wilhelm Reich, Band 1, 2. Auflage). Köln: Kiepenheuer u. Witsch.

Reinecker, H. (2009a). Selbstmanagement. In J. Margraf & S. Schneider (Hrsg.), *Grundlagen, Diagnostik, Verfahren, Rahmenbedingungen. Mit 80 Tabellen* (Lehrbuch der Verhaltenstherapie, Band 1, 3. Auflage, S. 630–644). Heidelberg: Springer Medizin.

Reinecker, H. (2009b). Therapieforschung. In J. Margraf & S. Schneider (Hrsg.), *Grundlagen, Diagnostik, Verfahren, Rahmenbedingungen. Mit 80 Tabellen* (Lehrbuch der Verhaltenstherapie, Band 1, 3. Auflage, S. 84–99). Heidelberg: Springer Medizin.

Revenstorf, D. (2009). Klinische Hypnose. In J. Margraf & S. Schneider (Hrsg.), *Grundlagen, Diagnostik, Verfahren, Rahmenbedingungen. Mit 80 Tabellen* (Lehrbuch der Verhaltenstherapie, Band 1, 3. Auflage, S. 532–549). Heidelberg: Springer Medizin.

Reyes, M. E. S., Carmen, B. P. B., Luminarias, M. E. P., Mangulabnan, S. A. N. B. & Ogunbode, C. A. (2021). An investigation into the relationship between climate change anxiety and mental health among Gen Z Filipinos. *Current Psychology (New Brunswick, N.J.)*, 1–9. https://doi.org/10.1007/s12144-021-02099-3

Reynolds, D. K. (1980). *The quiet therapies. Japanes pathways to personal growth*. Honolulu: Univ. Press of Hawaii.

Reynolds, D. K. (1989). *Flowing bridges, quiet waters. Japanese psychotherapies, Morita and Naikan* (SUNY series in transpersonal and humanistic psychology). Albany, N.Y.: State Univ. of New York Pr.

Reynolds, D. K. (1994). Morita-Therapie. In R. J. Corsini (Hrsg.), *Handbuch der Psychotherapie* (4. Auflage, S. 679–696). Weinheim: Beltz.

Rhyner, B. (1988). Die Rolle von Ruhe und Isolation in der Morita-Psychotherapie. https://doi.org/10.5169/seals-146817

Ricaud, M. M. (2002). Michael Balint: an introduction. *American Journal of Psychoanalysis*, *62*(1), 17–24. https://doi.org/10.1023/a:1017959922311

Richards, A., Wood, A. & Cabrera, C. (2021, 19. August). Three young climate communicators on dealing with eco anxiety. *Euronews.green*. Verfügbar unter: https://www.euronews.com/green/2021/08/09/exploiting-people-s-eco-anxiety-is-dangerous-it-s-up-to-climate-communicators-to-fix-thing

Rieken, B. (2005). *„Nordsee ist Mordsee". Sturmfluten und ihre Bedeutung für die Mentalitätsgeschichte der Friesen* (Abhandlungen und Vorträge zur Geschichte Ostfrieslands, Band 83). Zugl.: Wien, Univ., Habil.-Schr., 2004. Münster, New York, München, Berlin: Waxmann.

Rieken, B. (2017). Im Stehen auf der Couch oder: Zwischen »Oblomow« und »Faust«. Überlegungen zur individualpsychologisch-analytischen Körperpsychotherapie. In P. Geißler & B. Rieken (Hrsg.), *Der Körper in der Individualpsychologie. Theorie und Praxis* (Therapie & Beratung, Originalausgabe, S. 239–260). Gießen: Psychosozial-Verlag.

Rieken, B. (2020). Psychotherapiewissenschaft – Was ist das? In A. Pritz, J. Fiegl, H. Laubreuter & B. Rieken (Hrsg.), *Universitäres Psychotherapiestudium. Das Modell der Sigmund Freud Privatuniversität* (S. 85–104). Lengerich: Pabst Science.

Rieken, B. (2022). Macht, Ohnmacht und Angst im Erleben und Verarbeiten von Katastrophen. Psychodynamische und ethnologische Aspekte. In B. Rieken & M. Gehringer (Hrsg.), *Macht und Ohnmacht aus individualpsychologischer Sicht. Psychodynamische und gesellschaftliche Zugänge* (Psychotherapiewissenschaft in Forschung, Profession und Kultur, Band 37, S. 153–167). Münster, New York: Waxmann.

Rieken, B. & Jank-Humann, A. (2021). Wenn das Wasser kommt. Meeresspiegelanstieg und Eco-Anxiety. In B. Rieken, R. Popp & P. Raile (Hrsg.), *Eco-Anxiety – Zukunftsangst und Klimawandel. Interdisziplinäre Zugänge* (Psychotherapiewissenschaft in Forschung, Profession und Kultur, Band 33, S. 33–52). Münster: Waxmann.

Rieken, B., Popp, R. & Raile, P. (Hrsg.). (2021). *Eco-Anxiety – Zukunftsangst und Klimawandel. Interdisziplinäre Zugänge* (Psychotherapiewissenschaft in Forschung, Profession und Kultur, Band 33). Münster: Waxmann.

Rieken, B., Sindelar, B. & Stephenson, T. (2011). *Psychoanalytische Individualpsychologie in Theorie und Praxis. Psychotherapie, Pädagogik, Gesellschaft.* Wien: Springer.

RND (2020, 9. Februar). „Psychologists for Future" geben Burnout-Kurse für Klima-Demonstranten. *Hannoversche Allgemeine*. Verfügbar unter: https://www.haz.de/Nachrichten/Der-Norden/Psychologists-for-Future-geben-Burnout-Kurse-fuer-Klima-Demonstranten

Roudinesco, É. & Plon, M. (2004). *Wörterbuch der Psychoanalyse. Namen, Länder, Werke, Begriffe* (Springer eBook Collection Humanities, Social Science). Vienna, s.l.: Springer Vienna. https://doi.org/10.1007/978-3-7091-0640-2

Rust, M.-J. (2020). *Towards an Ecopsychotherapy*. La Vergne: Confer Books.

Sachsse, U. (2002). Einmal Psychotherapie bitte, ?die fr mich richtig ist?! *Psychotherapeut*, *47*(3), 135–151. https://doi.org/10.1007/s00278-002-0225-x

Saltiel, A. (2007). Psychosynthese. In G. Stumm & A. Pritz (Hrsg.), *Wörterbuch der Psychotherapie* (S. 567–568). Wien: Springer.

Saltiel, A. & Walach, H. (2005). Assagioli, Roberto. In G. Stumm, A. Pritz, P. Gumhalter, N. Nameskeri & M. Voracek (Hrsg.), *Personenlexikon der Psychotherapie* (S. 23–25). Wien: Springer.

Samuels, A. (1985). *Jung and the post-Jungians*. London: Routledge & Kegan Paul.

Schlippe, A. von & Schweitzer, J. (1996). *Lehrbuch der systemischen Therapie und Beratung* (2., durchges. Auflage). Göttingen: Vandenhoeck & Ruprecht.

Schlippe, A. von & Schweitzer, J. (2003). *Lehrbuch der systemischen Therapie und Beratung* (9. Auflage). Göttingen: Vandenhoeck & Ruprecht.

Schlippe, A. von & Schweitzer, J. (2016). *Lehrbuch der systemischen Therapie und Beratung I. Das Grundlagenwissen* (V&R eLibrary Angewandte Psychologie Erwachsene, 3., unveränderte Auflage). Göttingen: Vandenhoeck & Ruprecht. https://doi.org/10.13109/9783666401855

Schlippe, A. von & Schweitzer, J. (2017). *Systemische Interventionen* (UTB Profile, Band 3313, 3., unveränderte Auflage). Göttingen, Bristol, CT, U.S.A.: Vandenhoeck & Ruprecht.

Schmidt, K. (2021, 22. September). Wie mit „Klimaangst" umgehen? Das sagt ein Psychologe. *Utopia*. Verfügbar unter: https://utopia.de/ratgeber/klimaangst-richtiger-umgang-psychologe/

Schmidt, S. J. (2015). Vorläufig endgültig vorläufig – Philosophieren nach Ernst von Glasersfeld. In T. Hug, M. Schorner & J. Mitterer (Hrsg.), *Ernst-von-Glasersfeld-Lectures 2015* (Edited volume series, S. 13–34). Innsbruck: Innsbruck University Press.

Schultz, J. (1928). Ueber autogenes Training. *Deutsche Medizinische Wochenschrift*, *54*(29), 1200–1201. https://doi.org/10.1055/s-0028-1165442

Schultz, J. H. (1919). *Die seelische Krankenbehandlung <Psychotherapie>. Ein Grundr. von Dr. med. J[ohannes] H[einrich] Schultz, Jena. Mit 12 Kurven*. Jena: Fischer.

Schultz, J. H. (1932). *Das autogene Training (konzentrative Selbstentspannung). Versuch einer klinisch-praktischen Darstellung*. Leipzig: Thieme.

Schultz, J. H. & Schultz, I. H. (2010). *Autogenes Training. Das Original-Übungsheft; die Anleitung vom Begründer der Selbstentspannung* (25. Auflage). Stuttgart: TRIAS Verlag.

Schultz, J. H. [Johannes H.]. (2003). *Das autogene Training. Konzentrative Selbstentspannung; Versuch einer klinisch-praktischen Darstellung* (20. Auflage). Stuttgart: Thieme. https://doi.org/10.1055/b-002-44924

Schweitzer, J. & Schlippe, A. von. (2015). *Lehrbuch der systemischen Therapie und Beratung II. Das störungsspezifische Wissen* (Lehrbuch der systemischen Therapie und Beratung / Jochen Schweitzer Arist von Schlippe, Band 2, 6. Auflage). Göttingen: Vandenhoeck & Ruprecht.

Schweizer, A. & Schweizer-Vüllers, R. (Hrsg.). (2017). *Bausteine: Reflexionen zur Psychologie von C.G. Jung*. Einsiedeln: Daimon Verlag.

Schwenk, R. & Pechtl, C. (Hrsg.). (2019). *Körper im Dialog. Theorie und Anwendungsfelder der Bioenergetischen Analyse* (Forum Körperpsychotherapie). Gießen: Psychosozial-Verlag. https://doi.org/10.30820/9783837976113

Searle, K. & Gow, K. (2010). Do concerns about climate change lead to distress? *International Journal of Climate Change Strategies and Management*, *2*(4), 362–379. https://doi.org/10.1108/17568691011089891

Shain, S. (2021, 5. Februar). Climate Fear Is Growing, But So Are Ways to Cope. *The New York Times,* A25(L). Verfügbar unter: https://link.gale.com/apps/doc/A650747087/AONE?u=43wien&sid=bookmark-AONE&xid=144fe24d

Sheate, W. (2021). *Identifying and Helping with Eco-anxiety,* The UK College of Hypnosis & Hypnotherapy. Verfügbar unter: https://www.ukhypnosis.com/2019/06/16/identifying-and-helping-with-eco-anxiety/

Singer, J. & Singer, G. H. S. (2010). Writing as Physical and Emotional Healing. Findings From Clinical Research. In C. Bazerman (Ed.), *Handbook of Research on Writing. History, Society, School, Individual, Text* (S. 597–613). Hoboken: Taylor and Francis.

Singer, T. & Kimbles, S. L. (Eds.). (2004). *The cultural complex. Contemporary Jungian perspectives on psyche and society*. Hove, East Sussex: Brunner-Routledge.

Skinner, B. F. (1957). *Verbal behavior* (The Century psychology series). New York NY: Appleton-Century-Crofts.

Sobel, D. (1996). *Beyond Ecophobia. Reclaiming the Heart in Nature Education*. Great Barrington, Massachusetts: Orion Society.

Sollmann, U. (2008). Nachruf zum Tod von Dr. med. Alexander Lowen. *Psychotherapie Forum*, *16*(4), 206. https://doi.org/10.1007/s00729-008-0268-8

Der Spiegel. (1986). *Die Klima-Katastrophe. Das Weltklima gerät aus den Fugen* (33).

Stadler, C. (2022a). *Christian Stadler*. Verfügbar unter: https://www.psysta.de/Zur_Person.htm

Stadler, C. (2022b). *Veröffentlichungen*. Verfügbar unter: https://www.psysta.de/ Ver_ffentlichungen.htm

Stadler, C. & Kern, S. (2010). *Psychodrama. Eine Einführung*. Wiesbaden: VS Verlag. für Sozialwiss.

Der Standard-Redaktion (2000a, 19. Oktober). Die Menschen werden der Erde zu schwer. *Der Standard*. Verfügbar unter: https://www.derstandard.at/story/364547/die-menschen-werden-der-erde-zu-schwer

Der Standard-Redaktion (2000b, 20. Oktober). Mehr Regen, mehr Schlamm. *Der Standard*. Verfügbar unter: https://www.derstandard.at/story/365465/mehr-regen-mehr-schlamm

Der Standard-Redaktion (2000c, 27. Oktober). Was ist dran am Klimawandel? *Der Standard*. Verfügbar unter: https://www.derstandard.at/story/364587/was-ist-dran-am-klimawandel

Stanley, S. K., Hogg, T. L., Leviston, Z. & Walker, I. (2021). From anger to action: Differential impacts of eco-anxiety, eco-depression, and eco-anger on climate action and wellbeing. *The Journal of Climate Change and Health*, *1*, 100003. https://doi.org/10.1016/j.joclim.2021.100003

Stewart, A. E. (2007). Individual psychology and environmental psychology. *The Journal of Individual Psychology*, *63*(1), 67–85.

Stewart, H. (2002). Michael Balint: an overview. *American Journal of Psychoanalysis*, *62*(1), 37–52. https://doi.org/10.1023/a:1017964023220

Streeck, U. (1994). Psychoanalytiker interpretieren „das Gespräch, in dem die psychoanalytische Behandlung besteht". In M. B. Buchholz & U. Streeck (Hrsg.), *Heilen, Forschen, Interaktion. Psychotherapie und qualitative Sozialforschung* (S. 179–224). Opladen: Westdeutscher Verlag.

Sydow, K. von & Borst, U. (Hrsg.). (2018). *Systemische Therapie in der Praxis*. Weinheim: Beltz.

Taquet, M., Holmes, E. A. & Harrison, P. J. (2021). Depression and anxiety disorders during the COVID-19 pandemic: knowns and unknowns. *The Lancet*. https://doi.org/10.1016/S0140-6736(21)02221-2

Taylor, M. (2020, 10. Februar). 'Overwhelming and terrifying': the rise of climate anxiety. Experts concerned young people's mental health particularly hit by reality of the climate crisis. *The Guardian (London, England),* NA. Verfügbar unter: p

Taylor, S. (2020). Anxiety disorders, climate change, and the challenges ahead: Introduction to the special issue. *Journal of Anxiety Disorders*, *76*, 102313. https://doi.org/10.1016/j.janxdis.2020.102313

Thomas, B. (1994). *Bruce Lee. Fighting spirit a biography*. Berkeley Calif.: Frog Ltd.; Distributed by North Atlantic Books.

Thorndike, E. L. (1911). *Animal intelligence. Experimental studies*. New York: Macmillan.

Thunberg, G. (2019). *No one is too small to make a difference*. London: Penguin Books.

Trotz, R. (2019). Der Körper erinnert sich – Traumaverarbeitung. In R. Schwenk & C. Pechtl (Hrsg.), *Körper im Dialog. Theorie und Anwendungsfelder der Bioenergetischen Analyse* (Forum Körperpsychotherapie, S. 135–151). Gießen: Psychosozial-Verlag.

United Nations. (1998). *Kyoto Protocol to the United Nations Framework Convention on Climate Change*. Verfügbar unter: https://unfccc.int/sites/default/files/kpeng.pdf

Vaihinger, H. (1922). *Die Philosophie des Als Ob. System der theoretischen, praktischen und religiösen Fiktionen der Menschheit auf Grund eines idealistischen Positivismus* (7. und 8. Auflage). Leipzig: F. Meiner.

Vaihinger, H. (1927). *Wie die Philosophie des Als Ob entstand*. Leipzig: Felix Meiner.

Van Valkengoed, A. M., Steg, L. [L.] & Perlaviciute, G. (2021). Development and validation of a climate change perceptions scale. *Journal of Environmental Psychology*, *76*, 101652. https://doi.org/10.1016/j.jenvp.2021.101652

Verlie, B. (2022). *Learning to live with climate change. From anxiety to transformation* (Routledge focus on environment and sustainability). Milton Park Abingdon Oxon, New York NY: Routledge.

Verplanken, B., Marks, E. & Dobromir, A. I. (2020). On the nature of eco-anxiety: How constructive or unconstructive is habitual worry about global warming? *Journal of Environmental Psychology*, *72*, 101528. https://doi.org/10.1016/j.jenvp.2020.101528

Vogel, R. T. (2016). *C. G. Jung für die Praxis. Zur Integration jungianischer Methoden in psychotherapeutische Behandlungen* (Psychotherapie, 2., überarbeitete und erweiterte Auflage). Stuttgart: Verlag W. Kohlhammer.

Vu, M. (2020). *Climate anxiety and grief are healthy feelings which can form a basis for action*. Verfügbar unter: https://echochamberescape.com/2020/07/17/view-climate-anxiety-and-grief-are-healthy-feelings-which-can-form-a-basis-for-action/amp/

Wallner, F. G. (1991). *Acht Vorlesungen über den Konstruktiven Realismus* (Cognitive science, Band 1, 2. Auflage). Wien: WUV-UniversitätsVerlag.

Wallner, F. G. (2002). *Die Verwandlung der Wissenschaft. Vorlesungen zur Jahrtausendwende* (Constructiviana, Band 1). Hamburg: Kovač.

Wallnöfer, H. (1990). Grundlagen des autogenen Trainings nach I.H. Schultz. In B. J. M. Diehl (Hrsg.), *Moderne Suggestionsverfahren. Hypnose, autogenes Training, Biofeedback, neurolinguistisches Programmieren* (S. 237–252). Berlin: Springer.

Wallnöfer, H. (2005). Schultz, Johannes Heinrich. In G. Stumm, A. Pritz, P. Gumhalter, N. Nameskeri & M. Voracek (Hrsg.), *Personenlexikon der Psychotherapie* (S. 430–432). Wien: Springer.

Ward, F. (2020). *Like there's no tomorrow. Climate crises, eco-anxiety and God.* Durham: Sacristy Press.

Wardley, T. (2021). *The Eco Hero Handbook. Simple Solutions to Tackle Eco-Anxiety.* Brighton: Ivy Press.

Waschke, N. (2021, 3. Juni). Wie uns die Psychologie aus der Klimakrise helfen kann. *PsyLife.* Verfügbar unter: https://psylife.de/magazin/psychologie-klimakrise-dohm

Watson, J. B. (1913). Psychology as the behaviorist views it. *Psychological Review, 20*, 158–177.

Weber, J. A. (2020). *Climate cure. Heal yourself to heal the planet* (First edition). Woodbury Minnesota: Llewellyn Publications.

Webster, B. (2021, 15. September). Climate fears deter young from having children. *The Times,* p. 11. Verfügbar unter: https://link.gale.com/apps/doc/A675492385/AONE?u=43wien&sid=bookmark-AONE&xid=16f42159

Weintrobe, S. (Ed.). (2012). *Engaging with climate change. Psychoanalytic and interdisciplinary perspectives* (The new library of psychoanalysis). London: Routledge.

Weiss, J. (2020, 3. Februar). Wenn die Angst vor dem Klimawandel nicht mehr weggeht. *Der Tagesspiegel.* Verfügbar unter: https://www.tagesspiegel.de/politik/ich-kann-die-katastrophe-nicht-verhindern-wenn-die-angst-vor-dem-klimawandel-nicht-mehr-weggeht/25486848.html

Wessinger, K. A. (2019). *Eco-Anxiety in the Age of Climate Change: An Adlerian Approach. A literature review.* Adler Graduate School, Eco-Anxiety in the Age of Climate Change: An Adlerian Approach. Verfügbar unter: https://alfredadler.edu/ sites/default/files/Katherine%20Wessinger%20MP%202019%20Prelim.pdf

Wessinger, K. A. (2021). Eco-Anxiety im Zeitalter des Klimawandels. Ein individualpsychologischer Zugang. In B. Rieken, R. Popp & P. Raile (Hrsg.), *Eco-Anxiety – Zukunftsangst und Klimawandel. Interdisziplinäre Zugänge* (Psychotherapiewissenschaft in Forschung, Profession und Kultur, Band 33, S. 203–222). Münster: Waxmann.

Westmeyer, H. (2009). Wissenschaftstheoretische Aspekte. In J. Margraf & S. Schneider (Hrsg.), *Grundlagen, Diagnostik, Verfahren, Rahmenbedingungen. Mit 80 Tabellen* (Lehrbuch der Verhaltenstherapie, Band 1, 3. Auflage, S. 48–62). Heidelberg: Springer Medizin.

Wexberg, E. (1926a). Die Angst als Kernproblem der Neurose. *Deutsche Zeitschrift für Nervenheilkunde, 88*(3–6), 271–285. https://doi.org/10.1007/bf01864935

Wexberg, E. (Hrsg.). (1926b). *Handbuch der Individualpsychologie.* Berlin, Heidelberg: Springer.

Wexberg, E. (1926c). Die psychologische Struktur der Neurose. In E. Wexberg (Hrsg.), *Handbuch der Individualpsychologie* (S. 419–459). Berlin, Heidelberg: Springer.

Wexberg, E. (1928). *Individualpsychologie. Eine systematische Darstellung.* Leipzig: Hirzel.

Whitcomb, I. (2021). *Therapists Are Reckoning with Eco-anxiety,* Scientific American. Verfügbar unter: https://www.scientificamerican.com/article/therapists-are-reckoning-with-eco-anxiety/

WHO. (2022). *6B00 Generalised anxiety disorder,* WHO. Verfügbar unter: https://icd.who.int/browse11/l-m/en#/http%3a%2f%2fid.who.int%2ficd%2fentity%2f1712535455

Whorf, B. L. (Hrsg.). (1984). *Sprache – Denken – Wirklichkeit. Beiträge zur Metalinguistik und Sprachphilosophie* (Rowohlts Enzyklopädie, Band 403, 89.–92. Tsd). Reinbek bei Hamburg: Rowohlt-Taschenbuch-Verlag.

Wilkes, J. (2022). *Jonathan Wilkes*. Verfügbar unter: https://www.jonwilkescounselling.com/

Wilkinson, K. & Wray, B. (2021, 3. November). 7 Resources to Help You Cope With Climate Anxiety. *Time*. Verfügbar unter: https://time.com/6112146/climate-anxiety-resources/

Winnewisser, S. (2010). *Einfach die Seele frei schreiben. Wie sich therapeutisches Schreiben auf die Psyche auswirkt; mit vielen Übungen und Beispielen* (Medizin & Gesundheit, Orig.-Ausg). Hannover: Humboldt.

Wittgenstein, L. (2011). *Philosophische Untersuchungen* (Bibliothek Suhrkamp, Band 3010). Berlin: Suhrkamp.

Wolf, J. & Salo, R. (2008). Water, water, everywhere, nor any drop to drink: climate change delusion. *The Australian and New Zealand Journal of Psychiatry*, *42*(4), 350. https://doi.org/10.1080/00048670701881603

Wolpe, J. (1958). *Psychotherapy by reciprocal inhibition* (Original ed.). Stanford Calif.: Stanford Univ. Press.

Wormer, E. J. (2007). Schultz, Johannes. *Neue Deutsche Biographie*, *23*, 700–701.

Wullenkord, M. C., Tröger, J., Hamann, K. R. S., Loy, L. S. & Reese, G. (2021). Anxiety and climate change: a validation of the Climate Anxiety Scale in a German-speaking quota sample and an investigation of psychological correlates. *Climatic Change*, *168*(3–4). https://doi.org/10.1007/s10584-021-03234-6

Wyss, A. M., Berger, S., Baumgartner, T. & Knoch, D. (2021). Reactions to warnings in the climate commons. *Journal of Environmental Psychology*, *78*, 101689. https://doi.org/10.1016/j.jenvp.2021.101689

YoungUpstart. (2022). *What is Eco-Anxiety?* Verfügbar unter: https://www.ecoanxiety.com/what-is-eco-anxiety/

Zabaniotou, A. (2020). A systemic approach to resilience and ecological sustainability during the COVID-19 pandemic: Human, societal, and ecological health as a system-wide emergent property in the Anthropocene. *Global Transitions*, *2*, 116–126. https://doi.org/10.1016/j.glt.2020.06.002

森田正馬著. (1975). *森田正馬全集. モリタ マサタケ ゼンシュウ*. 白揚社.

7 Abbildungsverzeichnis